国家出版基金项目
NATIONAL PUBLICATION FOUNDATION

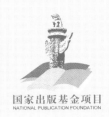

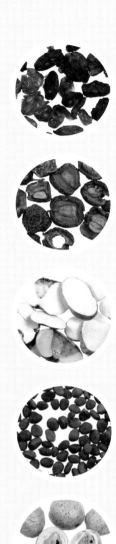

主 编 吴 宪 兰青山 任玉珍

中国中药有限公司

中药饮片图鉴

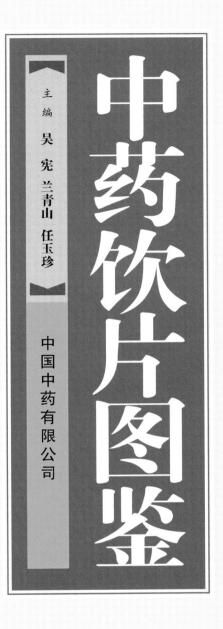

中国中医药出版社
·北 京·

图书在版编目（CIP）数据

中药饮片图鉴 / 吴宪，兰青山，任玉珍主编 . —北京：中国中医药出版社，2017.12
ISBN 978 – 7 – 5132 – 4466 – 4

Ⅰ . ①中…　Ⅱ . ①吴…　②兰…　③任…　Ⅲ . ①饮片 – 图集　Ⅳ . ① R283.3–64

中国版本图书馆 CIP 数据核字（2017）第 241207 号

中国中医药出版社出版

北京市朝阳区北三环东路 28 号易亨大厦 16 层
邮政编码　100013
传真　010-64405750
山东德州新华印务有限责任公司印刷
各地新华书店经销

开本 889×1194　1/16　印张 48.75　字数 1212 千字
2017 年 12 月第 1 版　2017 年 12 月第 1 次印刷
书号　ISBN 978 – 7 – 5132 – 4466 – 4

定价　368.00 元
网址　www.cptcm.com

社 长 热 线　010–64405720
购 书 热 线　010–89535836
维 权 打 假　010–64405753

微信服务号　zgzyycbs
微商城网址　https://kdt.im/LIdUGr
官 方 微 博　http://e.weibo.com/cptcm
天猫旗舰店网址　https://zgzyycbs.tmall.com

如有印装质量问题请与本社出版部联系（010-64405510）

《中药饮片图鉴》

中医药（民族医药）是我国各族人民在几千年的生产生活实践中，以及在对疾病的斗争中逐渐形成并不断丰富和发展的医学科学，它是中华传统文化的智慧结晶，为中华民族的繁荣昌盛做出了重要的贡献，对世界文明的进步产生了积极的影响。时至今日，中医药作为我国医学的特色和重要的医药卫生资源，与西医药相互补充、相互促进、协调发展，共同担负着保护人民健康的使命，已成为我国卫生事业的重要特征和显著优势。

已经过去的2016年，是中医药发展过程中具有重要里程碑意义的一年，习近平主席签署颁布《中华人民共和国中医药法》、国务院印发《中医药发展战略规划纲要（2016-2030年）》、国务院新闻办发表《中国的中医药》白皮书等一个个在中医药发展历程中具有里程碑意义的大事，再一次充分印证了"中医药振兴发展迎来天时、地利、人和的大好时机"，力度之大、规格之高，都是前所未有的，集中体现了中央发展中医药的方针、政策和要求。2016年全国卫生与健康大会提出的"把以治病为中心转变为以人民健康为中心"的新要求，与中医药讲究的整体观念、重视的治未病高度契合，中医药在健康中国建设中大有可为，也必将大有作为。

习近平总书记强调，"中医药是我国各族人民在长期生产生活和同疾病做斗争中逐步形成并不断丰富发展的医学科学，具有独特有效的系统思维模式及其知识体系"，这就要求我们必须以对历史负责、对事业负责、对党中央负责的态度，坚持"继承好、发展好、利用好"中医药。

中药的质量和安全是百姓关心的问题，也是决定中医是否有疗效的关键环节。中医中药不分家，学中医的人如果不深谙中药，不精通中药的药性、配伍，就不是一个好中医。《中药饮片图鉴》是一本基于药典标准，对规范化炮制的中药饮片标本进行拍摄并出版的工具书，对于学习中医药、了解中医药是一个比较直观、可以标准化的方法，值得推荐。

希望以该书为契机，能够逐步推动中药材种植、中药产地加工、中药饮片生产、中成药的质量提升等生产全过程中的技术规范和标准系统建设，强化中药产品的鉴别和鉴定的方法及监督，推动中医药事业的发展和进步。

2017年11月31日

中医中药是中华民族的文化瑰宝，而作为中药制药技术的中药炮制，则是国家级的"非物质文化遗产"。中药炮制不但为中医提供临床组方用药，也为中成药生产提供合格的原料药，中药饮片的真伪优劣，与中医临床疗效和用药安全直接相关。中医医病，辨证论治在先，组方遣药在后，所用之药，必经修治。所谓"医靠药治，药为医用"，两者有着唇齿相依的密切关系。古时，医生一般既诊病又制药，故本草多为医家所著，而辨识中药，则是医生的基本技能。

如今时移事易，医药分流，中医师只知道开中药方，却不认识中药饮片，不会使用中药炮制品；中药饮片则由于源头控制不力，品种混乱，炮制无规，造成品质下降，越来越多的患者对中医药丧失信心。因此，中医药工作者必须从自我做起，修炼内功，既要识医也要认药。认药、辨药、知药、懂药，既是中药人的使命，也是中医人的责任。中医之成为医，则必须辨证无误，用药得宜；中药之成为药，必须修治合度，分两无差，如此病无不愈。

自古以来，传统中药的质量标准，就是以中药饮片的形、体、质、色、气、味等作为质量判断指标，采用眼看、口尝、鼻闻、手试等为检验手段，这是历代中医药学家长期实践经验的积累和总结。这些手段，在现在也还在广泛使用。中药饮片性状仍然是判断饮片质量的主要标准。如果有这样一本书，能够展示中药饮片外观性状、炮制程度、色泽变化和鉴别特点，就会为炮制的质量控制在文字描述和实物之间搭起桥梁，为中药饮片传统鉴别和外观质量控制提供直观的参考依据，为中医药工作者、学习中医药的学生、中药饮片生产和销售从业者以及中医药爱好者提供按图索骥的工具。

中国中药有限公司是世界500强企业中国医药集团全资子公司，其前身为成立于1955年的中国药材公司。中国中药有限公司成立六十余载，具有从中药材种子种苗至中成药生产、经营、科研的完整产业体系。曾主持完成全国第三次中药资源普查，积累了大量中药材和中药饮片的一手资料和标本。2005年，在北京市药监局的领导下，修订了《北京市中药饮片炮制规范（2008年版）》，又积累了一批炮制规范、质量优良的中药饮片标本。2015版《中华人民共和国药典》颁行之后，他们将这批标本再次进行了整理扩充，将其拍摄成为图片，将各中药饮片的鉴别特征放大，且分门别类，依药典顺序编排，附以中药饮片来源、炮制概况、性状鉴别、功能主治等文字说明，编成《中药饮片图鉴》一册，以飨同道，图文并茂，清晰直观，信息丰富，为中药饮片的传统鉴别留下了珍贵的图像资料。为此，欣然作序，希望中药这一传统瑰宝在他们手里发扬光大。

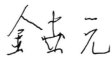

2017年10月24日

中药饮片的真伪优劣，与中医临床疗效和用药安全直接相关，是医生和患者最关心的问题之一。为了方便中医药专业人员及爱好者的学习，给中药饮片质量管理相关人员提供参考，中国中药公司与中国中医药出版社联合策划了《中药饮片图鉴》一书。本书可以同《中华人民共和国药典》（以下简称《中国药典》）和《全国中药炮制规范》配套使用，书中将中药饮片各种炮制规格的鉴别特征予以直观反映，图文并茂，弥补《中国药典》单纯文字描述之不足，使其成为一个"可移动的中药饮片标本馆"，是中药饮片生产、经营、管理、科研、应用等诸方面的有益工具。

1.全书共载中药606种，品种较全，实用性强，以2015版《中国药典》中所列品种为基础，另收载《中国药典》中未列出但临床中使用频率较高的品种，基本能达到临床所用中药饮片品种的全覆盖。每种饮片都由著者亲自收集，并经实验室检验和专家鉴定，做到规范、准确。

2.本书文字部分以2015版《中国药典》为依据，详细描述每味中药的来源、炮制、性状、功能主治，重点突出，简明扼要，方便广大读者参考。

3.全书共收载图片两千余幅，每味中药根据炮制品种的不同提供若干张彩色图片，包括全景图和局部图。全景图中标注厘米标尺，使读者对图片外形特征、大小等一目了然；局部图根据饮片性状的不同，对饮片的特征性部分进行突出展示。全部图片均由专业人员进行拍摄，力求对每种饮片进行最准确全面的展示，做到图像清晰，色泽鲜艳。

4.药物排序与2015版《中国药典》一致，采用笔画排序法，同时在书后附有药名拼音索引，方便查阅。

本书的编写团队由三十余位专家组成，并得到张世臣、金世元等中药学大家的指导，编委会倾注了大量的心血。尽管如此，本书仍有一定的提升空间，恳请广大读者提出宝贵意见，以便在本书再版时进一步完善。

《中药饮片图鉴》编委会

2017年12月

目 录

中药饮片图鉴

·中药饮片图鉴

六画

老地芒亚西百当虫肉朱竹延自血全
合决冰关灯安寻阳防红

9

中药饮片图鉴

七画

麦远赤芫花芥苍芡苎芦苏杜杠豆两连吴牡
体何伸皂佛余谷龟辛羌沙沉没诃补灵阿
陈附忍鸡

中药饮片图鉴

八画

青玫苦苘茄枇板松枫刺郁虎昆岩罗知垂委
使侧佩金乳肿鱼狗京夜闹卷炉泽
降细

中药饮片图鉴

九画

玖珍荆茜荜草茵茯茺胡荔南枳柏栀枸柿威厚砂牵轻鸦韭虻哈骨钟钩香秋重鬼禹胆胖独急姜前首洋穿扁神络

13

中药饮片图鉴

十二画

斑款葛葶萱萹楮棕硫雄紫蛤蛴黑锁鹅番湖滑

十三画

蓝墓蓖蒺蒲椿槐硼雷零路蜈蜂锦矮满

中药饮片图鉴

中药饮片图鉴

一枝黄花

【来　　源】　菊科植物一枝黄花Solidago decurrens Lour.的干燥全草。秋季花果期采挖，除去泥沙，晒干。

【炮　　制】　除去杂质，喷淋清水，切段，干燥。

【性　　状】　为不规则的小段，茎、叶、花混合。茎为圆柱形小段，表面黄绿色，灰棕色或暗紫红色，有棱线。叶多皱缩或破碎。头状花序偶有黄色舌状花残留，多皱缩扭曲。气微香，味微苦、辛。

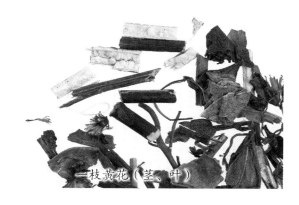

一枝黄花（茎、叶）

【功能主治】　清热解毒，疏散风热。用于喉痹，乳蛾，咽喉肿痛，疮疖肿毒，风热感冒。

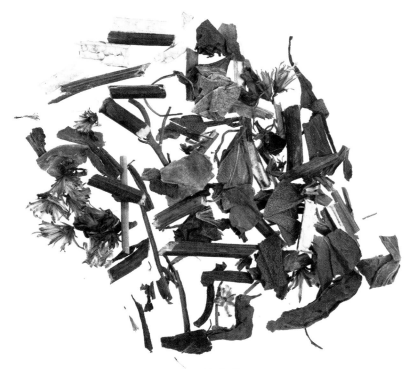

一枝黄花

丁公藤

【来　　源】旋花科植物丁公藤 *Erycibe Obtusifolia* Benth. 或光叶丁公藤 *Erycibe schmidtii* Craib 的干燥藤茎。全年均可采收，切段或片，晒干。

【炮　　制】除去杂质，洗净，润透，切片，干燥。

【性　　状】为斜切的段或片，直径1～10cm。外皮灰黄色、灰褐色或浅棕褐色，稍粗糙，有浅沟槽及不规则纵裂纹或龟裂纹，皮孔点状或疣状，黄白色，老的栓皮呈薄片剥落。质坚硬，纤维较多，不易折断，切面椭圆形，黄褐色或浅黄棕色，异型维管束呈花朵状或块状，木质部导管呈点状。气微，味淡。

【功能主治】祛风除湿，消肿止痛。用于风湿痹痛，半身不遂，跌仆肿痛。

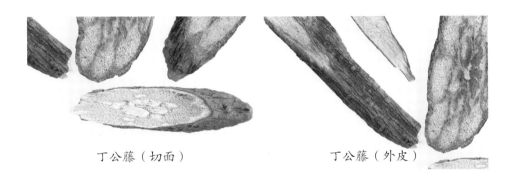

丁公藤（切面）　　　　　　　　　　丁公藤（外皮）

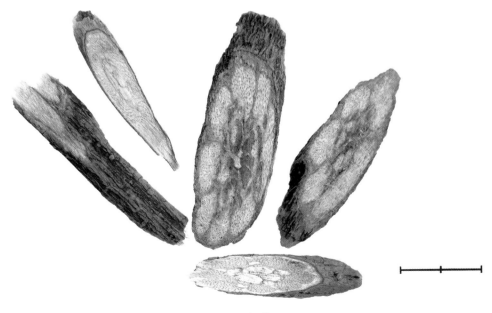

丁公藤

丁 香

【来　　源】 桃金娘科植物丁香 *Eugenia caryophyllata* Thunb. 的干燥花蕾。当花蕾由绿色转红时采摘，晒干。

【炮　　制】 除去杂质，筛去灰屑。用时捣碎。

【性　　状】 略呈研棒状，长1～2cm。花冠圆球形，直径0.3～0.5cm，花瓣4，覆瓦状抱合，棕褐色或褐黄色，花瓣内为雄蕊和花柱，搓碎后可见众多黄色细粒状的花药。萼筒圆柱状，略扁，有的稍弯曲，长0.7～1.4cm，直径0.3～0.6cm，红棕色或棕褐色，上部有4枚三角状的萼片，十字状分开。质坚实，富油性。气芳香浓烈，味辛辣、有麻舌感。

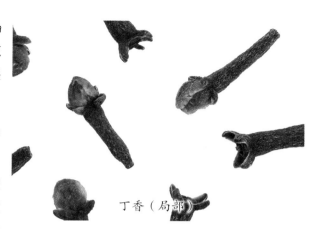
丁香（局部）

【功能主治】 温中降逆，补肾助阳。用于脾胃虚寒，呃逆呕吐，食少吐泻，心腹冷痛，肾虚阳痿。

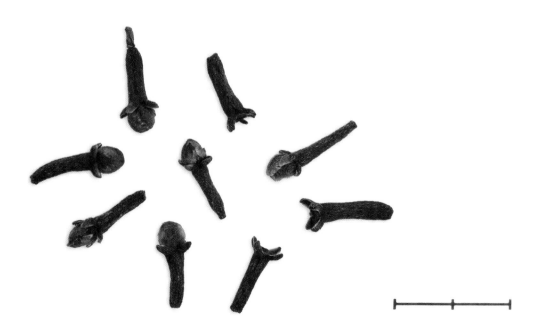
丁香

八角茴香

【来　　源】　木兰科植物八角茴香*Illicium verum* Hook. f.的干燥成熟果实。秋、冬二季果实由绿变黄时采摘，置沸水中略烫后干燥或直接干燥。

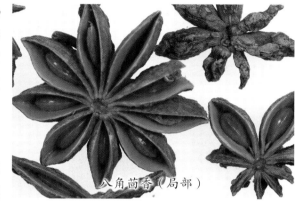
八角茴香（局部）

【炮　　制】　除去杂质，筛去灰屑。

【性　　状】　为聚合果，多由8个蓇葖果组成，放射状排列于中轴上。蓇葖果长1~2cm，宽0.3~0.5cm，高0.6~1cm；外表面红棕色，有不规则皱纹，顶端呈鸟喙状，上侧多开裂；内表面淡棕色，平滑，有光泽；质硬而脆。果梗长3~4cm，连于果实基部中央，弯曲，常脱落。每个蓇葖果含种子1粒，扁卵圆形，长约6mm，红棕色或黄棕色，光亮，尖端有种脐；胚乳白色，富油性。气芳香，味辛、甜。

【功能主治】　温阳散寒，理气止痛。用于寒疝腹痛，肾虚腰痛，胃寒呕吐，脘腹冷痛。

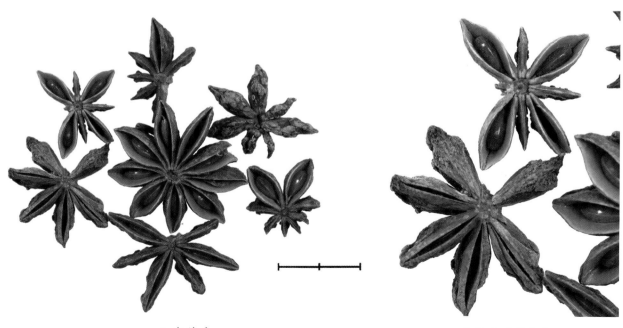

八角茴香　　　　　　　　　　　　　八角茴香（局部）

人工牛黄

【来　　源】　由牛胆粉、胆酸、猪去氧胆酸、牛磺酸、胆红素、胆固醇、微量元素等加工制成。

【炮　　制】　原品入药，不另加工。

【性　　状】　为黄色疏松粉末。味苦，微甘。

【功能主治】　清热解毒，化痰定惊。用于痰热谵狂，神昏不语，小儿急惊风，咽喉肿痛，口舌生疮，痈肿疔疮。

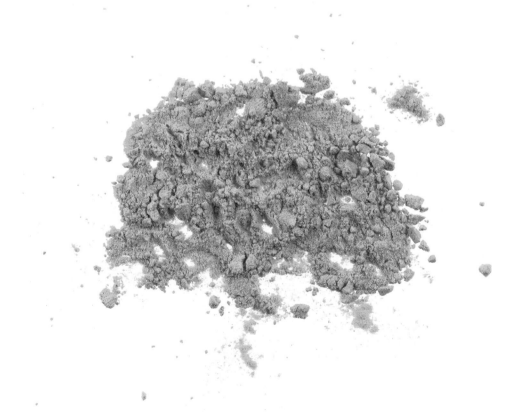

人工牛黄

人 参

【来　　源】 五加科植物人参*Panax ginseng* C.A.Mey.的干燥根和根茎。多于秋季采挖，洗净经晒干或烘干。栽培的俗称"园参"；播种在山林野生状态下自然生长的称"林下山参"，习称"籽海"。

【炮　　制】 润透，切薄片，干燥，或用时粉碎，捣碎。

【性　　状】 人参片　呈圆形或类圆形薄片。外表皮灰黄色。切面淡黄白色或类白色，显粉性，形成层环纹棕黄色，皮部有黄棕色的点状树脂道及放射性裂隙。体轻，质脆。香气特异，味微苦、甘。

【功能主治】 大补元气，复脉固脱，补脾益肺，生津养血，安神益智。用于体虚欲脱，肢冷脉微，脾虚食少，肺虚喘咳，津伤口渴，内热消渴，气血亏虚，久病虚羸，惊悸失眠，阳痿宫冷。

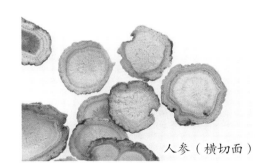
人参（横切面）

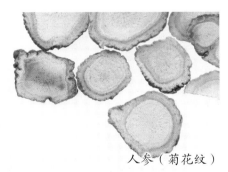
人参（菊花纹）

中药饮片图鉴

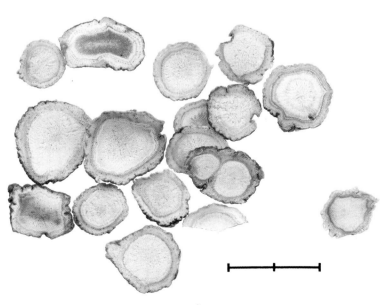
人参

人参叶

【来　　源】　五加科植物人参Panax ginseng C. A. Mey.的干燥叶。秋季采收，晾干或烘干。

【炮　　制】　除去杂质，用时捣碎。

【性　　状】　常扎成小把，呈束状或扇状，长12~35cm。掌状复叶带有长柄，暗绿色，3~6枚轮生。小叶通常5枚，偶有7或9枚，呈卵形或倒卵形。基部的小叶长2~8cm，宽1~4cm；上部的小叶大小相近，长4~16cm，宽2~7cm。基部楔形，先端渐尖，边缘具细锯齿及刚毛，上表面叶脉生刚毛，下表面叶脉隆起。纸质，易碎。气清香，味微苦而甘。

【功能主治】　补气，益肺，祛暑，生津。用于气虚咳嗽，暑热烦躁，津伤口渴，头目不清，四肢倦乏。

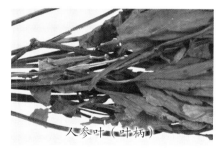
人参叶（叶柄）

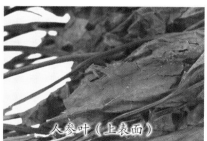
人参叶（上表面）

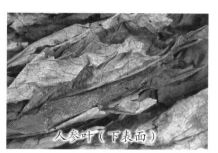
人参叶（下表面）

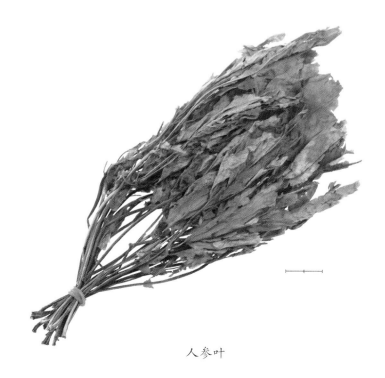
人参叶

儿 茶

【来　　源】豆科植物儿茶Acacia catechu（L.f.）Willd.的去皮枝、干的干燥煎膏。冬季采收枝、干，除去外皮，砍成大块，加水煎煮，浓缩，干燥。

【炮　　制】用时打碎。

【性　　状】呈方形或不规则块状，大小不一。表面棕褐色或黑褐色，光滑而稍有光泽。质硬，易碎，断面不整齐，具光泽，有细孔，遇潮有黏性。气微，味涩、苦，略回甜。

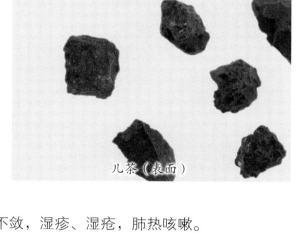
儿茶（表面）

【功能主治】活血止痛，止血生肌，收湿敛疮，清肺化痰。用于跌仆伤痛，外伤出血，吐血衄血，疮疡不敛，湿疹、湿疮，肺热咳嗽。

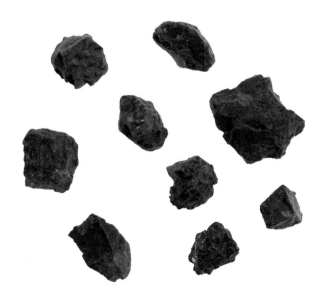
儿茶

九香虫

【来　　源】 蝽科昆虫九香虫*Aspongopus chinensis Dallas* 的干燥体。11月至次年3月前捕捉，置适宜容器内，用酒少许将其闷死，取出阴干；或置沸水中烫死，取出，干燥。

【炮　　制】 除去杂质。

【性　　状】 略呈六角状扁椭圆形。长1.6～2cm，宽约1cm。表面棕褐色或棕黑色，略有光泽。头部小，与胸部略呈三角形，复眼突出，卵圆状，单眼1对，触角1对各5节，多已脱落。背部有翅2对，外面的1对基部较硬，内部1对为膜质，透明。胸部有足3对，多已脱落。腹部棕红色至棕黑色，每节近边缘处有突起的小点。质脆，折断后腹内有浅棕色的内含物。气特异，味微咸。

【功能主治】 理气止痛，温中助阳。用于胃寒胀痛，肝胃气痛，肾虚阳痿，腰膝酸痛。

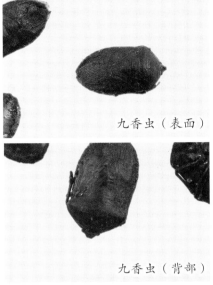

九香虫（表面）

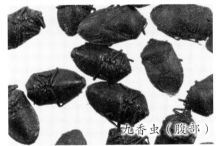

九香虫（背部）

九香虫（腹部）

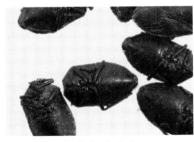

九香虫（足）

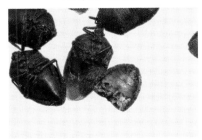

九香虫（断面）

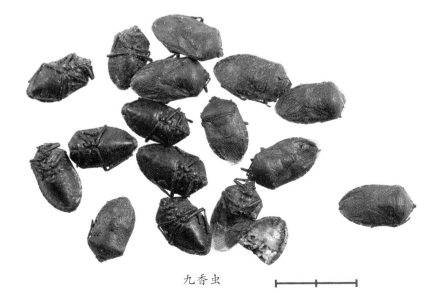

九香虫

刀豆

【来　　源】 豆科植物刀豆 *Canavalia gladiata*（Jacq.）DC.的干燥成熟种子。秋季采收成熟果实，剥取种子，晒干。

【炮　　制】 除去杂质，用时捣碎。

【性　　状】 呈扁卵形或扁肾形，长2～3.5cm，宽1～2cm，厚0.5～1.2cm。表面淡红色至红紫色，微皱缩，略有光泽。边缘具眉状黑色种脐，长约2cm，上有白色细纹3条。质硬，难破碎。种皮革质，内表面棕绿色而光亮；子叶2，黄白色，油润。气微，味淡，嚼之有豆腥味。

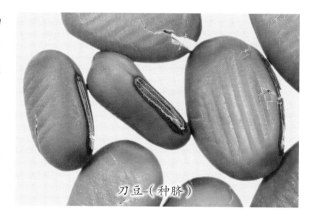

刀豆（种脐）

【功能主治】 温中，下气，止呃。用于虚寒呃逆，呕吐。

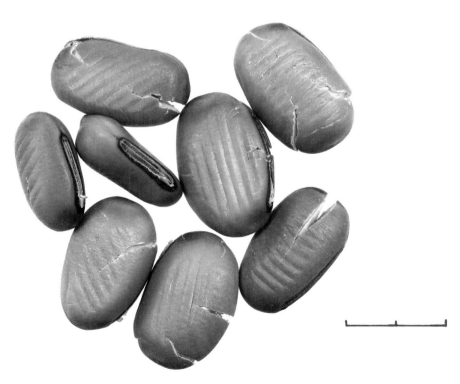

刀豆

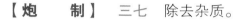

三七

【来　　源】　五加科植物三七 *Panax notoginseng*（Burk.）F. H. Chen的干燥根和根茎。秋季花开前采挖，洗净，分开主根、支根及根茎，干燥。支根习称"筋条"，根茎习称"剪口"。

【炮　　制】　三七　除去杂质。

三七粉　取三七，洗净，干燥，碾成细粉。

【性　　状】　三七　主根呈类圆锥形或圆柱形，长1～6cm，直径1～4cm。表面灰褐色或灰黄色，有断续的纵皱纹和支根痕。顶端有茎痕，周围有瘤状突起。体重，质坚实，断面灰绿色、黄绿色或灰白色，木部微呈放射状排列。气微，味苦回甜。筋条呈圆柱形或圆锥形，长2～6cm，上端直径约0.8cm，下端直径约0.3cm。剪口呈不规则的皱缩块状或条状，表面有数个明显的茎痕及环纹，断面中心灰绿色或白色，边缘深绿色或灰色。

三七粉　灰黄色粉末。气微，味苦回甜。

【功能主治】　散瘀止血，消肿定痛。用于咯血，吐血，衄血，便血，崩漏，外伤出血，胸腹刺痛，跌仆肿痛。

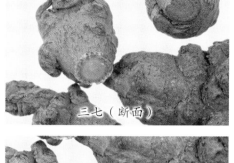

三七（断面）

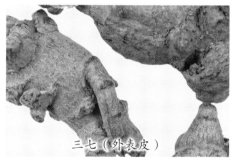

三七（外表皮）

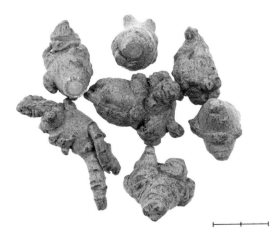

三七

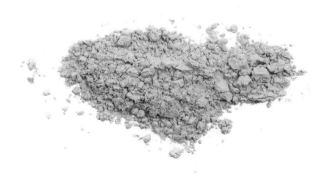

三七粉

中药饮片图鉴

三棱

【来　　源】　黑三棱科植物黑三棱*Sparganium stoloniferum* Buch.-Ham.的干燥块茎。冬季至次年春采挖，洗净，削去外皮，晒干。

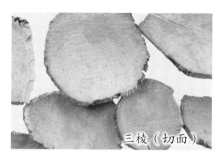
三棱（切面）

【炮　　制】　三棱　除去杂质，浸泡，润透，切薄片，干燥。

醋三棱　取三棱，加入米醋拌匀，闷润至醋被吸尽，置炒制容器内，用文火加热，炒至颜色变深，取出晾凉。每100kg三棱，用醋15kg。

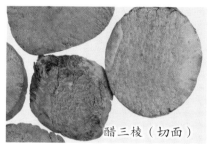
醋三棱（切面）

【性　　状】　三棱　呈类圆形的薄片。外表皮灰棕色。切面灰白色或黄白色，粗糙，有多数明显的细筋脉点。气微，味淡，嚼之微有麻辣感。

醋三棱　形如三棱，切面黄色至黄棕色，偶见焦黄斑，微有醋香气。

【功能主治】　破血行气，消积止痛。用于癥瘕痞块，痛经，瘀血经闭，胸痹心痛，食积胀痛。生品为血中气药，破血行气之力较强。醋炙品主入血分，增强破瘀散结、止痛的作用。

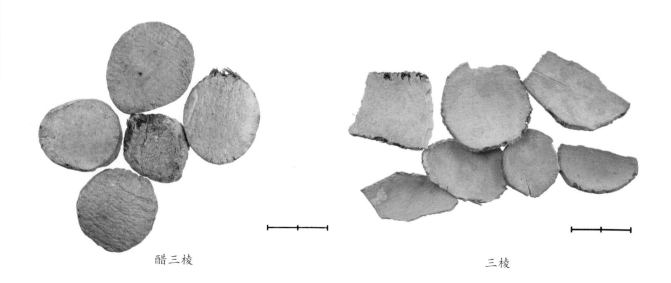
醋三棱　　　　　　　　　　　　　　三棱

三颗针

【来　　源】 小檗科植物拟獴猪刺*Berberis soulieana* Schneid.、小黄连刺*Berberis wilsonae* Hemsl.、细叶小檗*Berberis poiretii* Schneid.或匙叶小檗*Berberis vernae* Schneid.等同属数种植物的干燥根。春、秋二季采挖，除去泥沙和须根，晒干或切片晒干。

【炮　　制】 除去杂质；未切片者，喷淋清水，润透，切片，干燥。

【性　　状】 为类圆形或长圆形片状。外表面灰棕色，有细皱纹，易剥落。切面不平坦，鲜黄色，稍显放射状纹理，髓部棕黄色。质坚硬。气微，味苦。

【功能主治】 清热燥湿，泻火解毒。用于湿热泻痢，黄疸，湿疹，咽痛目赤，聤耳流脓，痈肿疮毒。

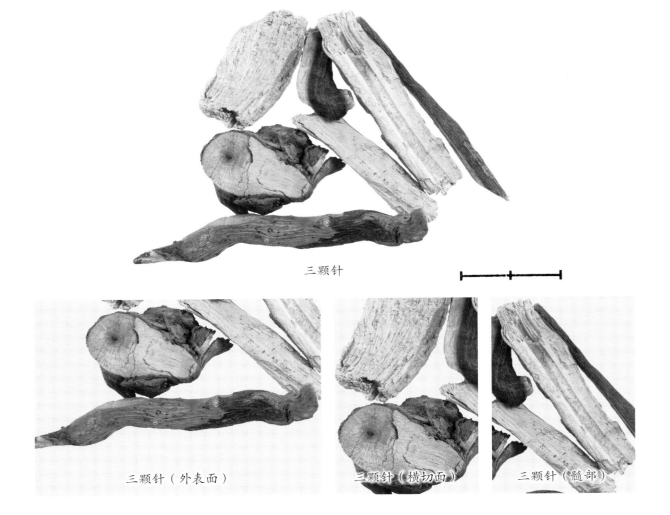

三颗针

三颗针（外表面）　　　　　三颗针（横切面）　　　　　三颗针（髓部）

干姜

【来　　源】　姜科植物 *Zingiber officinale* Rosc.的干燥根茎。冬季采挖，除去须根和泥沙，晒干或低温干燥。趁鲜切片晒干或低温干燥者称为"干姜片"。

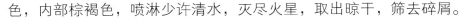

干姜（切面）

【炮　　制】　干姜　除去杂质，略泡，洗净，润透，切厚片或块，干燥。

姜炭　取干姜块，置炒制容器内，用武火加热，炒至表面焦黑色，内部棕褐色，喷淋少许清水，灭尽火星，取出晾干，筛去碎屑。

炮姜　将洁净河砂置炒制容器内，用武火加热至滑利状态，再加入干姜，不断翻动，炒至鼓起，表面棕褐色，取出，筛去砂，晾凉。

【性　　状】　干姜　为不规则的厚片或丁块。切面灰黄色或灰白色，略显粉性，可见较多的纵向纤维，有的呈毛状。外表皮灰黄色或浅黄棕色，粗糙，具纵皱纹及明显的环节。质坚实，有特异香气，味辛辣。

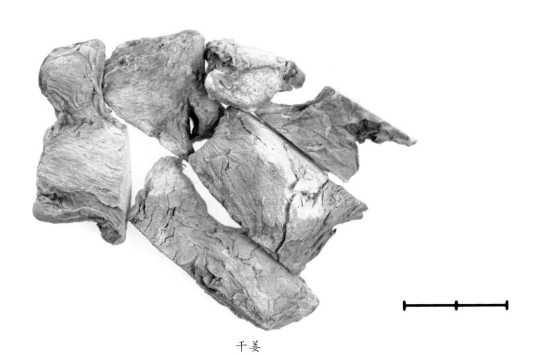

干姜

姜炭　形如干姜，表面焦黑色，内部棕褐色，体轻，质松脆。味微苦、微辣。

炮姜　呈不规则膨胀的块状，具指状分枝。表面棕黑色或棕褐色。质轻泡，断面边缘处显棕黑色，中心棕黄色，细颗粒性，维管束散在。气香、特异，味微辛、辣。

【功能主治】　温中散寒，回阳通脉，温肺化饮。用于脘腹冷痛，呕吐泄泻，肢冷脉微，寒饮喘咳。炮姜温经止血、温中止痛。用于阳虚失血，吐衄崩漏，脾胃虚寒、腹痛吐泻。姜炭辛味消失，守而不走，长于止血温经。其温经作用弱于炮姜，固涩止血作用强于炮姜。

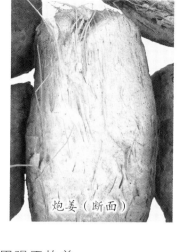

炮姜（断面）

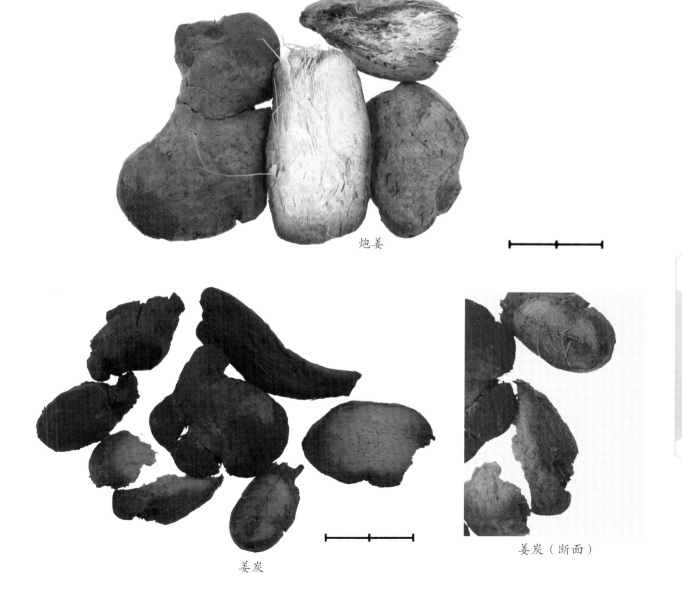

炮姜

炮姜（断面）

姜炭

姜炭（断面）

干 漆

【来　　源】漆树科植物漆树 *Toxicodendron vernicifluum*（Stokes）F.A.Barkl.的树脂经加工后的干燥品。一般收集盛漆器具底留下的漆渣，干燥。

【炮　　制】取干漆，置火上烧枯；或砸成小块，置锅中炒至焦枯黑烟尽，取出，放凉。

【性　　状】呈不规则块状。黑褐色或棕褐色，表面粗糙，有蜂窝状细小孔洞或呈颗粒状。质坚硬，不易折断，断面不平坦。具特殊臭气。

【功能主治】破瘀通经，消积杀虫。用于瘀血经闭，癥瘕积聚，虫积腹痛。

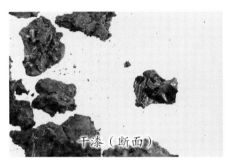
干漆（断面）

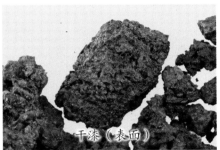
干漆（表面）

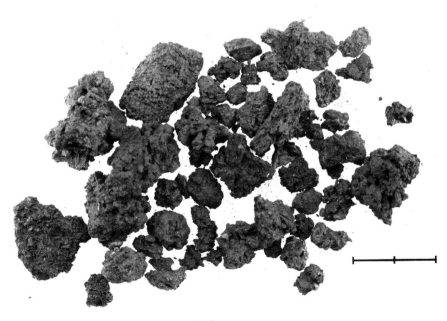
干漆

土木香

【来　　源】　菊科植物土木香*Inula helenium* L.的干燥根。秋季采挖，除去泥沙，晒干。

【炮　　制】　除去杂质，洗净，润透，切片，干燥。

【性　　状】　呈类圆形或不规则形片。外表皮黄棕色至暗棕色，可见纵皱纹和纵沟。切面灰褐色至暗褐色，有放射状纹理，散在褐色油点，中间有棕色环纹。气微香，味苦、辛。

【功能主治】　健脾和胃，行气止痛，安胎。用于胸胁、脘腹胀痛，呕吐泻痢，胸胁挫伤，岔气作痛，胎动不安。

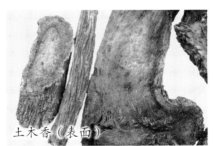
土木香（表面）

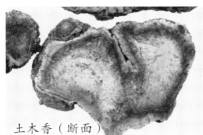
土木香（断面）

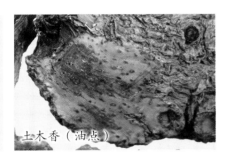
土木香（油点）

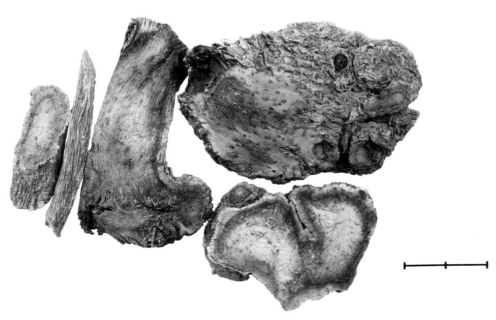
土木香

土贝母

【来　　源】　葫芦科植物土贝母Bolbostemma paniculatum（Maxim.）Franquet的干燥块茎。秋季采挖，洗净，掰开，煮至无白心，取出，晒干。

【炮　　制】　除去杂质，用时捣碎。

【性　　状】　为不规则的块，大小不等。表面淡红棕色或暗棕色，凹凸不平。质坚硬，不易折断，断面角质样，气微，味微苦。

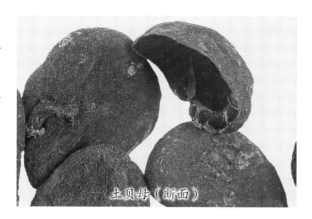

土贝母（断面）

【功能主治】　解毒，散结，消肿。用于乳痈，瘰疬，痰核。

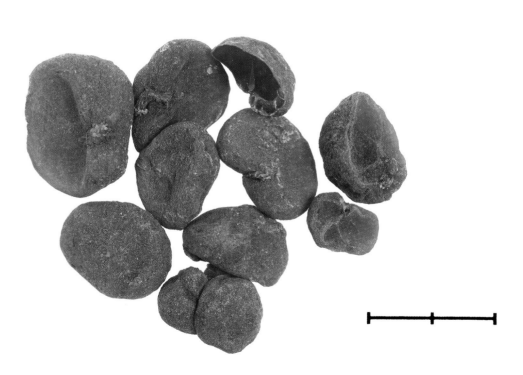

土贝母

土荆皮

【来　　源】 松科植物金钱松*Pseudolarix amabilis*〔Nelson〕Rehd.的干燥根皮或近根树皮。夏季剥取，晒干。

【炮　　制】 洗净，略润，切丝，干燥。

【性　　状】 呈条片状或卷筒状。外表面灰黄色，有时可见灰白色横向皮孔样突起。内表面黄棕色至红棕色，具细纵纹。切面淡红棕色至红棕色，有时可见有细小白色结晶，可层层剥离。气微，味苦而涩。

【功能主治】 杀虫，疗癣，止痒。用于疥癣瘙痒。

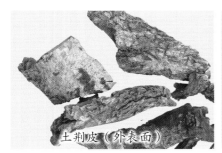 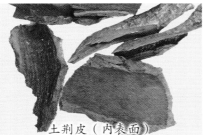 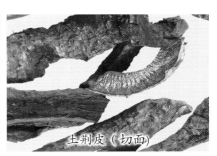

土荆皮（外表面）　　　　土荆皮（内表面）　　　　土荆皮（切面）

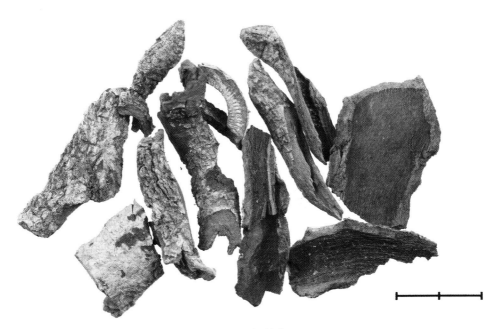

土荆皮

土茯苓

【来　　源】　百合科植物光叶菝葜*Smilax glabra* Roxb.的干燥根茎。夏、秋二季采挖，除去须根，洗净，干燥；或趁鲜切成薄片，干燥。

【炮　　制】　未切片者，浸泡，洗净，润透，切薄片，干燥。

【性　　状】　呈长圆形或不规则的薄片，边缘不整齐。切面黄白色或红棕色，粉性，可见点状维管束及多数小亮点；以水湿润后有黏滑感。气微，味微甘、涩。

【功能主治】　解毒，除湿，通利关节。用于梅毒及汞中毒所致的肢体拘挛，筋骨疼痛；湿热淋浊，带下，痈肿，瘰疬，疥癣。

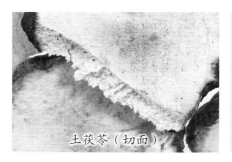
土茯苓（切面）

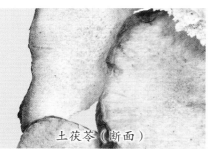
土茯苓（断面）

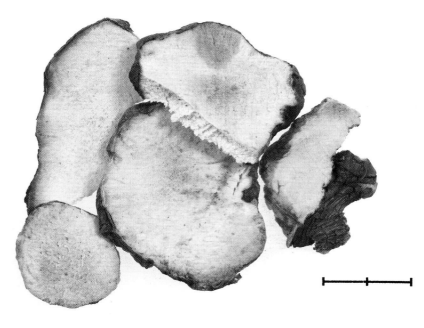
土茯苓

土鳖虫

【来　　源】 鳖蠊科昆虫地鳖*Eupolyphaga sinensis* Walker或冀地鳖*Steleophaga plancyi*（Boleny）的雌虫干燥体。捕捉后，置沸水中烫死，晒干或烘干。

【炮　　制】 除去杂质。

【性　　状】 ①地鳖：呈扁平卵形，长1.3～3cm，宽1.2～2.4cm。前端较窄，后端较宽，背部紫褐色，具光泽，无翅。前胸背板较发达，盖住头部；腹背板9节，呈覆瓦状排列。腹面红棕色，头部较小，有丝状触角1对，常脱落，胸部有足3对，具细毛和刺。腹部有横环节。质松脆，易碎。气腥臭，味微咸。②冀地鳖：长2.2～3.7cm，宽1.4～2.5cm。背部黑棕色，通常在边缘带有淡黄褐色斑块及黑色小点。

【功能主治】 破血逐瘀，续筋接骨。用于跌打损伤，筋伤骨折，血瘀经闭，产后瘀阻腹痛，癥瘕痞块。

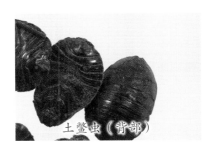
土鳖虫（背部）

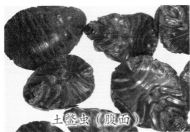
土鳖虫（腹面）

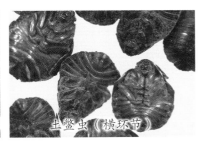
土鳖虫（横环节）

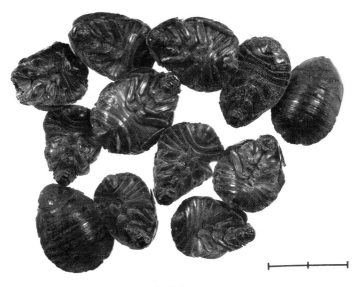
土鳖虫

大风子

【来　　源】　大风子科植物大风子*Hydnocarpus anthelmintica* Pierre的干燥种子。夏季果实成熟时采收，除去果皮，取出种子，洗净，干燥。

【炮　　制】　除去杂质，用时捣碎，或除去种皮，取净仁。

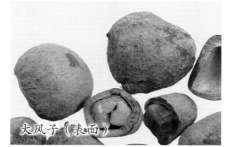
大风子（表面）

【性　　状】　为不规则的卵圆形，或多面形，稍有钝棱，长1～2.5cm，直径1～2cm。外皮灰棕色或灰褐色，有细纹，较小的一端有明显的沟纹。种皮厚而坚硬，厚1.5～2mm，内表面光滑，浅黄色或黄棕色，种仁与皮分离，种仁2片，灰白色，有油性，外被一层红棕色或暗紫色薄膜。气微，味淡。

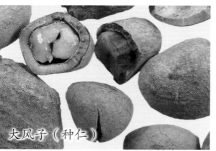
大风子（种仁）

【功能主治】　祛风燥湿，攻毒杀虫。用于麻风，疥癣。

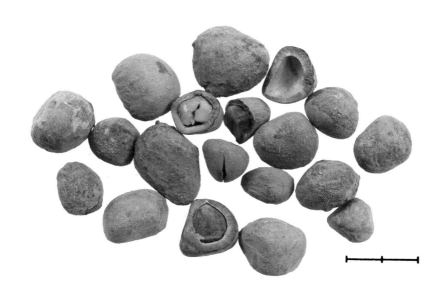
大风子

大血藤

【来　　源】　木通科植物大血藤*Sargentodoxa cuneata*（Oliv.）Rehd.et Wils. 的干燥藤茎。秋、冬二季采收，除去侧枝，截段，干燥。

【炮　　制】　除去杂质，洗净，润透，切厚片，干燥。

【性　　状】　为类椭圆形的厚片。外表皮灰棕色、粗糙。切面皮部红棕色，有数处向内嵌入木部，木部黄白色，有多数导管孔，射线呈放射状排列。气微，味微涩。

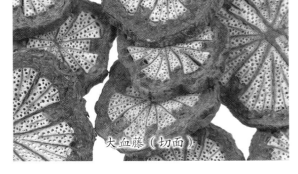
大血藤（切面）

【功能主治】　清热解毒，活血，祛风止痛。用于肠痈腹痛，热毒疮疡，经闭，痛经，跌仆肿痛，风湿痹痛。

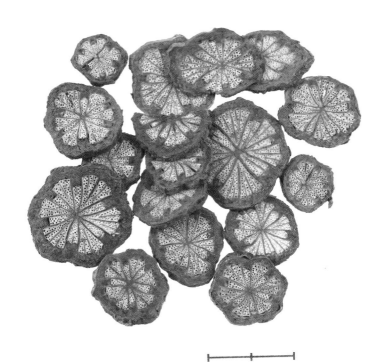
大血藤

大豆黄卷

【来　　源】　豆科植物大豆Glycine max（L.）Merr.的成熟种子经发芽干燥的炮制加工品。

【炮　　制】　取净大豆，用清水浸泡至膨胀，放去水，用湿布覆盖，每日淋水二次，待芽长至0.5～1cm时，取出，干燥。

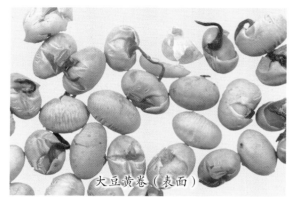
大豆黄卷（表面）

【性　　状】　呈肾形，长约8mm，宽约6mm。表面黄色或黄棕色，微皱缩，一侧有明显的脐点，一端有1弯曲胚根。外皮质脆，多破裂或脱落。子叶2，黄色。气微，味淡，嚼之有豆腥味。

【功能主治】　解表祛暑，清热利湿。用于暑湿感冒，湿温初起，发热汗少，胸闷脘痞，肢体酸重，小便不利。

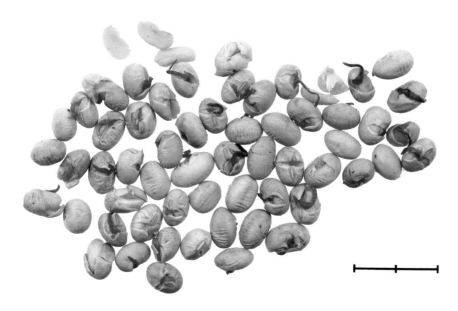
大豆黄卷

大皂角

【来　　源】 豆科植物皂荚*Gleditsia sinensis Lam.*的干燥成熟果实。秋季果实成熟时采摘，晒干。

【炮　　制】 用时捣碎。

【性　　状】 为不规则的段。表面棕褐色或紫褐色，被灰色粉霜，擦去后有光泽，种子所在处隆起。基部渐窄而弯曲，有短果柄或果柄痕，两侧有明显的纵棱线。质硬，摇之有声，易折断，断面黄色，纤维性。种子多数，扁椭圆形，黄棕色至棕褐色，光滑。气特异，有刺激性，味辛辣。

【功能主治】 祛痰开窍，散结消肿。用于中风口噤，昏迷不醒，癫痫痰盛，关窍不通，喉痹痰阻，顽痰喘咳，咳痰不爽，大便燥结；外治痈肿。

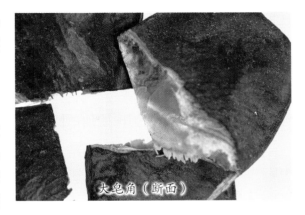
大皂角（断面）

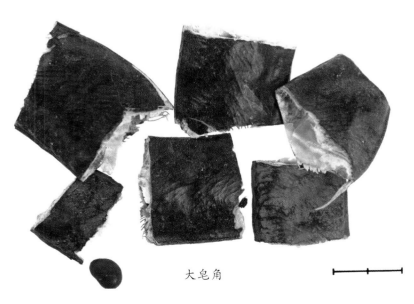
大皂角

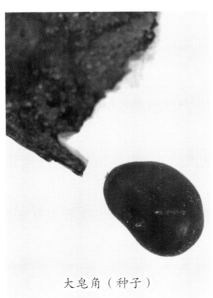
大皂角（种子）

大青叶

【来　　源】 十字花科植物菘蓝 *Isatis indigotica* Fort.的干燥叶。夏、秋二季分2~3次采收，除去杂质，晒干。

【炮　　制】 除去杂质，抢水洗，切碎，干燥。

【性　　状】 为不规则的碎段。叶片暗灰绿色，叶上表面有的可见色较深稍突起的小点；叶柄碎片淡棕黄色。质脆。气微，味微酸、苦、涩。

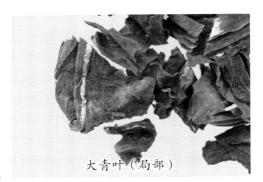

大青叶（局部）

【功能主治】 清热解毒，凉血消斑。用于温病高热，神昏，发斑发疹，痄腮，喉痹，丹毒，痈肿。

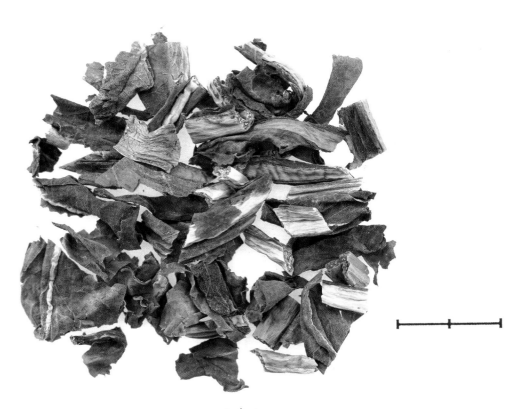

大青叶

大青盐

【来　　源】 卤化物类石盐族湖盐结晶体，主含氯化钠（NaCl）。自盐湖中采挖后，除去杂质，干燥。

【炮　　制】 除去杂质，用时捣碎。

【性　　状】 为立方体、八面体或菱形的结晶，有的为歪晶，直径0.5～1.5cm。白色或灰白色，半透明，具玻璃样光泽。质硬，易砸碎，断面光亮。气微，味咸、微涩苦。

大青盐（断面）

【功能主治】 清热，凉血，明目。用于吐血，尿血，牙龈肿痛出血，目赤肿痛，风眼烂弦。

大青盐

大枣

【来　　源】　鼠李科植物枣Ziziphus jujuba Mill.的干燥成熟果实。秋季果实成熟时采收，晒干。

【炮　　制】　除去杂质，洗净，晒干。用时破开或去核。

【性　　状】　呈椭圆形或球形，长2～3.5cm，直径1.5～2.5cm。表面暗红色，略带光泽，有不规则皱纹。基部凹陷，有短果梗。外果皮薄，中果皮棕黄色或淡褐色，肉质，柔软，富糖性而油润。果核纺锤形，两端锐尖，质坚硬。气微香，味甜。

【功能主治】　补中益气，养血安神。用于脾虚食少，乏力便溏，妇人脏躁。

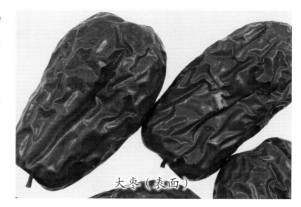

大枣（表面）

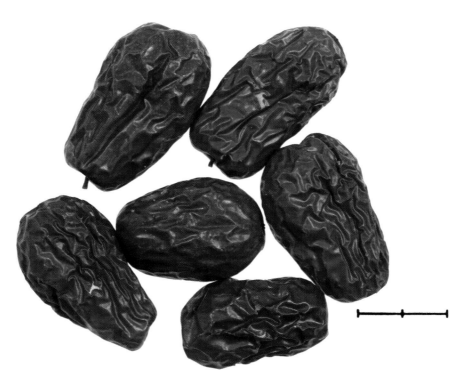

大枣

大黄

【来　源】 蓼科植物掌叶大黄*Rheum palmatum* L.、唐古特大黄*Rheum tanguticum* Maxim.ex Balf.或药用大黄*Rheum officinale* Baill.的干燥根和根茎。秋末茎叶枯萎或次春发芽前采挖，除去细根，刮去外皮，切瓣或段，绳穿成串干燥或直接干燥。

【炮　制】 **大黄** 除去杂质，洗净，润透，切厚片或块，晾干。

酒大黄 取大黄，用黄酒喷淋拌匀，闷润，待酒被吸尽后，置炒制容器内，用文火炒干，色泽加深，取出晾凉，筛去碎屑。每100kg大黄，用黄酒10kg。

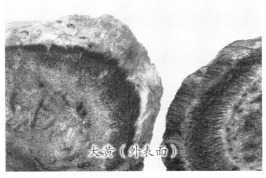
大黄（外表面）

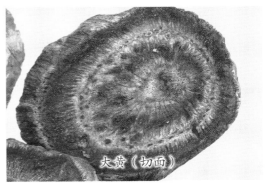
大黄（切面）

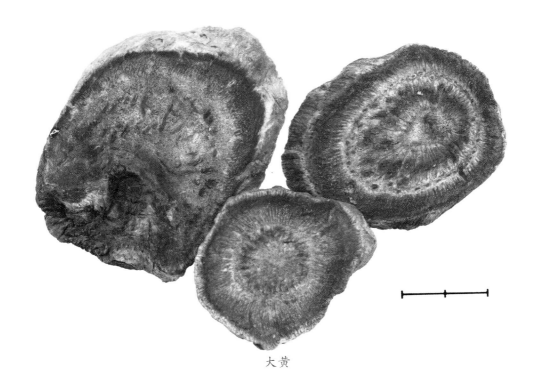
大黄

熟大黄 ①取大黄，加黄酒拌匀，润透置蒸制容器内，隔水蒸至大黄内外均呈黑色为度，取出，干燥。②取大黄，用黄酒拌匀，闷1～2小时至酒被吸尽，装入炖药罐内或适宜容器内，密闭，隔水炖24～32小时至大黄内外均呈黑色时，取出，干燥。

大黄炭 取大黄，置热锅内，用武火加热，炒至表面焦黑色、内部焦褐色，取出，晾凉。

【性　　状】　大黄　不规则类圆形厚片或块，大小不等。外表皮黄棕色或棕褐色，有纵皱纹及疙瘩状隆起。切面黄棕色至淡红棕色，较平坦，有明显散在或排列成环

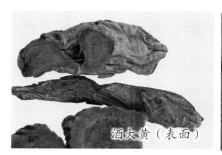
酒大黄（表面）

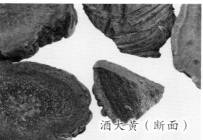
酒大黄（断面）

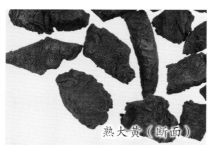
熟大黄（断面）

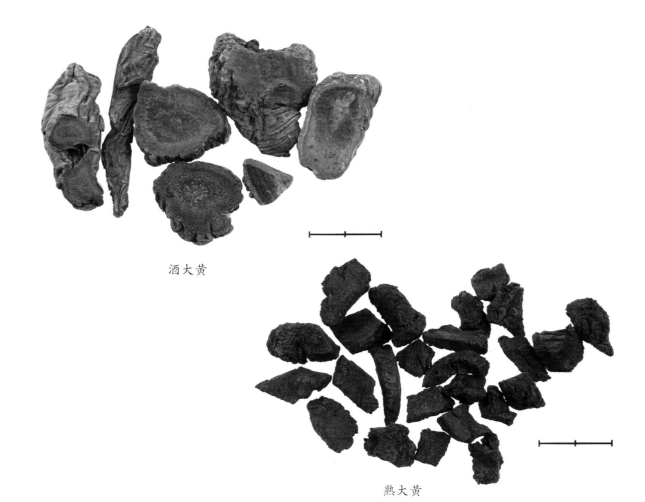

酒大黄

熟大黄

的星点，有空隙。气清香，味苦而微涩，嚼之粘牙，有沙粒感。

酒大黄　形如大黄，表面深棕黄色，有的可见焦斑。略有酒香气。

熟大黄　呈不规则的块片，表面黑色。断面中间隐约可见放射状纹理，质坚硬，气微香。

大黄炭　形如大黄，表面焦黑色，内部深棕色或焦褐色，具焦香气。

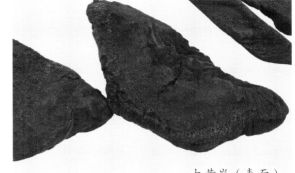

大黄炭（表面）

【功能主治】　泻下攻积，清热泻火，凉血解毒，逐瘀通经，利湿退黄。用于实热积滞便秘，血热吐衄，目赤咽肿，痈肿疔疮，肠痈腹痛，瘀血经闭，产后瘀阻，跌打损伤，湿热痢疾，黄疸尿赤，淋证，水肿；外治烧烫伤。酒大黄善清上焦血分热毒。用于目赤咽肿，齿龈肿痛。熟大黄泻下力缓，泻火解毒。用于火毒疮疡。大黄炭凉血化瘀止血。用于血热有瘀出血症。

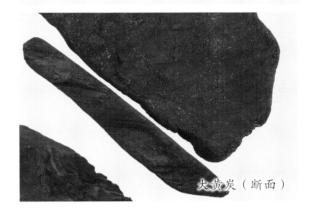

大黄炭（断面）

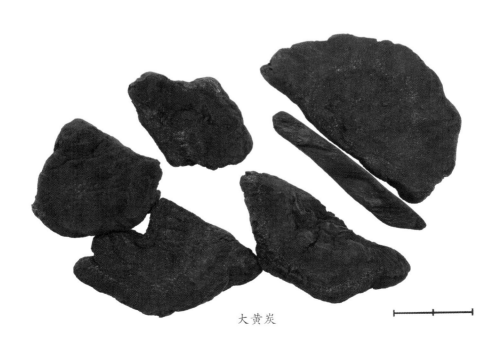

大黄炭

大　蒜

【来　　源】 百合科植物大蒜Allium sativum L.的鳞茎。夏季叶枯时采挖，除去须根和泥沙，通风晾晒至外皮干燥。

【炮　　制】 用时去皮。

【性　　状】 呈类球形，直径3～6cm。表面被白色、淡紫色或紫红色的膜质鳞皮。顶端略尖，中间有残留花葶，基部有多数须根痕。剥去外皮，可见独头或6～16个瓣状小鳞茎，着生于残留花茎基周围。鳞茎瓣略呈卵圆形，外皮膜质，先端略尖，一面弓状隆起，剥去皮膜，白色，肉质。气特异，味辛辣，具刺激性。

【功能主治】 解毒消肿，杀虫，止痢。用于痈肿疮疡，疥癣，肺痨，顿咳，泄泻，痢疾。

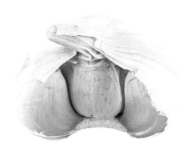

大蒜

大腹皮

【来　　源】　棕榈科植物槟榔 *Areca catechu* L. 的干燥果皮。冬季至次春采收未成熟的果实，煮后干燥，纵剖两瓣，剥取果皮，习称"大腹皮"；春末至秋初采收成熟果实，煮后干燥，剥取果皮，打松，晒干，习称"大腹毛"。

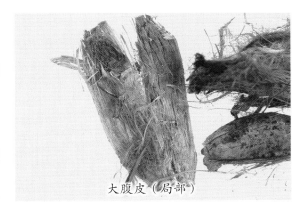

大腹皮（局部）

【炮　　制】　大腹皮　除去杂质，洗净，切段，干燥。

大腹毛　除去杂质，洗净，干燥。

【性　　状】　大腹皮　略呈椭圆形或长卵形瓢状，长4～7cm，宽2～3.5cm，厚0.2～0.5cm。外果皮深棕色至近黑色，具不规则的纵皱纹及隆起的横纹，顶端有花柱残痕，基部有果梗及残存萼片。内果皮凹陷，褐色或深棕色，光滑呈硬壳状。体轻，质硬，纵向撕裂后可见中果皮纤维。气微，味微涩。

大腹毛　略呈椭圆形或瓢状。外果皮多已脱落或残存。中果皮棕毛状，黄白色或淡棕色，疏松质柔。内果皮硬壳状，黄棕色或棕色，内表面光滑，有时纵向破裂。气微，味淡。

【功能主治】　行气宽中，行水消肿。用于湿阻气滞，脘腹胀闷，大便不爽，水肿胀满，脚气浮肿，小便不利。

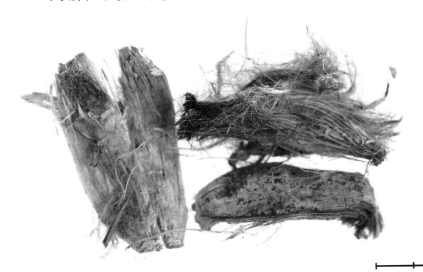

大腹皮

山麦冬

【来　　源】 百合科植物湖北麦冬*Liriope spicata* (Thunb.) Lour.var. *prolifera* Y.T.Ma或短葶山麦冬*Liriope muscari* (Decne.) Baily 的干燥块根。夏初采挖，洗净，反复暴晒、堆置，至近干，除去须根，干燥。

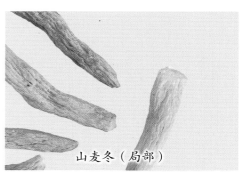
山麦冬（局部）

【炮　　制】 除去杂质，洗净，干燥。

【性　　状】 ①湖北麦冬：呈纺锤形，两端略尖，长1.2～3cm，直径0.4～0.7cm。表面淡黄色至棕黄色，具不规则纵皱纹。质柔韧，干后质硬脆，易折断，断面淡黄色至棕黄色，角质样，中柱细小。气微，味甜，嚼之发黏。②短葶山麦冬：稍扁，长2～5cm，直径0.3～0.8cm，具粗纵纹。味甘、微苦。

【功能主治】 养阴生津，润肺清心。用于肺燥干咳，阴虚痨嗽，喉痹咽痛，津伤口渴，内热消渴，心烦失眠，肠燥便秘。

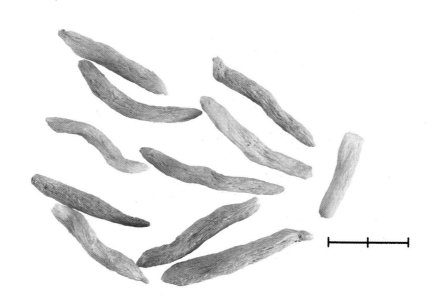
山麦冬

山豆根

【来　　源】 豆科植物越南槐*Sophora tonkinensis Gagnep.*的干燥根和根茎。秋季采挖，除去杂质，洗净，干燥。

【炮　　制】 除去残茎及杂质，浸泡，洗净，润透，切厚片，干燥。

【性　　状】 呈不规则的类圆形厚片。外表皮棕色至棕褐色。切面皮部浅棕色，木部淡黄色。有豆腥气，味极苦。

【功能主治】 清热解毒，消肿利咽。用于火毒蕴结，乳蛾喉痹，咽喉肿痛，齿龈肿痛，口舌生疮。

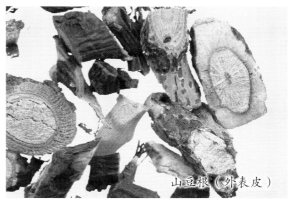

山豆根（外表皮）

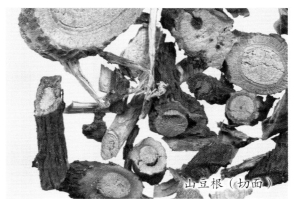

山豆根（切面）

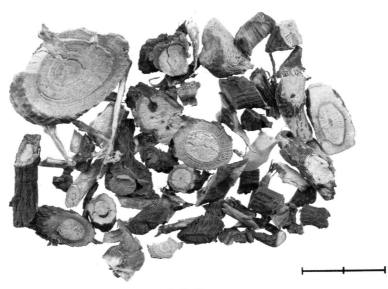

山豆根

中药饮片图鉴

山茱萸

【来　　源】 山茱萸科植物山茱萸 *Cornus officinalis* Sieb.et Zucc.的干燥成熟果肉。秋末冬初果皮变红时采收果实，用文火烘或置沸水中略烫后，及时除去果核，干燥。

【炮　　制】 **山萸肉** 除去杂质和残留果核。

酒萸肉 取山萸肉，用黄酒拌匀，闷润3～4小时，置适宜容器内，加水适量，密闭，隔水加热，炖或蒸至酒吸尽，色变黑润，取出，干燥。每100kg山萸肉，用黄酒20kg。

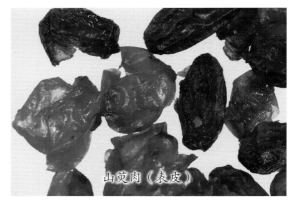
山萸肉（表皮）

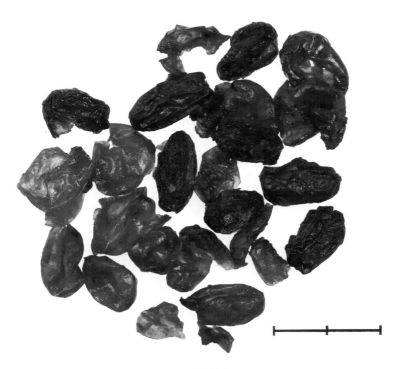
山萸肉

36

中药饮片图鉴

【性　　状】　山萸肉　不规则的片状或囊状，长1~1.5cm，宽0.5~1cm。表面紫红色至紫黑色，皱缩，有光泽。顶端有的有圆形宿萼痕，基部有果梗痕。质柔软。气微，味酸、涩、微苦。

酒萸肉　形如山萸肉，表面紫黑色或黑色，质滋润柔软，微有酒香气。

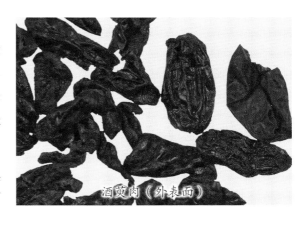

酒萸肉（外表面）

【功能主治】　补益肝肾，收涩固脱。用于眩晕耳鸣，腰膝酸痛，阳痿遗精，遗尿尿频，崩漏带下，大汗虚脱，内热消渴。山萸肉敛阴止汗力强，多用于自汗，盗汗，遗精，遗尿。酒萸肉多用于头目眩晕，腰部冷痛，阳痿早泄，尿频遗尿。

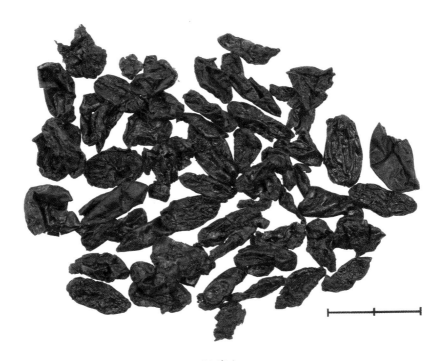

酒萸肉

山 药

【来　　源】　薯蓣科植物薯蓣 *Dioscorea opposita* Thunb.的干燥根茎。冬季茎叶枯萎后采挖，切去根头，洗净，除去外皮和须根，干燥，习称"毛山药"；或除去外皮，趁鲜切厚片，干燥，称为"山药片"；也有选择肥大顺直的干燥山药，置清水中，浸至无干心，闷透，切齐两端，用木板搓成圆柱状，晒干，打光，习称"光山药"。

【炮　　制】　山药　取毛山药或光山药除去杂质，分开大小个，泡润至透，切厚片，干燥。

麸炒山药　将炒制容器烧热，撒入麦麸，待其冒烟时，投入山药，用中火加热，不断翻动至黄色时，取出，筛去麦麸，晾凉。每100kg山药，用麦麸10kg。

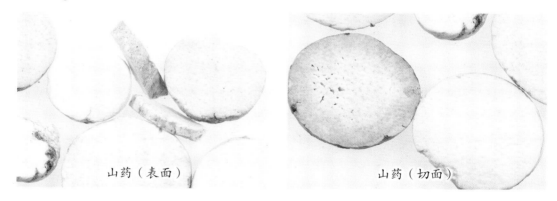

山药（表面）　　　　　　　山药（切面）

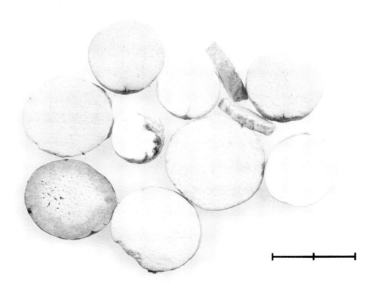

山药

【性　　状】　山药　呈类圆形的厚片，表面类白色或淡黄白色，质脆，易折断，切面类白色，富粉性。

麸炒山药　形如山药，切面黄白色或微黄色，偶见焦斑，略有焦香气。

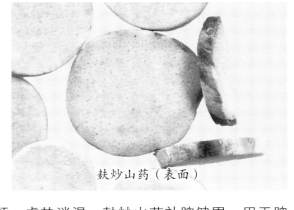
麸炒山药（表面）

【功能主治】　补脾养胃，生津益肺，补肾涩精。用于脾虚食少，久泻不止，肺虚喘咳，肾虚遗精，带下，尿频，虚热消渴。麸炒山药补脾健胃。用于脾虚食少，泄泻便溏，白带过多。

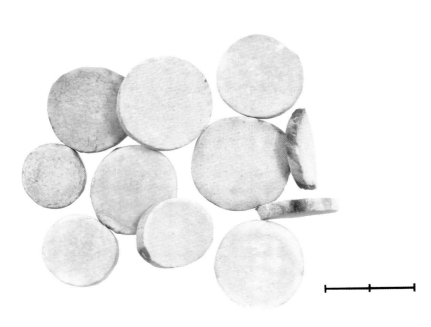
麸炒山药

山 奈

【来　　源】 姜科植物山奈 *Kaempferia galanga* L.的干燥根茎。冬季采挖，洗净，除去须根，切片，晒干。

【炮　　制】 除去杂质。

【性　　状】 多为圆形或近圆形的横切片，直径1～2cm，厚0.3～0.5cm。外皮浅褐色或黄褐色，皱缩，有的有根痕或残存须根；切面类白色，粉性，常鼓凸。质脆，易折断。气香特异，味辛辣。

【功能主治】 行气温中，消食，止痛。用于胸膈胀满，脘腹冷痛，饮食不消。

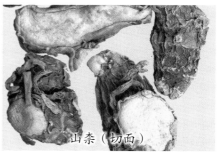

山奈（切面）

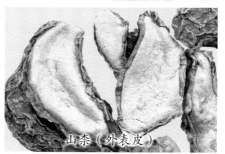

山奈（外表皮）

中药饮片图鉴

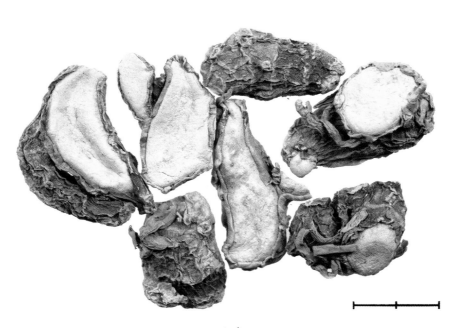

山奈

山银花

【来　　源】 忍冬科植物灰毡毛忍冬*Lonicera macranthoides* Hand.-Mazz.、红腺忍冬*Lonicera hypoglauca* Miq.、华南忍冬*Lonicera confusa* DC.或黄褐毛忍冬*Lonicera fulvotomentosa* Hsu et S.C.Cheng的干燥花蕾或带初开的花。夏初花开放前采收，干燥。

【炮　　制】 除去杂质，干燥。

【性　　状】 ①灰毡毛忍冬：呈棒状而稍弯曲，长3～4.5cm，上部直径约2mm，下部直径约1mm。表面黄色或黄绿色。总花梗集结成簇，开放者花冠裂片不及全长之半。质稍硬，手捏之稍有弹性。气清香，味微苦甘。②红腺忍冬：长2.5～4.5cm，直径0.8～2mm。表面黄白至黄棕色，无毛或疏被毛，萼筒无毛，先端5裂，裂片长三角形，被毛，开放者花冠下唇反转，花柱无毛。③华南忍冬：1.6～3.5cm，直径0.5～2mm。萼筒和花冠密被灰白色毛。④黄褐毛忍冬：长1～3.4cm，直径1.5～2mm。花冠表面淡黄棕色或黄棕色，密被黄色茸毛。

【功能主治】 清热解毒，疏散风热。用于痈肿疔疮，喉痹，丹毒，热毒血痢，风热感冒，温病发热。

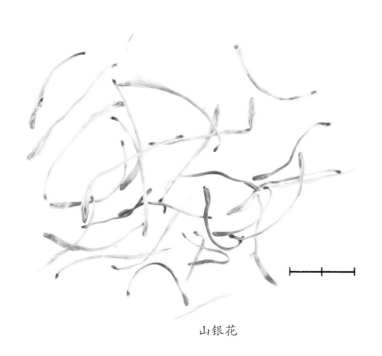

山银花

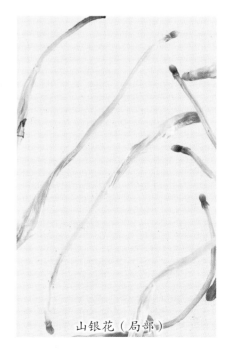

山银花（局部）

山 楂

【来　　源】　蔷薇科植物山里红 *Crataegus pinnatifida* Bge.var.*major* N. E. Br.或山楂 *Crataegus pinnatifida* Bge.的干燥成熟果实。秋季果实成熟时采收，切片，干燥。

【炮　　制】　山楂　除去杂质及脱落的核。

　　　　　　炒山楂　取山楂，置炒制容器内，用中火加热，炒至颜色加深，取出晾凉，筛去碎屑。

　　　　　　焦山楂　取山楂，置炒制容器内，用中火加热，炒至外表焦褐色，内部黄褐色，取出晾凉，筛去碎屑。

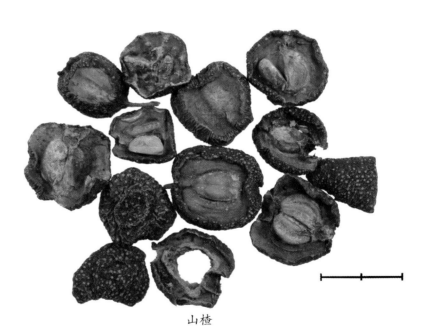

山楂

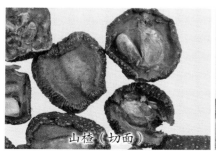

山楂（切面）

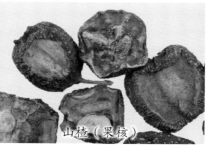

山楂（果核）

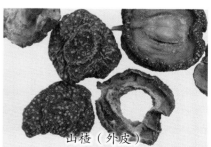

山楂（外皮）

【**性　　状**】　山楂　为圆形片，皱缩不平，直径1~2.5cm，厚0.2~0.4cm。外皮红色，具皱纹，有灰白色小斑点。果肉深黄色至浅棕色。中部横切片具5粒浅黄色果核，但核多脱落而中空。有的片上可见短而细的果梗或花萼残迹。气微清香，味酸、微甜。

炒山楂　形如山楂片，果肉黄褐色，偶见焦斑。气清香，味酸、微甜。

焦山楂　形如山楂片，表面焦褐色，内部黄褐色。有焦香气。

【**功能主治**】　消食健胃，行气散瘀，化浊降脂。用于肉食积滞，胃脘胀满，泻痢腹痛，瘀血经闭，产后瘀阻，心腹刺痛，胸痹心痛，疝气疼痛，高脂血症。生品长于活血化瘀。炒山楂酸味减弱，可缓和对胃的刺激，善于消食化积。焦山楂消食导滞作用增强，用于肉食积滞，泻痢不爽。

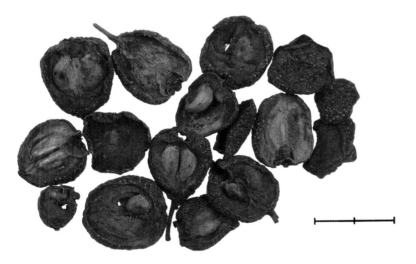

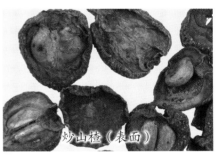

炒山楂（表面）

炒山楂

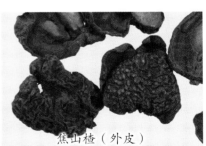

焦山楂（外皮）

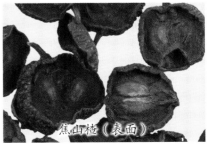

焦山楂（表面）

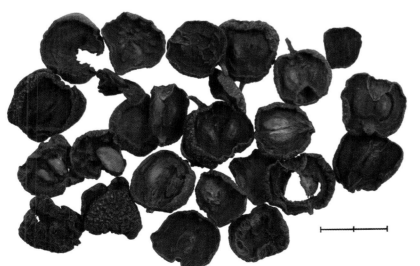

焦山楂

山楂叶

【来　　源】 薔薇科植物山里红*Crataegus pinnatifida* Bge. var. *major* N. E. Br.或山楂 *Crataegus pinnatifida* Bge.的干燥叶。夏、秋二季采收，晾干。

【炮　　制】 除去杂质。

【性　　状】 多已破碎，完整者展开后呈宽卵形，长6～12cm，宽5～8cm，绿色至棕黄色，先端渐尖，基部宽楔形，具2～6羽状裂片，边缘具尖锐重锯齿；叶柄长2～6cm，托叶卵圆形至卵状披针形。气微，味涩、微苦。

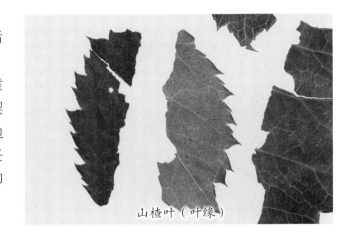

山楂叶（叶缘）

【功能主治】 活血化瘀，理气通脉，化浊降脂。用于气滞血瘀，胸痹心痛，胸闷憋气，心悸健忘，眩晕耳鸣，高脂血症。

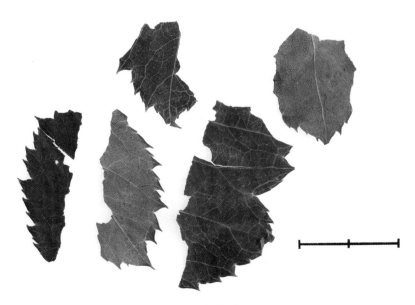

山楂叶

山慈菇

【来　　源】 兰科植物杜鹃兰*Cremastra appendiculata*（D.Don）Makino、独蒜兰*Pleione bulbocodioides*（Franch.）Rolfe或云南独蒜兰*Pleione yunnanensis* Rolfe的干燥假鳞茎。前者习称"毛慈菇"，后二者习称"冰球子"。夏、秋二季采挖，除去地上部分及泥沙，分开大小置沸水锅中蒸煮至透心，干燥。

【炮　　制】 除去杂质，水浸约1小时，润透，切薄片，干燥或洗净干燥，用时捣碎。

【性　　状】 ①毛慈菇：呈不规则扁球形或圆锥形，顶端渐突起，基部有须根痕。长1.8～3cm，膨大部直径1～2cm。表面黄棕色或棕褐色，有纵皱纹或纵沟，中部有2～3条微突起的环节，节上有鳞片叶干枯腐烂后留下的丝状纤维。质坚硬，难折断，断面灰白色或黄白色，略呈角质。气微，味淡，带黏性。②冰球子：呈圆锥形，瓶颈状或不规则团块，直径1～2cm，高1.5～2.5cm。顶端渐尖，尖端断头处呈盘状，基部膨大且圆平，中央凹入，有1～2条环节，多偏向一侧。撞去外皮者表面黄白色，带表皮者浅棕色，光滑，有不规则皱纹。断面浅黄色，角质半透明。

【功能主治】 清热解毒，化痰散结。用于痈肿疔毒，瘰疬痰核，蛇虫咬伤，癥瘕痞块。

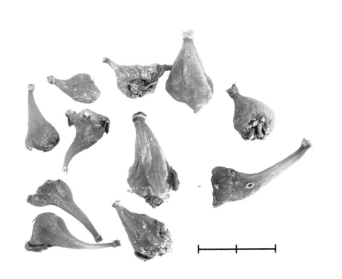

山慈菇-冰球子

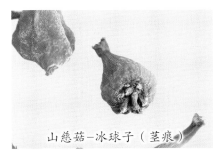

山慈菇-冰球子（茎痕）

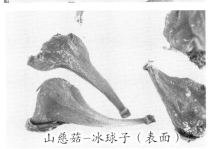

山慈菇-冰球子（表面）

千年健

【来　　源】 天南星科植物千年健 *Homalomena occulta*（Lour.）Schott 的干燥根茎。春、秋二季采挖，洗净，除去外皮，晒干。

【炮　　制】 除去杂质，洗净，润透，切片，干燥。

【性　　状】 呈类圆形或不规则形的片。外表皮黄棕色至红棕色，粗糙，有的可见圆形根痕。切面红褐色，具有众多黄色纤维束，有的呈针刺状。气香，味辛、微苦。

【功能主治】 祛风湿，壮筋骨。用于风寒湿痹，腰膝冷痛，拘挛麻木，筋骨痿软。

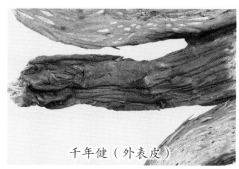

千年健（外表皮）

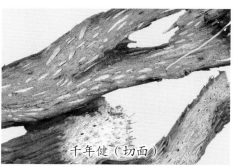

千年健（切面）

46

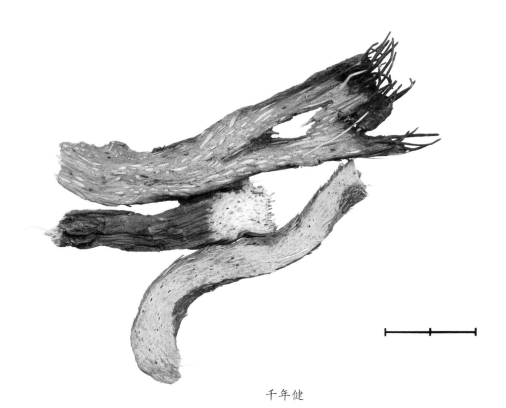

千年健

千里光

【来　　源】　菊科植物千里光Senecio scandens Buch.-Ham.的干燥地上部分。全年均可采收，除去杂质，阴干。

【炮　　制】　除去杂质，喷淋清水，润软，切段，干燥。

【性　　状】　茎呈细圆柱形，稍弯曲，上部有分枝；表面灰绿色、黄棕色或紫褐色，具纵棱，密被灰白色柔毛。叶互生，多皱缩破碎，完整叶片展平后呈卵状披针形或长三角形，有时具1～6侧裂片，边缘有不规则锯齿，基部戟形或截形，两面有细柔毛。头状花序；总苞钟形；花黄色至棕色，冠毛白色。气微，味苦。

【功能主治】　清热解毒，明目，利湿。用于痈肿疮毒，感冒发热，目赤肿痛，泄泻痢疾，皮肤湿疹。

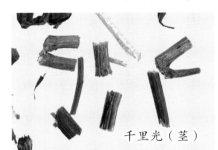
千里光（茎）

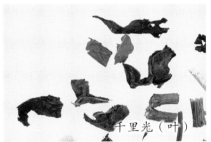
千里光（叶）

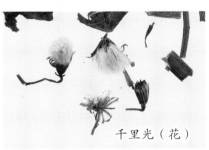
千里光（花）

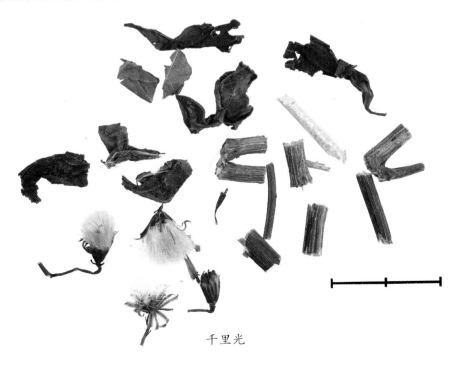
千里光

47

千金子

【来　　源】　大戟科植物续随子*Euphorbia lathyris* L.的干燥成熟种子。夏、秋二季果实成熟时采收，除去杂质，干燥。

【炮　　制】　千金子　除去杂质，筛去泥沙，洗净，捞出，干燥，用时打碎。

　　　　　　千金子霜　取千金子，去皮取净仁，碾成泥状，用布包严，蒸热，压榨去油，如此反复操作，至药物松散不再粘结成饼为度。少量者，碾碎用吸油纸数层包裹，加热，反复压榨换纸，以纸上不显油痕即可。

【性　　状】　千金子　呈椭圆形或倒卵形，长约5mm，直径约4mm。表面灰棕色或灰褐色，具不规则网状皱纹，网孔凹陷处灰黑色，形成细斑点。一侧有纵沟状种脊，顶端为突起的合点，下端为线形种脐，基部有类白色突起的种阜或具脱落后的疤痕。种皮薄脆，种仁白色或黄白色，富油质。气微，味辛。

　　　　　　千金子霜　为均匀、疏松的淡黄色粉末，微显油性。味辛辣。

【功能主治】　泻下逐水，破血消癥；外用疗癣蚀疣。用于二便不通，水肿，痰饮，积滞胀满，血瘀经闭；外治顽癣，赘疣。去油制霜后，缓和泻下作用，降低毒性，可配入丸散剂内服。

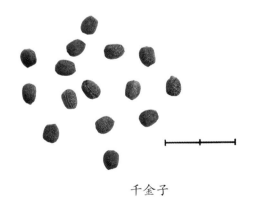

千金子

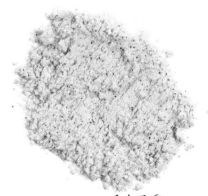

千金子霜

中药饮片图鉴

川木香

【来　　源】　菊科植物川木香*Vladimiria souliei*（Franch.）Ling或灰毛川木香*Vladimiria souliei*（Franch.）Ling var. *cinerea* Ling的干燥根。秋季采挖，除去须根、泥沙及根头上的胶状物，干燥。

【炮　　制】　川木香　除去根头部的黑色"油头"和杂质，洗净，润透，切厚片，晾干或低温干燥。

　　　　　　　煨川木香　取川木香，在铁丝匾中，用一层草纸，一层川木香片，间隔平铺数层，置炉火旁或烘干室内，烘煨至川木香中所含的挥发油渗至纸上，取出，放凉。

【性　　状】　川木香　呈类圆形切片，直径1.5～3cm。外皮黄褐色至棕褐色。切面黄白色至黄棕色，有深棕色稀疏油点，木部显菊花心状的放射纹理，有的中心呈枯朽状，周边有一明显的环纹，体较轻，质硬脆。气微香，味苦，嚼之粘牙。

　　　　　　　煨川木香　形如川木香，气微香，味苦，嚼之粘牙。

【功能主治】　行气止痛。用于胸胁、脘腹胀痛，肠鸣腹泻，里急后重。

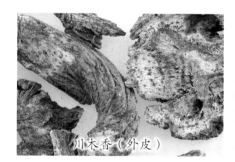
川木香（外皮）

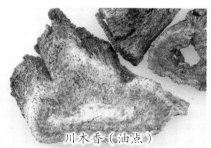
川木香（油点）

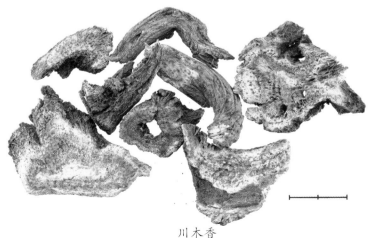
川木香

川木通

【来　　源】 毛茛科植物小木通 *Clematis armandii* Franch.或绣球藤 *Clematis montana* Buch.-Ham.的干燥藤茎。春、秋二季采收，除去粗皮，晒干，或趁鲜切薄片，晒干。

【炮　　制】 未切片者，略泡，润透，切厚片，干燥。

【性　　状】 为类圆形厚片。切面边缘不整齐，残存皮部黄棕色，木部浅黄棕色或浅黄色，有黄白色放射状纹理及裂隙，其间密布细孔状导管，髓部较小，类白色或黄棕色，偶有空腔。气微，味淡。

【功能主治】 利尿通淋，清心除烦，通经下乳。用于淋证，水肿，心烦尿赤，口舌生疮，经闭乳少，湿热痹痛。

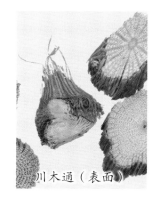
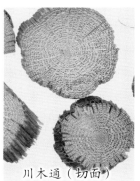
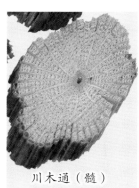

川木通（表面）　　　　川木通（切面）　　　　川木通（髓）

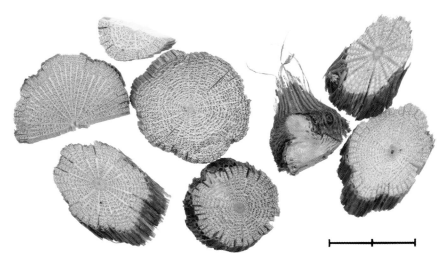

川木通

川贝母

【来　　源】 百合科植物川贝母*Fritillaria cirrhosa* D. Don、暗紫贝母*Fritillaria unibracteata* Hsiao et K. C. Hsia、甘肃贝母*Fritillaria przewalskii* Maxim.或梭砂贝母*Fritillaria delavayi* Franch.、太白贝母*Fritillaria taipaiensis* P. Y .Li或瓦布贝母*Fritillaria unibracteata* Hsiao et K. C. Hsia var. *wabuensis*（S. Y. Tang et S.C. Yue）Z. D. Liu，S. Wang et S.C.chen的干燥鳞茎。按性状不同分别习称"松贝""青贝""炉贝"和"栽培品"。夏、秋二季或积雪融化后采挖，除去须根、粗皮及泥沙，晒干或低温干燥。

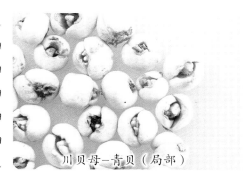
川贝母－青贝（局部）

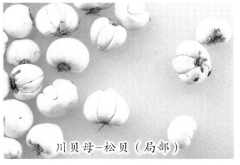
川贝母－松贝（局部）

【炮　　制】 除去杂质。

【性　　状】 ①松贝：呈类圆锥形或近球形，高0.3～0.8cm，直径0.3～0.9cm。表面类

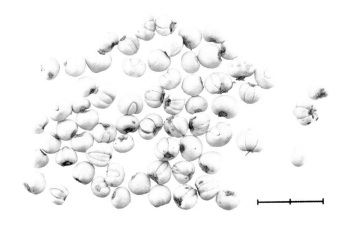
川贝母－松贝

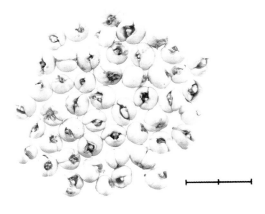
川贝母－青贝

白色。外层鳞叶2瓣，大小悬殊，大瓣紧抱小瓣，未抱部分呈新月形，习称"怀中抱月"；顶部闭合，内有类圆柱形、顶端稍尖的心芽和小鳞叶1～2枚；先端钝圆或稍尖，底部平，微凹入，中心有1灰褐色的鳞茎盘，偶有残存须根。质硬而脆，断面白色，富粉性。气微，味微苦。②青贝：呈类扁球形，高0.4～1.4cm，直径0.4～1.6cm。

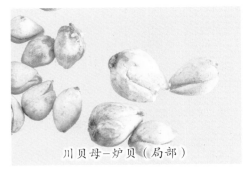

川贝母-炉贝（局部）

外层鳞叶2瓣，大小相近，相对抱合，顶部开裂，内有心芽和小鳞叶2～3枚及细圆柱形的残茎。③炉贝：呈长圆锥形，高0.7～2.5cm，直径0.5～2.5cm。表面类白色或浅棕黄色，有的具棕色斑点。外层鳞叶2瓣，大小相近，顶部开裂而略尖，基部稍尖或较钝。④栽培品：呈类扁球形或短圆柱形，高0.5～2cm，直径1～2.5cm。表面类白色或浅棕黄色，稍粗糙，有的具浅黄色斑点。外层鳞叶2瓣，大小相近，顶部多开裂而较平。

【功能主治】　清热润肺，化痰止咳，散结消痈。用于肺热燥咳，干咳少痰，阴虚劳嗽，痰中带血，瘰疬，乳痈，肺痈。

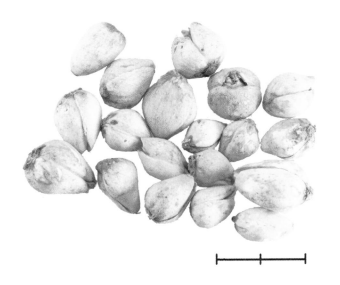

川贝母-炉贝

川牛膝

【来　　源】　苋科植物川牛膝*Cyathula officinalis* Kuan的干燥根。秋、冬二季采挖，除去芦头、须根及泥沙，烘或晒至半干，堆放回润，再烘干或晒干。

【炮　　制】　川牛膝　除去杂质及芦头，洗净，润透，切薄片，干燥。

　　　　　　　酒川牛膝　取川牛膝，加入定量黄酒拌匀，稍闷润，待酒被吸尽后，置炒制容器内，用文火加热，炒干，取出晾凉。每100kg川牛膝，用黄酒10kg。

【性　　状】　川牛膝　为圆形或椭圆形薄片。外表皮黄棕色或灰褐色。切面浅黄色至棕黄色。可见多数排列成数轮同心环的黄色点状维管束。气微，味甜。

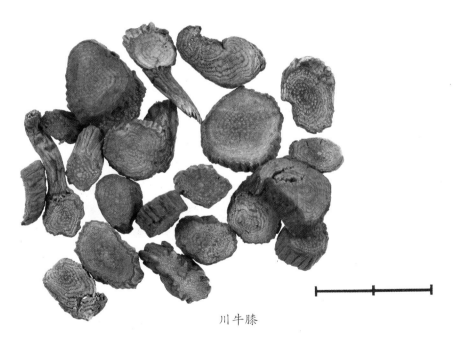

川牛膝

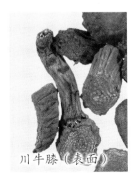

川牛膝（表面）

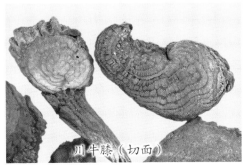

川牛膝（切面）

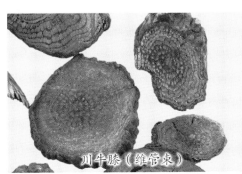

川牛膝（维管束）

酒川牛膝　形如川牛膝，表面棕黑色。微有酒香气，味甜。

【功能主治】　逐瘀通经，通利关节，利尿通淋。用于经闭癥瘕，胞衣不下，跌仆损伤，风湿痹痛，足痿筋挛，尿血血淋。酒炙增强活血祛瘀、通经止痛的作用。

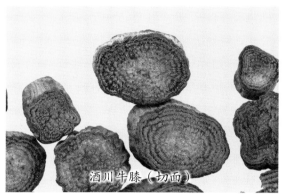

酒川牛膝（切面）

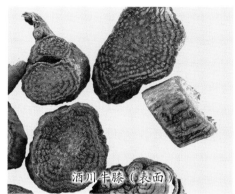

酒川牛膝（表面）

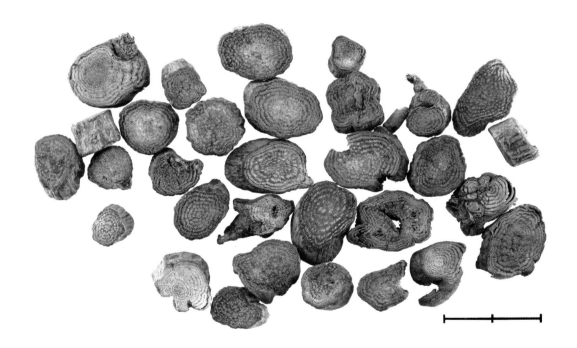

酒川牛膝

川 乌

【来　　源】 毛茛科植物乌头 *Aconitum carmichaelii* Debx. 的干燥母根。6月下旬至8月上旬采挖，除去子根、须根及泥沙，晒干。

【炮　　制】 生川乌　除去杂质，用时捣碎。

制川乌　取生川乌，大小个分开，用水浸泡至内无干心，取出，加水煮沸4～6小时（或蒸6～8小时）至取大个及实心者切开内无白心，口尝微有麻舌感时，取出，晾至六成干，切厚片，干燥。

【性　　状】 生川乌　呈不规则的圆锥形，稍弯曲，顶端常有残茎，中部多向一侧膨大，长2～7.5cm，直径1.2～2.5cm。表面棕褐色或灰棕色，皱缩，有小瘤状侧根及子根脱离后的痕迹。质坚实，断面类白色或浅灰黄色，形成层环纹呈多角形。气

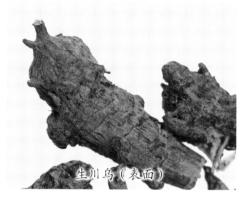

生川乌（表面）

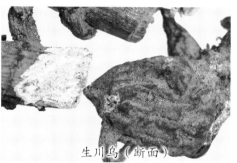

生川乌（断面）

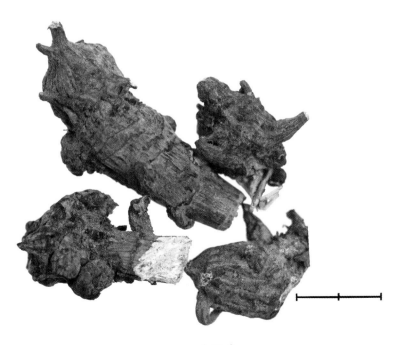

生川乌

微，味辛辣、麻舌。

制川乌 为不规则或长三角形的片。表面黑褐色或黄褐色，有灰棕色形成层环纹。体轻，质脆，断面有光泽。气微，微有麻舌感。

【**功能主治**】 祛风除湿，温经止痛。用于风寒湿痹，关节疼痛，心腹冷痛，寒疝作痛及麻醉止痛。生品有大毒，多外用于风冷牙痛，疥癣，痈肿。制后毒性降低，可供内服。

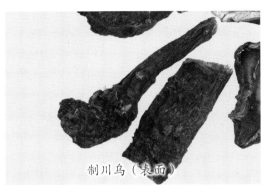
制川乌（表面）

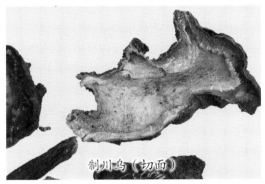
制川乌（切面）

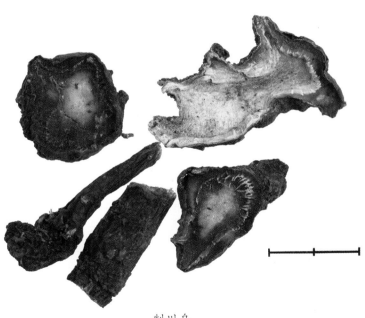
制川乌

川芎

【来　　源】 伞形科植物川芎*Ligusticum chuanxiong* Hort.的干燥根茎。夏季当茎上的节盘显著突出，并略带紫色时采挖。除去泥沙，晒后烘干，再去须根。

【炮　　制】 除去杂质，分开大小，洗净，润透，切厚片，干燥。

【性　　状】 为不规则厚片，外表皮黄褐色或褐色，有皱缩纹。切面黄白色或灰黄色，具有明显波状环纹或多角形纹理，散生黄棕色油点。质坚实。气浓香，味苦、辛，微甜。

【功能主治】 活血行气，祛风止痛。用于胸痹心痛，胸胁刺痛，跌仆肿痛，月经不调，经闭痛经，癥瘕腹痛，头痛，风湿痹痛。

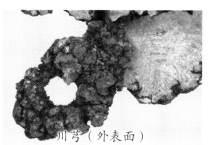
川芎（外表面）

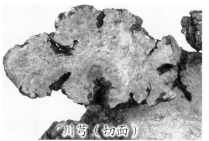
川芎（切面）

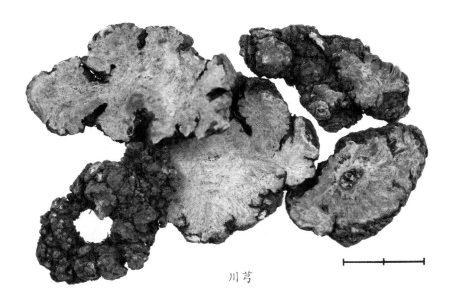
川芎

川楝子

【来　　源】　楝科植物川楝 *Melia toosendan* Sieb.et Zucc. 的干燥成熟果实。冬季果实成熟时采收，除去杂质，干燥。

【炮　　制】　川楝子　除去杂质。用时捣碎。

炒川楝子　取川楝子，切厚片或碾碎，置炒制容器内，用中火加热，炒至表面焦黄色，取出晾凉，筛去灰屑。

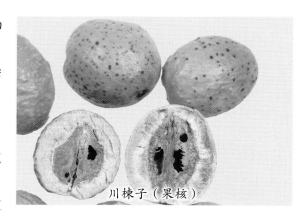
川楝子（果核）

【性　　状】　川楝子　呈类球形，直径2～3.2cm。表面金黄色至棕黄色，微有光泽，少数凹陷或皱缩，具深棕色小点。顶端有花柱残痕，基部凹陷，有果梗痕。外果皮革质，与果肉间常成空隙，果肉松软，淡黄色，遇水润湿显黏性。果核

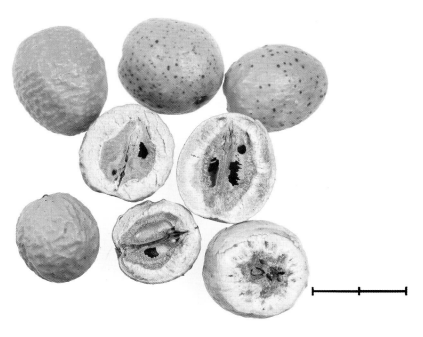
川楝子

球形或卵圆形，质坚硬，两端平截，有6～8条纵棱，内分6～8室，每室含黑棕色长圆形的种子1粒。气特异，味酸、苦。

炒川楝子　呈半球状、厚片或不规则的碎块，表面焦黄色，偶见焦斑。气焦香，味酸、苦。

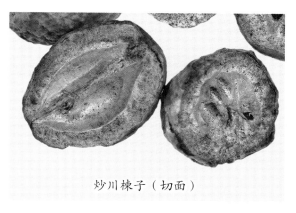

炒川楝子（切面）

【功能主治】　疏肝泄热，行气止痛，杀虫。用于肝郁化火，胸胁、脘腹胀痛，疝气疼痛，虫积腹痛。炒后可缓和苦寒之性，降低毒性，减少滑肠之弊，以疏肝理气止痛力胜。

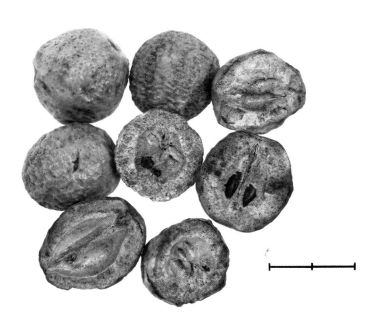

炒川楝子

广 枣

【来　　源】 系蒙古族习用药材。漆树科植物南酸枣*Choerospondias axillaris*（Roxb.）Burtt et Hill的干燥成熟果实。秋季果实成熟时采收，除去杂质，干燥。

【炮　　制】 除去杂质，筛去灰屑。

【性　　状】 呈椭圆形或近卵形，长2～3cm，直径1.4～2cm。表面黑褐色或棕褐色，稍有光泽，具不规则的皱褶，基部有果梗痕。果肉薄，棕褐色，质硬而脆。核近卵形，黄棕色，顶端有5个（偶有4个或6个）明显的小孔，每孔内各含种子1枚。气微，味酸。

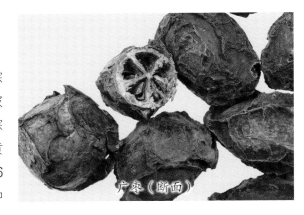

广枣（断面）

【功能主治】 行气活血，养心，安神。用于气滞血瘀，胸痹作痛，心悸气短，心神不安。

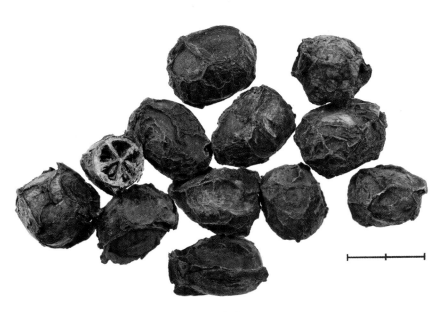

广枣

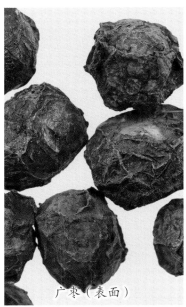

广枣（表面）

广金钱草

【来　　源】 豆科植物广金钱草Desmodium styracifolium（Osb.） Merr.的干燥地上部分。夏、秋二季采割，除去杂质，晒干。

【炮　　制】 除去杂质，切段，晒干。

【性　　状】 为不规则段状，茎叶混合。茎呈圆柱形，密被黄色绒毛，质脆易断，断面淡黄色，中部具白色髓。叶皱缩，上面灰绿至暗绿色，无毛，下面浅绿色，密被白色茸毛。气微香，味微甘。

【功能主治】 利湿退黄，利尿通淋。用于黄疸尿赤，热淋，石淋，小便涩痛，水肿尿少。

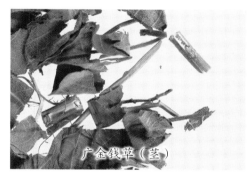
广金钱草（茎）

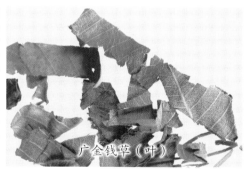
广金钱草（叶）

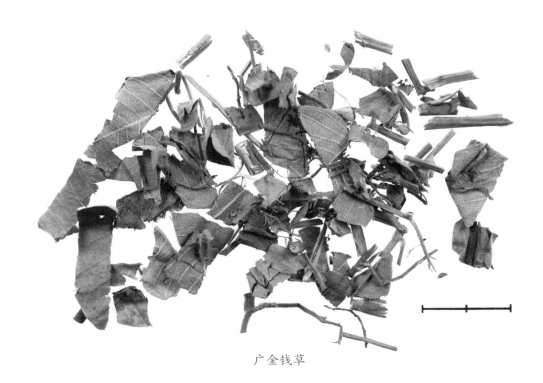
广金钱草

广藿香

【来　　源】　唇形科植物广藿香*Pogostemon cablin*（Blanco）Benth.的干燥地上部分。枝叶茂盛时采割，日晒夜闷，反复至干。

【炮　　制】　除去残根和杂质，先抖下叶，筛净另放；茎洗净，润透，切段，晒干，再与叶混匀。

【性　　状】　呈不规则的段。茎略呈方柱形，表面灰褐色、灰黄色或带红棕色，被柔毛。切面有白色髓。叶破碎或皱缩成团，完整者展平后呈卵形或椭圆形，两面均被灰白色绒毛；基部楔形或钝圆，边缘具大小不规则的钝齿；叶柄细，被柔毛。气香特异，味微苦。

【功能主治】　芳香化浊，和中止呕，发表解暑。用于湿浊中阻，脘痞呕吐，暑湿表证，湿温初起，发热倦怠，胸闷不舒，寒湿闭暑，腹痛吐泻，鼻渊头痛。

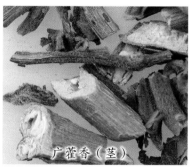
广藿香（茎）

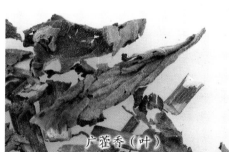
广藿香（叶）

中药饮片图鉴

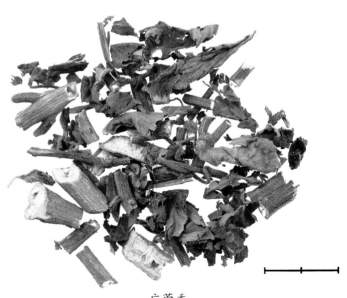
广藿香

女贞子

【来　源】木犀科植物女贞*Ligustrum lucidum* Ait.的干燥成熟果实。冬季果实成熟时采收，除去枝叶，稍蒸或置沸水中略烫后，干燥；或直接干燥。

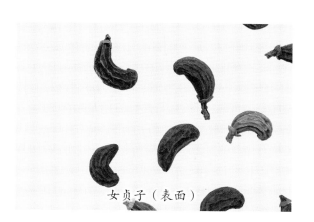
女贞子（表面）

【炮　制】女贞子　除去杂质，洗净，干燥。

酒女贞子　取女贞子，用适量黄酒拌匀，稍闷后置密闭容器内，密闭后置水中炖，或直接通入蒸汽蒸至酒完全吸尽，女贞子黑润时，取出，干燥。每100kg女贞子，用黄酒20kg。

【性　状】女贞子　呈卵形、椭圆形或肾形，长6~8.5mm，直径3.5~5.5mm。表面黑紫色或灰黑色，皱缩不平，基部有果梗痕或具宿萼及短梗。体轻。外果皮薄，中果皮较松软，易剥离，内果皮木质，黄棕色，具纵棱，破开后种子通常为1粒，肾形，紫黑色，油性。气微，味甘、微苦涩。

酒女贞子　形如女贞子，表面黑褐色或灰黑色，常附有白色粉霜。微有酒香气。

【功能主治】滋补肝肾，明目乌发。用于肝肾阴虚，眩晕耳鸣，腰膝酸软，须发早白，目暗不明，内热消渴，骨蒸潮热。酒制可增强滋补肝肾作用，并使苦寒之性减弱，避免滑肠。

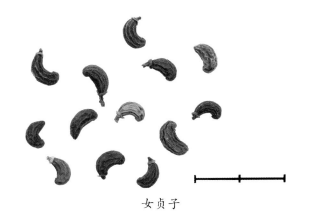
女贞子

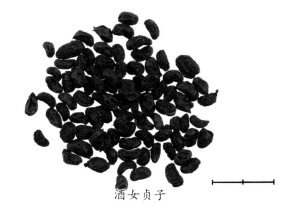
酒女贞子

中药饮片图鉴

小茴香

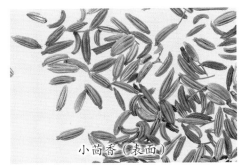

小茴香（表面）

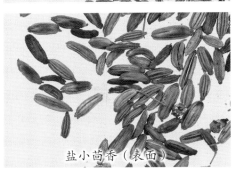

盐小茴香（表面）

【来　　源】　伞形科植物茴香*Foeniculum vulgare* Mill. 的干燥成熟果实。秋季果实初熟时采割植株，晒干，打下果实，除去杂质。

【炮　　制】　小茴香　除去杂质。

盐小茴香　取小茴香，加盐水拌匀，闷润1~2小时，至盐水被吸尽后，置炒制容器内，用文火炒至微黄色，有香气逸出时，取出，晾凉。每100kg小茴香，用食盐2kg。

【性　　状】　小茴香　双悬果，呈圆柱形，有的稍弯曲，长4~8mm，直径1.5~2.5mm。表面黄绿色或淡黄色，两端略尖，顶端残留有黄棕色突起的柱基，基部有时有细小的果梗。分果呈长椭圆形，背面有纵棱5条，接合面平坦而较宽。横切面略呈五边形，背面的四边约等长。有特异香气，味微甜、辛。

盐小茴香　形如小茴香，微鼓起，色泽加深，偶有焦斑。味微咸。

【功能主治】　散寒止痛，理气和胃。用于寒疝腹痛，睾丸偏坠，痛经，少腹冷痛，脘腹胀痛，食少吐泻。盐炙后缓和辛散作用，专行下焦，长于温肾祛寒，疗疝止痛。

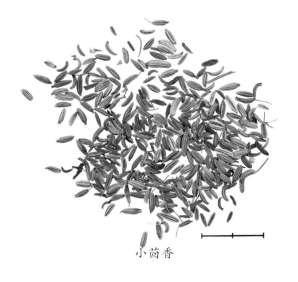

小茴香

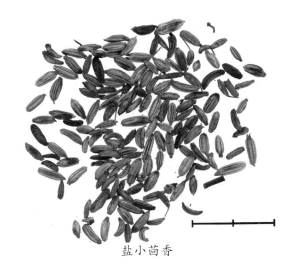

盐小茴香

小通草

【来　　源】 旌节花科植物喜马山旌节花 *Stachyurus himalaicus* Hook. f. et Thoms.、中国旌节花 *Stachyurus chinensis* Franch.或山茱萸科植物青荚叶*Helwingia japonica*（Thunb.）Dietr.的干燥茎髓。秋季割取茎，截成段，趁鲜取出髓部，理直，晒干。

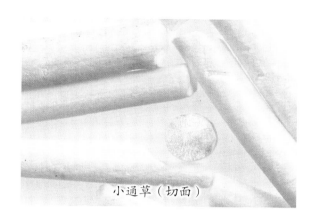

小通草（切面）

【炮　　制】 除去杂质，切段。

【性　　状】 ①旌节花：呈圆柱形，长30～50cm，直径0.5～1cm。表面白色或淡黄色，无纹理。体轻，质松软，捏之能变形，有弹性，易折断，断面平坦，无空心，显银白色光泽。水浸后有黏滑感。气微，味淡。②青荚叶：表面有浅纵条纹。质较硬，捏之不易变形。水浸后无黏滑感。

【功能主治】 清热，利尿，下乳。用于小便不利，淋证，乳汁不下。

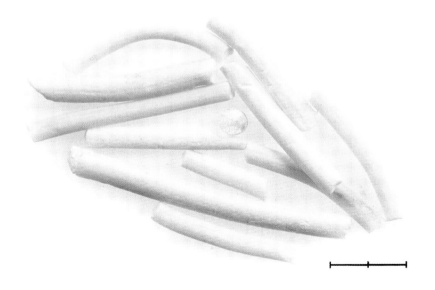

小通草

小 蓟

【来　　源】 菊科植物刺儿菜Cirsium setosum（Willd.）MB.的干燥地上部分。夏、秋二季花开时采割，除去杂质，晒干。

【炮　　制】 小蓟　除去杂质，洗净，稍润，切段，干燥。

小蓟炭　取小蓟，置炒制容器内，用武火加热，炒至表面黑褐色，内部焦褐色，喷淋少许清水，熄灭火星，取出晾干。

【性　　状】 小蓟　呈不规则的段。茎呈圆柱形，表面灰绿色或带紫色，具纵棱和白色柔毛。切面中空。叶片多皱缩或破碎，叶齿尖具针刺；两面均具白色柔毛。头状花序，总苞钟状；花紫红色。气微，味苦。

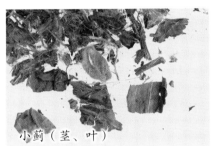
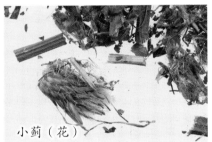

小蓟（茎、叶）　　　　　小蓟（花）

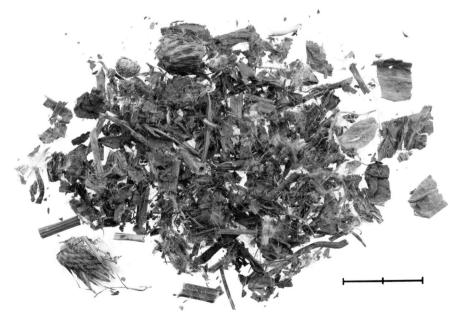

小蓟

小蓟炭　形如小蓟。表面黑褐色，内部焦褐色。

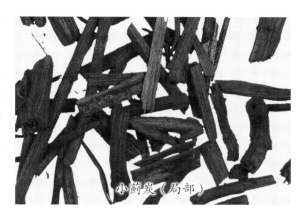

小蓟炭（局部）

【功能主治】凉血止血，散瘀解毒消痈。用于衄血，吐血，尿血，血淋，便血，崩漏，外伤出血，痈肿疮毒。炒炭后凉性减弱，收敛止血作用增强。

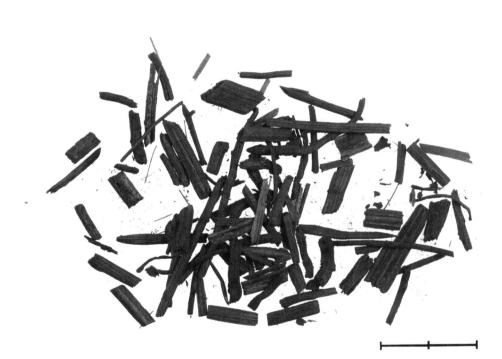

小蓟炭

飞扬草

【来　　源】　大戟科植物飞扬草Euphorbia hirta L.的干燥全草。夏、秋二季采挖，洗净，晒干。

【炮　　制】　除去杂质，洗净，稍润，切段，干燥。

【性　　状】　茎呈近圆柱形，直径1～3mm。表面黄褐色或浅棕红色；质脆，易折断，断面中空；地上部分被长粗毛。叶对生，皱缩，展平后叶片椭圆状卵形或略近菱形，长1～4cm，宽0.5～1.3cm；绿褐色，先端急尖或钝，基部偏斜，边缘有细锯齿，有3条较明显的叶脉。聚伞花序密集成头状，腋生。蒴果卵状三棱形。气微，味淡、微涩。

【功能主治】　清热解毒，利湿止痒，通乳。用于肺痈，乳痈，疔疮肿毒，牙疳，痢疾，泄泻，热淋，血尿，湿疹，脚癣，皮肤瘙痒，产后少乳。

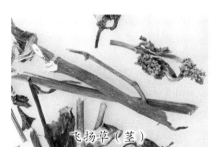
飞扬草（茎）

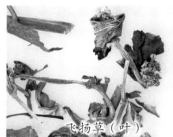
飞扬草（叶）

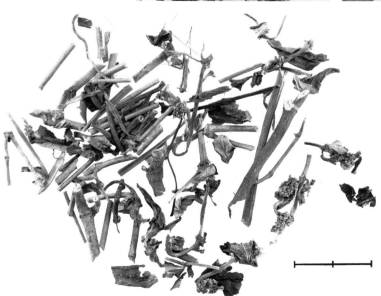
飞扬草

马尾连

【来　　源】毛茛科植物金丝马尾连*Thalictrum glandulosissimum*（Fin. et Gagn.）W.T.Wang et S. H. Wang、高原唐松草*Thalictrum cultratum* Wall.或多叶唐松草*Thalictrum foliolosum* DC.的干燥根及根茎。秋、冬二季采挖，除去茎叶及杂质，晒干。

【炮　　制】除去杂质，去净地上茎，洗净，润透，切厚片或段，干燥。

【性　　状】为细小圆柱形段及不规则碎块。外皮（木栓层）常脱落，呈金黄色至浅棕色，光滑，未脱落表面为灰棕色。切面金黄色。碎块切面黄色，纤维性，周边暗棕色，皮脱落显黄色。质脆。气微，味苦。

【功能主治】清热燥湿，泻火解毒。用于热盛心烦，痢疾，肠炎，结膜炎，喉炎，痈肿疮疖。

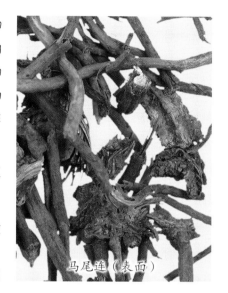
马尾连（表面）

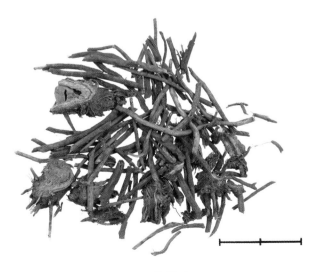
马尾连

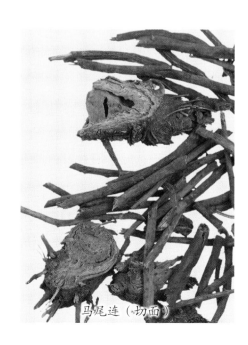
马尾连（切面）

马齿苋

【来　　源】 马齿苋科植物马齿苋*Portulaca oleracea* L.的干燥地上部分。夏、秋二季采收，除去残根和杂质，洗净，略蒸或烫后晒干。

【炮　　制】 除去杂质，洗净，稍润，切段，干燥。

【性　　状】 呈不规则的段。茎圆柱形，表面黄褐色，有明显纵沟纹。叶多破碎，完整者展平后呈倒卵形，先端钝平或微缺，全缘。蒴果圆锥形，内含多数细小种子。气微，味微酸。

【功能主治】 清热解毒，凉血止血，止痢。用于热毒血痢，痈肿疔疮，湿疹，丹毒，蛇虫咬伤，便血，痔血，崩漏下血。

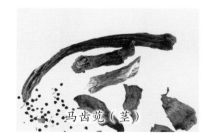
马齿苋（茎）

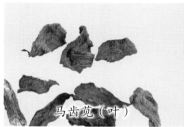
马齿苋（叶）

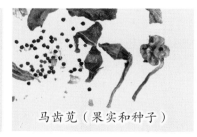
马齿苋（果实和种子）

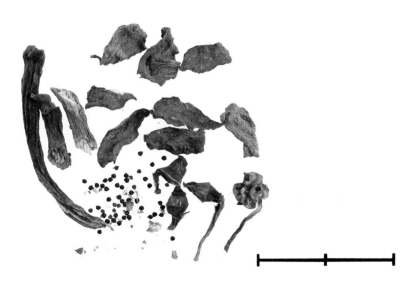
马齿苋

马 勃

【来　　源】　灰包科真菌脱皮马勃Lasiosphaera fenzlii Reich.、大马勃Calvatia gigantea（Batsch ex Pers.）Lloyd或紫色马勃Calvatia lilacina（Mont.et Berk.）Lloyd的干燥子实体。夏、秋二季子实体成熟时及时采收，除去泥沙，干燥。

【炮　　制】　除去杂质，剪成小块。

【性　　状】　为不规则的块。灰褐色、黄褐色或紫褐色。用手撕之，内有灰褐色棉絮状的丝状物，触之则孢子呈尘土样飞扬，手捻有细腻感，质松泡，有弹性。臭似尘土，味淡。

【功能主治】　清肺利咽，止血。用于风热郁肺咽痛，音哑，咳嗽；外治鼻衄，创伤出血。

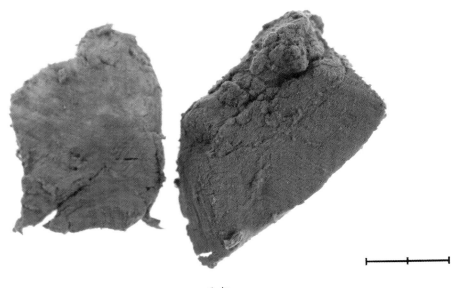

马勃

马钱子

【来　　源】　马钱科植物马钱*Strychnos nux-vomica* L.的干燥成熟种子。冬季采收成熟果实，取出种子，晒干。

【炮　　制】　生马钱子　除去杂质。

制马钱子　将砂置炒制容器内，用武火加热至灵活状态时，投入大小一致的马钱子，不断翻动，至棕褐色，鼓起，内部红褐色，并起小泡时，取出，筛去砂子，放凉。

马钱子粉　取制马钱子，粉碎成细粉，按照2015版《中国药典》马钱子[含量测定]项下的方法测定士的宁含量后，加适量淀粉，使含量符合规定，混匀，即得。

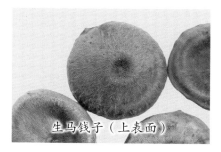
生马钱子（上表面）

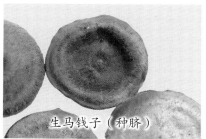
生马钱子（种脐）

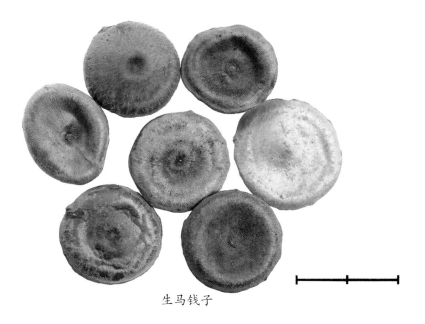
生马钱子

【性　　状】　生马钱子　呈纽扣状圆板形，常一面隆起，一面稍凹下，直径1.5～3cm，厚0.3～0.6cm，表面密被灰棕或灰绿色绢状茸毛，自中间向四周呈辐射状排列，有丝样光泽。边缘稍隆起，较厚，有突起的珠孔，底面中心有突起的圆点状种脐。质坚硬，平面剖面可见淡黄白色胚乳，角质状，子叶心形，叶脉5～7条。气微，味极苦。

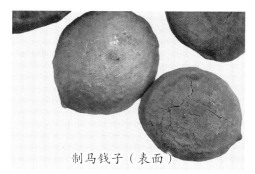

制马钱子（表面）

制马钱子　形如马钱子，两面均膨胀鼓起，边缘较厚。表面棕褐色或深棕色，质坚脆，平行剖面可见棕褐色或深棕色的胚乳。微有香气，味极苦。

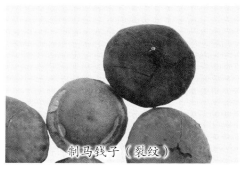

制马钱子（裂纹）

马钱子粉　黄褐色粉末。气微香，味极苦。

【功能主治】　通络止痛，散结消肿。用于跌打损伤，骨折肿痛，风湿顽痹，麻木瘫痪，痈疽疮毒，咽喉肿痛。生马钱子毒性剧烈，而且质地坚硬，仅供外用。制马钱子毒性降低，质地酥脆，亦易粉碎，可供内服，常制成丸散应用。

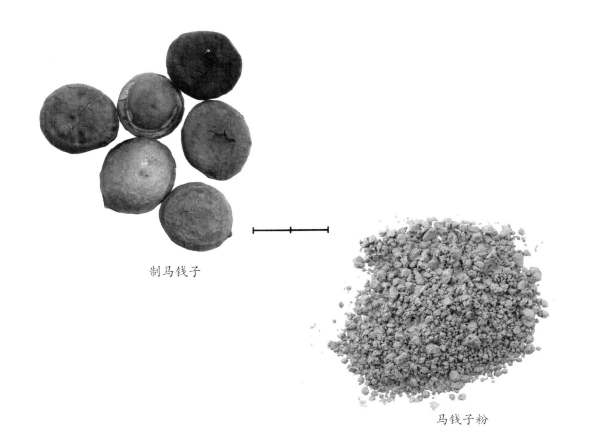

制马钱子

马钱子粉

马兜铃

【来　　源】 马兜铃科植物北马兜铃*Aristolochia contorta* Bge.或马兜铃*Aristolochia debilis* Sieb.et Zucc.的干燥成熟果实。秋季果实由绿变黄时采收，干燥。

【炮　　制】 马兜铃　除去杂质，筛去灰屑。

蜜马兜铃　取马兜铃加工成碎块，取炼蜜，加适量沸水稀释，淋入马兜铃块中，拌匀，闷润2~4小时，置炒制容器内，用文火炒至不粘手时，取出，晾凉。每100kg马兜铃，用炼蜜25kg。

【性　　状】 马兜铃　卵圆形，长3~7cm，直径2~4cm。表面黄绿色、灰绿色或棕褐色，有纵棱线12条，由棱线分出多数横向平行的细脉纹。顶端平钝，基部有细长果梗。果皮轻而脆，易裂为6瓣，果梗也分裂为6条。果皮内表面平滑而带光泽，有较密的横向脉纹。果实分6室，每室种子多数，平叠整齐排列。种子扁平而薄，钝三角形或扇形，长6~10mm，宽8~12mm，边缘有翅，淡棕色。气特异，味微苦。

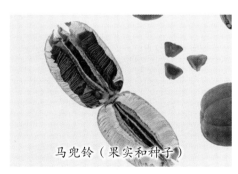

马兜铃（果实和种子）

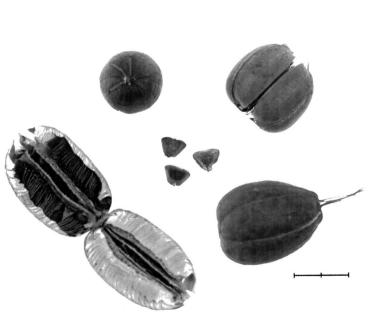

马兜铃

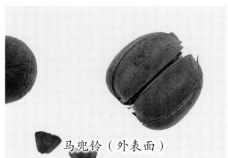

马兜铃（外表面）

蜜马兜铃　为不规则碎片。果实碎片及种子棕色，略有光泽，味微甜。

【功能主治】　清肺降气，止咳平喘，清肠消痔。用于肺热咳喘，痰中带血，肠热痔血，痔疮肿痛。蜜炙后能缓和苦寒之性，增强润肺止咳的功效，并可矫味，减少呕吐的副作用。

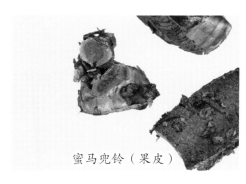
蜜马兜铃（果皮）

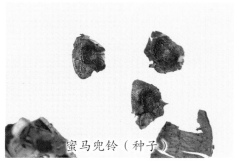
蜜马兜铃（种子）

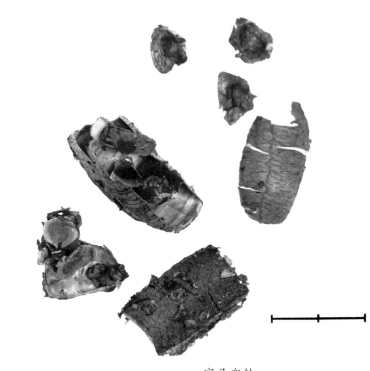
蜜马兜铃

马蔺子

【来　　源】　鸢尾科植物马蔺 *Iris lactea* Pall. *var. chinensis* Koidz.的干燥成熟种子。秋季采收果实，晒干，搓出种子，簸净，干燥。

【炮　　制】　除去杂质。

【性　　状】　呈不规则多面体，长约5mm，宽3～4mm。表面红棕色至黑棕色，基部有棕黄色或淡黄色的种脐，顶端有合点略突起。剖开后胚乳灰白色，角质；胚位于种脐一端，白色，细小弯曲。质坚硬。气微，味淡。

【功能主治】　清热利湿，凉血止血。用于黄疸，痢疾，吐血，衄血，血崩。

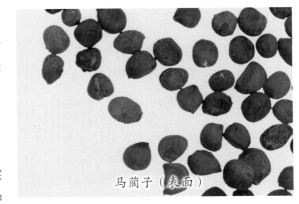
马蔺子（表面）

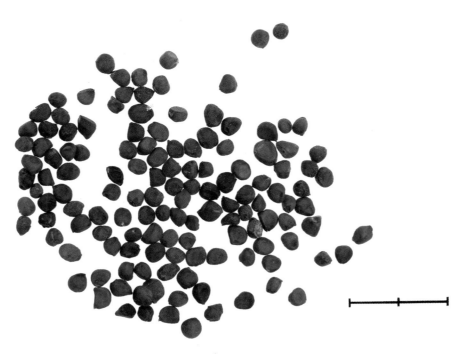
马蔺子

中药饮片图鉴

马鞭草

【来　　源】　马鞭草科植物马鞭草Verbena officinalis L.的干燥地上部分。6～8月花开时采割，除去杂质，晒干。

【炮　　制】　除去残根及杂质，洗净，稍润，切段，干燥。

【性　　状】　呈不规则的段。茎方柱形，四面有纵沟，表面绿褐色，粗糙。切面有髓或中空。叶多破碎，绿褐色，完整者展平后叶片3深裂，边缘有锯齿。穗状花序，有小花多数。气微，味苦。

【功能主治】　活血散瘀，解毒，利水，退黄，截疟。用于癥瘕积聚，痛经经闭，喉痹，痈肿，水肿，黄疸，疟疾。

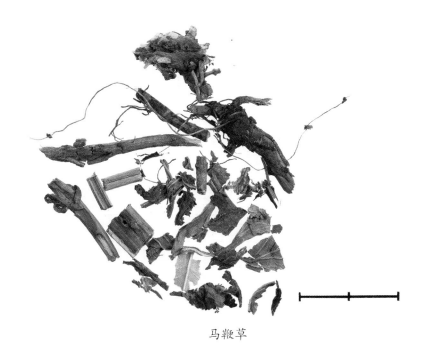

马鞭草

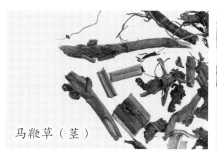

马鞭草（茎）

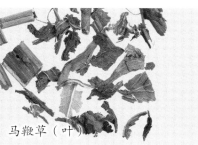

马鞭草（叶）

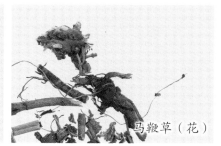

马鞭草（花）

77

中药饮片图鉴

王不留行

【来　　源】 石竹科植物麦蓝菜 *Vaccaria segetalis* (Neck.) Garcke 的干燥成熟种子。夏季果实成熟、果皮尚未开裂时采割植株，晒干，打下种子，除去杂质，再晒干。

【炮　　制】 王不留行　除去杂质。

炒王不留行　取王不留行，投入已用中火烧热的炒制容器中，迅速拌炒至大部分爆裂成白花时（爆花率不低于85%），取出，晾凉，筛去灰屑。

【性　　状】 王不留行　呈球形，直径约2mm。表面黑色，少数红棕色，略有光泽，有细密颗粒状突起，一侧有1凹陷的纵沟。质硬。胚乳白色，胚弯曲成环，子叶2。气微，味微涩、苦。

炒王不留行　呈类球形爆花状，表面白色，质松脆。

【功能主治】 活血通经，下乳消肿，利尿通淋。用于经闭，痛经，乳汁不下，乳痈肿痛，淋证涩痛。生品长于消痈散肿；炒后质地松泡，走散力强，长于活血通经、下乳、通淋。

炒王不留行（表面）

王不留行（表面）

中药饮片图鉴

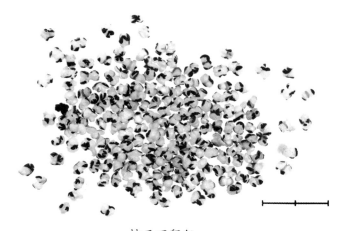

炒王不留行

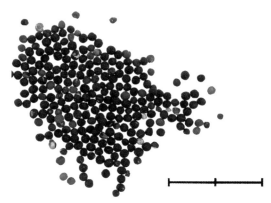

王不留行

天山雪莲

【来　　源】　菊科植物天山雪莲*Saussurea involucrata*（Kar.et Kir.）Sch.-Bip.的干燥地上部分。夏、秋二季花开时采收，阴干。

【炮　　制】　除去杂质。

【性　　状】　茎呈圆柱形，长2～48cm，直径0.5～3cm；表面黄绿色或黄棕色，有的微带紫色，具纵棱，断面中空。茎生叶密集排列，无柄，或脱落留有残基，完整叶片呈卵状长圆形或广披针形，两面被柔毛，边缘有锯齿和缘毛，主脉明显。头状花序顶生，10～42个密集成圆球形，无梗。苞叶长卵形或卵形，无柄，中部凹陷呈舟状，膜质，半透明。总苞片3～4层，披针形，等长，外层多呈紫褐色，内层棕黄色或黄白色。花管状，紫红色，柱头2裂。瘦果圆柱形，具纵棱，羽状冠毛2层。体轻，质脆。气微香，味微苦。

【功能主治】　温肾助阳，祛风胜湿，通经活血。用于风寒湿痹痛、类风湿性关节炎，小腹冷痛，月经不调。

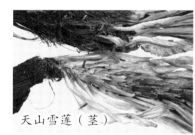
天山雪莲（茎）

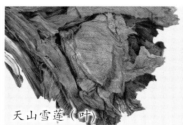
天山雪莲（叶）

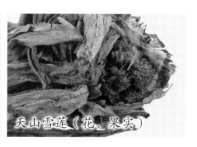
天山雪莲（花、果实）

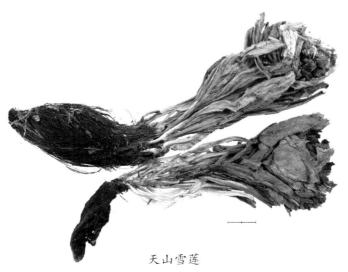
天山雪莲

天仙子

【来　　源】 茄科植物莨菪 *Hyoscyamus niger* L.的干燥成熟种子。夏、秋二季果皮变黄色时，采摘果实，暴晒，打下种子，筛去果皮、枝梗，晒干。

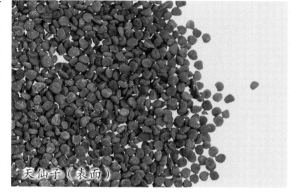
天仙子（表面）

【炮　　制】 除去杂质及灰屑。

【性　　状】 类扁肾形或扁卵形，直径约1mm。表面棕黄色或灰黄色，有细密的网纹，略尖的一端有点状种脐。切面灰白色，油质，有胚乳，胚弯曲。气微，味微辛。

【功能主治】 解痉止痛，平喘，安神。用于胃脘挛痛，喘咳，癫狂。

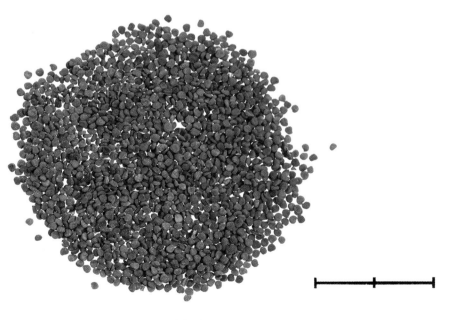
天仙子

天仙藤

【来　　源】　马兜铃科植物马兜铃*Aristolochia debilis* Sieb. et Zucc.或北马兜铃 *Aristolochia contorta* Bge.的干燥地上部分。秋季采割，除去杂质，晒干。

【炮　　制】　除去杂质，切段。

【性　　状】　为不规则的小段，茎叶混合。茎呈细长圆柱形，略扭曲，表面黄绿色或淡黄褐色，切面有数个大小不等的维管束，质脆。叶多皱缩、破碎，完整叶片展平后呈三角状狭卵形或三角状宽卵形，基部心形，暗绿色或淡黄褐色。气清香，味淡。

【功能主治】　行气活血，通络止痛。用于脘腹刺痛，风湿痹痛。

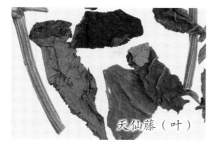
天仙藤（叶）

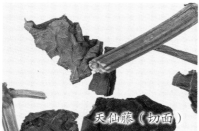
天仙藤（切面）

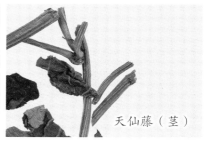
天仙藤（茎）

中药饮片图鉴

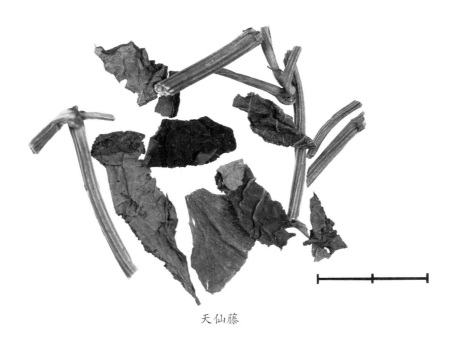
天仙藤

天 冬

【来　　源】　百合科植物天冬Asparagus cochinchinensis（Lour.）Merr.的干燥块根。秋、冬二季采挖，洗净，除去茎基和须根，置沸水中煮或蒸至透心，趁热除去外皮，洗净，干燥。

【炮　　制】　除去杂质，迅速洗净，切薄片，干燥。

【性　　状】　为类圆形或不规则形薄片，直径0.5～1.5cm。全体淡黄色至淡黄棕色，略呈半透明，角质状。残留外皮呈灰黄色。切面中心可见黄色环纹或细木心。质坚韧。气微，味甜微苦。

【功能主治】　养阴润燥，清肺生津。用于肺燥干咳，顿咳痰黏，腰膝酸痛，骨蒸潮热，内热消渴，热病津伤，咽干口渴，肠燥便秘。

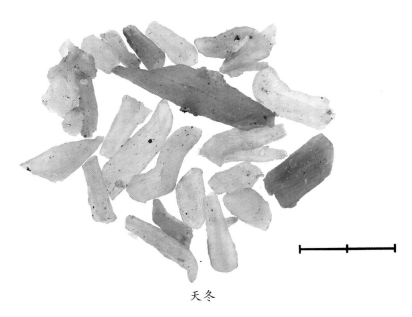

天冬

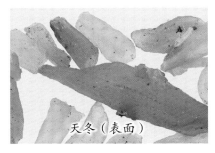

天冬（表面）

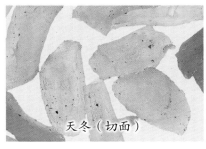

天冬（切面）

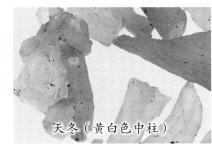

天冬（黄白色中柱）

天花粉

【来　　源】 葫芦科植物栝楼Trichosanthes kirilowii Maxim.或双边栝楼Trichosanthes rosthornii Harms的干燥根。秋、冬二季采挖，洗净，除去外皮，切段或纵剖成瓣，干燥。

【炮　　制】 略泡，润透，切厚片，干燥。

【性　　状】 呈类圆形、半圆形或不规则形的厚片。外表皮黄白色或淡棕黄色。切面可见黄色木质部小孔，略呈放射状排列。气微，味微苦。

【功能主治】 清热泻火，生津止渴，消肿排脓。用于热病烦渴，肺热燥咳，内热消渴，疮疡肿毒。

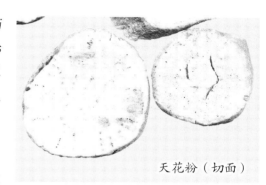

天花粉（切面）

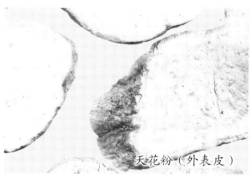

天花粉（外表皮）

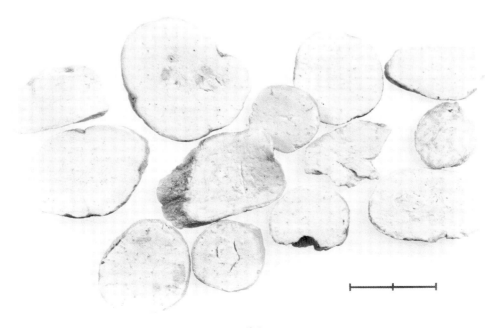

天花粉

天竺黄

【来　　源】 禾本科植物青皮竹*Bambusa textilis* McClure或华思劳竹*Schizostachyum chinense* Rendle等秆内的分泌液干燥后的块状物。秋、冬二季采收。

【炮　　制】 原品入药，不另加工。

【性　　状】 为不规则的片块或颗粒，大小不一。表面灰蓝色、灰黄色或灰白色，有的洁白色，半透明，略带光泽。体轻，质硬而脆，易破碎，吸湿性强。气微，味淡。

【功能主治】 清热豁痰，凉心定惊。用于热病神昏，中风痰迷，小儿痰热惊痫、抽搐、夜啼。

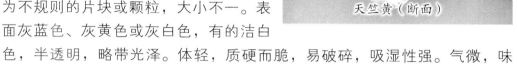

天竺黄（断面）

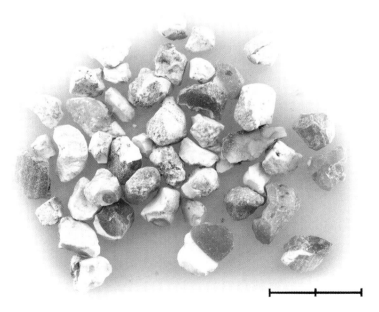

天竺黄

天南星

【来　　源】 天南星科植物天南星Arisaema erubescens（Wall.）Schott、异叶天南星Arisaema heterophyllum Bl.或东北天南星Arisaema amurense Maxim.的干燥块茎。秋、冬二季茎叶枯萎时采挖，除去须根及外皮，干燥。

【炮　　制】 生天南星　除去杂质，洗净，干燥。

制天南星　取生天南星，按大小分别用水浸泡，每日换水2~3次，如起白沫时，换水后加白矾（每100kg天南星，加白矾2kg），泡一日后，再进行换水，至切开口尝微有麻舌感时取出。将白矾、生姜片置锅内加适量水煮沸后，倒入天南星共煮至无干心时取出，除去姜片，晾至四至六成干，切薄片，干燥。每100kg天南星，用生姜、白矾各12.5kg。

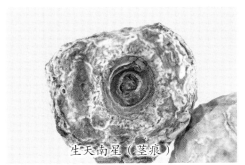
生天南星（茎痕）

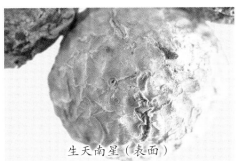
生天南星（表面）

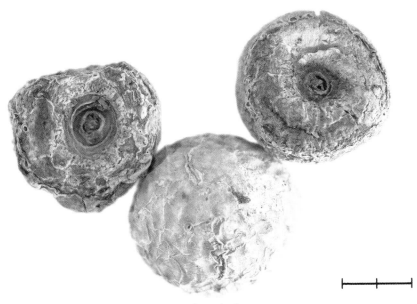
生天南星

【性　　状】　生天南星　扁球形，高1～2cm，
直径1.5～6.5cm。表面类白色或
淡棕色，较光滑，顶端有凹陷的
茎痕，周围有麻点状根痕，有的
块茎周边有小扁球状侧芽。质坚
硬，不易破碎，断面不平坦，白
色，粉性。气微辛，味麻辣。

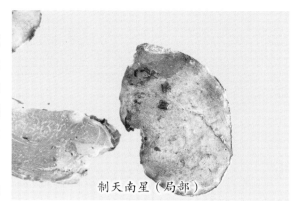
制天南星（局部）

制天南星　类圆形或不规则形的
薄片。黄色或淡棕色，质脆易
碎，断面角质状。气微，味涩，微麻。

【功能主治】　生天南星　散结消肿。外用治痈肿，蛇虫咬伤。

制天南星　燥湿化痰，祛风止痉，散结消肿。用于顽痰咳嗽，风痰眩晕，中
风痰壅，口眼㖞斜，半身不遂，癫痫，惊风，破伤风；外用治痈肿，蛇虫咬
伤。

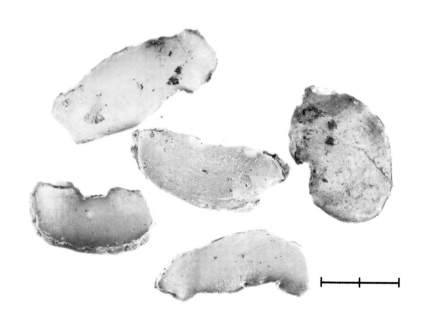
制天南星

天麻

【来　　源】　兰科植物天麻*Gastrodia elata* BL.的干燥块茎。立冬后至次年清明前采挖，立即洗净，蒸透，敞开低温干燥。

【炮　　制】　洗净，润透或蒸软，切薄片，干燥。

【性　　状】　为不规则的薄片。外表皮淡黄色或黄棕色，有时可见点状排成的横环纹。切面黄白色至淡棕色。角质样，半透明。气微，味甘。

【功能主治】　息风止痉，平抑肝阳，祛风通络。用于小儿惊风，癫痫抽搐，破伤风，头痛眩晕，手足不遂，肢体麻木，风湿痹痛。

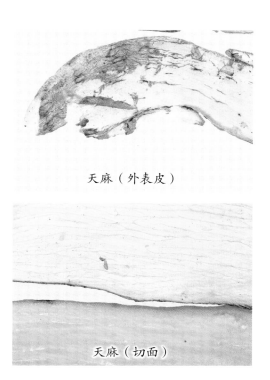

天麻（外表皮）

天麻（切面）

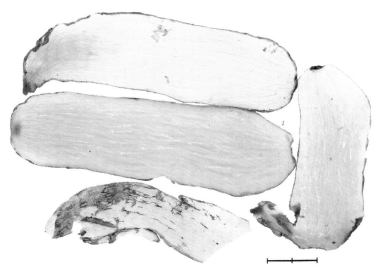

天麻

天葵子

【来　　源】　毛茛科植物天葵 *Semiaquilegia adoxoides*（DC.）Makino的干燥块根。夏初采挖，洗净，干燥，除去须根。

【炮　　制】　除去杂质，洗净，干燥。

【性　　状】　呈不规则短柱状、纺锤状或块状，略弯曲，长1～3cm，直径0.5～1cm。表面暗褐色至灰黑色，具不规则的皱纹及须根或须根痕。顶端常有茎叶残基，外被数层黄褐色鞘状鳞片。质较软，易折断，断面皮部类白色，木部黄白色或黄棕色，略呈放射状。气微，味甘、微苦辛。

【功能主治】　清热解毒，消肿散结。用于痈肿疔疮，乳痈，瘰疬，蛇虫咬伤。

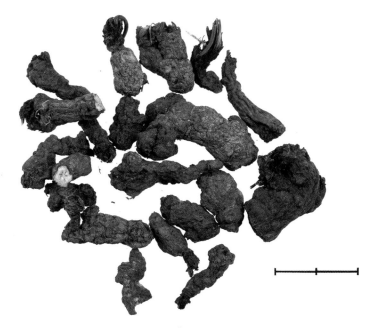

天葵子

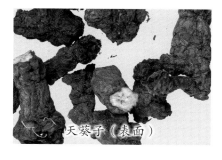

天葵子（表面）

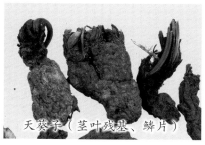

天葵子（茎叶残基、鳞片）

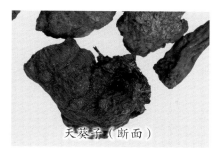

天葵子（断面）

天然冰片（右旋龙脑）

【来　　源】 樟科植物樟Cinnamomum camphora (L.) Presl的新鲜枝、叶经提取加工制成。

【炮　　制】 除去杂质。

【性　　状】 为白色结晶性粉末或片状结晶。气清香，味辛、凉。具挥发性，点燃时有浓烟，火焰呈黄色。在乙醇、三氯甲烷或乙醚中易溶，在水中几乎不溶。

【功能主治】 开窍醒神，清热止痛。用于热病神昏、惊厥，中风痰厥，气郁暴厥，中恶昏迷，胸痹心痛，目赤，口疮，咽喉肿痛，耳道流脓。

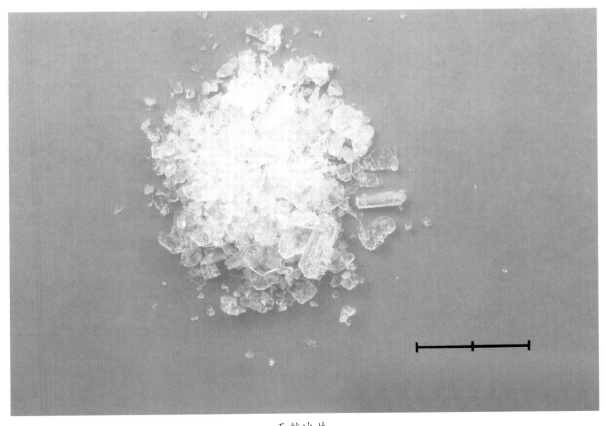

天然冰片

云母石

【来　　源】　单斜晶系硅酸盐类矿物白云母Muscovitum的矿石。主含含水硅酸铝钾KAl$_2$[(Si$_3$AlO$_{10}$)(OH)$_2$]。采挖后，除去杂石。

【炮　　制】　除去杂质。

【性　　状】　为不规则片状，无色或呈白色，略带浅黄棕色，淡绿色或淡灰色，可层层剥离，撕下的薄片光滑透明。具弹性。表面平滑具玻璃样光泽。质韧（硬度2~3）。气微，味淡。

【功能主治】　下气、补中、敛疮，止血。用于虚损气弱，眩晕；外用治痈疽疮毒，金疮出血。

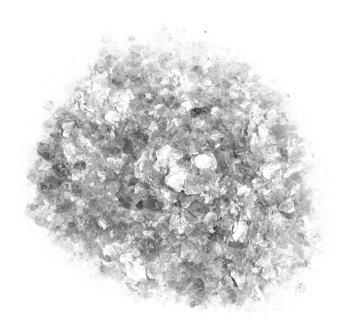

云母石

木香

【来　　源】　菊科植物木香*Aucklandia lappa* Decne.的干燥根。秋、冬二季采挖，除去泥沙和须根，切段，大的再纵剖成瓣，干燥后撞去粗皮。

【炮　　制】　木香　除去杂质，洗净，闷透，切厚片，干燥。

　　　　　　　煨木香　取未干燥的木香片，在铁丝匾中，用一层草纸，一层木香片，间隔平铺数层，置炉火旁或烘干室内，烘煨至木香所含挥发油渗透到纸上，取出。

【性　　状】　木香　呈类圆形或不规则的厚片。外表皮黄棕色至灰褐色，有纵皱纹。切面

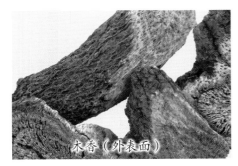
木香（外表面）

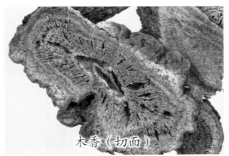
木香（切面）

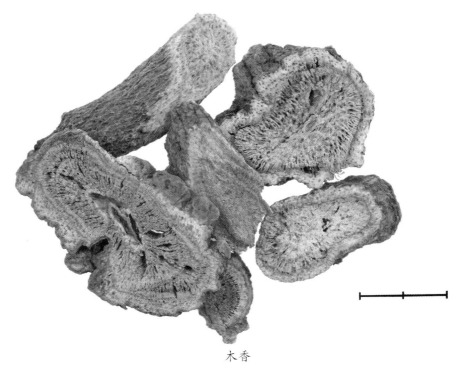
木香

棕黄色至棕褐色，中部有明显菊花心状的放射纹理，形成层环棕色，褐色油点（油室）散在。气香特异，味微苦。

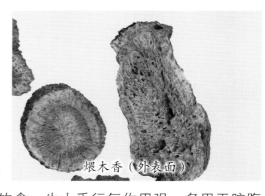
煨木香（外表面）

煨木香　形如木香片。气微香，味微苦。

【功能主治】　行气止痛，健脾消食。用于胸胁、脘腹胀痛，泻痢后重，食积不消，不思饮食。生木香行气作用强，多用于脘腹胀痛。煨后实肠止泻作用增强，用于泄泻腹痛。

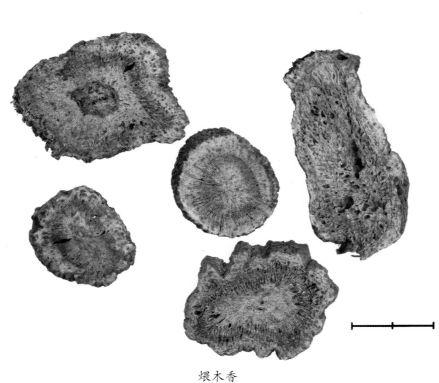
煨木香

木 贼

【来　　源】 木贼科植物木贼*Equisetum hyemale* L.的干燥地上部分。夏、秋二季采割，除去杂质，晒干或阴干。

【炮　　制】 除去枯茎及残根，喷淋清水，稍润，切小段，干燥。

【性　　状】 呈管状的段。表面灰绿色或黄绿色，有18～30条纵棱，棱上有多数细小光亮的疣状突起；节明显，节上着生筒状鳞叶，叶鞘基部和鞘齿黑棕色，中部淡棕黄色。切面中空，周边有多数圆形的小空腔。气微，味甘淡、微涩，嚼之有沙粒感。

【功能主治】 疏散风热，明目退翳。用于风热目赤，迎风流泪，目生云翳。

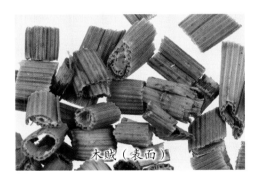
木贼（表面）

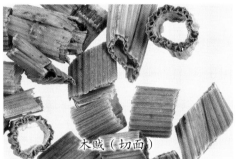
木贼（切面）

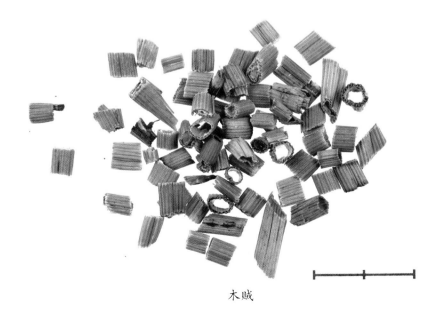
木贼

木 通

【来　　源】　木通科植物木通*Akebia quinata*（Thunb.）Decne.、三叶木通*Akebia trifoliata*（Thunb.）Koidz.或白木通*Akebia trifoliata*（Thunb.）Koidz.var. *australis*（Diels）Rehd.的干燥藤茎。秋季采收，截取茎部，除去细枝，阴干。

【炮　　制】　除去杂质，用水浸泡，泡透后捞出，切片，干燥。

【性　　状】　呈圆形、椭圆形或不规则形片。外表皮灰棕色或灰褐色。切面射线呈放射状排列，髓小或有时中空。气微，味微苦而涩。

【功能主治】　利尿通淋，清心除烦，通经下乳。用于淋证，水肿，心烦尿赤，口舌生疮，经闭乳少，湿热痹痛。

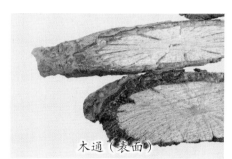
木通（表面）

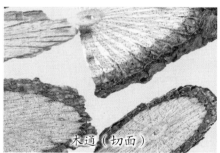
木通（切面）

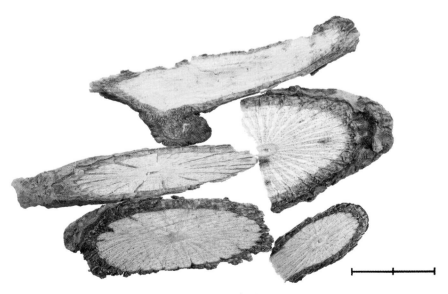
木通

木棉花

【来　　源】　木棉科植物木棉Gossampinus malabarica (DC.) Merr.的干燥花。春季花盛开时采收，除去杂质，晒干。

【炮　　制】　除去杂质。

【性　　状】　常皱缩成团。花萼杯状，厚革质，长2～4cm，直径1.5～3cm，顶端3或5裂，裂片钝圆形，反曲；外表面棕褐色，有纵皱纹，内表面被棕黄色短绒毛。花瓣5片，椭圆状倒卵形或披针状椭圆形，长3～8cm，宽1.5～3.5cm；外表面浅棕黄色或浅棕褐色，密被星状毛，内表面紫棕色，有疏毛。雄蕊多数，基部合生呈筒状，最外轮集生成5束，柱头5裂。气微，味淡、微甘、涩。

【功能主治】　清热利湿，解毒。用于泄泻，痢疾，痔疮出血。

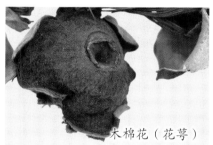
木棉花（花萼）

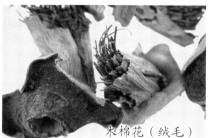
木棉花（绒毛）

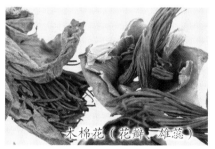
木棉花（花瓣、雄蕊）

中药饮片图鉴

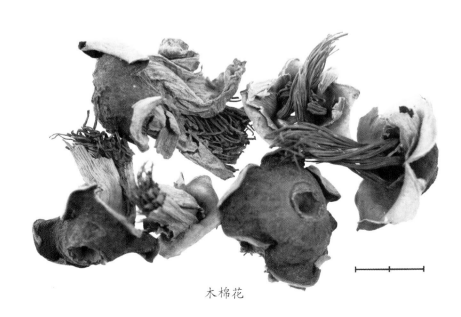
木棉花

木腰子

【来　　源】 豆科植物榼藤Entada phaseoloides（L.）Merr.的干燥成熟种子。秋、冬二季采收，成熟果实，取出种子，晒干。

【炮　　制】 除去杂质。

【性　　状】 扁圆形，直径4～6cm，厚约1cm。表面棕褐色或紫红色，具光泽，有细密的网纹。种脐长椭圆形，种皮极坚硬，难破碎，破开后种仁乳白色，子叶2，子叶间中央部分常有空腔，近种脐处有细小的胚。气微，味淡，嚼之有豆腥气。

【功能主治】 解痉止痛。用于胃痛，痔痛。

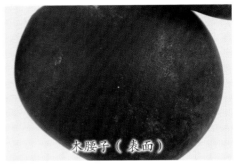
木腰子（表面）

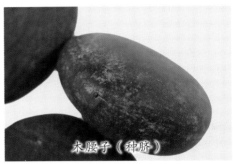
木腰子（种脐）

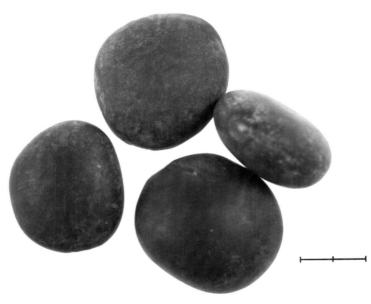
木腰子

木蝴蝶

【来　　源】 紫葳科植物木蝴蝶 *Oroxylum indicum*（L.）Vent.的干燥成熟种子。秋、冬二季采收成熟果实，暴晒至果实开裂，取出种子，晒干。

【炮　　制】 除去杂质，筛去灰屑。

【性　　状】 为蝶形薄片，除基部外三面延长成宽大菲薄的翅，长5～8cm，宽3.5～4.5cm。表面浅黄白色，翅半透明，有绢丝样光泽，上有放射状纹理，边缘多破裂。体轻，剥去种皮，可见一层薄膜状的胚乳紧裹于子叶之外。子叶2，蝶形，黄绿色或黄色，长径1～1.5cm。气微，味微苦。

【功能主治】 清肺利咽，疏肝和胃。用于肺热咳嗽，喉痹，音哑，肝胃气痛。

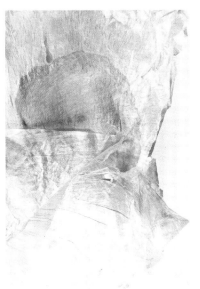

木蝴蝶（翅）

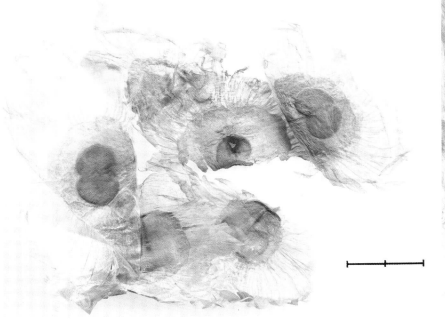

木蝴蝶

木蝴蝶（种仁）

中药饮片图鉴

木鳖子

【来　　源】葫芦科植物木鳖 *Momordica cochinchinensis*（Lour.）Spreng.的干燥成熟种子。冬季采收成熟果实，剖开，晒至半干，除去果肉，取出种子，干燥。

【炮　　制】**木鳖子仁**　去壳取仁，用时捣碎。

　　　　　　木鳖子霜　取净木鳖子仁，炒熟，碾末，用纸包裹，加压去油。

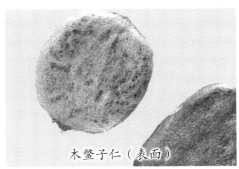
木鳖子仁（表面）

【性　　状】**木鳖子仁**　内种皮灰绿色，绒毛样。子叶2，黄白色，富油性。有特殊的油腻气，味苦。

　　　　　　木鳖子霜　为白色或灰白色的松散粉末。有特殊的油腻气，味苦。

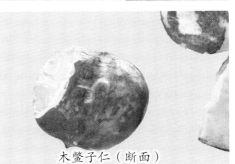
木鳖子仁（断面）

【功能主治】散结消肿，攻毒疗疮。用于疮疡肿毒，乳痈，瘰疬，痔瘘，干癣，秃疮。生木鳖子有毒，仅供外用。制霜后除去大部分油脂，降低了毒性，可入丸散剂内服。

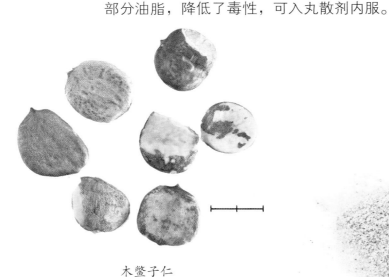
木鳖子仁

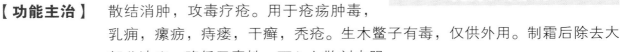

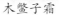
木鳖子霜

五加皮

【来　　源】 五加科植物细柱五加 *Acanthopanax gracilistylus* W. W. Smith 的干燥根皮。夏、秋二季采挖根部，洗净，剥取根皮，晒干。

【炮　　制】 除去杂质，洗净，润透，切厚片，干燥。

【性　　状】 为不规则厚片。外表面灰褐色，有稍扭曲的纵皱纹及横长皮孔样斑痕；内表面淡黄色或灰黄色，有细纵纹。断面不整齐，灰白色。气微香，味微辣而苦。

【功能主治】 祛风除湿，补益肝肾，强筋壮骨，利水消肿。用于风湿痹病，筋骨痿软，小儿行迟，体虚乏力，水肿，脚气。

五加皮（切面）

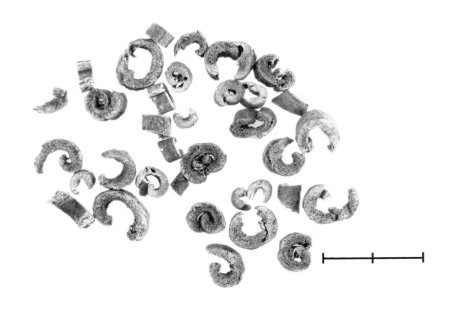

五加皮

五味子

【来　　源】 木兰科植物五味子*Schisandra chinensis*（Turcz.）Baill.的干燥成熟果实。习称"北五味子"。秋季果实成熟时采摘，晒干或蒸后晒干，除去果梗及杂质。

【炮　　制】 五味子　除去杂质，用时捣碎。

醋五味子　取净五味子，加米醋拌匀，闷润3～4小时，置适宜容器内，蒸18～24小时，至乌黑色有油润光泽时，取出，干燥。

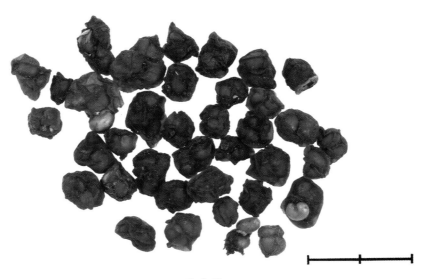

五味子（种子）

【性　　状】 五味子　呈不规则的球形或扁球形，直径5～8mm。表面红色、紫红色或暗红色，皱缩，显油润；有的表面呈黑红色或出现"白霜"。果肉柔软，种子1～2粒，肾形，表面棕黄色，有光泽，种皮薄而脆。果肉气微，

五味子

味酸；种子破碎后，有香气，味辛、微苦。

醋五味子　形如五味子，表面乌黑色，油润，稍有光泽。有醋香气。

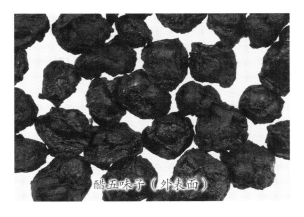
醋五味子（外表面）

【功能主治】　收敛固涩，益气生津，补肾宁心。用于久嗽虚喘，梦遗滑精，遗尿尿频，久泻不止，自汗盗汗，津伤口渴，内热消渴，心悸失眠。五味子生品以敛肺止咳止汗为主，醋制后增强酸涩收敛之性，涩精止泻作用更强。

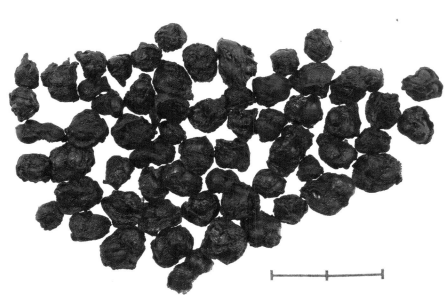
醋五味子

五倍子

【来　　源】 漆树科植物盐肤木*Rhus chinensis* Mill.、青麸杨*Rhus potaninii* Maxim. 或红麸杨*Rhus punjabensis* Stew.var.*sinica* （Diels）Rehd. et Wils.叶上的虫瘿，主要由五倍子蚜*Melaphis chinensis*（Bell）Baker寄生而形成。秋季采摘，置沸水中略煮或蒸至表面呈灰色，杀死蚜虫，取出，干燥。按外形不同，分为"肚倍"和"角倍"。

【炮　　制】 敲开，除去杂质。

【性　　状】 ①肚倍：呈长圆形或纺锤形囊状，长2.5～9cm，直径1.5～4cm。表面灰褐色或灰棕色，微有柔毛。质硬而脆，易破碎，断面角质样，有光泽，壁厚0.2～0.3cm，内壁平滑，有黑褐色死蚜虫及灰色粉状排泄物。气特异，味涩。②角倍：呈菱形，具不规则的钝角状分枝，柔毛较明显，壁较薄。

【功能主治】 敛肺降火，涩肠止泻，敛汗，止血，收湿敛疮。用于肺虚久咳，肺热痰嗽，久泻久痢，自汗盗汗，消渴，便血痔血，外伤出血，痈肿疮毒，皮肤湿烂。

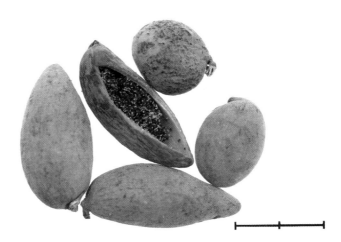

五倍子－肚倍

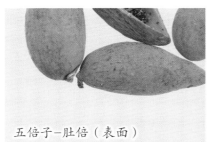

五倍子－肚倍（表面）

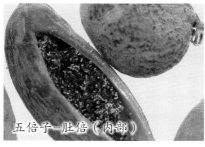

五倍子－肚倍（内部）

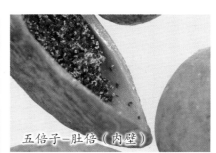

五倍子－肚倍（内壁）

太子参

【来　　源】　石竹科植物孩儿参*Pseudostellaria heterophylla*〔Miq.〕Pax ex Pax et Hoffm.的干燥块根。夏季茎叶大部分枯萎时采挖，洗净，除去须根，置沸水中略烫后晒干或直接晒干。

【炮　　制】　除去杂质。

【性　　状】　呈细长纺锤形或细长条形，稍弯曲，长3～10cm，直径0.2～0.6cm。表面灰黄色至黄棕色，较光滑，微有纵皱纹，凹陷处有须根痕。顶端有茎痕。质硬而脆，断面较平坦，周边淡黄棕色，中心淡黄白色，角质样。气微，味微甘。

【功能主治】　益气健脾，生津润肺。用于脾虚体倦，食欲不振，病后虚弱，气阴不足，自汗口渴，肺燥干咳。

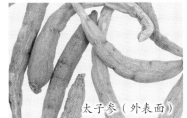
太子参（外表面）

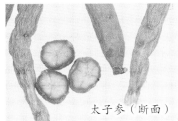
太子参（断面）

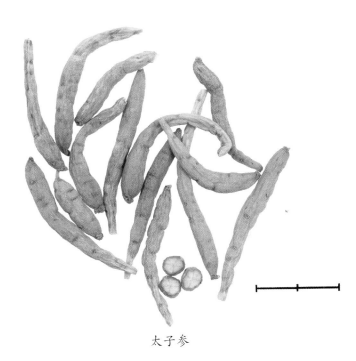
太子参

车前子

【来　　源】 车前科植物车前 *Plantago asiatica* L.或平车前 *Plantago depressa* Willd.的干燥成熟种子。夏、秋二季种子成熟时采收果穗，晒干，搓出种子，除去杂质。

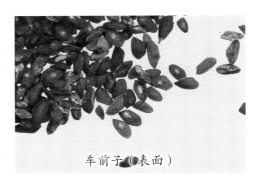
车前子（表面）

【炮　　制】 车前子　除去杂质。

炒车前子　取净车前子，置炒制容器内，用文火加热，炒至略有爆声，并有香气逸出时，取出晾凉。

盐车前子　取净车前子，置炒制容器内，用文火加热，炒至略有爆声时，喷淋盐水，炒干，取出晾凉。每100kg车前子，用食盐2kg。

【性　　状】 车前子　为椭圆形、不规则长圆形或三角状长圆形，略扁，长约2mm，宽约1mm。表面黄棕色至黑褐色，有细皱纹，一面有灰白色凹点状种脐。质硬。气微，味淡。

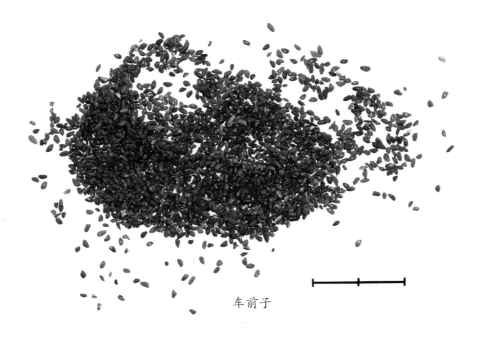
车前子

炒车前子　形如车前子，呈黑褐色或黄棕色，有香气。

盐车前子　形如车前子，表面黑褐色。气微香，味微咸。

【功能主治】　清热利尿通淋，渗湿止泻，明目，祛痰。用于热淋涩痛，水肿胀满，暑湿泄泻，目赤肿痛，痰热咳嗽。炒车前子寒性稍减，长于渗湿止泻，祛痰止咳。盐车前子泻热利尿而不伤阴，引药下行，增强在肾经的作用。

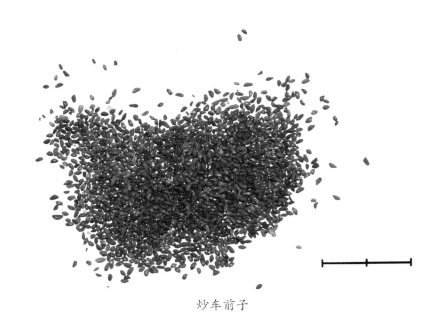

炒车前子

中药饮片图鉴

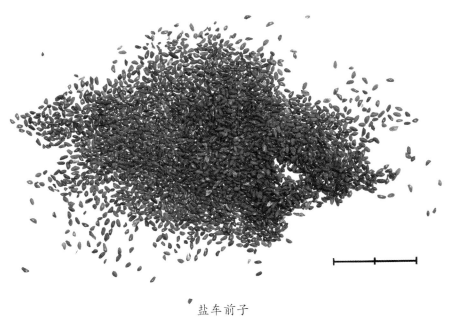

盐车前子

车前草

【来　　源】 车前科植物车前Plantago asiatica L.或平车前Plantago depressa willd.的干燥全草。夏季采挖，除去泥沙，晒干。

【炮　　制】 除去杂质，洗净，切段，干燥。

【性　　状】 为不规则的段。根须状或直而长。叶片皱缩，多破碎，表面灰绿色或污绿色，脉明显。可见穗状花序。气微，味微苦。

【功能主治】 清热利尿通淋，祛痰，凉血，解毒。用于热淋涩痛，水肿尿少，暑湿泄泻，痰热咳嗽，吐血衄血，痈肿疮毒。

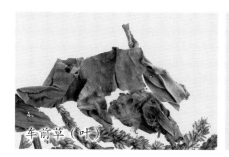
车前草（叶）

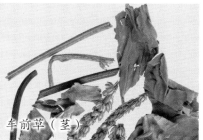
车前草（茎）

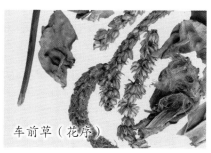
车前草（花序）

中药饮片图鉴

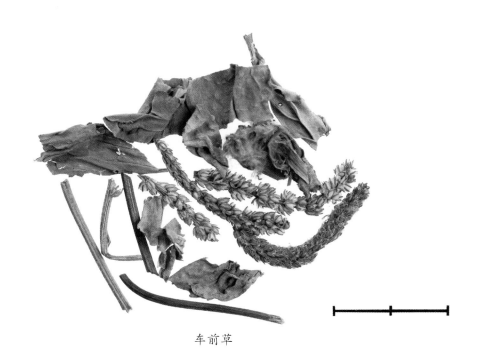
车前草

瓦 松

【来　　源】　景天科植物瓦松*Orostachys fimbriata*（Turcz.）Berg. 的干燥地上部分。夏、秋二季花开时采收，除去根及杂质，晒干。

【炮　　制】　除去残根及杂质，切段。

【性　　状】　茎呈细长圆柱形，直径2～6mm。表面灰棕色，具多数突起的残留叶基，有明显的纵棱线。叶多脱落，破碎或卷曲，灰绿色。圆锥花序穗状，小花白色或粉红色，花梗长约5mm。体轻，质脆，易碎。气微，味酸。

【功能主治】　凉血止血，解毒，敛疮。用于血痢，便血，痔血，疮口久不愈合。

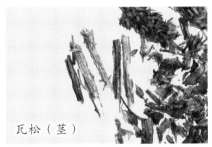
瓦松（茎）

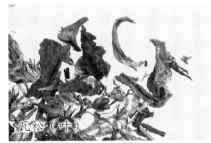
瓦松（叶）

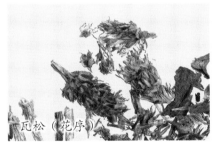
瓦松（花序）

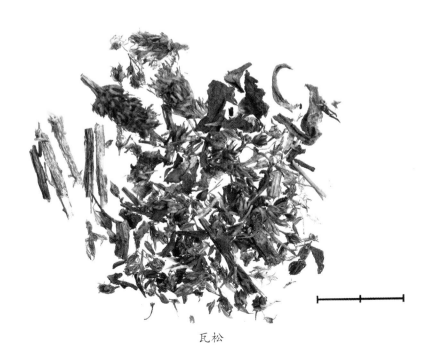
瓦松

瓦楞子

【来　　源】 蚶科动物毛蚶*Arca subcrenata* Lischke、泥蚶*Arca granosa* Linnaeus或魁蚶*Arca inflata* Reeve的贝壳。秋、冬至次年春捕捞，洗净，置沸水中略煮，去肉，干燥。

【炮　　制】 瓦楞子　洗净，干燥，碾碎。

　　　　　　　煅瓦楞子　取净瓦楞子，置耐火容器内，武火加热，煅至酥脆，取出放凉，碾碎或研粉。

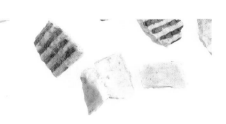

瓦楞子（表面）

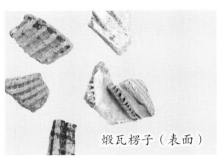

煅瓦楞子（表面）

【性　　状】 瓦楞子　为不规则碎片或粒状，白色或灰白色，较大碎块放射状肋线，有光泽。质坚硬，研粉后呈白色无定型粉末。

　　　　　　　煅瓦楞子　为不规则碎片或颗粒，灰白色，光泽消失。质地酥脆，研粉后呈灰白色无定型粉末，无颗粒。

【功能主治】 消痰化瘀，软坚散结，制酸止痛。用于顽痰胶结，黏稠难咳，瘿瘤，瘰疬，癥瘕痞块，胃痛泛酸。生品偏于消痰化瘀，软坚散结。煅瓦楞子制酸止痛力强。

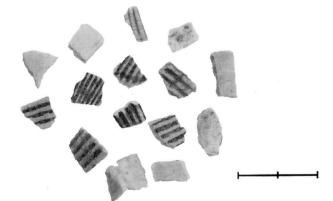

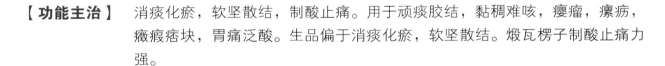

瓦楞子　　　　　　　　　　　　　　　　　煅瓦楞子

牛蒡子

【来　　源】 菊科植物牛蒡Arctium lappa L.的干燥成熟果实。秋季果实成熟时采收果序，晒干，打下果实，除去杂质，再晒干。

【炮　　制】 牛蒡子　除去杂质，洗净，干燥。用时捣碎。

　　　　　　 炒牛蒡子　取净牛蒡子，置炒制容器内，用文火加热，炒至鼓起，有爆裂声，略有香气逸出时，取出。用时捣碎。

【性　　状】 牛蒡子　为长倒卵形，略扁，微弯曲，长5～7mm，宽2～3mm。表面灰褐色，带紫黑色斑点，有数条纵棱，通常中间1～2条较明显。顶端钝圆，稍宽，顶面有圆环，中间具点状花柱残迹；基部略窄，着生面色较淡。果皮较硬，子叶2，淡黄白色，富油性。气微，味苦后微辛而稍麻舌。

　　　　　　 炒牛蒡子　形如牛蒡子，色泽加深，略鼓起，微有香气。

【功能主治】 疏散风热，宣肺透疹，解毒利咽。用于风热感冒，咳嗽痰多，麻疹，风疹，咽喉肿痛，痄腮，丹毒，痈肿疮毒。生品长于疏散风热，解毒散结。炒后能缓和寒滑之性，宣散作用更强，长于解毒透疹，利咽散结，化痰止咳。

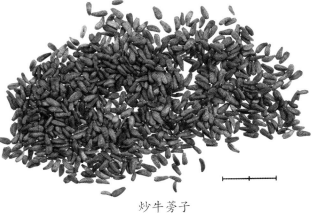
牛蒡子（局部）

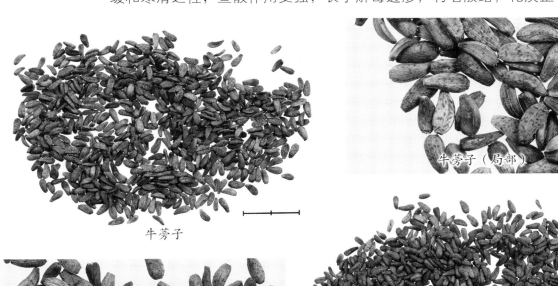
牛蒡子

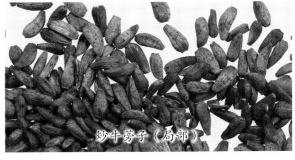
炒牛蒡子（局部）

炒牛蒡子

中药饮片图鉴

牛 膝

【来　　源】　苋科植物牛膝Achyranthes bidentata BL.的干燥根。冬季茎叶枯萎时采挖，除去须根和泥沙，捆成小把，晒至干皱后，将顶端切齐，晒干。

【炮　　制】　牛膝　除去杂质，洗净，润透，除去残留芦头，切段，干燥。

　　　　　　酒牛膝　取净牛膝，加入定量黄酒拌匀，稍闷润，待酒被吸尽后，置炒制容器内，用文火加热，炒干，取出晾凉。每100kg牛膝，用黄酒10kg。

【性　　状】　牛膝　为圆柱形的段。外表皮灰黄色或淡棕色，有微细的纵皱纹及横长皮孔。质硬脆，易折断，受潮变软。切面平坦，淡棕色或棕色，略呈角质样而油润，中心维管束木部较大，黄白色，其外围散有多数黄白色点状维管束，断续排列成2～4轮。气微，味微甜而稍苦涩。

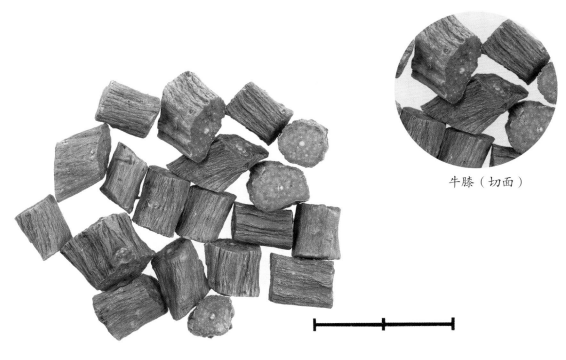

牛膝（切面）

牛膝

酒牛膝 形如牛膝，表面色略深，偶见焦斑。微有酒香气。

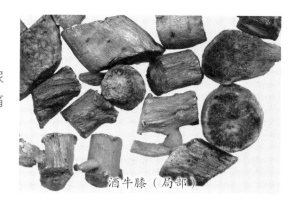
酒牛膝（局部）

【功能主治】 逐瘀通经，补肝肾，强筋骨，利尿通淋，引血下行。用于经闭，痛经，腰膝酸痛，筋骨无力，淋证，水肿，头痛，眩晕，牙痛，口疮，吐血，衄血。酒炙可增强补肝肾、强筋骨、祛瘀止痛的作用。

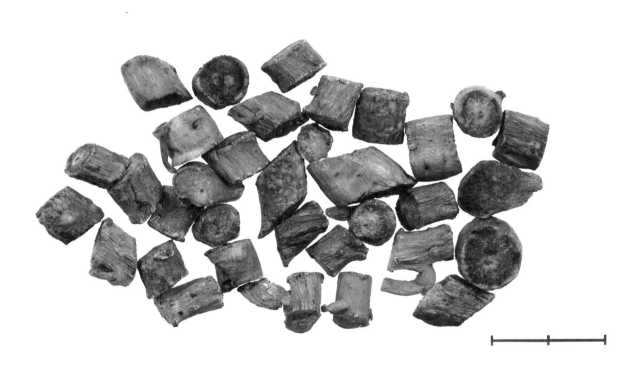
酒牛膝

毛诃子

【来　　源】 系藏族习用药材。使君子科植物毗黎勒 *Terminalia bellirica* （Gaertn.）Roxb.的干燥成熟果实。冬季果实成熟时采收，除去杂质，晒干。

【炮　　制】 除去杂质，筛去灰屑。

【性　　状】 呈卵形或椭圆形，长2～3.8cm，直径1.5～3cm。表面棕褐色，被细密绒毛，基部有残留果柄或果柄痕。具5棱脊，棱脊间平滑或有不规则皱纹。质坚硬。果肉厚2～5mm，暗棕色或浅绿黄色，果核淡棕黄色。种子1，种皮棕黄色，种仁黄白色，有油性。气微，味涩、苦。

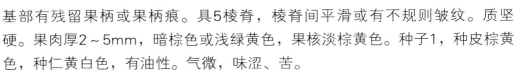
毛诃子（表面）

【功能主治】 清热解毒，收敛养血，调和诸药。用于各种热证，泻痢，黄水病，肝胆病，病后虚弱。

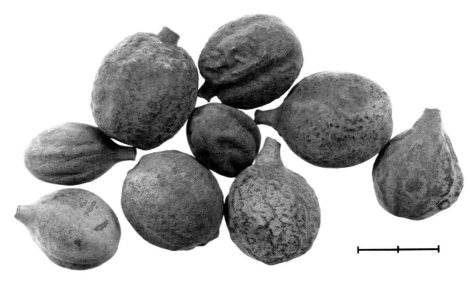
毛诃子

升麻

【来　　源】 毛茛科植物大三叶升麻Cimicifuga heracleifolia Kom.、兴安升麻Cimicifuga dahurica（Turcz.）Maxim.或升麻Cimicifuga foetida L.的干燥根茎。秋季采挖，除去泥沙，晒至须根干时，燎去或除去须根，晒干。

【炮　　制】 除去杂质，略泡，洗净，润透，切厚片，干燥。

【性　　状】 为不规则厚片。外表皮黑褐色或棕褐色，粗糙不平，偶有须根残留。切面黄白色至淡棕色，有裂隙，纤维性，呈放射状或不规则网状纹理；有的中心有空洞。体轻，质脆。气微，味微苦而涩。

【功能主治】 发表透疹，清热解毒，升举阳气。用于风热头痛，齿痛，口疮，咽喉肿痛，麻疹不透，阳毒发斑，脱肛，子宫脱垂。

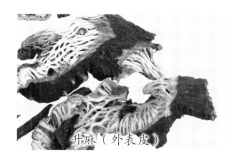
升麻（外表皮）

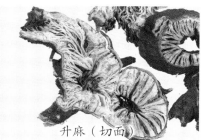
升麻（切面）

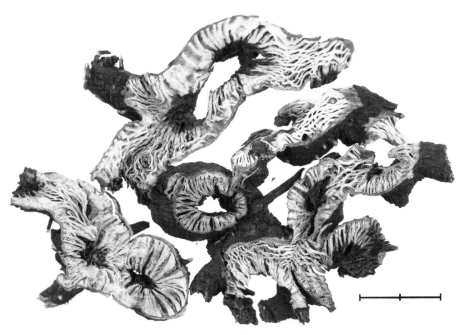
升麻

片姜黄

【来　　源】　姜科植物温郁金*Curcuma wenyujin* Y.H.Chen et C.Ling干燥根茎。冬季茎叶枯萎后采挖，洗净，除去须根，趁鲜纵切厚片，晒干。

【炮　　制】　除去杂质。

【性　　状】　呈长圆形或不规则的片状，大小不一，长3～6cm，宽1～3cm，厚0.1～0.4cm。外皮灰黄色，粗糙皱缩，有时可见环节及须根痕。切面黄白色至棕黄色，有一圈环纹及多数筋脉小点。质脆而坚实。断面灰白色至棕黄色，略粉质。气香特异，味微苦而辛凉。

【功能主治】　破血行气，通经止痛。用于胸胁刺痛，胸痹心痛，痛经经闭，癥瘕，风湿肩臂疼痛，跌仆肿痛。

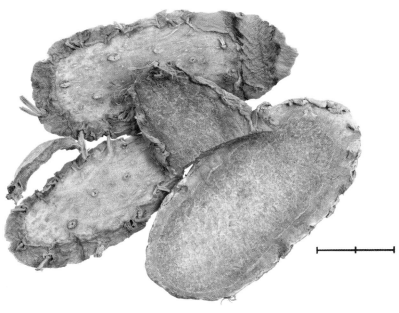

片姜黄

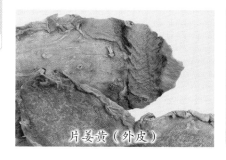

片姜黄（外皮）

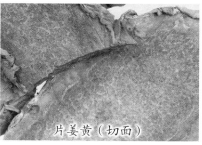

片姜黄（切面）

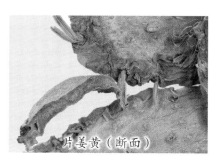

片姜黄（断面）

化橘红

【来　　源】　芸香科植物化州柚Citrus grandis 'Tomentosa'或柚Citrus grandis（L.）Osbeck的未成熟或近成熟的干燥外层果皮。前者习称"毛橘红"，后者习称"光七爪""光五爪"。夏季果实未成熟时采收，置沸水中略烫后，将果皮割成5或7瓣，除去果瓤和部分中果皮，压制成形，干燥。

【炮　　制】　除去杂质，洗净，闷润，切丝或块，晒干。

【性　　状】　呈丝状或不规则的块状。外表面黄绿色或黄棕色，有茸毛或无毛，有皱纹及小油点；内表面黄白色或淡黄棕色，有脉络纹。质脆，易折断，切面外缘有1列不整齐的下凹油室。气芳香，味苦、微辛。

【功能主治】　理气宽中，燥湿化痰。用于咳嗽痰多，食积伤酒，呕恶痞闷。

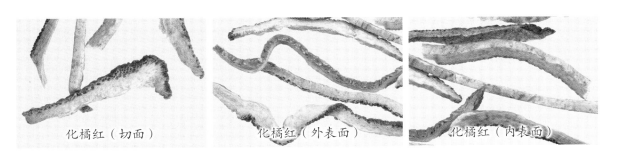

化橘红（切面）　　　　　化橘红（外表面）　　　　　化橘红（内表面）

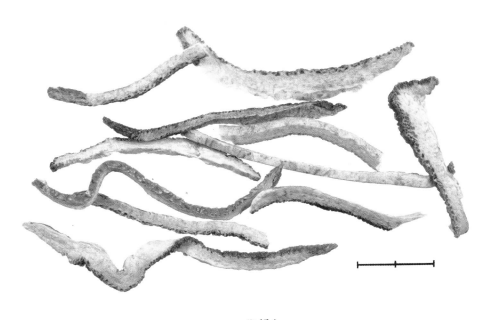

化橘红

月季花

【来　　源】　蔷薇科植物月季Rosa chinensis Jacq.的干燥花。全年均可采收，花微开时采摘，阴干或低温干燥。

【炮　　制】　除去杂质。

【性　　状】　呈类球形，直径1.5～2.5cm。花托长圆形，萼片5，暗绿色，先端尾尖；花瓣呈覆瓦状

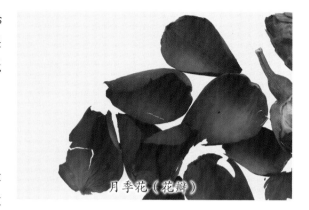

月季花（花瓣）

排列，有的散落，长圆形，紫红色或淡紫红色；雄蕊多数，黄色。体轻，质脆。气清香，味淡、微苦。

【功能主治】　活血调经，疏肝解郁。用于气滞血瘀，月经不调，痛经，闭经，胸胁胀痛。

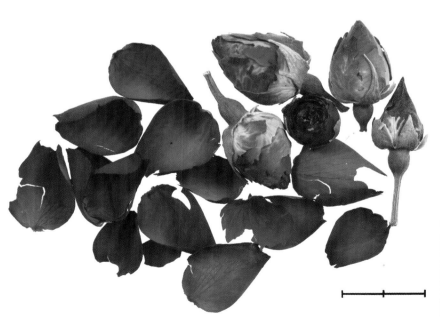

月季花

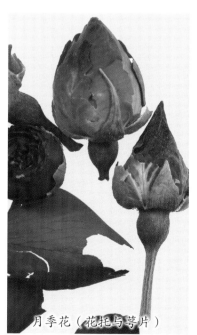

月季花（花托与萼片）

丹 参

【来　　源】　唇形科植物丹参*Salvia miltiorrhiza* Bge.的干燥根和根茎。春、秋二季采挖，除去泥沙，干燥。

【炮　　制】　丹参　除去杂质及残茎，洗净，润透，切厚片，干燥。

　　　　　　　酒丹参　取净丹参，加入定量黄酒拌匀，稍闷润，待酒被吸尽后，置炒制容器内，用文火加热，炒干，取出晾凉。筛去碎屑。每100kg丹参，用黄酒10kg。

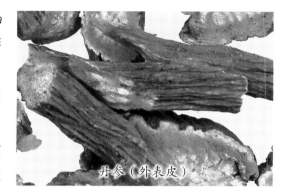
丹参（外表皮）

【性　　状】　丹参　为类圆形或椭圆形的厚片。外表皮棕红色或暗棕红色，粗糙，具纵皱纹。切面有裂隙或略平整而致密，有的呈角质样，皮部棕红色，木部灰黄色或紫褐色，有黄白色放射状纹理。气微，味微苦涩。

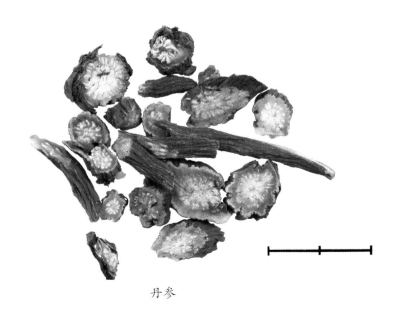
丹参

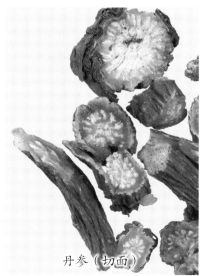
丹参（切面）

酒丹参 形如丹参，表面红褐色，略具酒香气。

【功能主治】 活血祛瘀，通经止痛，清心除烦，凉血消痈。用于胸痹心痛，脘腹胁痛，癥瘕积聚，热痹疼痛，心烦不眠，月经不调，痛经经闭，疮疡肿痛。酒制后，缓和寒凉之性，增强活血祛瘀、调经止痛之功。

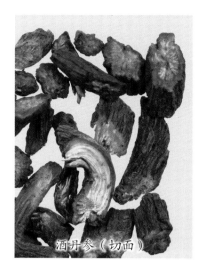

酒丹参（切面）

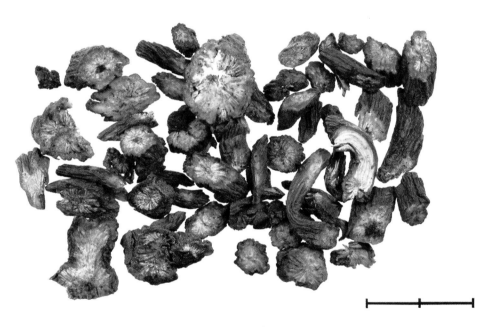

酒丹参

乌 药

【来　　源】 樟科植物乌药*Lindera aggregata*（Sims）Kosterm. 的干燥块根。全年均可采挖，除去细根，洗净，趁鲜切片，晒干，或直接晒干。

【炮　　制】 未切片者，除去细根，大小分开，浸透，切薄片，干燥。

【性　　状】 为类圆形的薄片。外表皮黄棕色或黄褐色。切面黄白色或淡黄棕色，射线放射状，可见年轮环纹。质脆。气香，味微苦、辛，有清凉感。

【功能主治】 行气止痛，温肾散寒。用于寒凝气滞，胸腹胀痛，气逆喘急，膀胱虚冷，遗尿尿频，疝气疼痛，经寒腹痛。

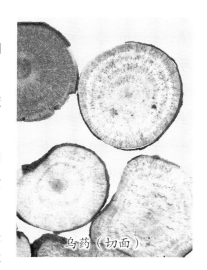
乌药（切面）

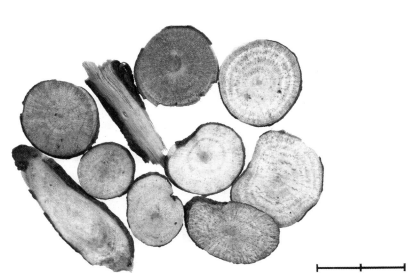
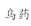
乌药

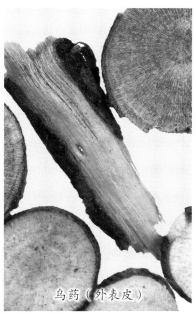
乌药（外表皮）

乌梢蛇

【来　　源】 游蛇科动物乌梢蛇Zaocys dhumnades（Cantor）的干燥体。多于夏、秋二季捕捉，剖开腹部或先剥皮留头尾，除去内脏，盘成圆盘状，干燥。

【炮　　制】 乌梢蛇　去头及鳞片，切寸段。

酒乌梢蛇　取净乌梢蛇段，加入定量黄酒拌匀，稍闷润，待酒被吸尽后，置炒制容器内，用文火加热，炒至微黄色，取出晾凉，筛去碎屑。每100kg乌梢蛇，用黄酒20kg。

【性　　状】 乌梢蛇　呈段状，表皮乌黑色或黑褐色，无光泽，密被菱形鳞片；背鳞行数成双，背中央2～4行鳞片强烈起棱，形成两条纵贯全体的黑线。脊部高耸成

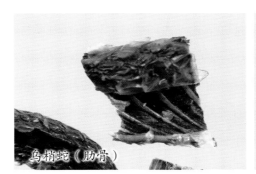
乌梢蛇（肋骨）

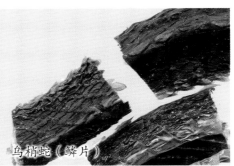
乌梢蛇（鳞片）

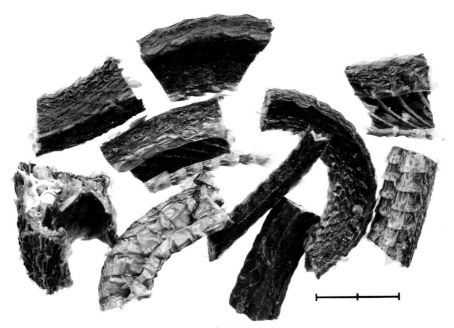
乌梢蛇

屋脊状。腹部剖开边缘向内卷曲，脊肌肉厚，黄白色或淡棕色，可见排列整齐的肋骨。切面黄白色或灰棕色。质坚硬。气腥，味淡。

酒乌梢蛇　为段状。棕褐色或黑色，略有酒气。

【功能主治】　祛风，通络，止痉。用于风湿顽痹，麻木拘挛，中风口眼㖞斜，半身不遂，抽搐痉挛，破伤风，麻风，疥癣。酒炙增强祛风、通络、止痛作用，并能矫臭、防腐。

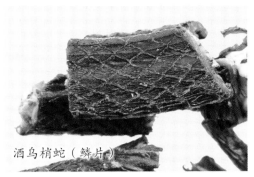

酒乌梢蛇（鳞片）

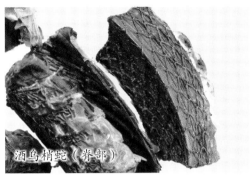

酒乌梢蛇（脊部）

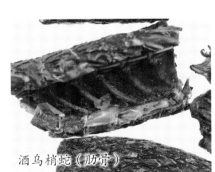

酒乌梢蛇（肋骨）

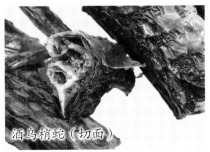

酒乌梢蛇（切面）

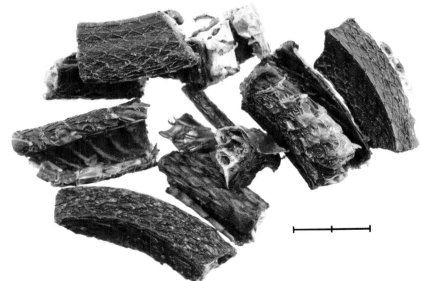

酒乌梢蛇

乌 梅

【来　源】　蔷薇科植物梅 *Prunus mume*（Sieb.）Sieb.et Zucc.的干燥近成熟果实。夏季果实近成熟时采收，低温烘干后闷至色变黑。

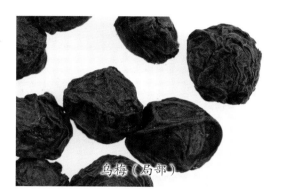
乌梅（局部）

【炮　制】　**乌梅**　除去杂质，洗净，干燥。

　　乌梅肉　取净乌梅，水润使软或蒸软，去核。

　　乌梅炭　取净乌梅，置炒制容器内，用武火加热，炒至皮肉鼓起，表面呈焦黑色，喷淋清水少许，熄灭火星，取出，晾干。

【性　状】　**乌梅**　为类球形或扁球形，直径1.5～3cm。表面乌黑色或棕黑色，皱缩不平，基部有圆形果梗痕。果核坚硬，椭圆形，棕黄色，表面有凹点；种子扁卵形，淡黄色。气微，味极酸。

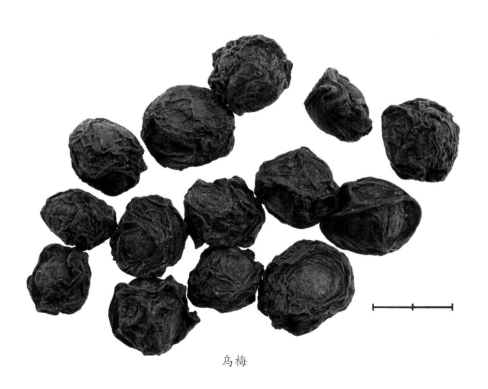
乌梅

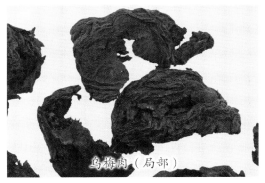
乌梅肉（局部）

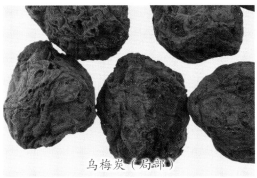
乌梅炭（局部）

乌梅肉 为去核果肉，呈乌黑色或棕黑色，气特异，味极酸。

乌梅炭 形如乌梅，皮肉鼓起，表面焦黑色。味酸略有苦味。

【**功能主治**】 敛肺，涩肠，生津，安蛔。用于肺虚久咳，久泻久痢，虚热消渴，蛔厥呕吐腹痛。炒炭后增加止泻、止血之功效。

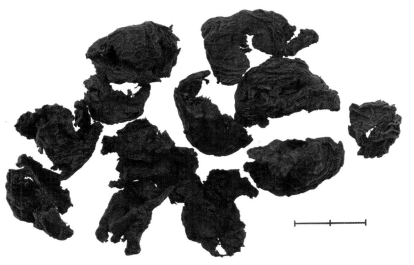
乌梅肉

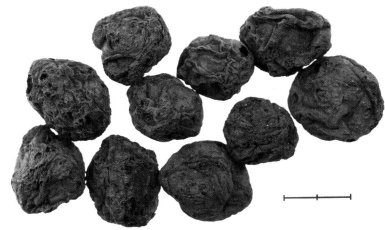
乌梅炭

125

中药饮片图鉴

凤眼草

【来　　源】　苦木科植物臭椿Ailanthus altissima（Mill.）Swingle的干燥成熟果实。秋季采收，除去果柄，晒干。

【炮　　制】　除去杂质，筛去灰屑。

【性　　状】　呈扁平的长椭圆形。表面淡黄棕色，具细密的纵脉纹，微具光泽。中央突起呈扁球形，其上有一横向脊纹通向一侧边。种子1枚，扁心形，种皮黄色，内有2片富油质的子叶，呈淡黄色。膜质，质脆。气微，味苦。

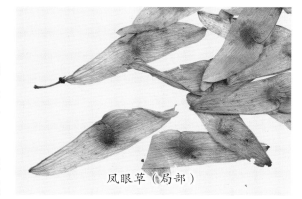

凤眼草（局部）

【功能主治】　清热，凉血，燥湿。用于痢疾，便血，尿血，崩漏，白带。

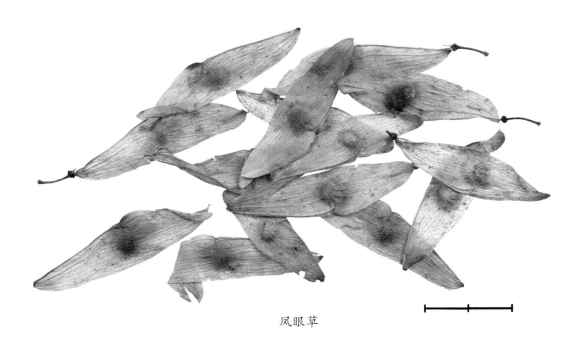

凤眼草

凤凰衣

【来　　源】　雉科动物家鸡Gallus gallus domesticus Brisson蛋壳内的干燥卵膜。孵小鸡后取出蛋壳内软膜，洗净，阴干。

【炮　　制】　除去杂质。

【性　　状】　皱褶状薄膜，大小不一。外表面白色。内表面淡黄白色，具棕色线样血丝，边缘不整齐。体轻，质软，微有韧性，易破碎。气微，味淡。

【功能主治】　养阴，清肺。用于久咳，咽痛，失音，瘰疬结核，溃疡不敛。

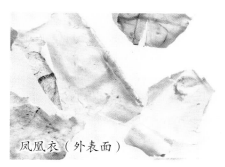
凤凰衣（外表面）

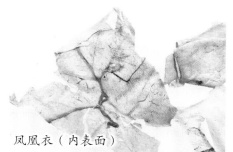
凤凰衣（内表面）

中药饮片图鉴

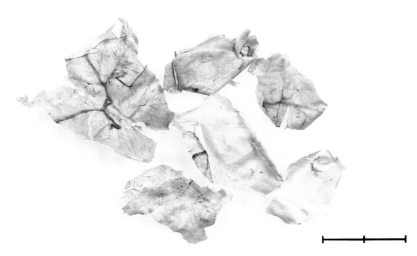
凤凰衣

火麻仁

【来　　源】　桑科植物大麻 *Cannabis sativa* L.的干燥成熟果实。秋季果实成熟时采收，除去杂质，晒干。

【炮　　制】　火麻仁　除去杂质及果皮。

　　　　　　　炒火麻仁　取净火麻仁，置炒制容器内，用文火加热，炒至有香气，呈微黄色，取出，放凉。用时捣碎。

【性　　状】　火麻仁　为扁圆形，多破碎成两半或碎粒。种皮绿色，子叶乳白色，富油性。气微，味淡。

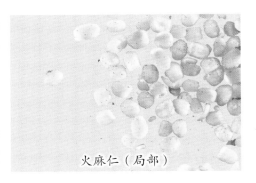

火麻仁（局部）

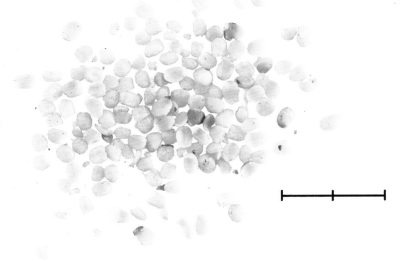

火麻仁

炒火麻仁　　形如火麻仁，表面淡黄色，微具焦香气，味淡。

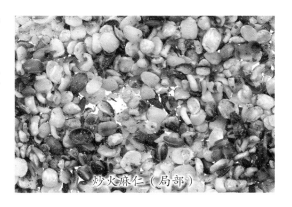

炒火麻仁（局部）

【功能主治】　　润肠通便。用于血虚津亏，肠燥便秘。炒后可提高煎出效果。

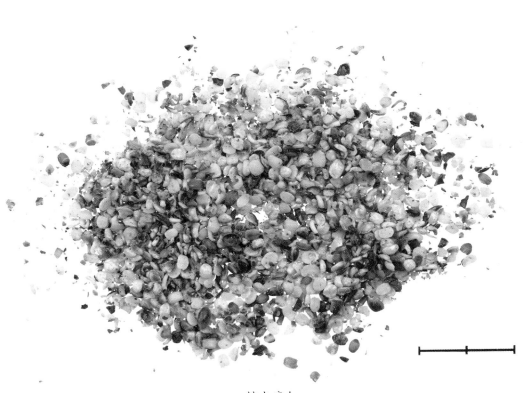

炒火麻仁

巴 豆

【来　　源】 大戟科植物巴豆Croton tiglium L.的干燥成熟果实。秋季果实成熟时采收，堆置2~3天，摊开，干燥。

【炮　　制】 生巴豆　去皮取净仁。

巴豆霜　取净巴豆仁，碾碎成泥状，用布包严，置笼屉内蒸45分钟，压榨去油，如此反复操作，至不再粘结成饼，研细，即得。

【性　　状】 生巴豆　扁卵形，长约1.1cm，宽约0.6cm。黄白色，富油性。剖开后，可见菲薄子叶2片。气微，味辛辣。

巴豆霜　粒度均匀、疏松的淡黄色粉末，显油性。

【功能主治】 生巴豆　多外用蚀疮。用于恶疮疥癣，疣痣。

巴豆霜　峻下冷积，逐水退肿，豁痰利咽；外用蚀疮。用于寒积便秘，乳食停滞，腹水臌胀，二便不通，喉风，喉痹；外治痈肿脓成不溃，疥癣恶疮，疣痣。

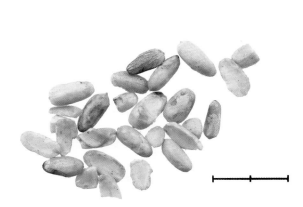

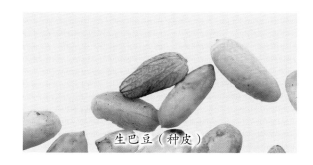

生巴豆（种皮）

生巴豆

中药饮片图鉴

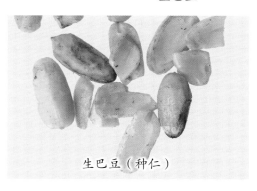

生巴豆（种仁）

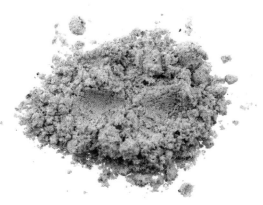

巴豆霜

巴戟天

【来　源】 茜草科植物巴戟天 *Morinda officinalis* How 的干燥根。全年均可采挖，洗净，除去须根，晒至六七成干，轻轻捶扁，晒干。

【炮　制】 巴戟天　除去杂质。

巴戟肉　取净巴戟天，置蒸器内蒸透，趁热除去木心或用水润透后除去木心，切段干燥。筛去碎屑。

盐巴戟天　取净巴戟天，用盐水拌匀，待盐水被吸尽后，置炒制容器内，用文火炒干。或取净巴戟天，用盐水拌匀，蒸软，除去木心，切段，干燥。筛去碎屑。每100kg巴戟天，用食盐2kg。

制巴戟天　取甘草，捣碎，加水煎汤，去渣，加入净巴戟天拌匀，置容器内，用文火煮透（甘草煎液基本煮干）取出，趁热抽去木心，切段，干燥。筛去碎屑。每100kg巴戟天，用甘草6kg。

【性　状】 巴戟天　为扁圆柱形，略弯曲，长短不等，直径0.5~2cm。表面灰黄色或暗灰色，具纵纹和横裂纹。有的皮部横向断离露出木部；质韧，断面皮部厚，紫色或淡紫色，易与木部剥离；木部坚硬，黄棕色或黄白色，直径1~5mm。气微，味甘而微涩。

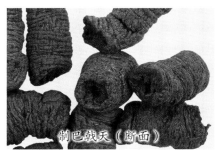
制巴戟天（断面）

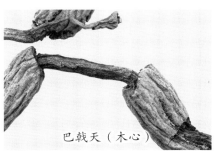
巴戟天（木心）

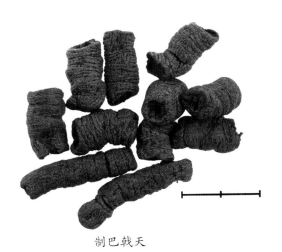
制巴戟天

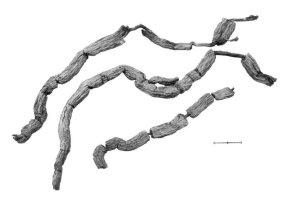
巴戟天

131

巴戟肉　为扁圆柱形短段或不规则块。表面灰黄色或暗灰色，具纵纹和横裂纹。切面皮部厚，紫色或淡紫色，中空。气微，味甘而微涩。

盐巴戟天　为扁圆柱形短段或不规则块。表面灰黄色或暗灰色，具纵纹和横裂纹。切面皮部厚，紫色或淡紫色，中空。气微，味甘、咸而微涩。

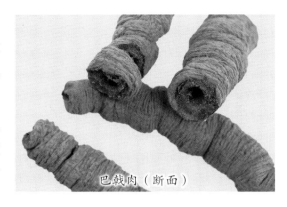
巴戟肉（断面）

制巴戟天　为扁圆柱形短段或不规则块。表面灰黄色或暗灰色，具纵纹和横裂纹。切面皮部厚，紫色或淡紫色，中空。气微，味甘而微涩。

【功能主治】　补肾阳，强筋骨，祛风湿。用于阳痿遗精，宫冷不孕，月经不调，少腹冷痛，风湿痹痛，筋骨痿软。盐制后引药归肾，缓和补肾助阳作用。甘草制后增加甘温补益作用，偏于补肾助阳，强筋骨。

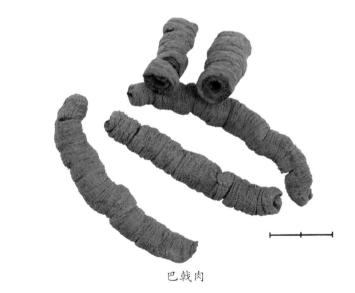
巴戟肉

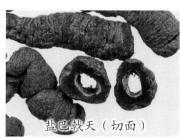
盐巴戟天（切面）

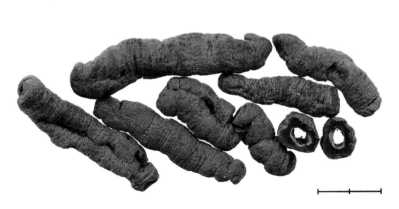

盐巴戟天

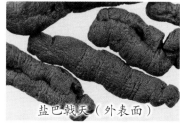
盐巴戟天（外表面）

水飞蓟

【来　　源】　菊科植物水飞蓟*Silybum marianum*（L.）Gaertn.的干燥成熟果实。秋季果实成熟时采收果序，晒干，打下果实，除去杂质，晒干。

【炮　　制】　除去杂质，筛去灰屑。

【性　　状】　呈长倒卵形或椭圆形，长5~7mm，宽2~3mm。表面淡灰棕色至黑褐色，光滑，有细纵花纹。顶端钝圆，稍宽，有一圆环，中间具点状花柱残迹，基部略窄。质坚硬。破开后可见子叶2片，浅黄白色，富油性。气微，味淡。

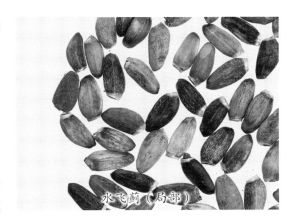

水飞蓟（局部）

【功能主治】　清热解毒，疏肝利胆。用于肝胆湿热，胁痛，黄疸。

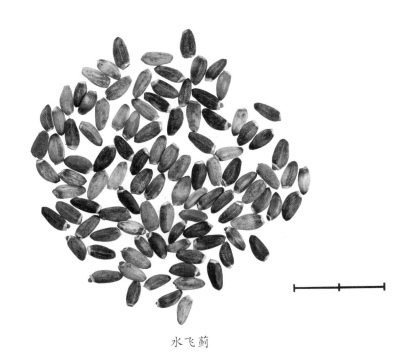

水飞蓟

水牛角

【来　　源】　牛科动物水牛*Bubalus bubalis* Linnaeus的角。取角后，水煮，除去角塞，干燥。

【炮　　制】　洗净，镑片或锉成粗粉。

【性　　状】　水牛角　为不规则极薄片，表面棕黑色或灰黑色，具细直纹理，有的可见深浅不等的条纹。质坚韧，有弹性。气微腥，味淡。

水牛角粉　为灰褐色粉末，气微腥，味淡。

【功能主治】　清热凉血，解毒，定惊。用于温病高热，神昏谵语，发斑发疹，吐血衄血，惊风，癫狂。

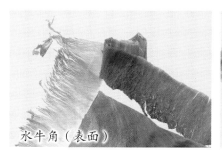
水牛角（表面）

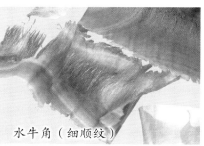
水牛角（细顺纹）

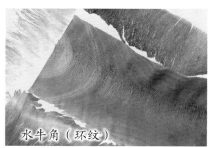
水牛角（环纹）

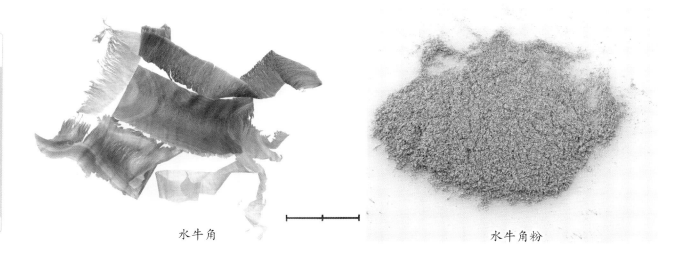
水牛角　　　　　　　　　　　　　　水牛角粉

水红花子

【来　　源】 蓼科植物红蓼*Polygonum orientale* L.的干燥成熟果实。秋季果实成熟时割取果穗，晒干，打下果实，除去杂质。

【炮　　制】 除去杂质。

【性　　状】 呈扁圆形，直径2～3.5mm，厚1～1.5mm。表面棕黑色，有的红棕色，有光泽，两面微凹，中部略有纵向隆起。顶端有突起的柱基，基部有浅棕色略突起的果梗痕，有的有膜质花被残留。质硬。气微，味淡。

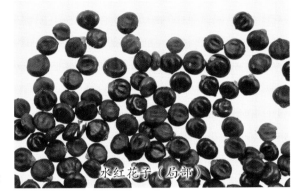
水红花子（局部）

【功能主治】 散血消癥，消积止痛，利水消肿。用于癥瘕痞块，瘿瘤，食积不消，胃脘胀痛，水肿腹水。

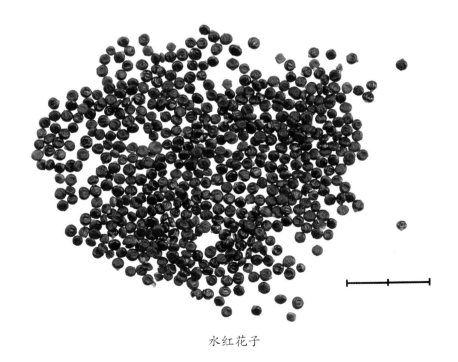
水红花子

水蛭

【来　源】　水蛭科动物蚂蟥*Whitmania pigra* Whitman、水蛭*Hirudo nipponica* Whitman或柳叶蚂蟥*Whitmania acranulata* Whitman的干燥全体。夏、秋二季捕捉，用沸水烫死，晒干或低温干燥。

【炮　制】　水蛭　洗净，切段，干燥。

　　　　　　烫水蛭　取滑石粉置炒制容器内，中火加热炒至灵活状态时，投入水蛭，勤加翻动，拌炒至微鼓起，呈黄棕色时取出，筛去滑石粉，放凉。

【性　状】　水蛭　为不规则中段，背部黑色或黑褐色，有多数环节；腹面平坦，棕黄色。

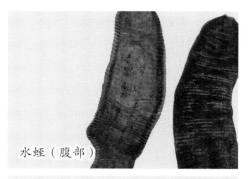

水蛭（腹部）

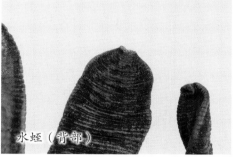

水蛭（背部）

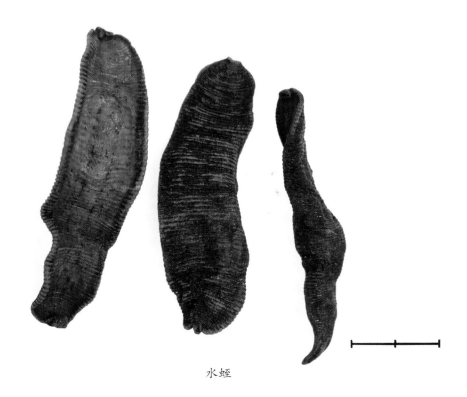

水蛭

有的一端略尖，并具圆形环圈（吸盘）。切面胶质状。质脆，易碎。气微
腥，味咸苦。

烫水蛭　呈不规则扁块状或扁圆柱形，略鼓起，表面棕黄色至黑褐色，附有
少量白色滑石粉。断面松泡，灰白色至焦黄色。气微腥。

【**功能主治**】　破血通经，逐瘀消癥。用于血瘀经闭，癥瘕痞块，中风偏瘫，跌仆损伤。生
品有毒，多入煎剂，以破血逐瘀为主。滑石粉炒后能降低毒性。

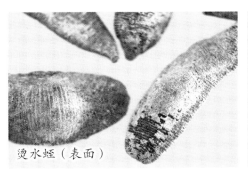

烫水蛭（表面）

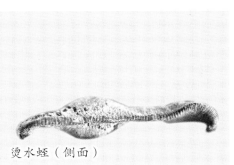

烫水蛭（侧面）

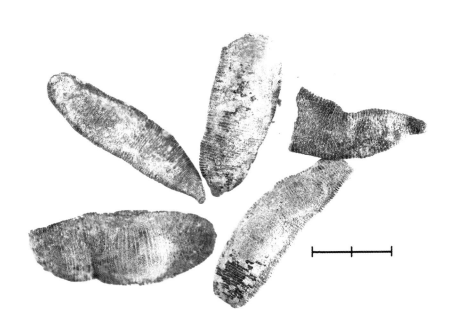

烫水蛭

玉竹

【来　　源】 百合科植物玉竹*Polygonatum odoratum*（Mill.）Druce的干燥根茎。秋季采挖，除去须根，洗净，晒至柔软后，反复揉搓、晾晒至无硬心，晒干；或蒸透后，揉至半透明，晒干。

【炮　　制】 除去杂质，洗净，润透，切厚片或段，干燥。

【性　　状】 为不规则厚片或段。外表皮黄白色至淡黄棕色，半透明，有时可见环节。切面角质样或显颗粒性。气微，味甘，嚼之发黏。

【功能主治】 养阴润燥，生津止渴。用于肺胃阴伤，燥热咳嗽，咽干口渴，内热消渴。

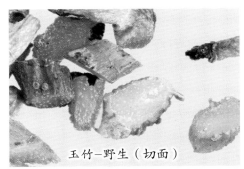

玉竹-野生（切面）

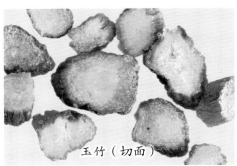

玉竹（切面）

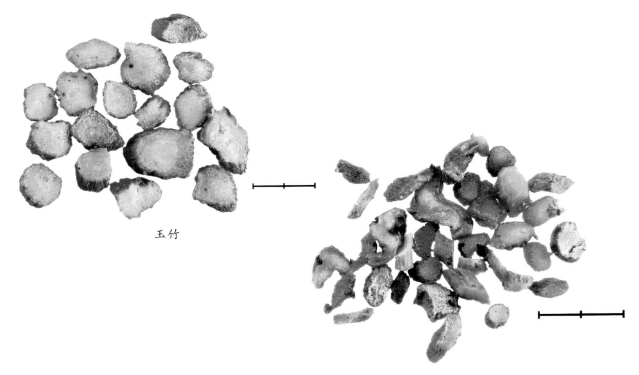

玉竹

玉竹-野生

功劳木

【来　　源】 小檗科植物阔叶十大功劳*Mahonia bealei*（Fort.）Carr.或细叶十大功劳 *Mahonia fortunei*（Lindl.）Fedde的干燥茎。全年均可采收，切块片，干燥。

【炮　　制】 除去杂质。

【性　　状】 为不规则的块片，大小不等。外表面灰黄色至棕褐色，有明显的纵沟纹和横向细裂纹，有的外皮较光滑，有光泽，或有叶柄残基。质硬，切面皮部薄，棕褐色，木部黄色，可见数个同心性环纹及排列紧密的放射状纹理，髓部色较深。气微，味苦。

【功能主治】 清热燥湿，泻火解毒。用于湿热泻痢，黄疸尿赤，目赤肿痛，胃火牙痛，疮疖痈肿。

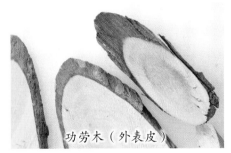
功劳木（外表皮）

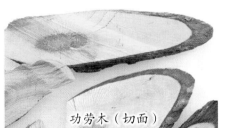
功劳木（切面）

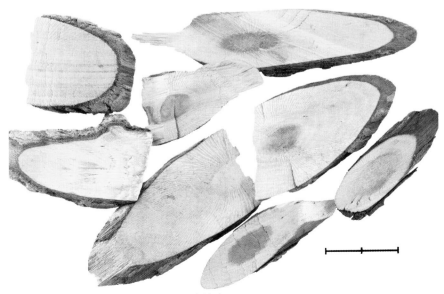
功劳木

139

中药饮片图鉴

甘松

【来　　源】 败酱科植物甘松Nardostachys jatamansi Dc. 的干燥根及根茎。春、秋二季采挖，除去泥沙和杂质，晒干或阴干。

【炮　　制】 除去杂质和泥沙，洗净，切长段，干燥。

【性　　状】 为不规则的长段。根呈圆柱形，表面棕褐色。质松脆。切面皮部深棕色，常成裂片状，木部黄白色。气特异，味苦而辛。

【功能主治】 理气止痛，开郁醒脾；外用祛湿消肿。用于脘腹胀满，食欲不振，呕吐；外用治牙痛，脚气肿毒。

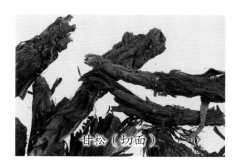
甘松（切面）

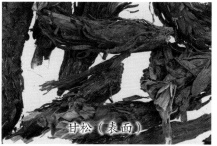
甘松（表面）

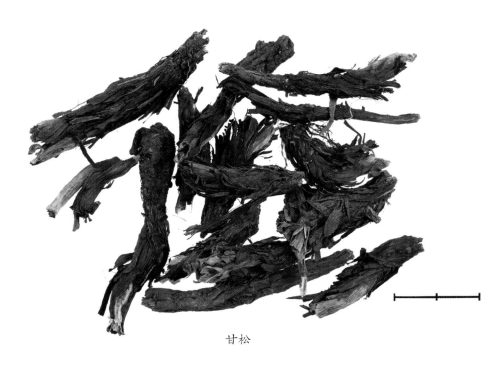
甘松

甘草

【来　　源】 豆科植物甘草*Glycyrrhiza uralensis* Fisch.、胀果甘草 *Glycyrrhiza inflata* Bat.或光果甘草*Glycyrrhiza glabra* L.的干燥根和根茎。春、秋二季采挖，除去须根，晒干。

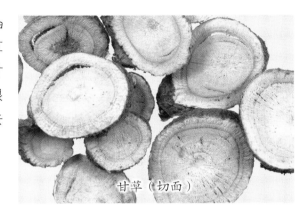
甘草（切面）

【炮　　制】 **甘草**　除去杂质，洗净，润透，切厚片，干燥。

炙甘草　取炼蜜，加适量开水稀释后，淋入甘草中拌匀，闷润，置炒制容器内，用文火加热，炒至黄色至深黄色、不粘手时，取出晾凉。每100kg甘草，用炼蜜25kg。

【性　　状】 **甘草**　为类圆形或椭圆形厚片。外表皮红棕色或灰棕色，具纵皱纹。切面略显纤维性，中心黄白色，有明显放射状纹理及形成层环。质坚实，具粉性。气微，味甜而特殊。

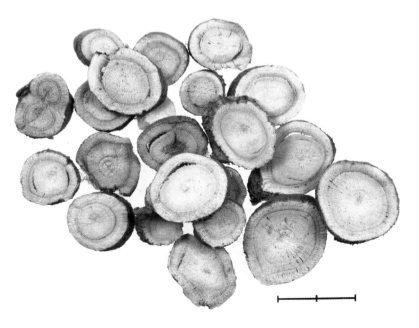
甘草

炙甘草　为类圆形或椭圆形切片。外表皮红棕色或灰棕色，微有光泽。切面黄色至深黄色，形成层环明显，射线放射状。略有黏性。具焦香气，味甜。

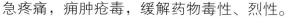

炙甘草（外表皮）

【功能主治】　甘草　补脾益气，清热解毒，祛痰止咳，缓急止痛，调和诸药。用于脾胃虚弱，倦怠乏力，心悸气短，咳嗽痰多，脘腹、四肢挛急疼痛，痈肿疮毒，缓解药物毒性、烈性。

炙甘草　补脾和胃，益气复脉。用于脾胃虚弱，倦怠乏力，心动悸，脉结代。

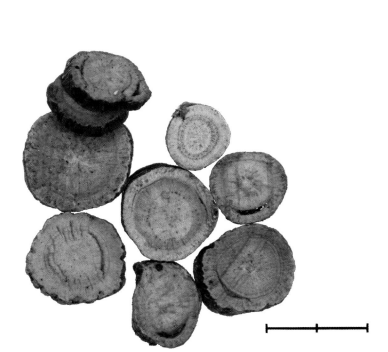

炙甘草

甘 遂

【来　源】　大戟科植物甘遂 *Euphorbia kansui* T.N.Liou ex T.P. Wang 的干燥块根。春季开花前或秋末茎叶枯萎后采挖，撞去外皮，晒干。

【炮　制】　生甘遂　除去杂质，洗净，干燥。

醋甘遂　取净甘遂，加入定量的米醋拌匀，闷润至醋被吸尽后，置炒制容器内，用文火加热，炒至微干，取出晾干。每100kg甘遂，用醋30kg。

【性　状】　生甘遂　椭圆形、长圆柱形或连珠形，长1～5cm，直径0.5～2.5cm。表面类白色或黄白色，凹陷处有棕色外皮残留。质脆，易折断，断面粉性，白色，木部微显放射状纹理；长圆柱状者纤维性较强。气微，味微甘而辣。

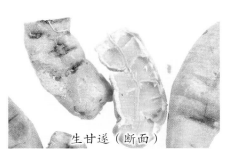

生甘遂（断面）

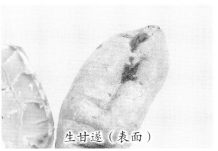

生甘遂（表面）

143

中药饮片图鉴

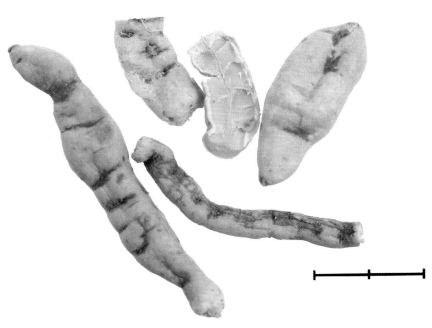

生甘遂

醋甘遂　形如甘遂，表面黄色至棕黄色，有的可见焦斑。微有醋香气，味微酸而辣。

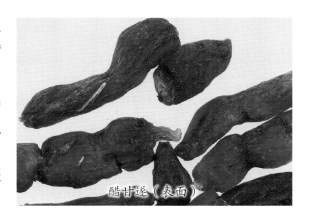
醋甘遂（表面）

【功能主治】　泻水逐饮，消肿散结。用于水肿胀满，胸腹积水，痰饮积聚，气逆咳喘，二便不利，风痰癫痫，痈肿疮毒。醋甘遂毒性减低，缓和峻泻作用。

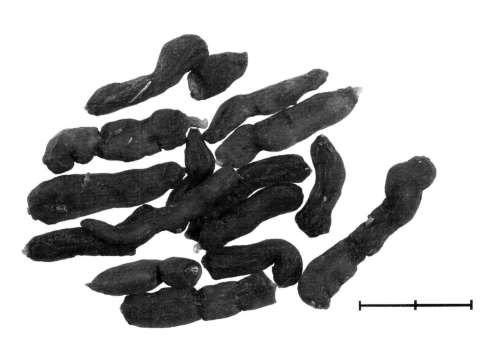
醋甘遂

艾片（左旋龙脑）

【来　　源】　菊科植物艾纳香*Blumea balsamifera*（L.）DC.的新鲜叶经提取加工制成的结晶。

【炮　　制】　原品入药，不另加工。

【性　　状】　白色半透明片状、块状或颗粒状结晶，质稍硬而脆，手捻不易碎。具清香气，味辛、凉，具挥发性，点燃时有黑烟，火焰呈黄色，无残迹遗留。

【功能主治】　开窍醒神，清热止痛。用于热病神昏、痉厥，中风痰厥，气郁暴厥，中恶昏迷，目赤，口疮，咽喉肿痛，耳道流脓。

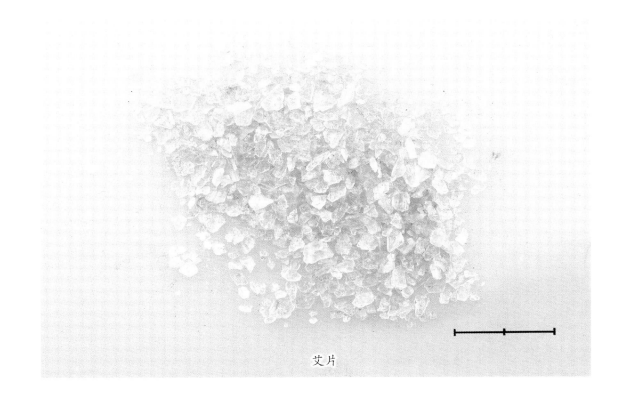

艾片

145

艾叶

【来　源】　菊科植物艾 *Artemisia argyi* Lévl.et Vant.的干燥叶。夏季花未开时采摘，除去杂质，晒干。

【炮　制】　艾叶　除去杂质及梗，筛去灰屑。

　　　　　　艾叶炭　取净艾叶，置炒制容器内，用中火加热，炒至表面焦黑色，喷淋清水少许，灭尽火星，炒微干，取出，及时摊晾，凉透。

　　　　　　醋艾炭　取净艾叶，置炒制容器内，用中火加热，炒至表面焦黑色，喷淋醋少许，灭尽火星，炒微干，取出，及时摊晾，凉透。每100kg艾叶，用醋15kg。

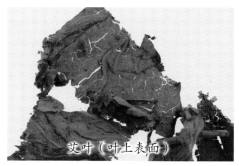

艾叶（叶上表面）

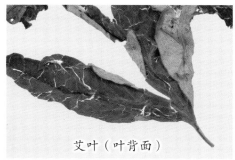

艾叶（叶背面）

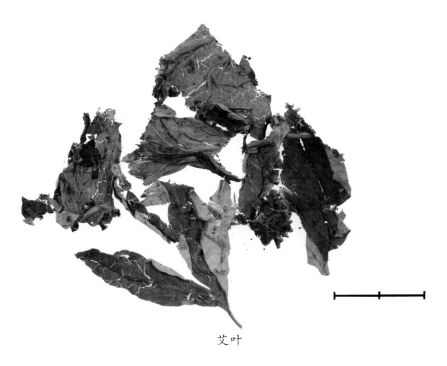

艾叶

【性　　状】　艾叶　多皱缩、破碎，有短柄。完整叶片展平后呈卵状椭圆形，羽状深裂，裂片椭圆状披针形，边缘有不规则的粗锯齿；上表面灰绿色或深黄绿色，有稀疏的柔毛和腺点；下表面密生灰白色绒毛。质柔软。气清香，味苦。

艾叶炭　焦黑色，多卷曲，破碎。

醋艾炭　呈不规则的碎片，表面黑褐色，有细条状叶柄。具醋香气。

【功能主治】　温经止血，散寒止痛；外用祛湿止痒。用于吐血，衄血，崩漏，月经过多，胎漏下血，少腹冷痛，经寒不调，宫冷不孕；外治皮肤瘙痒。艾叶炭温经止血。醋艾炭温经止血，用于虚寒性出血。

艾叶炭（局部）

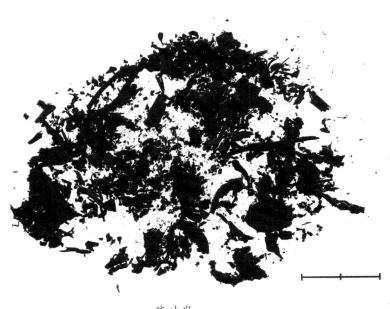

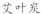

艾叶炭

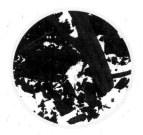

醋艾炭（局部）

醋艾炭

石韦

【来　　源】 水龙骨科植物庐山石韦*Pyrrosia sheareri*（Bak.）Ching、石韦*Pyrrosia lingua*（Thunb.）Farwell或有柄石韦*Pyrrosia petiolosa*（Christ） Ching的干燥叶。全年均可采收，除去根茎和根，晒干或阴干。

【炮　　制】 除去杂质，洗净，切段，干燥，筛去细屑。

【性　　状】 呈丝条状。上表面黄绿色或灰褐色，下表面密生红棕色星状毛。孢子囊群着生侧脉间或下表面布满孢子囊群。叶全缘。叶片革质。气微，味微涩苦。

【功能主治】 利尿通淋，清肺止咳，凉血止血。用于热淋，血淋，石淋，小便不通，淋沥涩痛，肺热喘咳，吐血，衄血，尿血，崩漏。

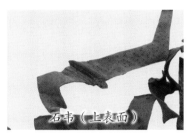
石韦（上表面）

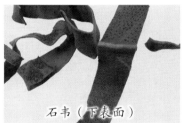
石韦（下表面）

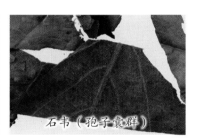
石韦（孢子囊群）

中药饮片图鉴

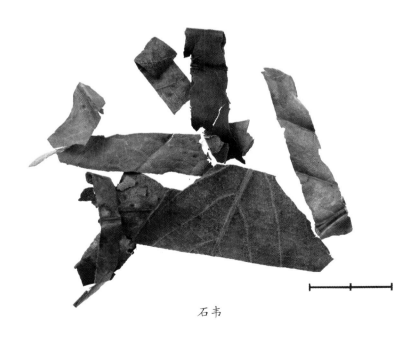
石韦

石吊兰

【来　　源】　苦苣苔科植物吊石苣苔Lysionotus pauciflorus Maxim. 的干燥地上部分。夏、秋二季叶茂盛时采割，除去杂质，晒干。

【炮　　制】　除去杂质，洗净，切段，干燥。

【性　　状】　茎呈圆柱形，直径0.2～0.5cm；表面淡棕色或灰褐色，有纵皱纹，节膨大，常有不定根；质脆，易折断，断面黄绿色或黄棕色，中心有空隙。叶轮生或对生，有短柄；叶多脱落，脱落后叶柄痕明显；叶片披针形至狭卵形，完整者长1.5～6cm，宽0.5～1.5cm，边缘反卷，边缘上部有齿，两面灰绿色至灰棕色。气微，味苦。

【功能主治】　化痰止咳，软坚散结。用于咳嗽痰多，瘰疬痰核。

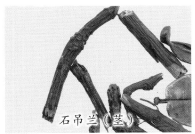
石吊兰（茎）

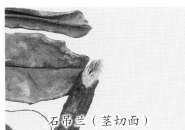
石吊兰（茎切面）

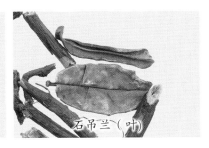
石吊兰（叶）

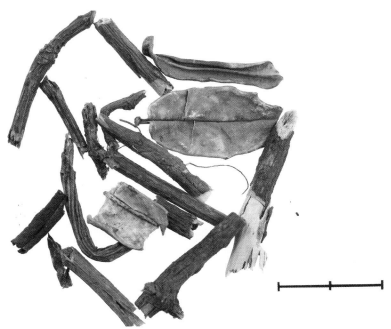
石吊兰

中药饮片图鉴

石决明

【来　　源】　鲍科动物杂色鲍Haliotis diversicolor Reeve、皱纹盘鲍Haliotis discus hannai Ino、羊鲍Haliotis ovina Gmelin、澳洲鲍Haliotis ruber（Leach）、耳鲍Haliotis asinina Linnaeus或白鲍Haliotis laevigata（Donovan）的贝壳。夏、秋二季捕捞，去肉，洗净，干燥。

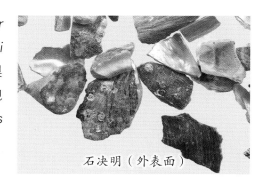

石决明（外表面）

【炮　　制】　石决明　除去杂质，洗净，干燥，碾碎。

煅石决明　取净石决明，置耐火容器内或置于无烟炉火上，用武火加热，煅

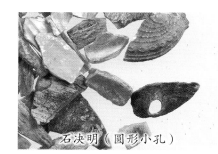

石决明（圆形小孔）

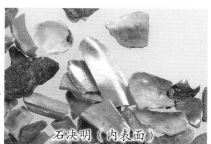

石决明（内表面）

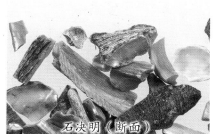

石决明（断面）

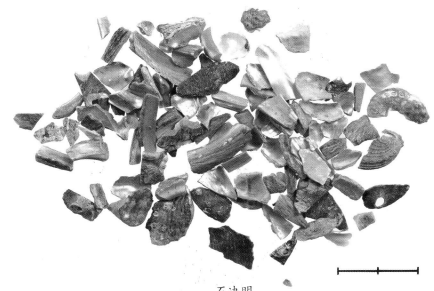

石决明

至酥脆。呈灰白色或青灰色时，取出，放凉。

【性　　状】　石决明　为不规则的碎片。灰白色，有珍珠样彩色光泽。质坚硬。气微，味微咸。

　　　　　　　煅石决明　为不规则的碎块或粗粉。灰白色无光泽，质酥脆。断面呈层状。

【功能主治】　平肝潜阳，清肝明目。用于头痛眩晕，目赤翳障，视物昏花，青盲雀目。煅后降低咸寒之性，缓和平肝潜阳作用，增强固涩收敛，明目作用。

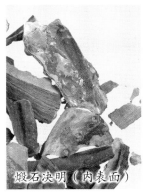
煅石决明（内表面）

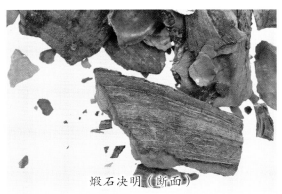
煅石决明（断面）

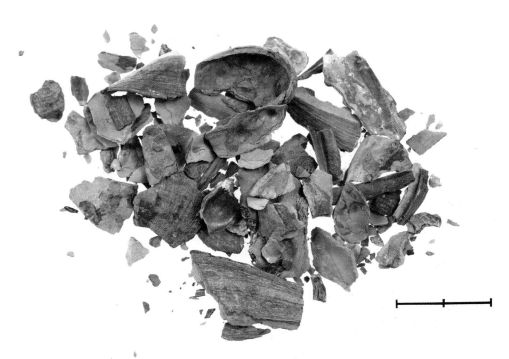
煅石决明

石菖蒲

【来　　源】　天南星科植物石菖蒲Acorus tatarinowii Schott的干燥根茎。秋、冬二季采挖，除去须根和泥沙，晒干。

【炮　　制】　除去杂质，洗净，润透，切厚片，干燥。

【性　　状】　扁圆形或长条形的厚片。外表皮棕褐色或灰棕色，有的可见环节及根痕。切面纤维性，类白色或微红色，有明显环纹及油点。气芳香，味苦、微辛。

【功能主治】　开窍豁痰，醒神益智，化湿开胃。用于神昏癫痫，健忘失眠，耳鸣耳聋，脘痞不饥，噤口下痢。

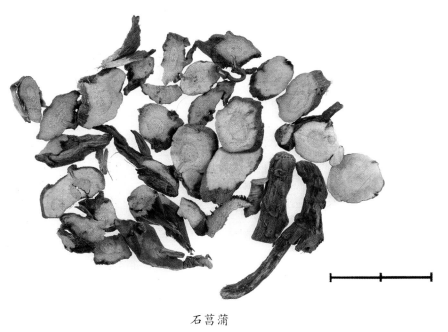

石菖蒲

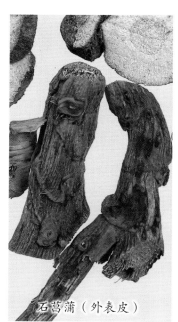

石菖蒲（切面）

石菖蒲（外表皮）

石 斛

【来　　源】　兰科植物金钗石斛*Dendrobium nobile* Lindl.、鼓槌石斛*Dendrobium chrysotoxum* Lindl.或流苏石斛*Dendrobium fimbriatum* Hook.的栽培品及其同属植物近似种的新鲜或干燥茎。全年均可采收，鲜用者除去根和泥沙；干用者采收后，除去杂质，用开水略烫或烘软，再边搓边烘晒，至叶鞘搓净，干燥。

【炮　　制】　除去残根，洗净，切段，干燥。鲜品洗净，切断。

【性　　状】　**干石斛**　为扁圆柱形或圆柱形的段。表面金黄色、绿黄色或棕黄色，有光泽，有深纵沟或纵棱，有的可见棕褐色的节。切面黄白色至黄褐色，有多数散在的筋脉点。气微，味淡或微苦，嚼之有黏性。

　　　　　　　鲜石斛　为圆柱形或扁圆柱形的段。直径0.4～1.2cm。表面黄绿色，光滑或有纵纹，肉质多汁。气微，味微苦而回甜，嚼之有黏性。

【功能主治】　益胃生津，滋阴清热。用于热病津伤，口干烦渴，胃阴不足，食少干呕，病后虚热不退，阴虚火旺，骨蒸劳热，目暗不明，筋骨痿软。

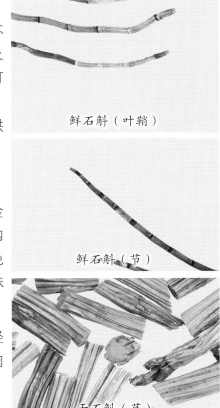

鲜石斛（叶鞘）

鲜石斛（节）

干石斛（茎）

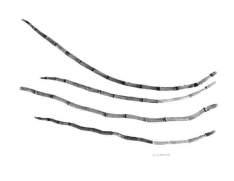

鲜石斛

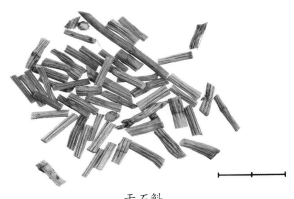

干石斛

石楠叶

【来　　源】　蔷薇科植物石楠Photinia serrulata Lindl. 的干燥叶。

【炮　　制】　除去杂质，抢水洗净，稍润，切丝，干燥。

【性　　状】　呈丝片状，上表面绿棕色至棕褐色，较光滑。下表面色较浅，主脉突出。叶边缘有细密尖锐的锯齿。革质而脆。气微，味苦、涩。

【功能主治】　祛风湿，通经络，益肾气。用于风湿痹痛，腰背酸痛，足膝无力，偏头痛。

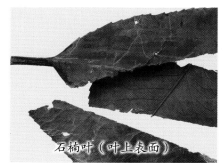 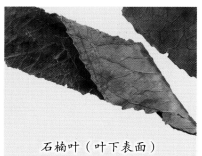

石楠叶（叶上表面）　　　　　石楠叶（叶下表面）

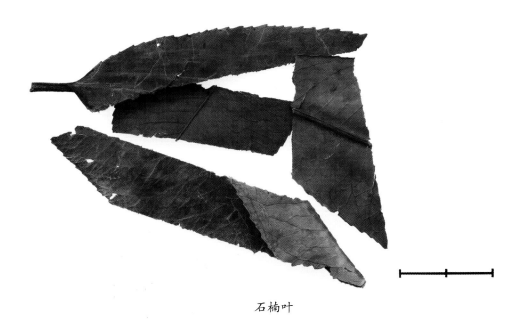

石楠叶

石榴皮

【来　　源】 石榴科植物石榴 *Punica granatum* L.的干燥果皮。秋季果实成熟后收集果皮，晒干。

【炮　　制】 石榴皮　除去杂质，洗净，切块，干燥。

石榴皮炭　取净石榴皮，置炒制容器内，用武火加热，炒至表面黑褐色，内部棕褐色，喷淋少许清水，灭尽火星，取出晾干。

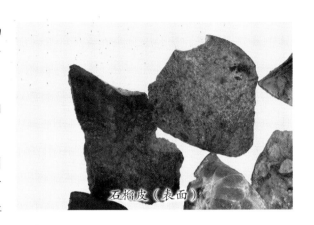
石榴皮（表面）

【性　　状】 石榴皮　呈不规则的长条状或不规则的块状。外表面红棕色、棕黄色或暗棕色，略有光泽，有多数疣状突起，有时可见筒状宿萼及果梗痕。内表面黄色或红棕色，有种子脱落后的小凹坑及隔瓤残迹。切面黄色或鲜黄色，略显颗粒状。气微，味苦涩。

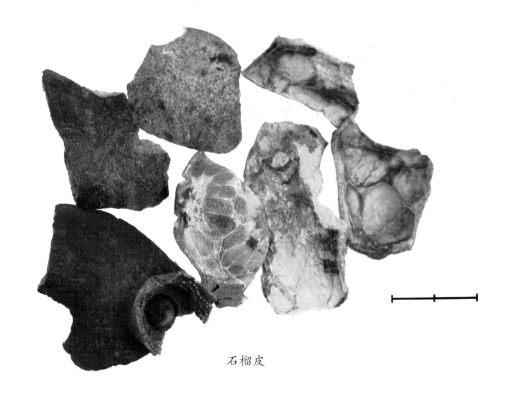
石榴皮

石榴皮炭　形如石榴皮丝或块，表面黑黄色，内部棕褐色。

【**功能主治**】　涩肠止泻，止血，驱虫。用于久泻，久痢，便血，脱肛，崩漏，带下，虫积腹痛。炒炭后增强收涩力。

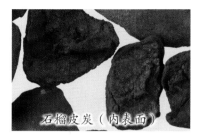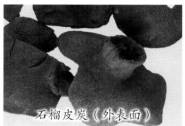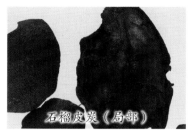

石榴皮炭（内表面）　　　　石榴皮炭（外表面）　　　　石榴皮炭（局部）

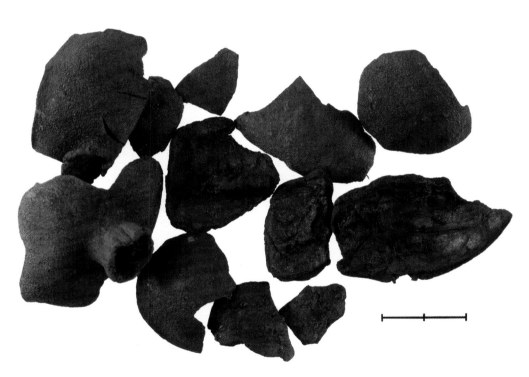

石榴皮炭

石 膏

【来　　源】硫酸盐类矿物硬石膏族石膏，主含含水硫酸钙（CaSO$_4$·2H$_2$O），采挖后，除去杂石及泥沙。

【炮　　制】**生石膏**　打碎，除去杂石，粉碎成粗粉。

煅石膏　取石膏，置无烟炉火或耐火容器内，用武火加热，煅至酥松，取出，凉后碾碎。

【性　　状】**生石膏**　为纤维状的集合体，呈长块状、板块状或不规则块状。白色、灰白色或淡黄色，有的半透明。体重，质软，纵断面具绢丝样光泽。气微，味淡。

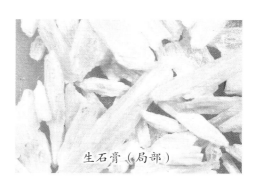

生石膏（局部）

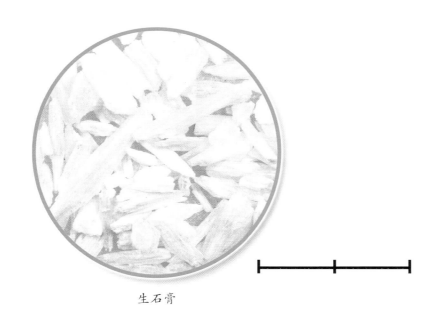

生石膏

157

煅石膏　为白色的粉末或酥松块状物，表面透出微红色的光泽，不透明。体较轻，质软，易碎，捏之成粉。气微，味淡。

【功能主治】　生石膏　清热泻火，除烦止渴。用于外感热病，高热烦渴，肺热喘咳，胃火亢盛，头痛，牙痛。

煅石膏　收湿，生肌，敛疮，止血。外治溃疡不敛，湿疹瘙痒，水火烫伤，外伤出血。

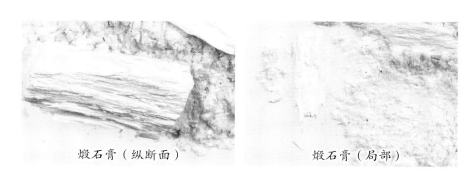

煅石膏（纵断面）　　　　　　　　煅石膏（局部）

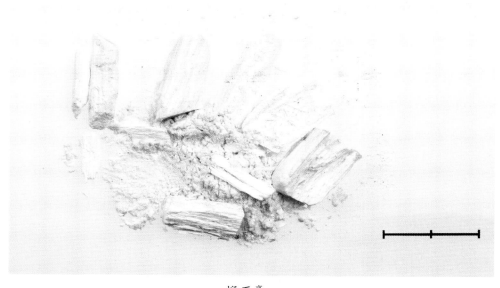

煅石膏

石 燕

【来　　源】 石燕科动物中华弓石燕*Cyrtiospirifer sinensis*（Grabau）或弓石燕*Cyrtiospirifer* sp.的化石。采得后洗净泥土。

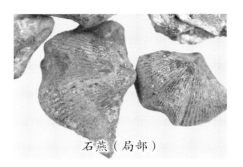
石燕（局部）

【炮　　制】 除去杂质，洗净，干燥，碾碎或捣碎。

【性　　状】 为不规则碎块，表面青灰色或土棕色，具银杏叶般的纹理。质较重而硬，可打碎，气微，味淡。

【功能主治】 除湿热，利小便，退目翳。用于目生障翳，小便不利，淋病，白带，肠风痔漏。

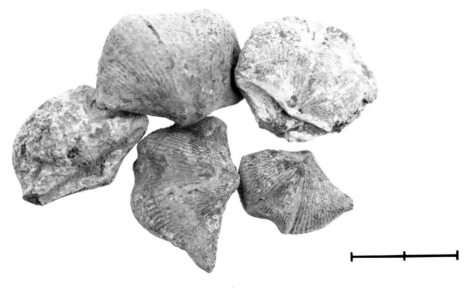
石燕

159

中药饮片图鉴

石 蟹

【来　　源】 古生代节肢动物弓蟹科石蟹 *Telphusa sp.* 及其他近缘动物的化石。挖出后，去尽表面附着泥土。

【炮　　制】 除去杂质，洗净，干燥，捣碎。

【性　　状】 为不规则的碎块。灰白色或土棕色，有的碎块可见蟹壳及肢足的特征。质坚硬如石。断面灰棕色。气微，味微咸。

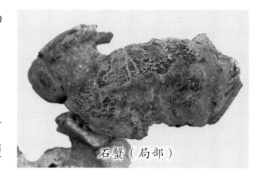

石蟹（局部）

【功能主治】 清热利湿，去翳明目，催生。用于目赤，角膜云翳，小便淋痛，赤白带下，肠风痔瘘，疮痈，漆疮。

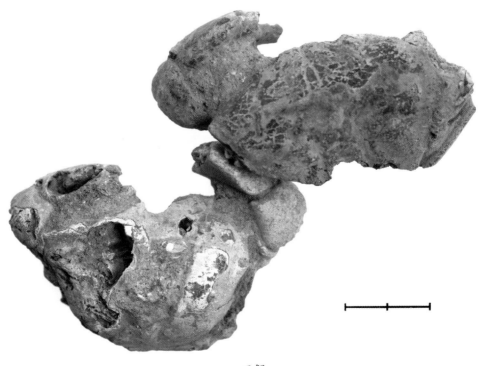

石蟹

布渣叶

【来　　源】　椴树科植物破布叶*Microcos paniculata* L.的干燥叶。夏、秋二季采收，除去
枝梗和杂质，阴干或晒干。

【炮　　制】　除去杂质。

【性　　状】　多皱缩或破碎。完整叶展平后呈卵状长圆形或卵状矩圆形，长8～18cm，宽
4～8cm。表面黄绿色、绿褐色或黄棕色。先端渐尖，基部钝圆，稍偏斜，
边缘具细齿。基出脉3条，侧脉羽状，小脉网状。具短柄，叶脉及叶柄被柔
毛。纸质，易破碎。气微，味淡，微酸涩。

【功能主治】　消食化滞，清热利湿。用于饮食积滞，感冒发热，湿热黄疸。

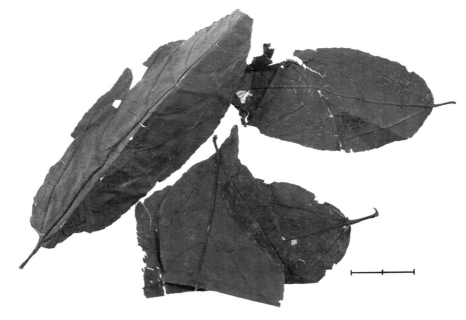

布渣叶

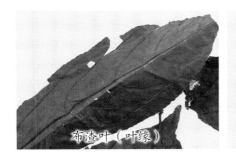

布渣叶（叶缘）

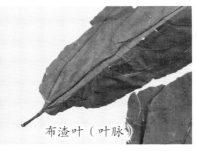

布渣叶（叶脉）

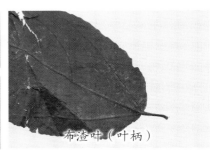

布渣叶（叶柄）

龙 齿

【来　源】 古代哺乳动物如三趾马、犀类、鹿类、牛类、象类、羚羊类等的牙齿化石。采挖后，除去泥土及牙床。

【炮　制】 龙齿　除去杂质，加工成碎块。

煅龙齿　取龙齿，置煅炉或适宜容器内，煅至红透，取出，晾凉，加工成碎块。

【性　状】 龙齿　为不规则碎块。浅蓝灰色、暗棕色或黄白色，有的表面可见光泽的釉质层（珐琅质）。质坚硬。断面不平坦或有规则的凸起棱线，具吸湿性，有粘舌感。气微，味淡。

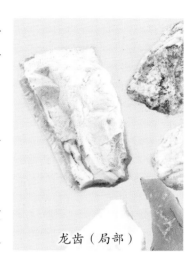

龙齿（局部）

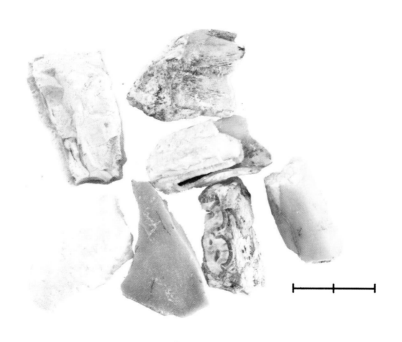

龙齿

煅龙齿　为不规则碎块。灰白色、白色或浅蓝灰色。无光泽，吸湿性强。质疏松。

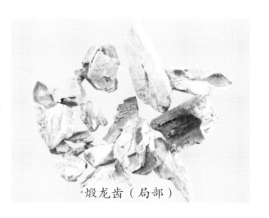

煅龙齿（局部）

【功能主治】　镇惊安神。用于心悸易惊，心烦，失眠多梦。煅后降低寒性，缓和解热镇惊功效，增强收敛固涩作用，并有较强的安神宁志的功效，用于失眠多梦。

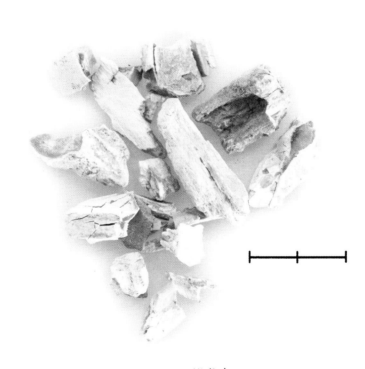

煅龙齿

龙骨

【来　源】古代哺乳动物如三趾马、犀类、鹿类、牛类、象类等的骨骼化石或象类门齿的化石，前者习称"龙骨"，后者习称"五花龙骨"。挖出后除去泥土及杂质。

【炮　制】龙骨　除去杂质，打碎。

　　　　　煅龙骨　取龙骨，置耐火容器内，用武火加热，煅至红透，取出放凉，碾碎。

【性　状】龙骨　呈不规则的碎块，表面类白色、黄白色或淡棕色，较平滑。断面不平坦，有的具蜂窝状小孔。质硬，不易破碎。具吸湿性，有粘舌感。气微，味淡。

　　　　　煅龙骨　灰白色或灰褐色的碎块。质轻，酥脆易碎，表面显粉性，吸湿力强。

【功能主治】镇静安神，收敛固涩。用于神经衰弱，心悸，失眠，多梦，自汗，盗汗，遗精，遗尿，崩漏，带下；外用治疮疡久溃不敛。煅后增强收敛固涩生肌的功效。

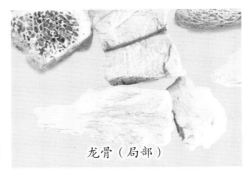

龙骨（局部）

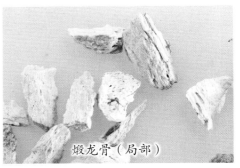

煅龙骨（局部）

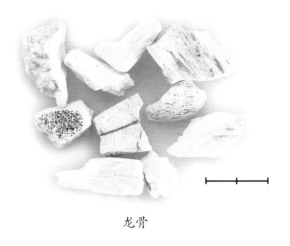

龙骨

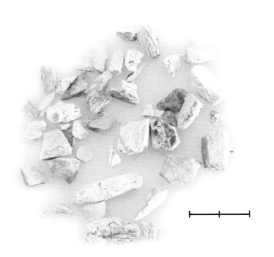

煅龙骨

龙 胆

【来　　源】　龙胆科植物条叶龙胆 *Gentiana manshurica* Kitag.、龙胆 *Gentiana scabra* Bge.、三花龙胆 *Gentiana triflora* Pall.或坚龙胆 *Gentiana rigescens* Franch.的干燥根和根茎。前三种习称"龙胆"，后一种习称"坚龙胆"。春、秋二季采挖，洗净，干燥。

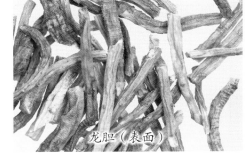
龙胆（表面）

【炮　　制】　龙胆　除去杂质，洗净，润透，切段，干燥。

　　　　　　龙胆炭　取龙胆，置炒制容器内，用武火炒至表面焦黑色，内部黑褐色，喷淋清水少许，熄灭火星，取出，晾干。

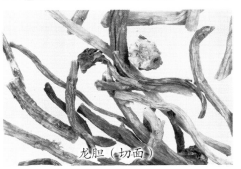
龙胆（切面）

【性　　状】　龙胆　为不规则的段，根茎呈不规则

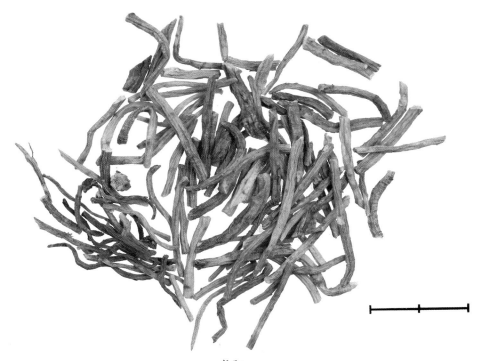

龙胆

块片，表面暗灰棕色或深棕色，根圆柱形，表面淡黄色至黄棕色，有的有横皱纹，具纵皱纹。切面皮部黄白色至棕黄色，本部色较浅。气微，味甚苦。

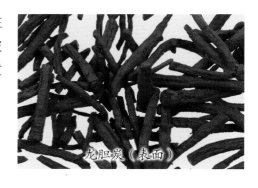
龙胆炭（表面）

龙胆炭　为不规则的段。表面焦黑色，断面黑褐色。味苦涩。

【功能主治】　清热燥湿，泻肝胆火。用于湿热黄疸，阴肿阴痒，带下，湿疹瘙痒，肝火目赤，耳鸣耳聋，胁痛口苦，强中，惊风抽搐。炒炭增强止血作用。

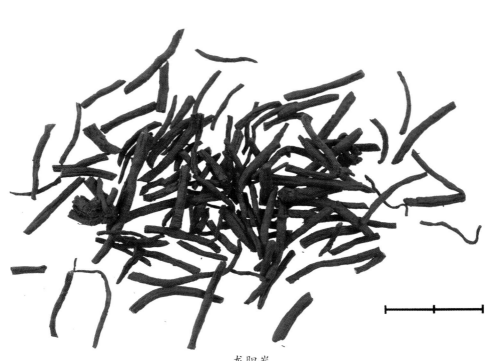
龙胆炭

龙眼肉

【来　　源】 无患子科植物龙眼*Dimocarpus longan* Lour.的假种皮。夏、秋二季采收成熟果实，干燥，除去壳、核，晒至干爽不黏。

【炮　　制】 除去杂质及残留的核、壳。

【性　　状】 为纵向破裂的不规则薄片，或呈囊状，长约1.5cm，宽2～4cm，厚约0.1cm。棕黄色至棕褐色，半透明。外表面皱缩不平，内表面光亮而有细纵皱纹。薄片者质柔润，囊状者质稍硬。气微香，味甜。

【功能主治】 补益心脾，养血安神。用于气血不足，心悸怔忡，健忘失眠，血虚萎黄。

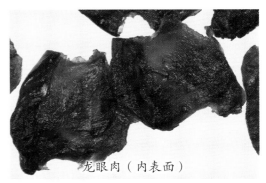
龙眼肉（内表面）

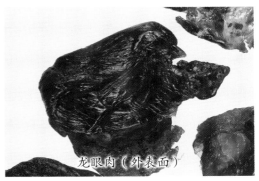
龙眼肉（外表面）

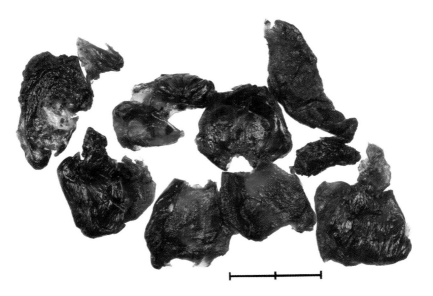
龙眼肉

龙脷叶

【来　　源】 大戟科植物龙脷叶Sauropus spatulifolius Beille的干燥叶。夏、秋二季采收，晒干。

【炮　　制】 除去杂质。

【性　　状】 呈团状或长条状皱缩，展平后呈长卵形、卵状披针形或倒卵状披针形，表面黄褐色、黄绿色或绿褐色，长5~9cm，宽2.5~3.5cm。先端圆钝稍内凹而有小尖刺，基部楔形或稍圆，全缘或稍皱缩成波状。下表面中脉腹背突出，基部偶见柔毛，侧脉羽状，5~6对，于近外缘处合成边脉；叶柄短。气微，味淡、微甘。

【功能主治】 润肺止咳，通便。用于肺燥咳嗽，咽痛失音，便秘。

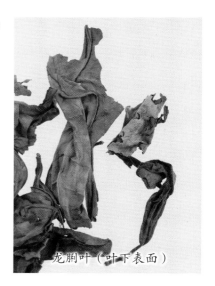
龙脷叶（叶下表面）

中药饮片图鉴

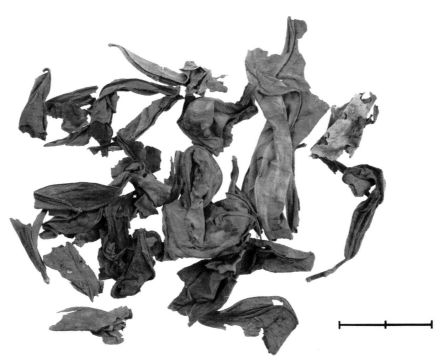
龙脷叶

平贝母

【来　　源】 百合科植物平贝母*Fritillaria ussuriensis* Maxim.的干燥鳞茎。春季采挖，除去外皮、须根及泥沙，晒干或低温干燥。

【炮　　制】 除去杂质，用时捣碎。

【性　　状】 呈扁球形，高0.5～1cm，直径0.6～2cm。表面黄白色至浅棕色，外层鳞叶2瓣，肥厚，大小相近或一片稍大抱合，顶端略平或微凹入，常稍开裂；中央鳞片小。质坚实而脆，断面粉性。气微，味苦。

【功能主治】 清热润肺，化痰止咳。用于肺热燥咳，干咳少痰，阴虚劳嗽，咳痰带血。

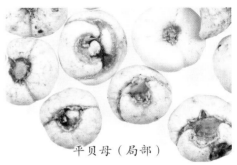

平贝母（局部）

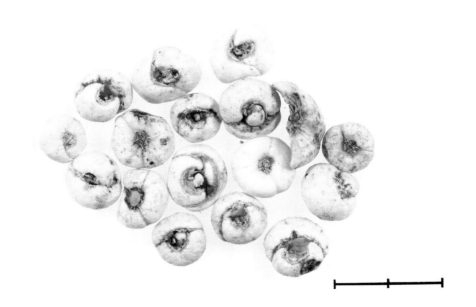

平贝母

北刘寄奴

【来　　源】 玄参科植物阴行草Siphonostegia chinensis Benth.的干燥全草。秋季采收，除去杂质，晒干。

【炮　　制】 除去杂质，洗净，切段，干燥。

【性　　状】 为不规则的段。茎呈圆柱形，有棱，表面棕褐色或黑棕色，被短毛。切面黄白色，中空或有白色髓。花萼长筒状，黄棕色至黑棕色，有明显10条纵棱，先端5裂。蒴果狭卵状椭圆形，较萼稍短，棕黑色，种子细小。

【功能主治】 活血祛瘀，通经止痛，凉血，止血，清热利湿。用于跌打损伤，外伤出血，瘀血经闭，月经不调，产后瘀痛，癥瘕积聚，血痢，血淋，湿热黄疸，水肿腹胀，白带过多。

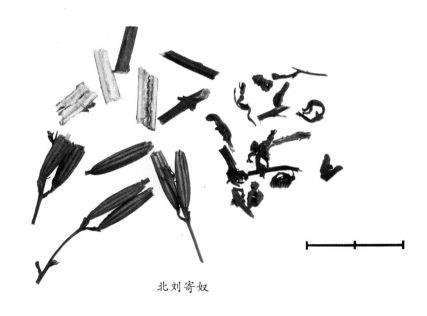

北刘寄奴

中药饮片图鉴

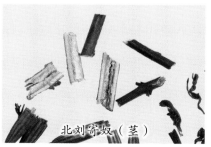

北刘寄奴（茎）

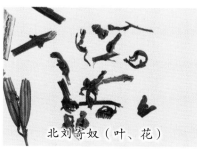

北刘寄奴（叶、花）

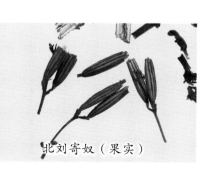

北刘寄奴（果实）

北豆根

【来　　源】 防己科植物蝙蝠葛Menispermum dauricum DC.的干燥根茎。春、秋二季采挖，除去须根和泥沙，干燥。

【炮　　制】 除去杂质，洗净，润透，切厚片，干燥。

【性　　状】 为不规则的圆形厚片。表面淡黄色至棕褐色，木部淡黄色，呈放射状排列，纤维性，中心有髓，白色。气微，味苦。

【功能主治】 清热解毒，祛风止痛。用于咽喉肿痛，热毒泻痢，风湿痹痛。

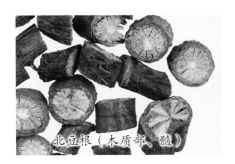
北豆根（木质部、髓）

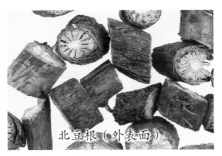
北豆根（外表面）

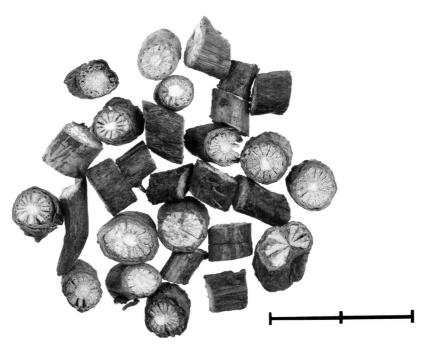
北豆根

中药饮片图鉴

【来　　源】　伞形科植物珊瑚菜Glehnia littoralis Fr. Schmidt ex Miq.的干燥根。夏、秋二季采挖，除去须根，洗净，稍晾，置沸水中烫后，除去外皮，干燥。或洗净直接干燥。

【炮　　制】　除去残茎和杂质，略润，切段，干燥。

【性　　状】　为圆柱形段。外表皮淡黄白色，略粗糙，有纵皱纹及棕黄色点状细根痕。切面皮部黄白色，木部黄色。质脆。气特异，味微甘。

【功能主治】　养阴清肺，益胃生津。用于肺热燥咳，劳嗽痰血，胃阴不足，热病津伤，咽干口渴。

北沙参（切面）

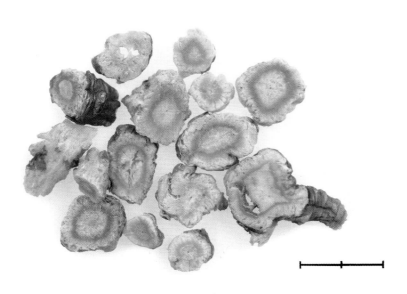

北沙参

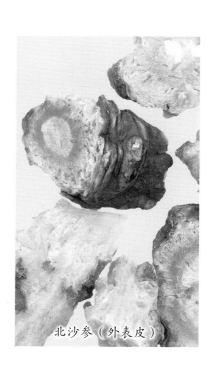

北沙参（外表皮）

四季青

【来　　源】　冬青科植物冬青 *Ilex chinensis* Sims的干燥叶。秋、冬二季采收，晒干。

【炮　　制】　除去杂质，洗净，或润透后切丝，干燥。

【性　　状】　呈狭长椭圆形，革质，上表面绿棕色至红棕色，平滑，具光泽；下表面淡绿色至淡红棕色，主脉突起。叶缘有浅圆锯齿。质脆。气微清香，味苦、涩。

【功能主治】　清热解毒，消肿祛瘀。用于肺热咳嗽，咽喉肿痛，痢疾，胁痛，热淋；外治烧烫伤，皮肤溃疡。

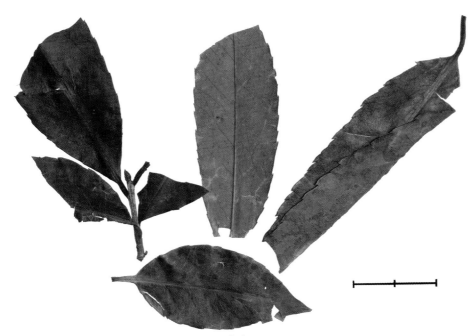

四季青

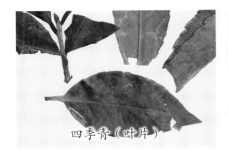

四季青（叶片）

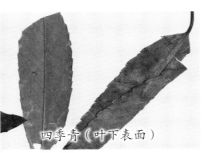

四季青（叶下表面）

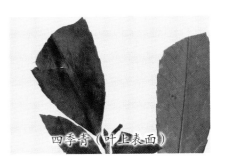

四季青（叶上表面）

代代花

【来　　源】 芸香科植物代代花 *Citrus aurantium* L. var. *amara* Engl.干燥花蕾。立夏前后，选晴天上午露水干后，摘取含苞未开的花朵，用微火烘干。

【炮　　制】 除去杂质。

【性　　状】 略呈长卵形，顶端稍膨大，茎部具花柄。花萼基部联合，先端5裂，灰绿色；花瓣5片，覆瓦状抱含，黄白色或浅黄棕色，可见棕色油点和纵脉。雄蕊多数，花丝基部联合成数束。子房倒卵形。质脆易碎。气香，味微苦。

【功能主治】 理气，宽胸，开胃。用于胸脘胀闷，恶心，食欲不振。

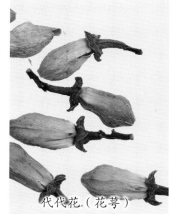
代代花（花萼）

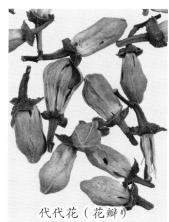
代代花（花瓣）

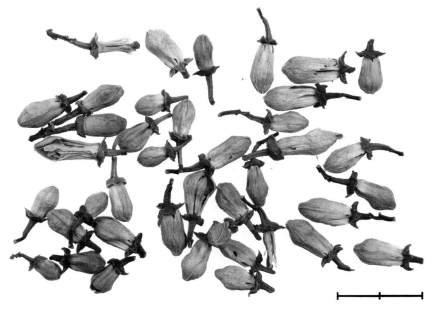
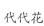
代代花

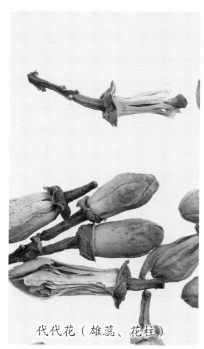
代代花（雄蕊、花柱）

中药饮片图鉴

生 姜

【来　　源】 姜科植物姜Zingiber officinale Rosc.的新鲜根茎。秋、冬二季采挖，除去须根和泥沙。

【炮　　制】 除去杂质，洗净。用时切厚片。

【性　　状】 呈不规则的块状，可见指状分枝。切面浅黄色，内皮层环纹明显，维管束散在。气香特异，味辛辣。

【功能主治】 解表散寒，温中止呕，化痰止咳，解鱼蟹毒。用于风寒感冒，胃寒呕吐，寒痰咳嗽，鱼蟹中毒。

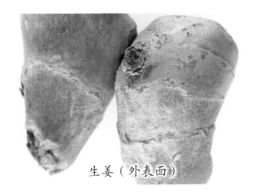
生姜（外表面）

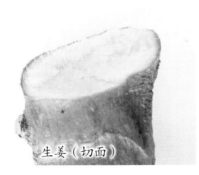
生姜（切面）

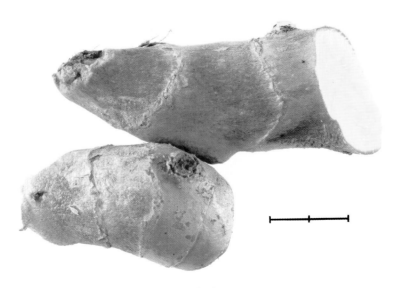
生姜

仙 茅

【来　　源】　石蒜科植物仙茅Curculigo orchioides Gaertn.的干燥根茎。秋、冬二季采挖，除去根头和须根，洗净，干燥。

【炮　　制】　除去杂质，洗净，切段，干燥。

【性　　状】　为类圆形或不规则形的厚片或段，外表皮棕色至褐色，粗糙，有的可见纵横皱纹和细孔状的须根痕。切面灰白色至棕褐色，有多数棕色小点，中间有深色环纹。气微香，味微苦、辛。

【功能主治】　补肾阳，强筋骨，祛寒湿。用于阳痿精冷，筋骨痿软，腰膝冷痛，阳虚冷泻。

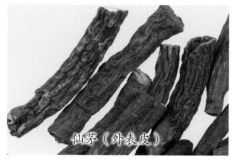
仙茅（外表皮）

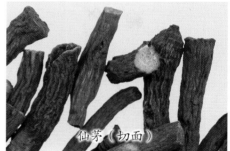
仙茅（切面）

中药饮片图鉴

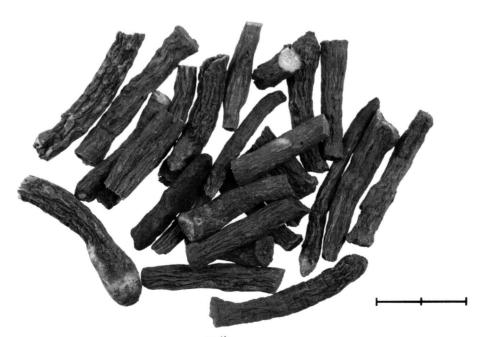
仙茅

仙鹤草

【来　　源】 蔷薇科植物龙芽草*Agrimonia pilosa* Ledeb.的干燥地上部分。夏、秋二季茎叶茂盛时采割，除去杂质，干燥。

【炮　　制】 除去残根和杂质，洗净，稍润，切段，干燥。

【性　　状】 为不规则的段，茎多数方柱形，有纵沟和棱线，有节。切面中空。叶多破碎，暗绿色，边缘有锯齿；托叶抱茎。有时可见黄色花或带钩刺的果实。气微，味微苦。

【功能主治】 收敛止血，截疟，止痢，解毒，补虚。用于咯血，吐血，崩漏下血，疟疾，血痢，痈肿疮毒，阴痒带下，脱力劳伤。

仙鹤草（茎、叶）

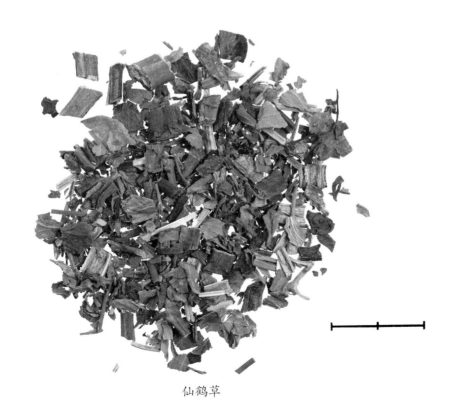

仙鹤草

白 及

【来　　源】　兰科植物白及 *Bletilla striata*（Thunb.）Reichb. f.的干燥块茎。夏、秋二季采挖，除去须根，洗净，置沸水中煮或蒸至无白心，晒至半干，除去外皮，晒干。

【炮　　制】　洗净，润透，切薄片，干燥。

【性　　状】　为不规则的薄片。外表皮灰白色或黄白色。切面类白色，角质样，半透明，维管束小点状，散生。质脆。气微，味苦，嚼之有黏性。

【功能主治】　收敛止血，消肿生肌。用于咯血，吐血，外伤出血，疮疡肿毒，皮肤皲裂。

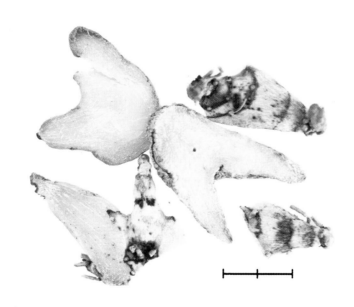

白及

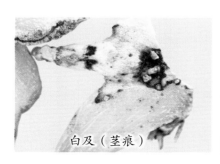

白及（茎痕）

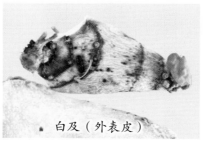

白及（外表皮）

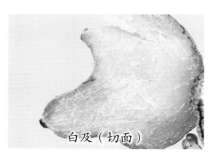

白及（切面）

白术

【来　　源】　菊科植物白术Atractylodes macrocephala Koidz.的干燥根茎。冬季下部叶枯黄、上部叶变脆时采挖，除去泥沙，烘干或晒干，再除去须根。

【炮　　制】　白术　除去杂质，洗净，润透，切厚片，干燥。

　　　　　　　麸炒白术　将蜜炙麸皮撒入热锅内，待冒烟时加入白术片，炒至黄棕色、逸出焦香气，取出，筛去蜜炙麸皮。每100kg白术片，用蜜炙麸皮10kg。

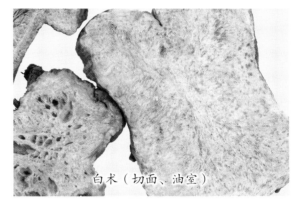

白术（切面、油室）

【性　　状】　白术　为不规则厚片，外表皮灰棕色或灰黄色。切面黄白色至淡棕色，散生棕黄色的点状油室，木部具放射状纹理；烘干者切面角质样，色较深或有裂隙。气清香，味甘、微辛，嚼之略带黏性。

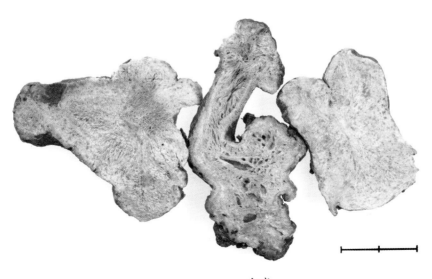

白术

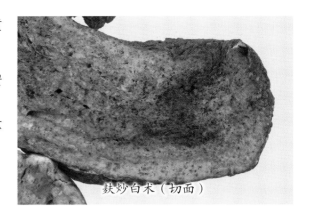

麸炒白术　形如白术片，表面黄棕色，偶见焦斑。略有焦香气。

【功能主治】　健脾益气，燥湿利水，止汗，安胎。用于脾虚食少，腹胀泄泻，痰饮眩悸，水肿，自汗，胎动不安。麸炒缓和燥性，增强健脾、消胀作用。

麸炒白术（切面）

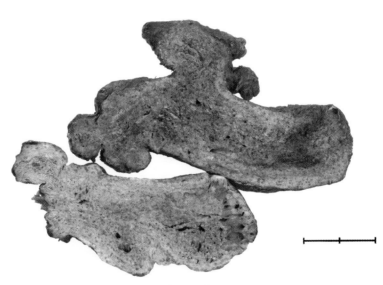

麸炒白术

白石英

【来　　源】 氧化物类石英族矿物石英。采得后，挑选纯白的石英。

【炮　　制】 除去杂质，加工成碎块。

【性　　状】 不规则颗粒，具棱角，白色或乳白色，表面不平坦，有光泽。质坚硬，体重。气微，味淡。

【功能主治】 镇静安神，止咳降逆。用于心悸不安，咳嗽气逆。

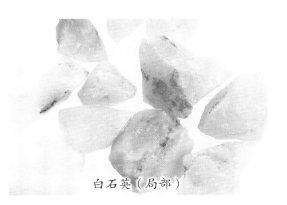

白石英（局部）

白石英

白头翁

【来　　源】 毛茛科植物白头翁Pulsatilla chinensis（Bge.）Regel 的干燥根。春、秋二季采挖，除去泥沙，干燥。

【炮　　制】 除去杂质，洗净，润透，切薄片，干燥。

【性　　状】 类圆形的片。外表皮黄棕色或棕褐色，具不规则纵皱纹或纵沟，近根头部有白色绒毛。切面皮部黄白色或淡黄棕色，木部淡黄色。气微，味微苦涩。

【功能主治】 清热解毒，凉血止痢。用于热毒血痢，阴痒带下。

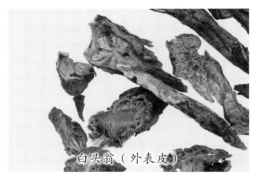
白头翁（外表皮）

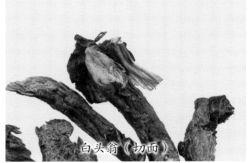
白头翁（切面）

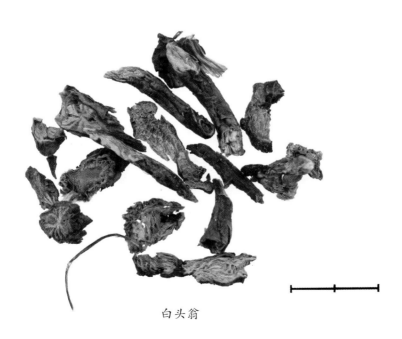
白头翁

白芍

【来　　源】　毛茛科植物芍药*Paeonia lactiflora* Pall.的干燥根。夏、秋二季采挖，洗净，除去头尾和细根，置沸水中煮后除去外皮或去皮后再煮，晒干。

【炮　　制】　白芍　洗净，润透，切薄片，干燥。

酒白芍　取净白芍，加入定量黄酒拌匀，稍闷润，待酒被吸尽后，置炒制容器内，用文火加热，炒干，取出晾凉。每100kg白芍，用黄酒10kg。

炒白芍　取净白芍，置炒制容器内，用文火加热，炒至表面微黄色，取出晾凉。筛去碎屑。

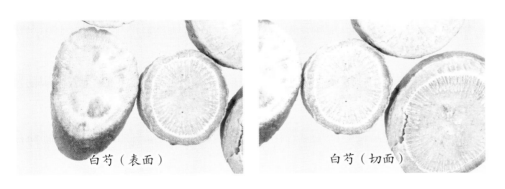

白芍（表面）　　　　　　　　白芍（切面）

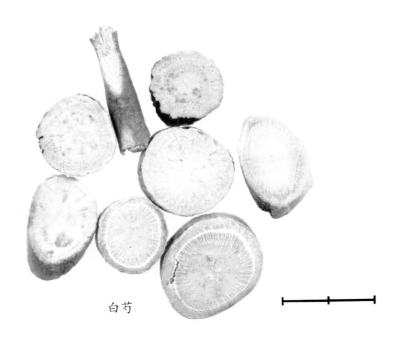

白芍

【性　　状】　白芍　类圆形的薄片。表面淡棕红色或类白色，平滑。切面类白色或微带棕红色，形成层环明显，可见稍隆起的筋脉纹呈放射状排列。气微，味微苦、酸。

酒白芍　形如白芍，表面微黄色或淡棕黄色，有的可见焦斑。微具酒香气。

炒白芍　形如白芍，表面微黄色或淡棕黄色，偶见有焦斑。气微香。

【功能主治】　养血调经，敛阴止汗，柔肝止痛，平抑肝阳。用于血虚萎黄，月经不调，自汗，盗汗，胁痛，腹痛，四肢挛痛，头痛眩晕。

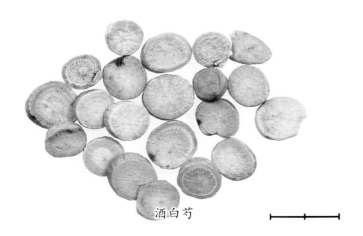

酒白芍

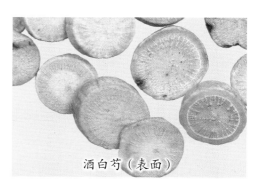

酒白芍（表面）

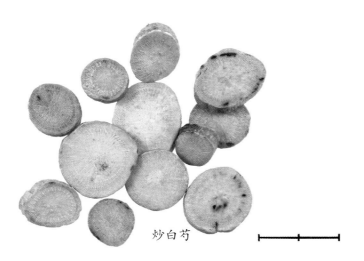

炒白芍

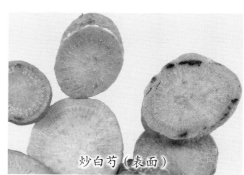

炒白芍（表面）

白芷

【来　　源】 伞形科植物白芷Angelica dahurica（Fisch. ex Hoffm.）Benth.et Hook.f. 或杭白芷Angelica dahurica（Fisch.ex Hoffm.）Benth. et Hook. f.var.formosana（Boiss.）Shan et Yuan的干燥根。夏、秋间叶黄时采挖，除去须根和泥沙，晒干或低温干燥。

【炮　　制】 除去杂质，大小分开，略浸，润透，切厚片，干燥。

【性　　状】 为类圆形的厚片。外表皮灰棕色或黄棕色。切面白色或灰白色，具粉性，形成层环棕色，近方形或近圆形，皮部散有多数棕色油点。气芳香，味辛、微苦。

【功能主治】 解表散寒，祛风止痛，宣通鼻窍，燥湿止带，消肿排脓。用于感冒头痛，眉棱骨痛，鼻塞流涕，鼻衄，鼻渊，牙痛，带下，疮疡肿痛。

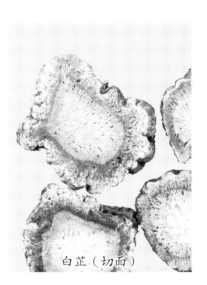

白芷（切面）

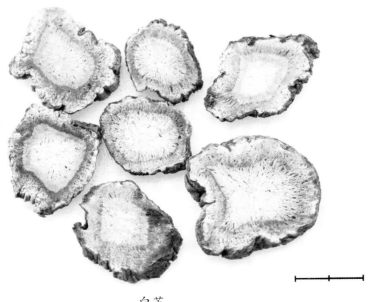

白芷

白花蛇舌草

【来　　源】　茜草科植物白花蛇舌草*Hedyotis diffasa* Willd. 的全草。夏、秋二季采收，洗净。或晒干，切段。

【炮　　制】　除去杂质，洗净，切段，干燥。

【性　　状】　为不规则段状。茎纤细，扁圆柱形，绿色或紫绿色，有分枝。叶线形，全缘，上面深绿色，下面淡绿色。蒴果单生或双生于叶腋，扁球形，直径2～3mm，具短柄，种子细小。气微，味微苦。

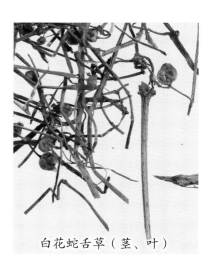

白花蛇舌草（茎、叶）

【功能主治】　消积败毒，消肿止痛。用于肠痈，小儿疳积，毒蛇咬伤，癌肿；外治白泡疮，癞疮。

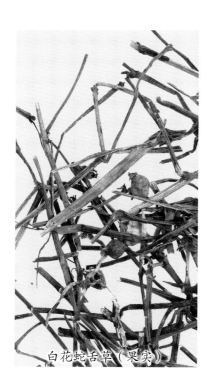

白花蛇舌草（果实）

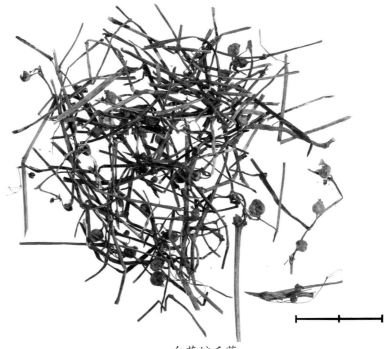

白花蛇舌草

中药饮片图鉴

白附子

【来　　源】 天南星科植物独角莲Typhonium giganteum Engl.的干燥块茎。秋季采挖，除去须根和外皮，晒干。

【炮　　制】 生白附子　除去杂质。

制白附子　取净白附子，分开大小个，浸泡，每日换水2～3次，数日后如起黏沫，换水后加白矾，泡一日后再进行换水，至口尝微有麻舌感为度，取出。将生姜片、白矾粉置锅内加适量水，煮沸后，倒入白附子共煮至无白心，捞出，除去生姜片，晾至六七成干，切厚片，干燥。每100kg白附子，用白矾2kg。

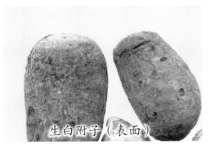
生白附子（表面）

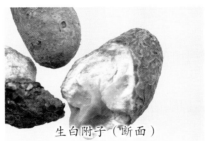
生白附子（断面）

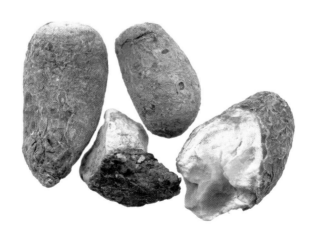
生白附子

【性　　状】　生白附子　呈椭圆形或卵圆形，长2～5cm，直径1～3cm。表面白色至黄白色，略粗糙，有环纹及须根痕，顶端有茎痕或芽痕。质坚硬，断面白色，粉性。气微，味淡、麻辣刺舌。

　　　　　　　制白附子　为类圆形或椭圆形厚片，外表皮淡棕色，切面黄色，角质。味淡，微有麻舌感。

【功能主治】　祛风痰，定惊搐，解毒散结，止痛。用于中风痰壅，口眼㖞斜，语言謇涩，惊风癫痫，破伤风，痰厥头痛，偏正头痛，瘰疬痰核，毒蛇咬伤。生品有毒，一般外用。炮制后可降低毒性，减轻麻辣味，增强祛风痰作用。

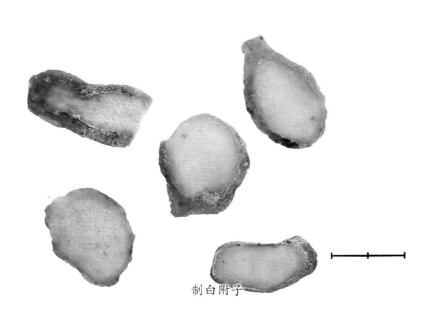

制白附子

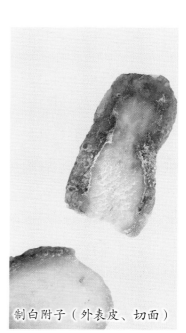

制白附子（外表皮、切面）

白茅根

【来　　源】 禾本科植物白茅 *Imperata cylindrica* Beauv. var. *major*（Nees）C.E.Hubb. 的干燥根茎。春、秋二季采挖，洗净，晒干，除去须根和膜质叶鞘，捆成小把。

【炮　　制】 白茅根　洗净，微润，切段，干燥，除去碎屑。

茅根炭　取净白茅根，置炒制容器内，用中火加热，炒至表面焦褐色，内部焦黄色，喷淋少许清水，灭尽火星，取出晾干。

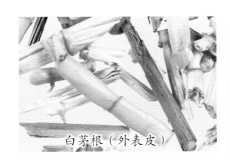
白茅根（外表皮）

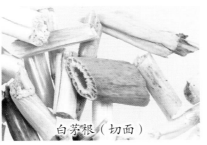
白茅根（切面）

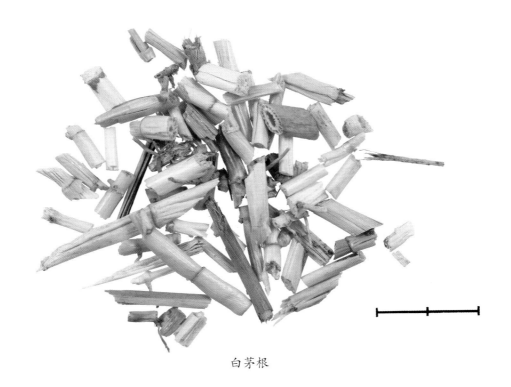
白茅根

【性　　状】 　白茅根　呈圆柱形的段。外表皮黄白色或淡黄色，微有光泽，具纵皱纹，有的可见稍隆起的节。切面皮部白色，多有裂隙，放射状排列，中柱淡黄色或中空，易与皮部剥离。气微，味微甜。

茅根炭　形如白茅根，表面黑褐色至黑色，具纵皱纹，有的可见淡棕色稍隆起的节。略具焦香气，味苦。

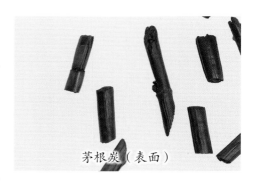
茅根炭（表面）

【功能主治】 　凉血止血，清热利尿。用于血热吐血，衄血，尿血，热病烦渴，湿热黄疸，水肿尿少，热淋涩痛。炒炭后，味涩，寒性减弱。清热凉血作用轻微，止血作用增强，专用于出血证，并偏于收敛止血。

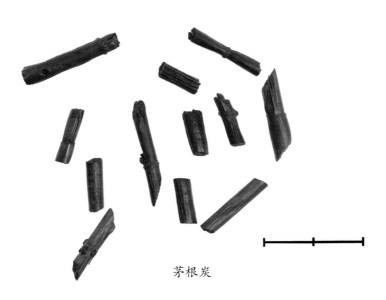
茅根炭

白 矾

【来　源】　硫酸盐类矿物明矾石经加工提炼制成。主含含水硫酸铝钾[KAl(SO$_4$)$_2$·12H$_2$O]。

【炮　制】　白矾　除去杂质。用时捣碎。

枯矾　取净白矾，置适宜容器内，加热至熔化，继续煅至完全失去结晶水、呈白色蜂窝状固体时（煅制过程中忌搅拌），晾凉，取出，加工成碎块。

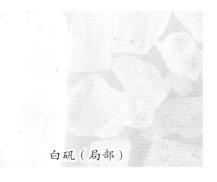

白矾（局部）

【性　状】　白矾　呈不规则的块状或粒状。无色或淡黄白色，透明或半透明。表面略平滑或凹凸不平，具细密纵棱，有玻璃样光泽。质硬而脆。气微，味酸、微甘而极涩。

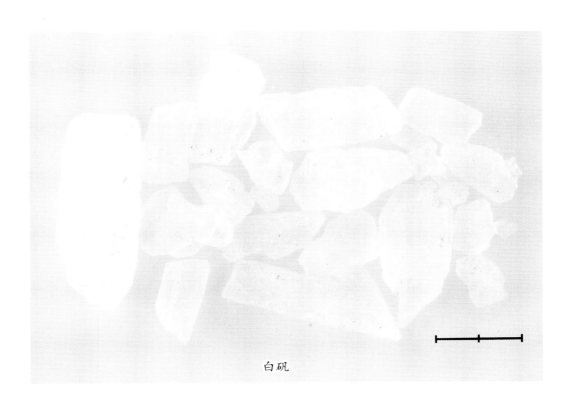

白矾

枯矾　呈不透明、白色、蜂窝状或海绵状固体块状物或细粉，无结晶样物质。体轻质松，手捻易碎，味酸涩。

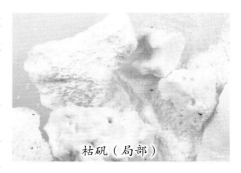

枯矾（局部）

【功能主治】　外用解毒杀虫，燥湿止痒；内服止血止泻，祛除风痰。外治用于湿疹，疥癣，脱肛，痔疮，聤耳流脓；内服用于久泻不止，便血，崩漏，癫痫发狂。枯矾收湿敛疮，止血化腐。用于湿疹湿疮，脱肛，痔疮，聤耳流脓，阴痒带下，鼻衄齿衄，鼻息肉。

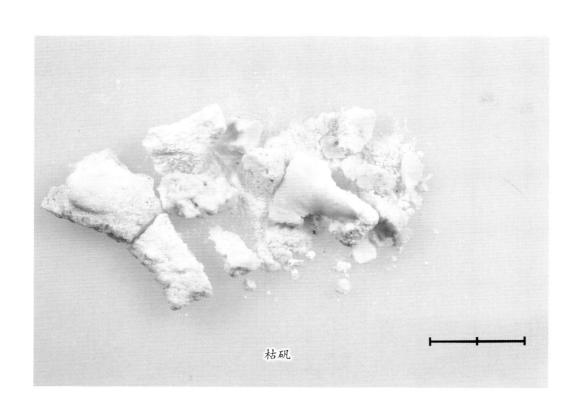

枯矾

白 果

【来　　源】 银杏科植物银杏*Ginkgo biloba* L.的干燥成熟种子。秋季种子成熟时采收，除去肉质外种皮，洗净，稍蒸或略煮后，烘干。

【炮　　制】 白果仁　取白果，除去杂质及硬壳。用时捣碎。

炒白果仁　取白果仁，置炒制容器内，用文火加热，炒至深黄色，有香气，取出，晾凉。用时捣碎。

【性　　状】 白果仁　为宽卵球形或椭圆形的种仁。一端淡棕色，另一端金黄色，横断面外层黄色，胶质样，内层淡黄色或淡绿色，粉性，中间有空隙。气微，味甘、微苦。

炒白果仁　形如白果仁，表面深黄色，有焦斑，气香。

【功能主治】 敛肺定喘，止带缩尿。用于痰多喘咳，带下白浊，遗尿尿频。炒后毒性降低，常用于气逆喘咳，带下。

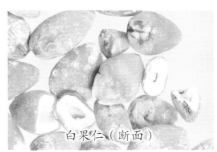
白果仁（断面）

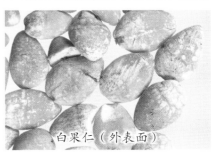
白果仁（外表面）

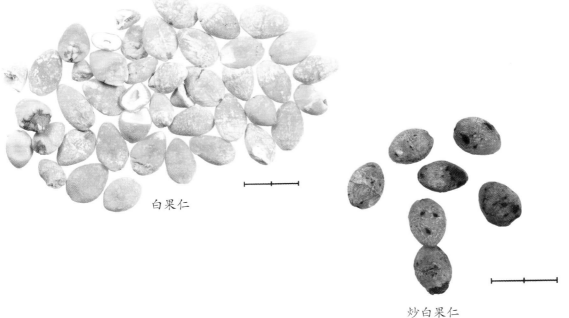
白果仁

炒白果仁

白屈菜

【来　　源】 罂粟科植物白屈菜 *Chelidonium majus* L.的干燥全草。夏、秋二季采挖，除去泥砂，阴干或晒干。

【炮　　制】 除去杂质，喷淋清水，稍润，切段，干燥。

【性　　状】 为不规则段状。根灰黑色或灰褐色，松泡。茎中空，表面棕黄色，有纵棱。叶多破碎，完整者为羽状分裂，裂片先端钝，边缘具不整齐的缺刻；上表面黄绿色；下表面绿灰色，具白色柔毛。花瓣4片，黄色，常已脱落。气微，味微苦。

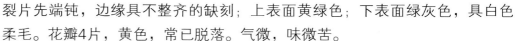
白屈菜（茎、叶）

【功能主治】 解痉止痛，止咳平喘。用于胃脘挛痛，咳嗽气喘，百日咳。

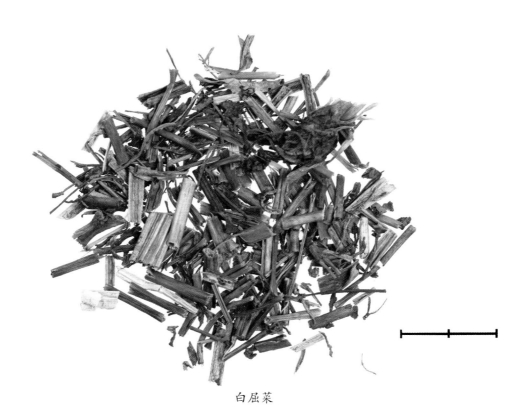
白屈菜

白药子

【来　　源】 防己科植物头花千金藤 *Stephania cepharantha* Hayata的干燥块根。秋、冬二季采挖，除去须根，洗净，切厚片，干燥。

【炮　　制】 除去杂质。

【性　　状】 为类圆形或不规则厚片。外表皮暗褐色，具不规则皱纹，有的可见
须根痕。切面类白色或灰白色，显粉性，可见筋脉纹，有的略呈环状排列。质硬而脆，易折断。气微，味苦。

【功能主治】 清热消肿，凉血解毒，止痛。用于咽痛喉痹，咳嗽，吐血，衄血，金疮出血，热毒痈肿，瘰疬。

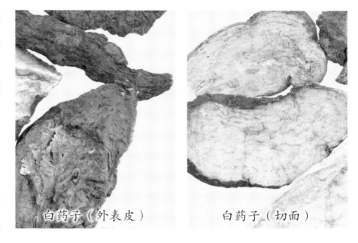

白药子（外表皮）　　　　　白药子（切面）

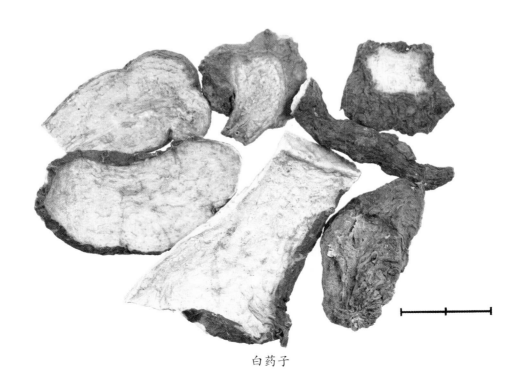

白药子

195

中药饮片图鉴

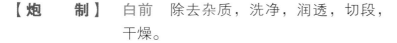

白 前

【来　　源】 萝藦科植物柳叶白前Cynanchum stauntonii（Decne.）Schltr. ex Lévl.或芫花叶白前Cynanchum glaucescens（Decne.）Hand. -Mazz.的干燥根茎和根。秋季采挖，洗净，晒干。

【炮　　制】 白前　除去杂质，洗净，润透，切段，干燥。

蜜白前　取炼蜜，加适量开水稀释，淋于白前内拌匀，闷润，置炒制容器内，用文火加热，炒至表面深黄色、不粘手时，取出晾凉。每100kg白前，用炼蜜25kg。

【性　　状】 白前　为圆柱形小段。表面黄棕色、淡黄色或灰绿色。断面灰黄色或灰白色，中空。气微，味微甜。

蜜白前　形如白前，表面深黄色，微有光泽，略有黏性，味甜。

【功能主治】 降气，消痰，止咳。用于肺气壅实，咳嗽痰多，胸满喘急。蜜炙能缓和白前对胃的刺激性，偏于润肺降气，增强止咳作用。

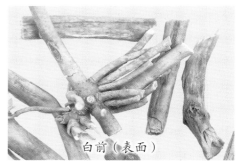

白前（表面）

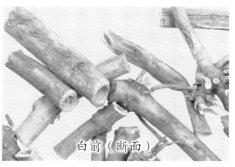

白前（断面）

中药饮片图鉴

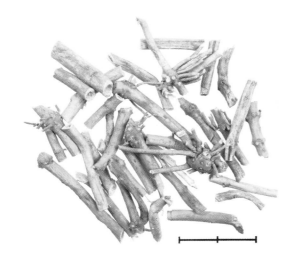

白前

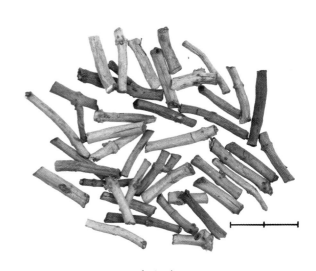

蜜白前

白扁豆

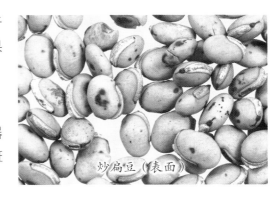

炒扁豆（表面）

【来　　源】　豆科植物扁豆*Dolichos lablab* L.的干燥成熟种子。秋、冬二季采收成熟果实，晒干，取出种子，再晒干。

【炮　　制】　白扁豆　除去杂质。用时捣碎。

炒扁豆　取净白扁豆，置炒制容器内，用文火炒至表面微黄，略有焦斑时，取出放凉。用时捣碎。

【性　　状】　白扁豆　为扁椭圆形或扁卵圆形，长8～13mm，宽6～9mm，厚约7mm。表面淡黄白色或淡黄色，平滑，略有光泽，一侧边缘有隆起的白色眉状种阜。质坚硬。种皮薄而脆，子叶2，肥厚，黄白色。气微，味淡，嚼之有豆腥气。

炒扁豆　形如白扁豆，表面微黄，略具焦斑，有香气。

【功能主治】　健脾化湿，和中消暑。用于脾胃虚弱，食欲不振，大便溏泻，白带过多，暑湿吐泻，胸闷腹胀。炒白扁豆健脾化湿。用于脾虚泄泻，白带过多。

197

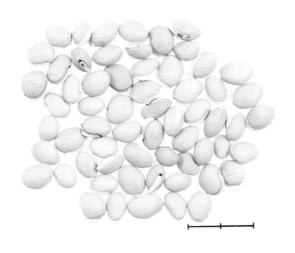

白扁豆

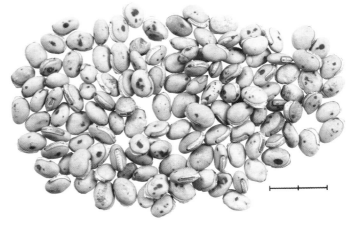

炒扁豆

白蔹

【来　　源】 葡萄科植物白蔹Ampelopsis japonica （Thunb.）Makino 的干燥块根。春、秋二季采挖，除去泥沙和细根，切成纵瓣或斜片，晒干。

【炮　　制】 除去杂质，洗净，润透，切厚片，干燥。

【性　　状】 为卵圆形斜片或不规则的厚片。外表皮红棕色或红褐色，易层层脱落，脱落处呈淡红棕色。切面类白色或浅红棕色，可见放射状纹理。质略硬，折断面显粉性。气微，味甘。

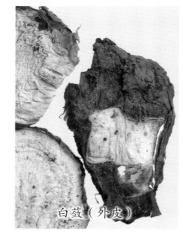 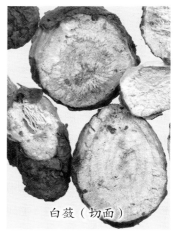

白蔹（外皮）　　　　　　白蔹（切面）

【功能主治】 清热解毒，消痈散结，敛疮生肌。用于痈疽发背，疔疮，瘰疬，烧烫伤。

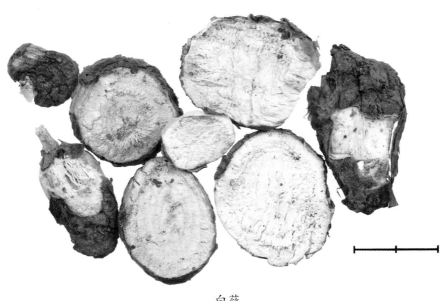

白蔹

白鲜皮

【来　　源】　芸香科植物白鲜*Dictamnus dasycarpus* Turcz.的干燥根皮。春、秋二季采挖根部，除去泥沙和粗皮，剥取根皮，干燥。

【炮　　制】　除去杂质，洗净，稍润，切厚片，干燥。

【性　　状】　为不规则的厚片。外表皮灰白色或淡灰黄色，具细纵皱纹及细根痕，常有突起的颗粒状小点；内表面类白色，有细纵纹。切面类白色，略呈层片状。有羊膻气，味微苦。

【功能主治】　清热燥湿，祛风解毒。用于湿热疮毒，黄水淋漓，湿疹，风疹，疥癣疮癞，风湿热痹，黄疸尿赤。

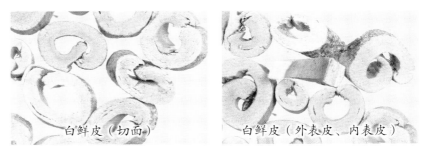

白鲜皮（切面）　　　　　　　白鲜皮（外表皮、内表皮）

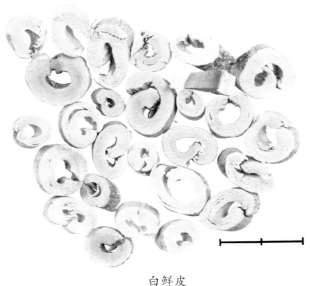

白鲜皮

白 薇

【来　　源】　萝藦科植物白薇 *Cynanchum atratum* Bge.或蔓生白薇 *Cynanchum versicolor* Bge.的干燥根和根茎。春、秋二季采挖，洗净，干燥。

【炮　　制】　除去杂质，洗净，润透，切段，干燥。

【性　　状】　为不规则的段。表面棕黄色。切断面皮部黄白色，木部黄色。质脆。气微，味微苦。

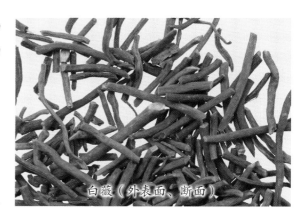
白薇（外表面、断面）

【功能主治】　清热凉血，利尿通淋，解毒疗疮。用于温邪伤营发热，阴虚发热，骨蒸劳热，产后血虚发热，热淋，血淋，痈疽肿毒。

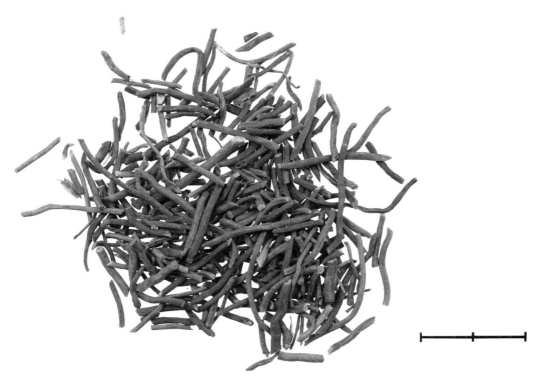
白薇

瓜子金

【来　　源】　远志科植物瓜子金*Polygala japonica* Houtt.的干燥全草。春末花开时采挖，除去泥沙，晒干。

【炮　　制】　除去杂质，洗净，稍润至软，切段，干燥。

【性　　状】　为不规则的段。根、茎、叶、花混合。根呈圆柱形，黄褐色。茎黄褐色或紫褐色，被细毛。叶片多皱缩，上表面灰绿色至黄绿色，叶脉上有细柔毛，革质。花紫白色，蝶形。蒴果广卵圆形而扁，先端微凹，边缘有膜质宽翅。气微，味稍辛辣而苦。

【功能主治】　祛痰止咳，活血消肿，解毒止痛。用于咳嗽痰多，咽喉肿痛；外治跌打损伤，疔疮疖肿，蛇虫咬伤。

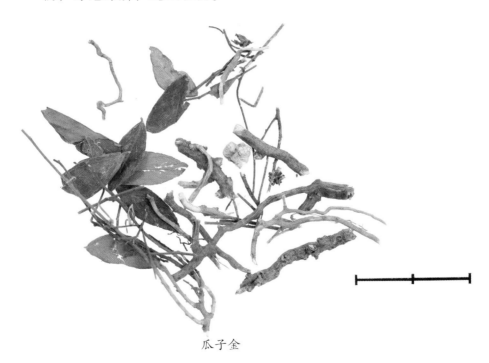

瓜子金

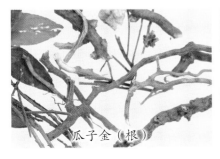

瓜子金（根）

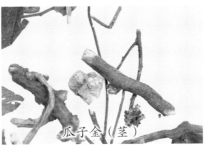

瓜子金（茎）

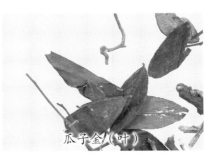

瓜子金（叶）

瓜蒌

【来　　源】 葫芦科植物栝楼Trichosanthes kirilowii Maxim.或双边栝楼Trichosanthes rosthornii Harms的干燥成熟果实。秋季果实成熟时，连果梗剪下，置通风处阴干。

【炮　　制】 压扁，切丝或切块。

【性　　状】 为不规则的丝或块状。外表面橙红色或橙黄色，皱缩或较光滑；内表面黄白色，有红黄色丝络，果瓤橙黄色，与多数种子粘结成团。具焦糖气，味微酸、甜。

【功能主治】 清热涤痰，宽胸散结，润燥滑肠。用于肺热咳嗽，痰浊黄稠，胸痹心痛，结胸痞满，乳痈，肺痈，肠痈，大便秘结。

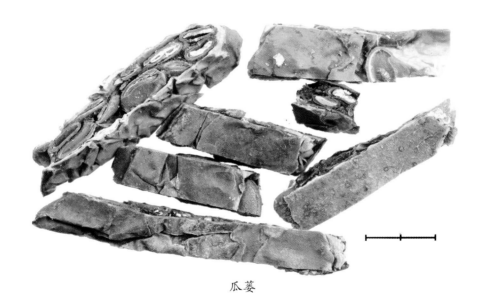

瓜蒌

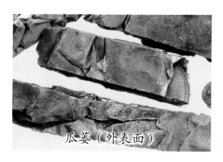

瓜蒌（外表面）

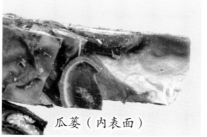

瓜蒌（内表面）

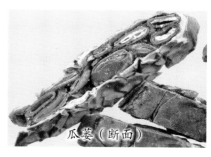

瓜蒌（断面）

瓜蒌子

【来　　源】　葫芦科植物栝楼 *Trichosanthes kirilowii* Maxim.或双边栝楼 *Trichosanthes rosthornii* Harms的干燥成熟种子。秋季采摘成熟果实，剖开，取出种子，洗净，晒干。

【炮　　制】　瓜蒌子　除去杂质及干瘪的种子，洗净，晒干。用时捣碎。

　　　　　　　炒瓜蒌子　取瓜蒌子，置炒制容器内，用文火加热，炒至微鼓起，取出，放凉。用时捣碎。

【性　　状】　瓜蒌子　①栝楼：呈扁平椭圆形，长12～15mm，宽6～10mm，厚约3.5mm。表面浅棕色至棕褐色，平滑，沿边缘有1圈沟纹。顶端较尖，有种脐，基部钝圆或较狭。种皮坚硬；内种皮膜质，灰绿色，子叶2，黄白色，富油性。气微，味淡。②双边栝楼：较大而扁，长15～19mm，宽8～10mm，厚约2.5mm。表面棕褐色，沟纹明显而环边较宽。顶端平截。

　　　　　　　炒瓜蒌子　形如瓜蒌子，表面淡棕褐色至棕褐色，有的略具焦斑，气略焦

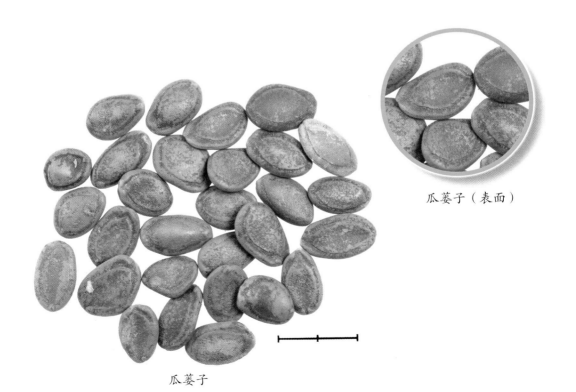

瓜蒌子（表面）

瓜蒌子

香，味淡。

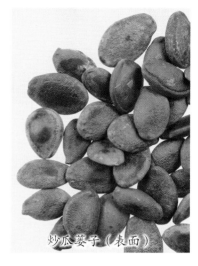
炒瓜蒌子（表面）

【功能主治】　润肺化痰，滑肠通便。用干燥咳痰黏，肠燥便秘。生品寒滑之性明显，长于润肺化痰，滑肠通便。炒后寒性减弱，长于理肺化痰。

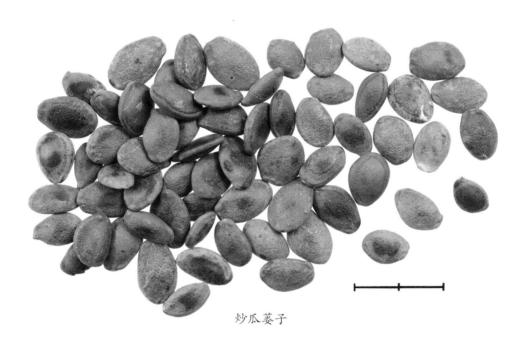
炒瓜蒌子

中药饮片图鉴

瓜蒌皮

【来　　源】　葫芦科植物栝楼Trichosanthes kirilowii Maxim.或双边栝楼Trichosanthes rosthornii Harms的干燥成熟果皮。秋季采摘成熟果实，剖开，除去果瓤及种子，阴干。

【炮　　制】　洗净，稍晾，切丝，晒干。

【性　　状】　为不规则宽丝。外表面橙红色或橙黄色，皱缩或较光滑。内表面黄白色。质较脆，易折断。具焦糖气，味淡、微酸。

【功能主治】　清热化痰，利气宽胸。用于痰热咳嗽，胸闷胁痛。

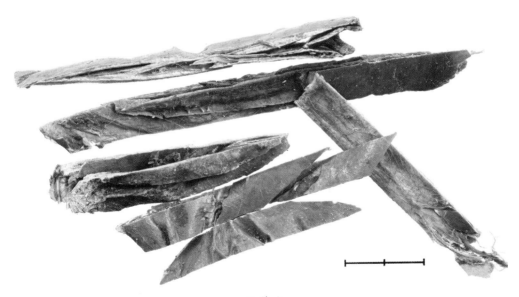

瓜蒌皮

中药饮片图鉴

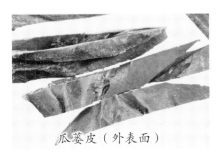

瓜蒌皮（外表面）

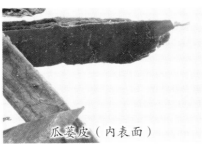

瓜蒌皮（内表面）

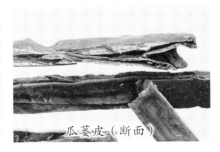

瓜蒌皮（断面）

冬瓜子

【来　　源】 胡芦科植物冬瓜 *Benincasa hispida* （Thunb.）Cogn. 的干燥成熟种子。秋季果实成熟时，取出种子，洗净，晒干。

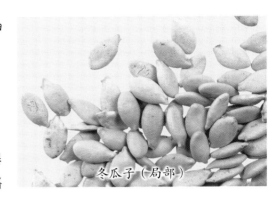

冬瓜子（局部）

【炮　　制】 冬瓜子　除去杂质，用时捣碎。

炒冬瓜子　取冬瓜子，置炒制容器内，用文火加热，不断翻炒至表面略呈黄色，稍有焦斑为度，取出放凉，用时捣碎。

【性　　状】 冬瓜子　扁平卵圆形，长1～1.4cm，宽0.5～0.8cm。表面黄色。顶端较尖，一侧有小突起的种脐，基部钝圆。边缘光滑或两面边缘均有一环形的边。子叶2，有油性。微有香气，味微甜。

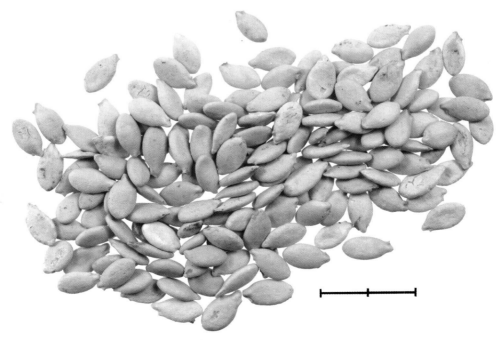

冬瓜子

炒冬瓜子　形如冬瓜子，稍鼓起，外表微黄色，略有焦斑，断面淡黄色，气微香。

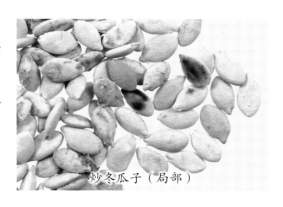

炒冬瓜子（局部）

【功能主治】　清肺化痰，利湿排脓。生品性味甘寒，具有清肺化痰，消痈排脓的功能。炒冬瓜子缓和寒性，气香启脾，长于渗湿化浊。

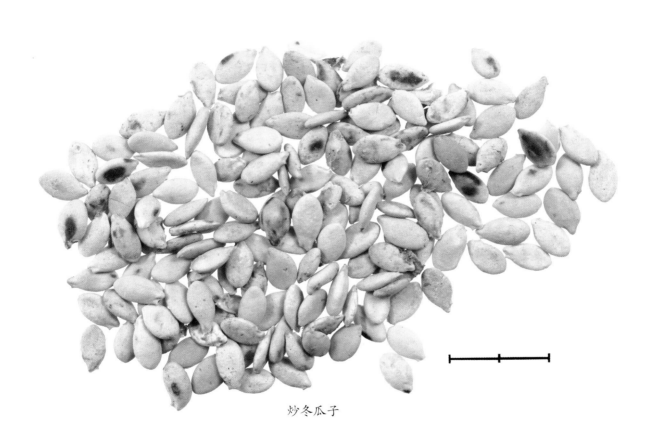

炒冬瓜子

207

冬瓜皮

【来　　源】　葫芦科植物冬瓜 *Benincasa hispida*（Thunb.）Cogn.的干燥外层果皮。食用冬瓜时，洗净，削取外层果皮，晒干。

【炮　　制】　除去杂质，洗净，切块或宽丝，干燥。

【性　　状】　为不规则的块或丝，常向内卷曲，大小不一。外表面灰绿色或黄白色，被有白霜，有的较光滑不被白霜；内表面较粗糙，有的可见筋脉状维管束。体轻，质脆。气微，味淡。

【功能主治】　利尿消肿。用于水肿胀满，小便不利，暑热口渴，小便短赤。

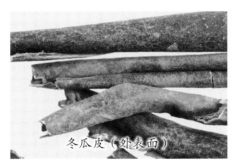
冬瓜皮（外表面）

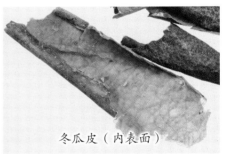
冬瓜皮（内表面）

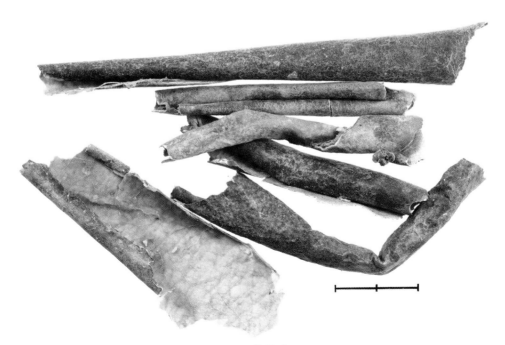
冬瓜皮

208

冬虫夏草

【来　　源】　麦角菌科真菌冬虫夏草菌*Cordyceps sinensis*（Berk.）Sacc.寄生在蝙蝠蛾科昆虫幼虫上的子座和幼虫尸体的干燥复合体。夏初子座出土、孢子未散发时挖取，晒至六七成干，除去似纤维状的附着物及杂质，晒干或低温干燥。

【炮　　制】　除去杂质。

【性　　状】　由虫体与从虫头部长出的真菌子座相连而成。虫体似蚕，长3～5cm，直径0.3～0.8cm；表面深黄色至黄棕色，有环纹20～30个，近头部的环纹较细；头部红棕色，足8对，中部4对较明显；质脆，易折断，断面略平坦，淡黄白色。子座细长圆柱形，长4～7cm，直径约0.3cm；表面深棕色至棕褐色，有细纵皱纹，上部稍膨大；质柔韧，断面类白色。气微腥，味微苦。

【功能主治】　补肾益肺，止血化痰。用于肾虚精亏，阳痿遗精，腰膝酸痛，久咳虚喘，劳嗽咯血。

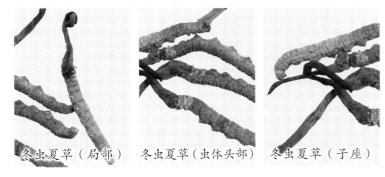

冬虫夏草（局部）　　冬虫夏草（虫体头部）　　冬虫夏草（子座）

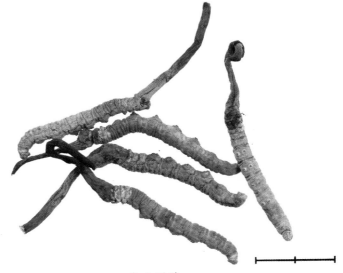

冬虫夏草

冬凌草

【来　　源】　唇形科植物碎米桠 *Rabdosia rubescens*(Hemsl.) Hara 的干燥地上部分。夏、秋二季茎叶茂盛时采割，晒干。

【炮　　制】　除去杂质，切段，干燥。

【性　　状】　茎基部近圆形，上部方柱形，长30~70cm。表面红紫色，有柔毛；质硬而脆，断面淡黄色。叶对生，有柄；叶片皱缩或破碎，完整者展平后呈卵形或卵形菱状，长2~6cm，宽1.5~3cm；先端锐尖或渐尖，基部宽楔形，急缩下延成假翅，边缘具粗锯齿；上表面棕绿色，下表面淡绿色，沿叶脉被疏柔毛。有时带花，聚伞状圆锥花序顶生，花小，花萼筒状钟形，5裂齿，花冠二唇形。气微香，味苦、甘。

【功能主治】　清热解毒，活血止痛。用于咽喉肿痛，癥瘕痞块，蛇虫咬伤。

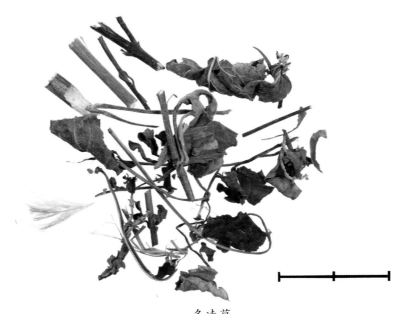

冬凌草

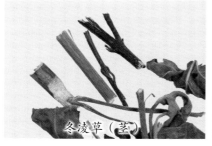
冬凌草（茎）

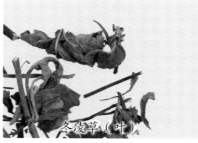
冬凌草（叶）

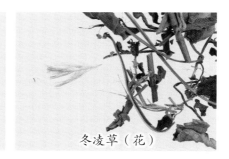
冬凌草（花）

玄明粉

【来　　源】　芒硝经风化干燥制得。主含硫酸钠（Na_2SO_4）。

【炮　　制】　取重结晶之芒硝，打碎，包裹悬挂于阴凉通风处，令其自然风化成白色质轻粉末。或取芒硝置平底盆内，露放通风处，令其风化，消失水分，成为白色粉末，即得。

【性　　状】　白色细腻粉末，质轻，用手搓之微有涩感，有引湿性。无臭，味微咸。

【功能主治】　泻下通便，润燥软坚，清火消肿。用于实热积滞，大便燥结，腹满胀痛；外治咽喉肿痛，口舌生疮，牙龈肿痛，目赤，痈肿，丹毒。

玄明粉

玄参

【来　　源】 玄参科植物玄参*Scrophularia ning-poensis* Hemsl.的干燥根。冬季茎叶枯萎时采挖，除去根茎、幼芽、须根及泥沙，晒或烘至半干，堆放3~6天，反复数次至干燥。

【炮　　制】 除去残留根茎和杂质，洗净，润透，切薄片，干燥；或微泡，蒸透，稍晾，切薄片，干燥。

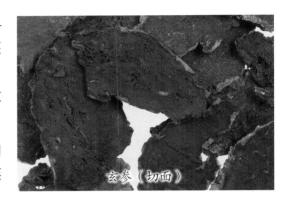

玄参（切面）

【性　　状】 为类圆形或椭圆形的薄片。外表皮灰黄色或灰褐色。切面黑色，微有光泽，有的具裂隙。气特异似焦糖，味甘、微苦。

【功能主治】 清热凉血，滋阴降火，解毒散结。用于热入营血，温毒发斑，热病伤阴，舌绛烦渴，津伤便秘，骨蒸劳嗽，目赤，咽痛，白喉，瘰疬，痈肿疮毒。

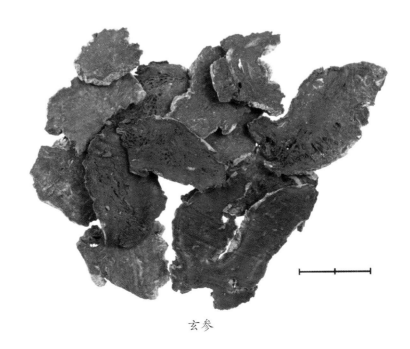

玄参

半边莲

【来　　源】 桔梗科植物半边莲 *Lobelia chinensis Lour.* 的干燥全草。夏季采收，除去泥沙，洗净，晒干。

【炮　　制】 除去杂质，洗净，切段，干燥。

【性　　状】 为不规则的段。根及根茎细小，表面淡棕黄色或黄色。茎细，灰绿色，节明显。叶无柄，叶片多皱缩，绿褐色，狭披针形，边缘具疏而浅的齿或全缘。气味特异，味微甘而辛。

【功能主治】 清热解毒，利尿消肿。用于痈肿疔疮，蛇虫咬伤，臌胀水肿，湿热黄疸，湿疹湿疮。

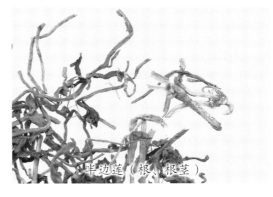
半边莲（根、根茎）

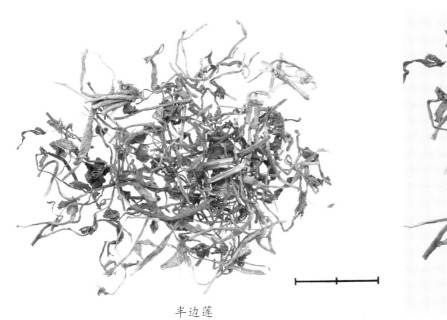
半边莲

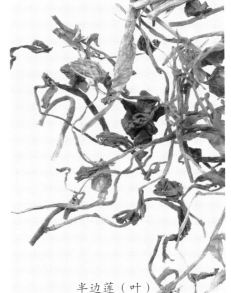
半边莲（叶）

半枝莲

【来　　源】　唇形科植物半枝莲Scutellaria barbata D.Don的干燥全草。夏、秋二季茎叶茂盛时采挖，洗净，晒干。

【炮　　制】　除去杂质，洗净，切段，干燥。

【性　　状】　为不规则的段。茎方柱形，中空，表面暗紫色或棕绿色。叶对生，多破碎，上表面暗绿色，下表面灰绿色。花萼下唇裂片钝或较圆；花冠唇形，棕黄色或浅蓝紫色，被毛。果实扁球形，浅棕色。气微，味微苦。

【功能主治】　清热解毒，化瘀利尿。用于疔疮肿毒，咽喉肿痛，跌仆伤痛，水肿，黄疸，蛇虫咬伤。

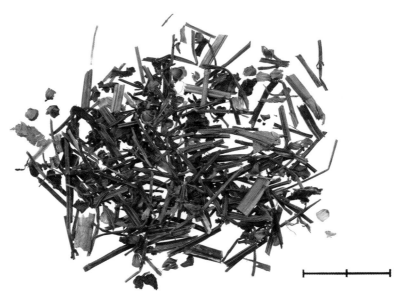

半枝莲

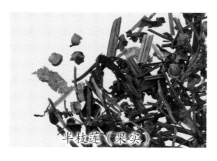

半枝莲（果实）

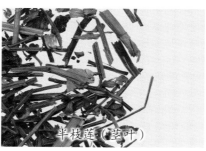

半枝莲（茎叶）

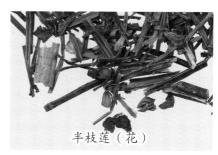

半枝莲（花）

半夏

【来　　源】天南星科植物半夏Pinellia ternata（Thunb.）Breit.的干燥块茎。夏、秋二季采挖，洗净，除去外皮和须根，晒干。

【炮　　制】生半夏　用时捣碎。

清半夏　取净半夏，大小分开，用8％白矾溶液浸泡至内无干心，口尝微有麻舌感，取出，洗净，切厚片，干燥。每100kg净半夏，用白矾20kg。

姜半夏　取净半夏，大小分开，用水浸泡至内无干心时取出；另取生姜切片煎汤，加白矾与半夏共煮透，取出，晾干，或晾至半干，干燥；或切薄片，干燥。每100kg净半夏，用生姜25kg、白矾12.5kg。

法半夏　取净半夏，大小分开，用水浸透至内无干心，取出；另取甘草适量，加水煎煮二次，合并煎液，倒入用适量石灰水配制的石灰液中，

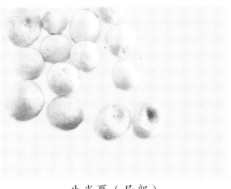

生半夏（局部）

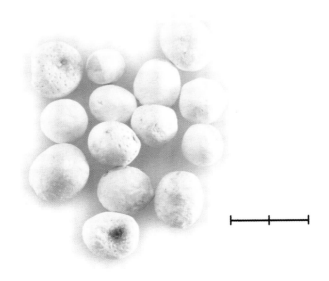

生半夏

搅匀，加入上述已浸透的半夏，浸泡，每日搅拌1~2次，并保持浸液pH值12以上，至剖面黄色均匀，口尝微有麻舌感时，取出，洗净，阴干或烘干，即得。每100kg净半夏，用甘草15kg、生石灰10kg。

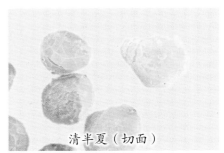

清半夏（切面）

【性　　状】　生半夏　呈类球形，有的稍偏斜，直径1~1.5cm。表面白色或浅黄色，顶端有凹陷的茎痕，周围密布麻点状根痕；下面钝圆，较光滑。质坚实，断面洁白，富粉性。气微，味辛辣、麻舌而刺喉。

清半夏　呈椭圆形、类圆形或不规则的片。切面淡灰色至灰白色，可见灰白色点

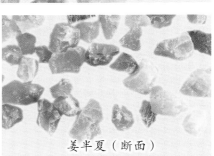

姜半夏（断面）

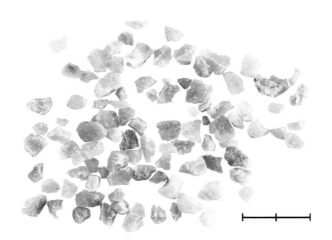

姜半夏

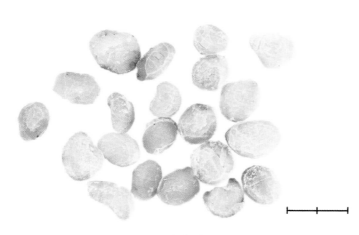

清半夏

状或短线状维管束迹，有的残留栓皮处下方显淡紫红色斑纹。质脆，易折断，断面略呈角质样。气微，味微涩、微有麻舌感。

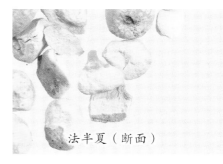

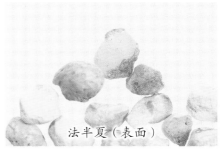

法半夏（断面）

姜半夏　呈片状、不规则颗粒状或类球形。表面棕色至棕褐色。质硬脆，断面淡黄棕色，常具角质样光泽。气微香，味淡、微有麻舌感，嚼之略粘牙。

法半夏　呈类球形或破碎成不规则颗粒状。表面淡黄白色、黄色或棕黄色。质较松脆或硬脆，断面黄色或淡黄色，颗粒者质稍硬脆。气微，味淡略甘、微有麻舌感。

法半夏（表面）

【功能主治】　燥湿化痰，降逆止呕，消痞散结。生品有毒，多炮制后使用。清半夏燥湿化痰，用于湿痰咳嗽，胃脘痞满，痰涎凝聚，咳吐不出。姜半夏温中化痰，降逆止呕，用于痰饮呕吐，胃脘痞满。法半夏燥湿化痰，用于痰多咳喘，痰饮眩悸，风痰眩晕，痰厥头痛。

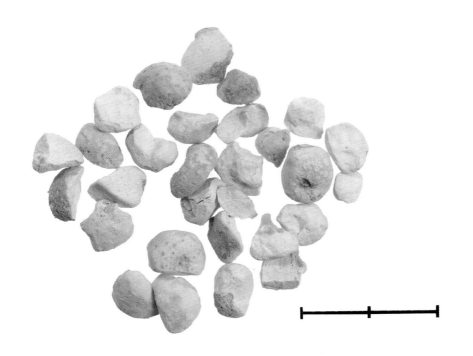

法半夏

半夏曲

【来　　源】　法半夏、苦杏仁等药与面粉混合，经发酵制成的干燥曲块。

【炮　　制】　半夏曲　取赤小豆加工成粗粉，加水煎煮2小时成粥状，发酵2天，备用。另取法半夏、苦杏仁、青蒿、辣蓼、苍耳秧分别粉碎成粗粉，与面粉和赤小豆粥混匀，制成握之成团、掷之即散的软材。置适宜容器内，上盖荷麻叶，保持温度30～35℃、湿度70％～80％，发酵2～3天，待表面生出白霉衣时，取出，除去荷麻叶。搓条，切成圆形或6～9mm立方块，烘干。

麸炒半夏曲　取麸皮，撒入热锅内，待冒烟时，加入半夏曲块，迅速翻动，用文火炒至表面深黄色，取出，筛去麸皮，晾凉。每100kg半夏曲，用麦麸10kg。

【性　　状】　半夏曲　立方形小块或圆柱条形的段。表面呈淡黄色或灰黄色，微有裂隙，粗糙。质松易碎。气微，味微辛。

麸炒半夏曲　立方形小块或圆柱形的段。表面呈深黄色或棕黄色，微有裂隙，粗糙。质松易碎。有焦香气。

【功能主治】　降逆止呕，止咳化痰。用于恶心呕吐，食欲不振，咳嗽痰壅。麸炒后增强健胃消食作用。

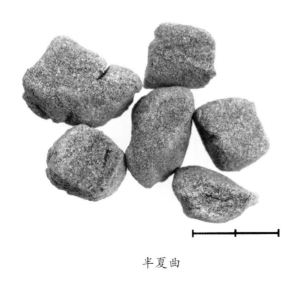

半夏曲

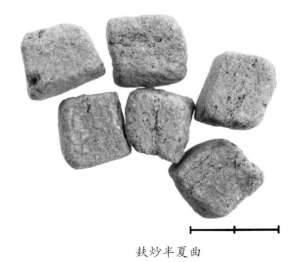

麸炒半夏曲

母丁香

【来　　源】 桃金娘科植物丁香*Eugenia caryophyllata* Thunb.的干燥近成熟果实。果将熟时采摘，晒干。

【炮　　制】 除去杂质。用时捣碎。

【性　　状】 呈卵圆形或长椭圆形，长1.5～3cm，直径0.5～1cm。表面黄棕色或褐棕色，有细皱纹；顶端有四个宿存萼片向内弯曲成钩状；基部有果梗痕；果皮与种仁可剥离，种仁由两片子叶合抱而成，棕色或暗棕色，显油性，中央具一明显的纵沟；内有胚，呈细杆状。质较硬，难折断。气香，味麻辣。

母丁香(局部)

【功能主治】 温中降逆，补肾助阳。用于脾胃虚寒，呃逆呕吐，食少吐泻，心腹冷痛，肾虚阳痿。

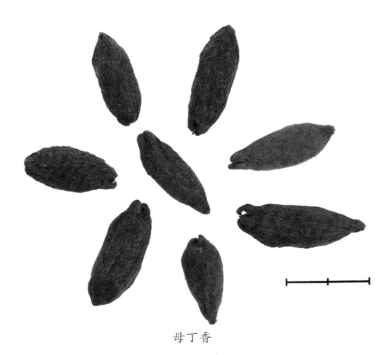

母丁香

丝瓜络

【来　　源】 葫芦科植物丝瓜*Luffa cylindrica* （L.）Roem.的干燥成熟果实的维管束。夏、秋二季果实成熟、果皮变黄、内部干枯时采摘，除去外皮和果肉，洗净，晒干，除去种子。

【炮　　制】 除去残留种子及外皮，切段。

【性　　状】 为筋络（维管束）交织而成的网状小块。表面黄白色。体轻，质韧，有弹性，气微，味淡。

【功能主治】 祛风，通络，活血，下乳。用于痹痛拘挛，胸胁胀痛，乳汁不通，乳痈肿痛。

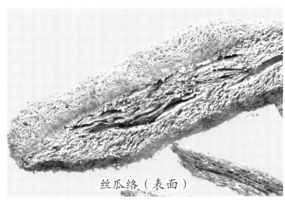
丝瓜络（表面）

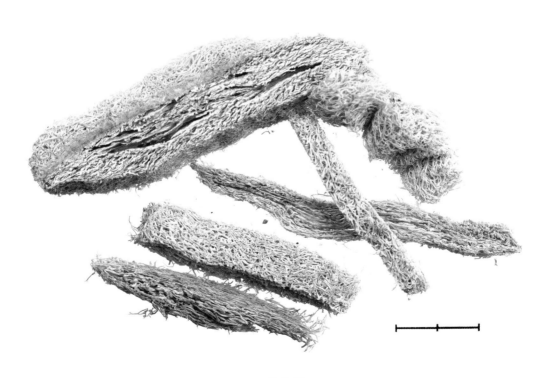
丝瓜络

老鹳草

【来　　源】 牻牛儿苗科植物牻牛儿苗 *Erodium stephanianum* Willd.、老鹳草 *Geranium wilfordii* Maxim.或野老鹳草 *Geranium carolinianum* L.的干燥地上部分，前者习称"长嘴老鹳草"，后两者习称"短嘴老鹳草"。夏、秋二季果实近成熟时采割，捆成把，晒干。

【炮　　制】 除去残根及杂质，略洗，切段，干燥。

【性　　状】 不规则的段。茎表面灰绿色或带紫色，节膨大。切面黄白色，有时中空。叶对生，卷曲皱缩，灰褐色，具细长叶柄。果实长圆形或球形，宿存花柱形似鹳喙。气微，味淡。

【功能主治】 祛风湿，通经络，止泻痢。用于风湿痹痛，麻木拘挛，筋骨酸痛，泄泻痢疾。

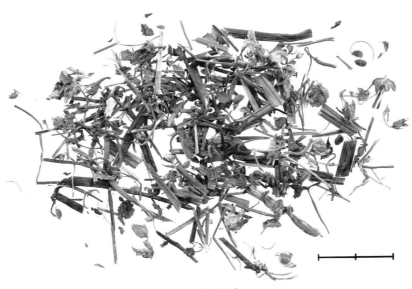

老鹳草

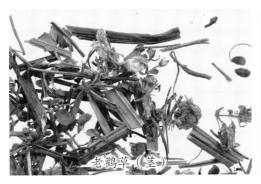

老鹳草（茎）

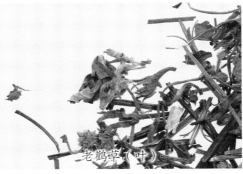

老鹳草（叶）

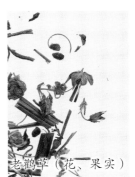

老鹳草（花、果实）

地 龙

【来　　源】 钜蚓科动物参环毛蚓*Pheretima aspergillum*（E.Perrier）、通俗环毛蚓 *Pheretima vulgaris* Chen、威廉环毛蚓*Pheretima guillelmi*（Michaelsen）或 栉盲环毛蚓*Pheretima pectinifera* Michaelsen的干燥体。前一种习称"广地 龙"，后三种习称"沪地龙"。 广地龙春季至秋季捕捉，沪地龙夏季捕捉， 及时剖开腹部，除去内脏和泥沙，洗净，晒干或低温干燥。

【炮　　制】 除去杂质，洗净，切段，干燥。

【性　　状】 为不规则的段状。边缘略卷，宽0.5～2cm。具紧密的环节，背部棕褐色至紫 灰色，腹部浅黄棕色。体轻，略呈革质，不易折断。气腥，味微咸。

【功能主治】 清热定惊，通络，平喘，利尿。用于高热神昏，惊痫抽搐，关节痹痛，肢体 麻木，半身不遂，肺热喘咳，水肿尿少。

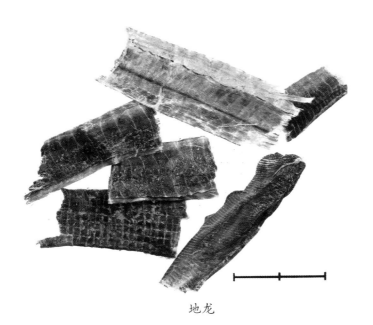

地龙

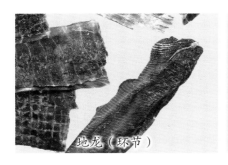

地龙（环节）

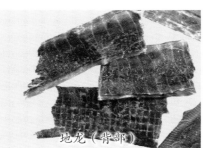

地龙（背部）

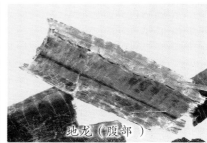

地龙（腹部）

地肤子

【来　　源】 藜科植物地肤*Kochia scoparia*（L.）Schrad.的干燥成熟果实。秋季果实成熟时采收植株，晒干，打下果实，除去杂质。

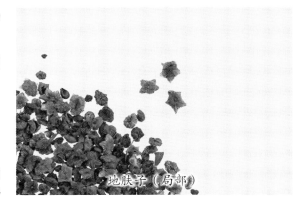

地肤子（局部）

【炮　　制】 除去杂质，筛去灰屑。

【性　　状】 呈扁球状五角星形，直径1~3mm。外被宿存花被，表面灰绿色或浅棕色，周围具膜质小翅5枚，背面中心有微突起的点状果梗痕及放射状脉纹5~10条；剥离花被，可见膜质果皮，半透明。种子扁卵形，长约1mm，黑色。气微，味微苦。

【功能主治】 清热利湿，祛风止痒。用于小便涩痛，阴痒带下，风疹，湿疹，皮肤瘙痒。

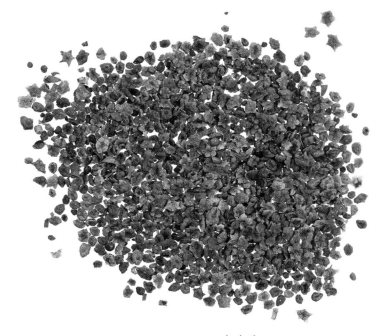

地肤子

中药饮片图鉴

地骨皮

【来　　源】 茄科植物枸杞 *Lycium chinense* Mill.或宁夏枸杞 *Lycium barbarum* L.的干燥根皮。春初或秋后采挖根部，洗净，剥取根皮，晒干。

【炮　　制】 除去杂质及残余木心，洗净，晒干或低温干燥。

【性　　状】 呈筒状或槽状，长短不一。外表面灰黄色至棕黄色，粗糙，有不规则纵裂纹，易成鳞片状剥落。内表面黄白色至灰黄色，较平坦，有细纵纹。体轻，质脆，易折断，断面不平坦，外层黄棕色，内层灰白色。气微，味微甘而后苦。

【功能主治】 凉血除蒸，清肺降火。用于阴虚潮热，骨蒸盗汗，肺热咳嗽，咯血，衄血，内热消渴。

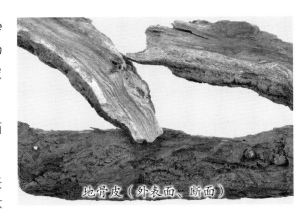

地骨皮（外表面、断面）

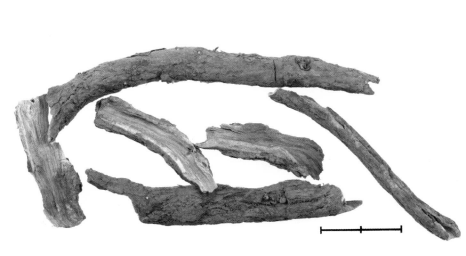

地骨皮

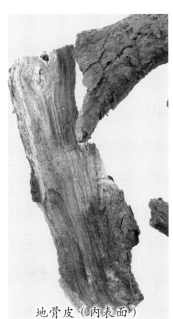

地骨皮（内表面）

地 黄

【来　　源】 玄参科植物地黄*Rehmannia glutinosa* Libosch.的新鲜或干燥块根。秋季采挖，除去芦头、须根及泥沙，鲜用；或将地黄缓缓烘焙至约八成干。前者习称"鲜地黄"，后者习称"生地黄"。

【炮　　制】 生地黄　除去杂质，洗净，闷润，切厚片，干燥。

熟地黄　①取生地黄，加黄酒拌匀，隔水蒸至酒吸尽，显乌黑色光泽，味转甜，取出，晒至外皮黏液稍干，切厚片或块，干燥，即得。每100kg生地黄，用黄酒30～50kg。②取生地黄，蒸至黑润，取出，晒至八成干，切厚片，干燥，即得。

生地炭　取生地黄，武火炒至焦黑色，发泡，鼓起时，取出放凉。或用闷煅法煅炭。

生地黄（切面）

【性　　状】 生地黄　类圆形或不规则厚片。外表皮棕黑色或棕灰色，极皱缩，具不规则的横曲纹。切面棕黑色或乌黑色，有光泽，具黏性。气微，味微甜。

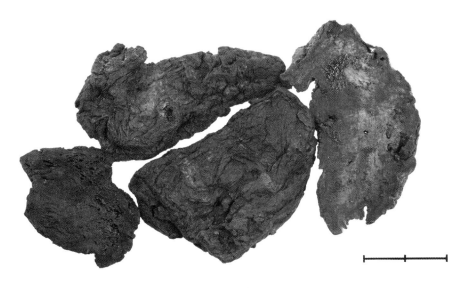

生地黄

熟地黄　不规则的块片、碎块，大小、厚薄不一。表面乌黑色，有光泽，黏性大。质柔软而带韧性，不易折断，断面乌黑色，有光泽，气微、味甜。

生地炭　不规则类圆形厚片。表面焦黑色或棕黑色，质轻松，断面微有光泽，黑褐色或棕黑色，有蜂窝状裂隙，味焦苦。

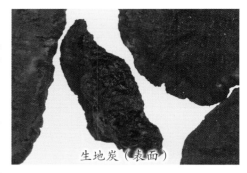

生地炭（表面）

【**功能主治**】　生地黄　清热凉血，养阴生津。用于热入营血，温毒发斑，吐血衄血，热病伤阴，舌绛烦渴，津伤便秘，阴虚发热，骨蒸劳热，内热消渴。

熟地黄　补血滋阴，益精填髓。用于血虚萎黄，心悸怔忡，月经不调，崩漏下血，肝肾阴虚，腰膝酸软，骨蒸潮热，盗汗遗精，内热消渴，眩晕，耳鸣，须发早白。

生地炭　凉血止血。用于咯血、衄血、便血、尿血、崩漏。

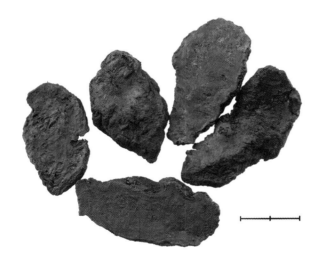

熟地黄

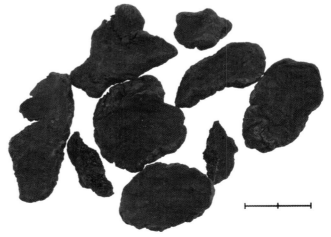

生地炭

地 榆

【来　源】　蔷薇科植物地榆*Sanguisorba officinalis* L.或长叶地榆*Sanguisorba officinalis* L.var. *longifolia*（Bert.）Yü et Li的干燥根。后者习称"绵地榆"。春季将发芽时或秋季植株枯萎后采挖，除去须根，洗净，干燥，或趁鲜切片，干燥。

【炮　制】　地榆　除去杂质；未切片者，洗净，除去残茎，润透，切厚片，干燥。

地榆炭　取净地榆，置炒制容器内，用武火炒至表面焦黑色、内部棕褐色，喷淋清水少许，熄灭火星，取出，晾干。

【性　状】　地榆　为不规则的类圆形片或斜切片。外表皮灰褐色至深褐色。切面较平坦，粉红色、淡黄色或黄棕色，木部略呈放射状排列；或皮部有多数黄棕色绵状纤维。气微，味微苦涩。

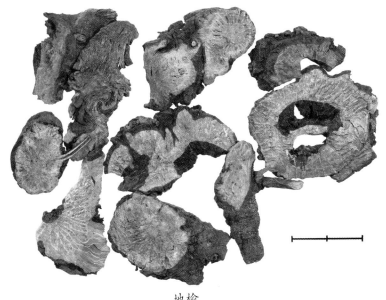

地榆

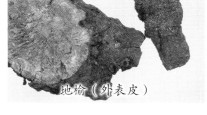

地榆（外表皮）

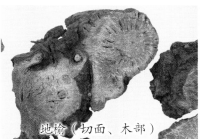

地榆（切面、木部）

地榆炭　形如地榆，表面焦黑色，内部棕褐色。具焦香气，味微苦涩。

【功能主治】　凉血止血，解毒敛疮。用于便血，痔血，血痢，崩漏，水火烫伤，痈肿疮毒。炒炭后可增强其止血以及敛疮作用。

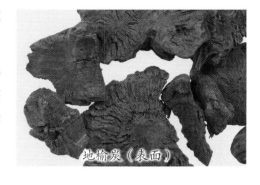

地榆炭（表面）

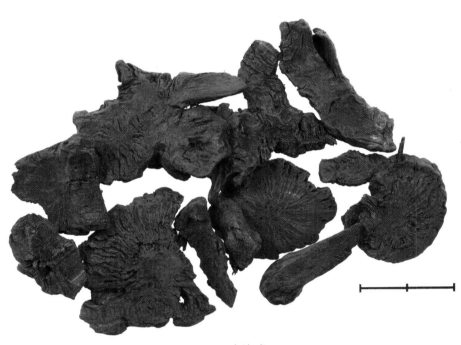

地榆炭

地锦草

【来　　源】 大戟科植物地锦*Euphorbia humifusa* Willd.或斑地锦*Euphorbia maculata* L.的干燥全草。夏、秋二季采收，除去杂质，晒干。

【炮　　制】 除去杂质，喷淋清水，稍润，切段，干燥。

【性　　状】 为不规则的段。根细小。茎细，呈叉状分枝，表面带紫红色，光滑无毛或疏生白色细柔毛，切面黄白色，中空。叶片多皱缩或已脱落，展平后呈长椭圆形，绿色或带紫红色，先端钝圆，基部偏斜，杯状聚伞花序腋生。蒴果三棱状球形，表面光滑。质脆，易折断。气微，味微涩。

【功能主治】 清热解毒，凉血止血，利湿退黄。用于痢疾，泄泻，咯血，尿血，便血，崩漏，疮疖痈肿，湿热黄疸。

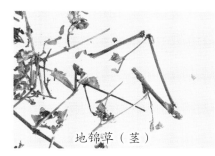
地锦草（茎）

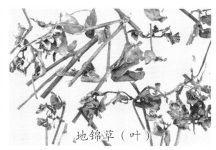
地锦草（叶）

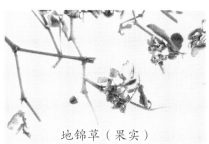
地锦草（果实）

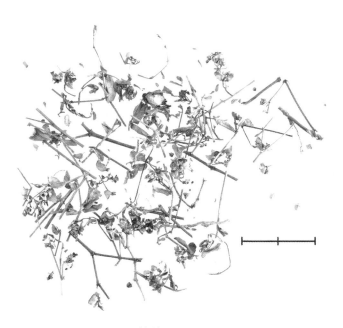
地锦草

芒 硝

【来　　源】　硫酸盐类矿物芒硝族芒硝，经加工精制而成的结晶体。主含含水硫酸钠（$Na_2SO_4 \cdot 10H_2O$）。

【制　　法】　取适量鲜萝卜，洗净，切成片，置锅中，加适量水煮透，捞出萝卜，再投入适量天然芒硝（朴硝）共煮，至全部溶化，取出过滤或澄清以后取上清液，放冷。待结晶大部析出，取出置避风处适当干燥即得，其结晶母液经浓缩后可继续析出结晶，直至不再析出结晶为止。每100kg朴硝，用萝卜20kg。

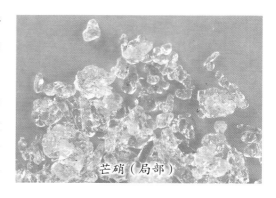
芒硝（局部）

【性　　状】　棱柱状、长方形或不规则块状及粒状。无色透明或类白色半透明。质脆，易碎，断面呈玻璃样光泽。气微，味咸。

【功能主治】　泻下通便，润燥软坚，清火消肿。用于实热积滞，腹满胀痛，大便燥结，肠痈肿痛；外治乳痈，痔疮肿痛。

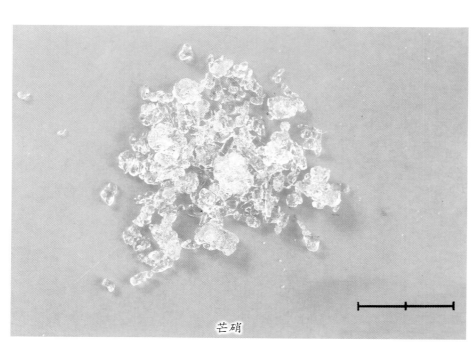
芒硝

亚麻子

【来　　源】 亚麻科植物亚麻Linum usitatissimum L.的干燥成熟种子。秋季果实成熟时采收植株，晒干，打下种子，除去杂质，再晒干。

【炮　　制】 除去杂质，生用捣碎或炒研。

【性　　状】 呈扁平卵圆形，一端钝圆，另端尖而略偏斜，长4～6mm，宽2～3mm。表面红棕色或灰褐色，平滑有光泽，种脐位于尖端的凹入处；种脊浅棕色，位于一侧边缘。种皮薄，胚乳棕色，薄膜状；子叶2，黄白色，富油性。气微，嚼之有豆腥味。

亚麻子（局部）

【功能主治】 润燥通便，养血祛风。用于肠燥便秘，皮肤干燥，瘙痒，脱发。

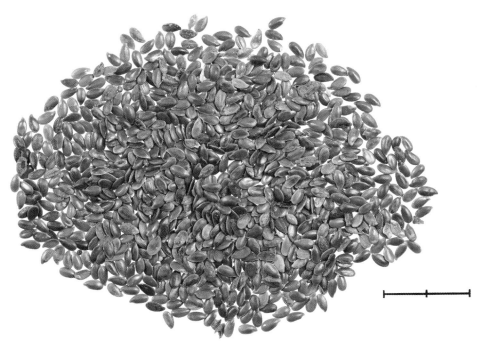

亚麻子

西瓜霜

【来　　源】 葫芦科植物西瓜 *Citrullus lanatus*（Thunb.）Matsumu. et Nakai的成熟新鲜果实与皮硝经加工制成。

【制　　法】 取新鲜西瓜，沿蒂头切一厚片作顶盖，挖出部分瓜瓤，将芒硝填入瓜内，盖上顶盖，用竹签扦牢，用碗或碟托住，盖好，悬挂于阴凉通风处，待西瓜表面析出白霜时，随时刮下，直至无白霜析出，晾干。或取新鲜西瓜切碎，放入不带釉的瓦罐内，一层西瓜一层芒硝，将口封严，悬挂于阴凉通风处，数日后即自瓦罐外面析出白色结晶物，随析随收集，至无结晶析出为止。每100kg西瓜，用芒硝15kg。

【性　　状】 类白色至黄白色的结晶性粉末。气微、味咸。

【功能主治】 清热泻火，消肿止痛。用于咽喉肿痛，喉痹，口疮。

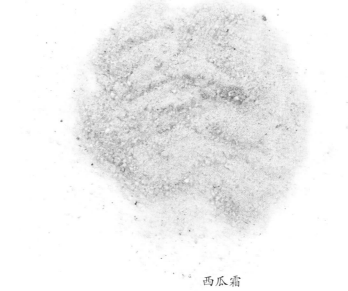

西瓜霜

西红花

【来　　源】　鸢尾科植物番红花Crocus sativus L.的干燥柱头。

【炮　　制】　除去杂质。

【性　　状】　呈线形，三分枝，长约3cm。暗红色，上部较宽而略扁平，顶端边缘显不整齐的齿状，内侧有一短裂隙，下端有时残留一小段黄色花柱。体轻，质松软，无油润光泽，干燥后质脆易断。气特异，微有刺激性，味微苦。

【功能主治】　活血化瘀，凉血解毒，解郁安神。用于经闭癥瘕，产后瘀阻，温毒发斑，忧郁痞闷，惊悸发狂。

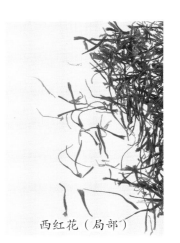

西红花（局部）

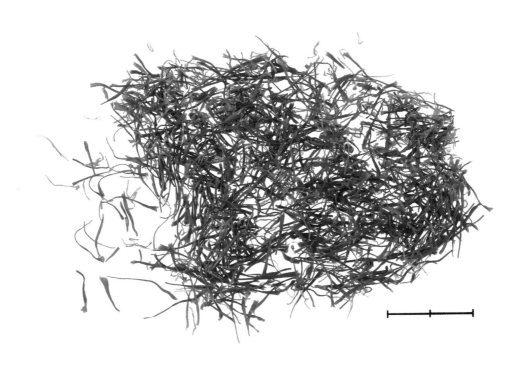

西红花

西青果

【来　　源】　使君子科植物诃子*Terminalia chebula* Retz.的干燥幼果。9～10月采收，经蒸煮后晒干即可。

【炮　　制】　除去杂质。

【性　　状】　呈长卵形，略扁，长1.5～3cm，直径0.5～1.2cm。表面黑褐色，具有明显的纵皱纹，一端较大，另一端略小，钝尖，下部有果梗痕。质坚硬。断面褐色，有胶质样光泽，果核不明显，常有空心，小者黑褐色，无空心。气微，味苦涩，微甘。

西青果（局部）

【功能主治】　清热生津，解毒。用于阴虚白喉。

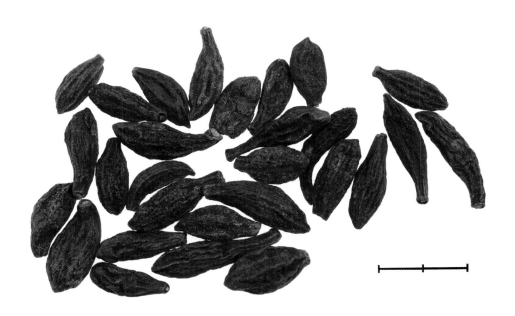

西青果

西河柳

【来　　源】 柽柳科植物柽柳*Tamarix chinensis* Lour.的干燥细嫩枝叶。夏季花未开时采收，阴干。

【炮　　制】 除去老枝及杂质，洗净，稍润，切段，干燥。

【性　　状】 为圆柱形的段。表面灰绿色或红褐色，叶片常脱落而残留突起的叶基。切面黄白色，中心有髓。气微，味淡。

【功能主治】 发表透疹，祛风除湿。用于麻疹不透，风湿痹痛。

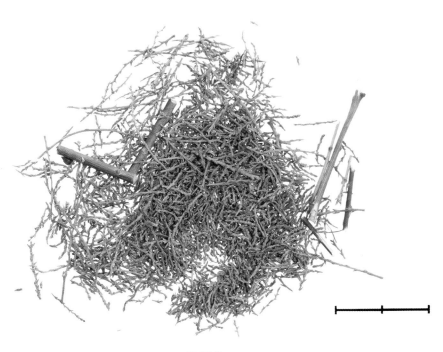

西河柳

中药饮片图鉴

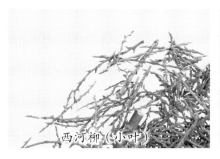

西河柳（小叶）

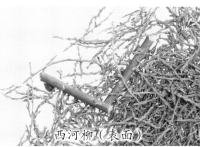

西河柳（表面）

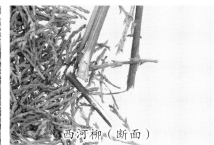

西河柳（断面）

西洋参

【来　　源】　五加科植物西洋参*Panax quinquefolium* L.的干燥根。均系栽培品，秋季采挖，洗净，晒干或低温干燥。

【炮　　制】　去芦，润透，切薄片，干燥，或用时捣碎。

【性　　状】　为长圆形或类圆形薄片。外表皮浅黄褐色。切面淡黄白至黄白色，形成层环棕黄色，皮部有黄棕色点状树脂道，近形成层环处较多而明显，木部略呈放射状纹理。气微而特异，味微苦、甘。

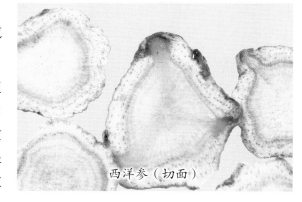

西洋参（切面）

【功能主治】　补气养阴，清热生津。用于气虚阴亏，虚热烦倦，咳喘痰血，内热消渴，口燥咽干。

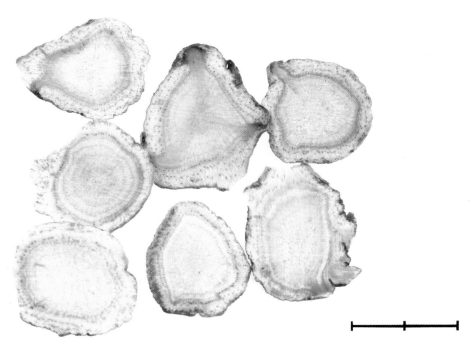

西洋参

百 合

【来　　源】 百合科植物卷丹*Lilium lancifolium* Thunb.、百合*Lilium brownii* F. E. Brown var. *viridulum* Baker或细叶百合*Lilium pumilum* DC.的干燥肉质鳞叶。秋季采挖，洗净，剥取鳞叶，置沸水中略烫，干燥。

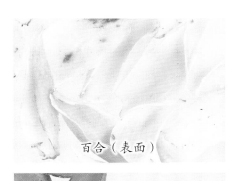
百合（表面）

【炮　　制】 百合　除去杂质。

蜜百合　取净百合，置炒制容器内，用文火加热，炒至颜色加深时，加入适量开水稀释过的炼蜜，迅速翻炒均匀，并继续用文火炒至微黄色、不粘手时，取出晾凉。每100kg百合，用炼蜜5kg。

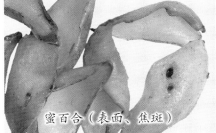
蜜百合（表面、焦斑）

【性　　状】 百合　呈长椭圆形，长2～5cm，宽1～2cm，中部厚1.3～4mm。表面黄白色至淡棕黄色，有的微带紫色，有数条纵直平行的白色维管束。顶端稍尖，基部较宽，边缘薄，微波状，略向内弯曲。质硬而脆，断面较平坦，角质样。气微，味微苦。

蜜百合　形如百合，表面黄色，偶见黄焦斑，略带黏性，味甜。

【功能主治】 养阴润肺，清心安神。用于阴虚燥咳，劳嗽咯血，虚烦惊悸，失眠多梦，精神恍惚。蜜炙后润肺止咳作用增强。

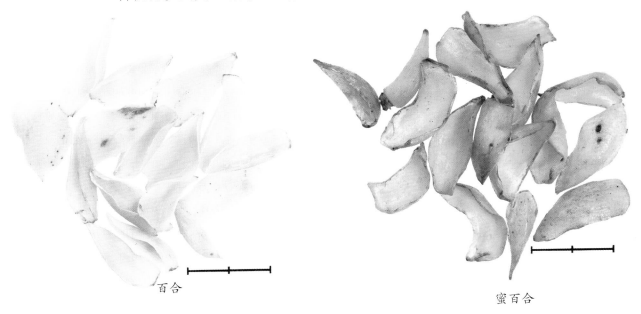

百合

蜜百合

百 部

【来　　源】 百部科植物直立百部Stemona sessilifolia（Miq.）Miq.、蔓生百部Stemona japonica（Bl.）Miq.或对叶百部Stemona tuberosa Lour.的干燥块根。春、秋二季采挖，除去须根，洗净，置沸水中略烫或蒸至无白心，取出，晒干。

【炮　　制】 百部　除去杂质，洗净，润透，切厚片，干燥。

蜜百部　取炼蜜，加少量开水稀释，淋入净百部内拌匀，闷润，置炒制容器内，用文火加热，炒至不粘手时，取出晾凉。每100kg百部，用炼蜜12.5kg。

【性　　状】 百部　为不规则厚片或不规则条形斜片；表面灰白色、棕黄色，有深纵皱纹；切面灰白色、淡黄棕色或黄白色，角质样；皮部较厚，中柱扁缩。质韧软。气微，味甘、苦。

蜜百部　形如百部，表面棕黄色或褐棕色，略带焦斑，稍有黏性。味甜。

【功能主治】 百部　润肺下气止咳，杀虫灭虱。用于新久咳嗽，肺痨咳嗽，顿咳；外用于头虱，体虱，蛲虫病，阴痒。

蜜百部　润肺止咳。用于阴虚劳嗽。

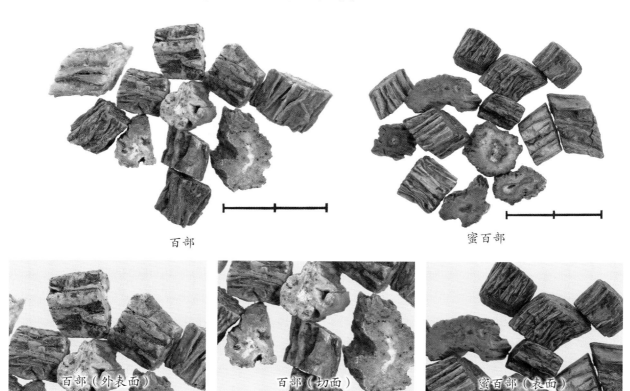

百部　　　　　　　　　　　　　　蜜百部

百部（外表面）　　　　百部（切面）　　　　蜜百部（表面）

当归

【来　　源】 伞形科植物当归Angelica sinensis（Oliv.）Diels的干燥根。秋末采挖，除去须根和泥沙，待水分稍蒸发后，捆成小把，上棚，用烟火慢慢熏干。

【炮　　制】 当归　除去杂质，洗净，润透，切薄片，晒干或低温干燥。

酒当归　取净当归，加入定量黄酒拌匀，稍闷润，待酒被吸尽后，置炒制容器内，用文火加热，炒至深黄色，取出晾凉。每100kg当归，用黄酒15kg。

【性　　状】 当归　为类圆形、椭圆形或不规则薄片。外表皮浅棕色至棕褐色。切面浅棕黄色或黄白色，平坦，有裂隙，中间有浅棕色的形成层环，并有多数棕色的油点，香气浓郁，味甘、辛、微苦。

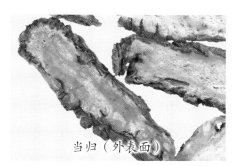
当归（外表面）

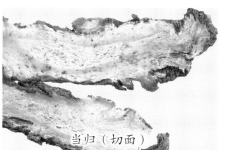
当归（切面）

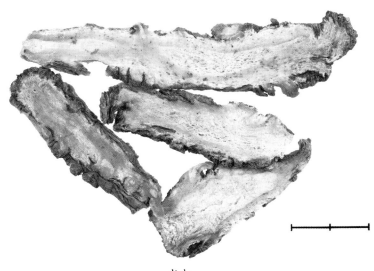
当归

239

中药饮片图鉴

酒当归　形如当归片，切面深黄色或浅棕黄色，略有焦斑。香气浓郁，并略有酒香气。

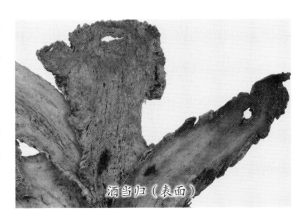

酒当归（表面）

【功能主治】　当归　补血活血，调经止痛，润肠通便。用于血虚萎黄，眩晕心悸，月经不调，经闭痛经，虚寒腹痛，风湿痹痛，跌仆损伤，痈疽疮疡，肠燥便秘。

酒当归　活血通经。用于经闭痛经，风湿痹痛，跌仆损伤。

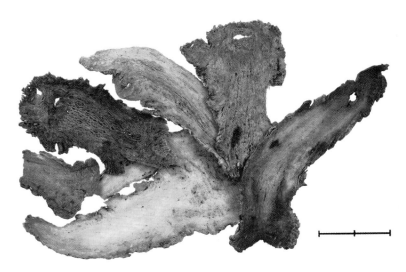

酒当归

虫白蜡

【来　　源】 介壳虫科昆虫白蜡虫*Ericerus pela* （Chavannes）Guerin的雄虫群栖于木犀科植物白蜡树*Fraxinus chinensis* Roxb.、女贞*Ligustrum lucidum* Ait.或女贞属他种植物枝干上分泌的蜡，经精制而成。

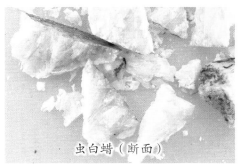
虫白蜡（断面）

【性　　状】 呈块状，白色或类白色。表面平滑，或稍有皱纹，具光泽。体轻，质硬而稍脆，搓捻则粉碎。断面呈条状或颗粒状。气微，味淡。

【用　　途】 作为赋形剂，制丸、片的润滑剂。

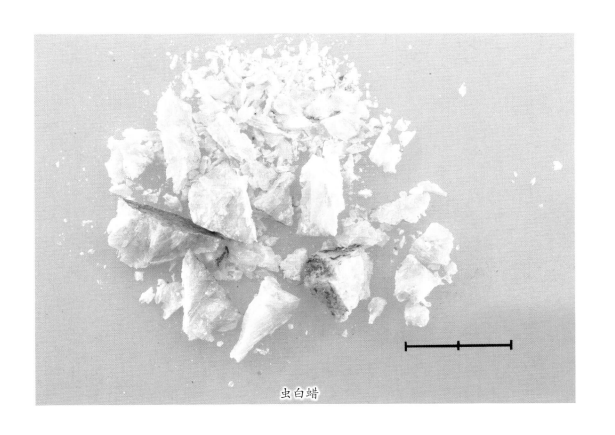
虫白蜡

肉苁蓉

【来　源】　列当科植物肉苁蓉Cistanche deserticola Y.C. Ma或管花肉苁蓉Cistanche tubulosa（Schenk）Wight 的干燥带鳞叶的肉质茎。春季苗刚出土时或秋季冻土之前采挖，除去茎尖。切段，晒干。

【炮　制】　肉苁蓉　除去杂质，洗净，润透，切厚片，干燥。

　　　　　　酒苁蓉　取净肉苁蓉，加黄酒拌匀，隔水炖至酒被吸尽，表面显黑色或灰黄色，取出，干燥。每100kg肉苁蓉，用黄酒30kg。

【性　状】　肉苁蓉　呈不规则形的厚片，表面棕褐色或灰棕色。有的可见肉质鳞叶。切面有淡

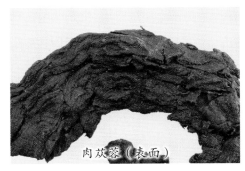

肉苁蓉（表面）

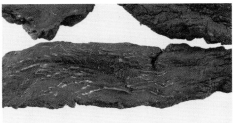

肉苁蓉（断面）

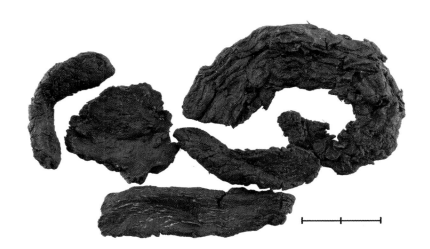

肉苁蓉

棕色或棕黄色点状维管束，排列成波状环纹。气微，味甜、微苦。

酒苁蓉　形同肉苁蓉片，表面黑棕色，切面点状维管束，排列成波状环纹。质柔润。略有酒香气，味甜，微苦。

【功能主治】　补肾阳，益精血，润肠通便。用于肾阳不足，精血亏虚，阳痿不孕，腰膝酸软，筋骨无力，肠燥便秘。酒制后增强补肾助阳作用。

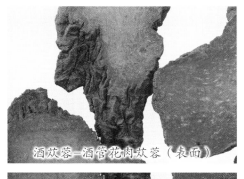

酒苁蓉-酒管花肉苁蓉（表面）

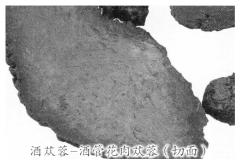

酒苁蓉-酒管花肉苁蓉（切面）

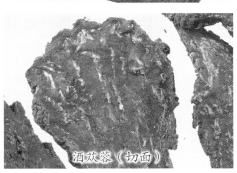

酒苁蓉（切面）

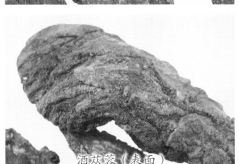

酒苁蓉（表面）

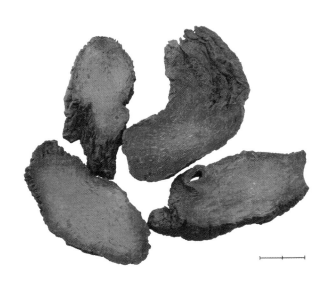

酒苁蓉-酒管花肉苁蓉

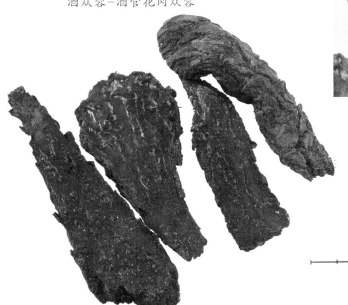

酒苁蓉

243

肉豆蔻

【来　　源】 肉豆蔻科植物肉豆蔻*Myristica fragrans* Houtt. 的干燥种仁。

【炮　　制】 肉豆蔻　除去杂质，洗净，干燥。

煨肉豆蔻　除去杂质，取滑石粉，置炒制容器内，用文火炒至灵活状态，加入肉豆蔻，缓缓翻动，炒至表面稍鼓显微黄色，取出，筛去滑石粉，晾凉。每100kg肉豆蔻，用滑石粉50kg。

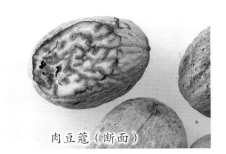

肉豆蔻（断面）

【性　　状】 肉豆蔻　呈卵圆形或椭圆形，长2~3cm，直径1.5~2.5cm。表面灰棕色或灰黄色，有时外被白粉（石灰粉末）。全体有浅色纵行沟纹和不规则网状沟纹。种脐位于宽端，呈浅色圆形突起，合点呈暗凹陷。种脊呈纵沟状，连接两端。质坚，断面显棕黄色相杂的大理石花纹，宽端可见干燥皱缩的胚，富油性。气香浓烈，味辛。

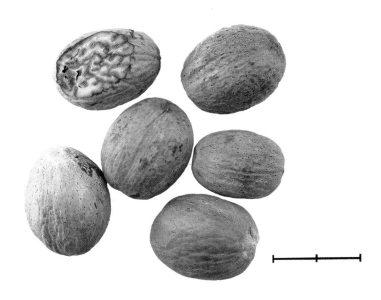

肉豆蔻

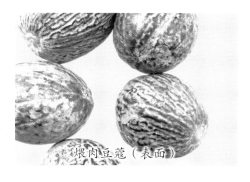

煨肉豆蔻　形如肉豆蔻，表面为棕褐色，有裂隙。气香，味辛。

【功能主治】 温中行气，涩肠止泻。用于脾胃虚寒，久泻不止，脘腹胀痛，食少呕吐。生肉豆蔻辛温气香，长于暖胃消食，下气止呕。煨制后刺激性减小，增强固肠止泻的功能。

煨肉豆蔻（表面）

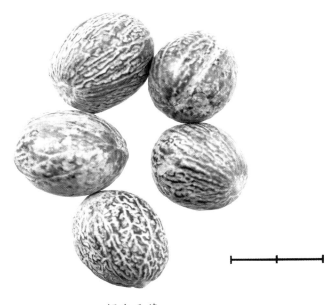

煨肉豆蔻

肉 桂

【来　　源】樟科植物肉桂Cinnamomum cassia Presl的干燥树皮。多于秋季剥取，阴干。

【炮　　制】除去杂质及粗皮。用时捣碎。

【性　　状】呈槽状或卷筒状，长30～40cm，宽或直径3～10cm，厚0.2～0.8cm。外表面灰棕色，稍粗糙，有不规则的细皱纹和横向突起的皮孔，有的可见灰白色的斑纹；内表面红棕色，略平坦，有细纵纹，划之显油痕。质硬而脆，易折断，断面不平坦，外层棕色而较粗糙，内层红棕色而油润，两层间有1条黄棕色的线纹。气香浓烈，味甜、辣。

【功能主治】补火助阳，引火归元，散寒止痛，温通经脉。用于阳痿宫冷，腰膝冷痛，肾虚作喘，虚阳上浮，眩晕目赤，心腹冷痛，虚寒吐泻，寒疝腹痛，痛经经闭。

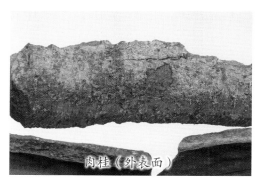
肉桂（外表面）

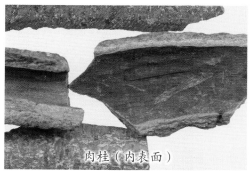
肉桂（内表面）

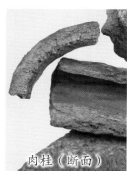
肉桂（断面）

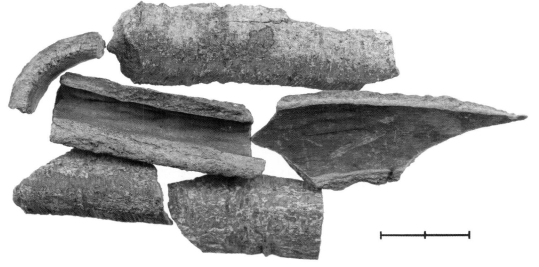
肉桂

朱 砂

【来　　源】 硫化物类矿物辰砂族辰砂，主含硫化汞（HgS）。采挖后，选取纯净者，用磁铁吸净含铁的杂质，再用水淘去杂石和泥沙。

【炮　　制】 用磁铁吸尽铁屑，置乳钵内，加适量清水研磨成糊状，然后加多量清水搅拌，倾取混悬液。下沉的粗粉再如上法，反复操作多次，直至手捻细腻，无亮星为止，弃去杂质，合并混悬液，静置后倾去上面的清水，取沉淀晾干，再研细即可。或取朱砂用磁铁吸除铁屑，球磨水飞成细粉，晾干或40℃以下干燥，过200目筛。

【性　　状】 为朱红色极细粉末，体轻，以手指撮之无粒状物，以磁铁吸之，无铁末。气微，味淡。

【功能主治】 清心镇惊，安神，明目，解毒。用于心悸易惊，失眠多梦，癫痫发狂，小儿惊风，视物昏花，口疮，喉痹，疮疡肿毒。

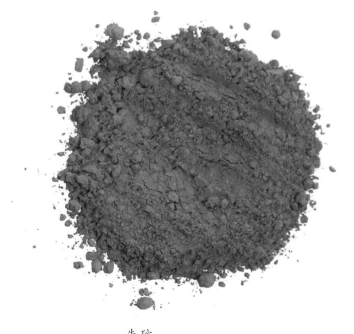

朱砂

朱砂根

【来　　源】　紫金牛科植物朱砂根Ardisia crenata Sims的干燥根。秋、冬二季采挖，洗净，晒干。

【炮　　制】　除去杂质，洗净，润透，切段，干燥。

【性　　状】　为不规则的段。外表皮灰棕色或棕褐色，可见纵皱纹，有横向或环状断裂痕，皮部与木部易分离。切面皮部厚，占1/3～1/2，类白色或粉红色，外侧有紫色斑点散在；木部黄白色，不平坦。气微，味微苦，有刺舌感。

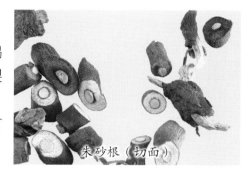

朱砂根（切面）

【功能主治】　解毒消肿，活血止痛，祛风除湿。用于咽喉肿痛，风湿痹痛，跌打损伤。

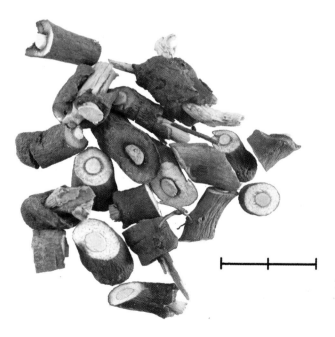

朱砂根

竹节参

【来　　源】　五加科植物竹节参Panax japonicus C. A. Mey.的干燥根茎。秋季采挖，除去主根和外皮，干燥。

【炮　　制】　用时捣碎。

【性　　状】　略呈圆柱形，稍弯曲，有的具肉质侧根。长5～22cm，直径0.8～2.5cm。表面黄色或黄褐色，粗糙，有致密的纵皱纹及根痕。节明显，节间长0.8～2cm，每节有1凹陷的茎痕。质硬，断面黄白色至淡黄棕色，黄色点状维管束排列成环。气微，味苦、后微甜。

【功能主治】　散瘀止血，消肿止痛，祛痰止咳，补虚强壮。用于痨嗽咯血，跌仆损伤，咳嗽痰多，病后虚弱。

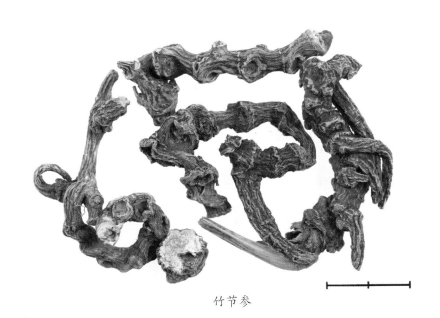

竹节参

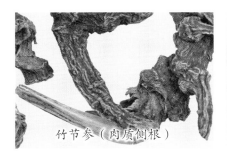

竹节参（肉质侧根）

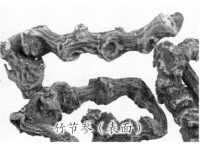

竹节参（表面）

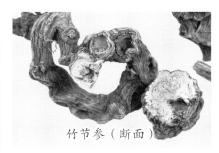

竹节参（断面）

竹茹

【来　源】　禾本科植物青秆竹*Bambusa tuldoides* Munro、大头典竹*Sinocalamus beecheyanus*（Munro）McClure var. *pubescens* P. F. Li或淡竹*Phyllostachys nigra*（Lodd.）Munro var. *henonis*（Mitf.）Stapf ex Rendle的茎秆的干燥中间层。全年均可采制，取新鲜茎，除去外皮，将稍带绿色的中间层刮成丝条，或削成薄片，捆扎成束，阴干。前者称"散竹茹"，后者称"齐竹茹"。

【炮　制】　**竹茹**　除去杂质，切段或揉成小团。

　　　　　　姜竹茹　取净竹茹，加姜汁拌匀，稍润，待姜汁被吸尽后，置炒制容器内，用文火加热，如烙饼法将两面烙至微黄色，取出晾凉。每100kg竹茹，用生姜10kg。

【性　状】　**竹茹**　呈卷曲成团的不规则丝条或呈长条形薄片状，宽窄厚薄不等。浅绿色、黄绿色或黄白色。纤维性，体轻松，质柔韧，有弹性。气微，味淡。

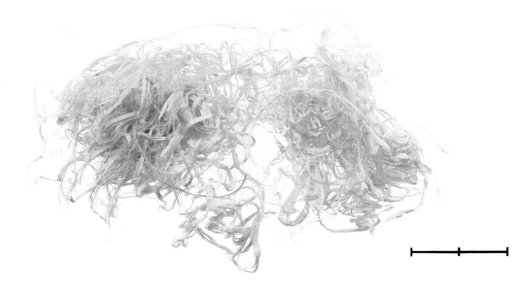

竹茹

姜竹茹　形如竹茹，表面黄色。微有姜香气。

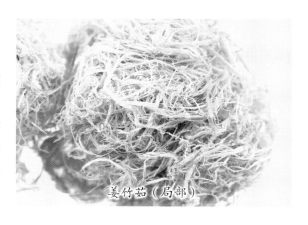

姜竹茹（局部）

【功能主治】　清热化痰，除烦，止呕。用于痰热咳嗽，胆火夹痰，惊悸不宁，心烦失眠，中风痰迷，舌强不语，胃热呕吐，妊娠恶阻，胎动不安。姜汁炒以减弱其寒性，并增强止呕作用。

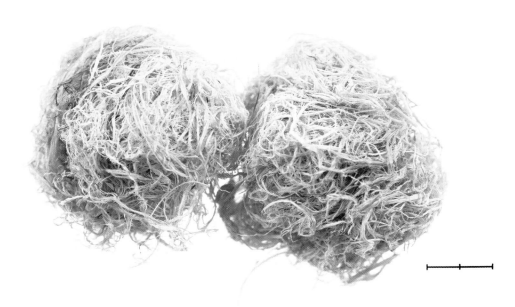

姜竹茹

延胡索（元胡）

【来　　源】　罂粟科植物延胡索*Corydalis yanhusuo* W.T. Wang的干燥块茎。夏初茎叶枯萎时采挖，除去须根，洗净，置沸水中煮至恰无白心时，取出，晒干。

【炮　　制】　延胡索　除去杂质，洗净，干燥，切厚片或用时捣碎。

　　　　　　　醋延胡索　取净延胡索，用米醋拌匀，略润，置容器内，加水与药面平，用文火煮至液汁吸尽，晒或晾至外干内润，切厚片或用时捣碎。每100kg延胡索，用醋20kg。

【性　　状】　延胡索　为不规则的圆形厚片或颗粒。外表皮黄色或黄褐色，具不规则细皱纹。切面黄色，角质样，具蜡样光泽。气微，味苦。

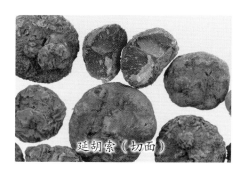
延胡索（切面）

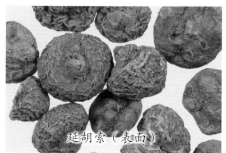
延胡索（表面）

中药饮片图鉴

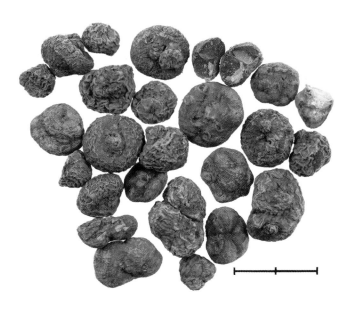
延胡索

醋延胡索　形如延胡索。表面和切面黄褐色，质较硬。微具醋香气。

【功能主治】　活血，行气，止痛。用于胸胁、脘腹疼痛，胸痹心痛，经闭痛经，产后瘀阻，跌仆肿痛。醋炙可加强敛肝止痛作用。

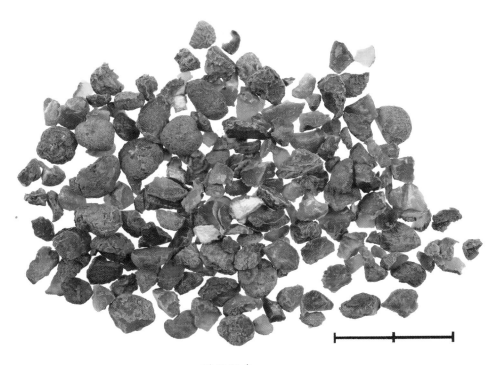

醋延胡索

自然铜

【来　　源】 硫化物类矿物黄铁矿族黄铁矿，主含二硫化铁（FeS_2）。采挖后，除去杂石。

【炮　　制】 自然铜　除去杂质，洗净，干燥。用时砸碎。

煅自然铜　取净自然铜，置耐火容器内，用武火加热，煅至红透立即取出，投入醋液中淬制，待冷后取出，继续煅烧醋淬至黑褐色，外表脆裂，光泽消失，质地酥脆，取出，摊凉，干燥后碾碎。每100kg自然铜，用醋30kg。

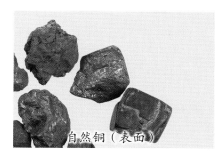

自然铜（表面）

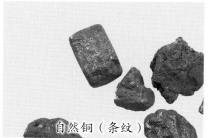

自然铜（条纹）

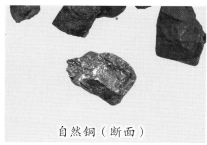

自然铜（断面）

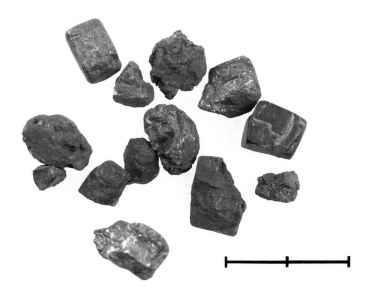

自然铜

【性　　状】　自然铜　小方块状，大小不一。表面亮淡黄色，有金属光泽；有的黄棕色或棕褐色，无金属光泽。具条纹，条痕绿黑色或棕红色。体重，质坚硬或稍脆，易砸碎，断面黄白色，有金属光泽；或断面棕褐色，可见银白色亮星。

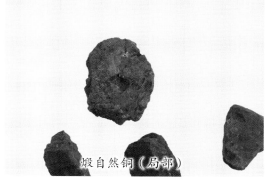

煅自然铜（局部）

煅自然铜　为不规则的碎粒，呈黑褐色或黑色无金属光泽。质地酥脆，有醋气，碾碎后呈无定型黑色粉末。

【功能主治】　散瘀止痛，续筋接骨。用于跌打损伤，筋骨折伤，瘀肿疼痛。经煅淬后，增强散瘀止痛作用。

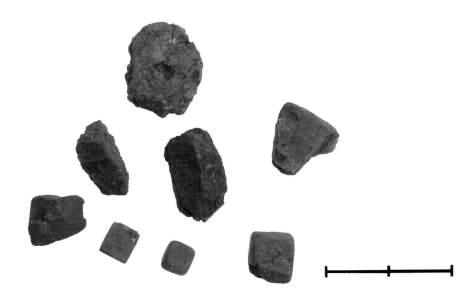

煅自然铜

血余炭

【来　　源】 人发制成的炭化物。

【炮　　制】 取头发，除去杂质，碱水洗去油垢，清水漂净，晒干，焖煅成炭，放凉。

【性　　状】 呈不规则块状，乌黑光亮，有多数细孔。体轻，质脆。用火烧之有焦发气，味苦。

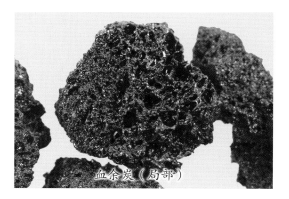
血余炭（局部）

【功能主治】 收敛止血，化瘀，利尿。用于吐血，咯血，衄血，血淋，尿血，便血，崩漏，外伤出血，小便不利。

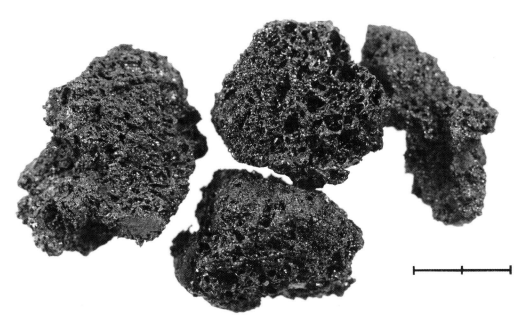
血余炭

血 竭

【来　　源】　棕榈科植物麒麟竭Daemonorops draco Bl. 果实渗出的树脂经加工制成。

【炮　　制】　除去杂质，打成碎粒或研成细末。

【性　　状】　类圆四方形或方砖形，表面暗红，有光泽，附有因摩擦而成的红粉。质硬而脆，破碎面红色，研粉为砖红色。气微，味淡。在水中不溶，在热水中软化。

【功能主治】　活血定痛，化瘀止血，生肌敛疮。用于跌打损伤，心腹瘀痛，外伤出血，疮疡不敛。

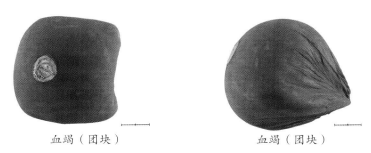

血竭（团块）　　　　　　　　　　　　血竭（团块）

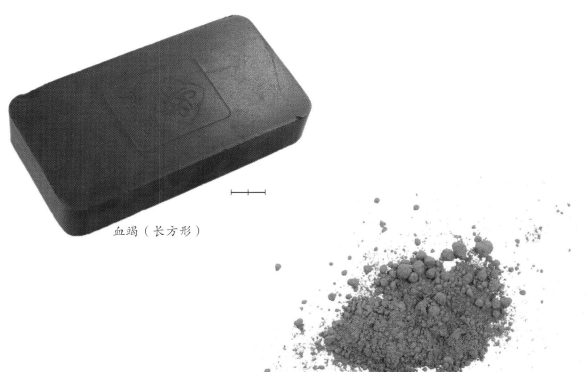

血竭（长方形）

血竭粉

中药饮片图鉴

全 蝎

【来　　源】 钳蝎科动物东亚钳蝎 *Buthus martensii* Karsch的干燥体。春末至秋初捕捉，除去泥沙，置沸水或沸盐水中，煮至全身僵硬，捞出，置通风处，阴干。

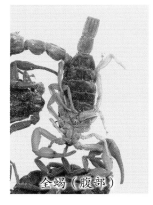
全蝎（腹部）

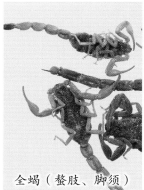
全蝎（螯肢、脚须）

【炮　　制】 除去杂质，洗净，干燥。

【性　　状】 头胸部与前腹部呈扁平长椭圆形，后腹部呈尾状，皱缩弯曲，完整者体长约6cm。头胸部呈绿褐色，前面有1对短小的螯肢和1对较长大的钳状脚须，形似蟹螯，背面覆有梯形背甲，腹面有足4对，均为7节，末端各具2爪钩；前腹部由7节组成，第7节色深，背甲上有5条隆脊线。背面绿褐色，后腹部棕黄色，6节，节上均有纵沟，末节有锐钩状毒刺，毒刺下方无距。气微腥，味咸。

【功能主治】 息风镇痉，通络止痛，攻毒散结。用于肝风内动，痉挛抽搐，小儿惊风，中风口喎，半身不遂，破伤风，风湿顽痹，偏正头痛，疮疡，瘰疬。

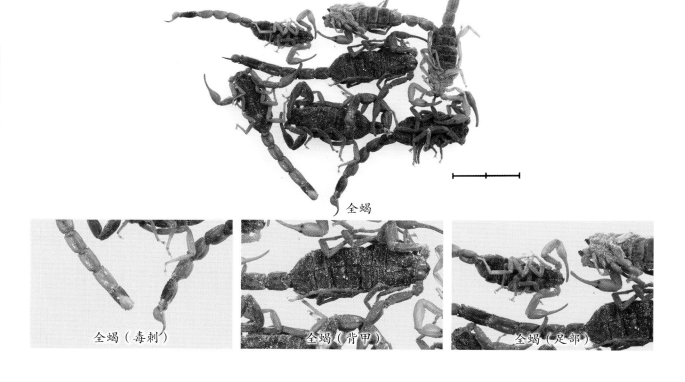
全蝎

全蝎（毒刺）　　　　全蝎（背甲）　　　　全蝎（足部）

合欢皮

【来　　源】　豆科植物合欢Albizia julibrissin Durazz.的干燥树皮。夏、秋二季剥取，晒干。

【炮　　制】　除去杂质，洗净，润透，切丝或块，干燥。

【性　　状】　呈弯曲的丝或块片状。外表面灰棕色至灰褐色，稍有纵皱纹，密生明显的椭圆形横向皮孔，棕色或棕红色。内表面淡黄棕色或黄白色，平滑，具细密纵纹。切面呈纤维性片状，淡黄棕色或黄白色。气微香，味淡、微涩、稍刺舌，而后喉头有不适感。

【功能主治】　解郁安神，活血消肿。用于心神不安，忧郁失眠，肺痈，疮肿，跌仆伤痛。

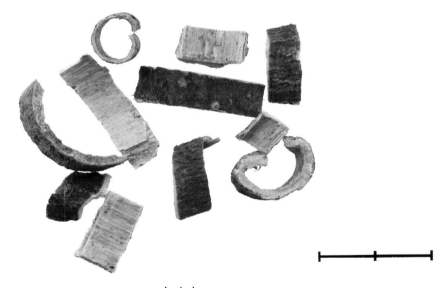

合欢皮

259

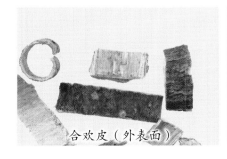

合欢皮（外表面）

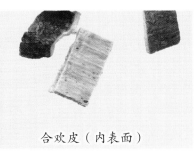

合欢皮（内表面）

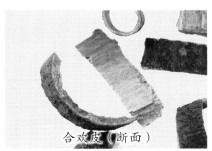

合欢皮（断面）

合欢花

【来　　源】 豆科植物合欢*Albizia julibrissin* Durazz.的干燥花序或花蕾。夏季花开放时择晴天采收或花蕾形成时采收，及时晒干。前者习称"合欢花"，后者习称"合欢米"。

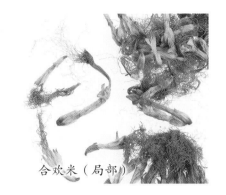

合欢米（局部）

【炮　　制】 除去梗等杂质，筛去灰屑。

【性　　状】 ①合欢花：头状花序，皱缩成团。总花梗长3～4cm，有时与花序脱离，黄绿色，有纵纹，被稀疏毛茸。花全体密被毛茸，细长而弯曲，长0.7～1cm，淡黄色或黄褐色，无花梗或几无花梗。花萼筒状，先端有5小齿；花冠筒长约为萼筒的2倍，先端5裂，裂片披针形；雄蕊多数，花丝细长，黄棕色至黄褐色，下部合生，上部分离，伸出花冠筒外。气微香，味淡。②合欢米：呈棒槌状，长2～6mm，膨大部分直径约2mm，淡黄色至黄褐色，全体被毛茸，花梗极短或无。花萼筒状，先端有5小齿；花冠未开放；雄蕊多数，细长并弯曲，基部连合，包于花冠内。气微香，味淡。

【功能主治】 解郁安神。用于心神不安，忧郁失眠。

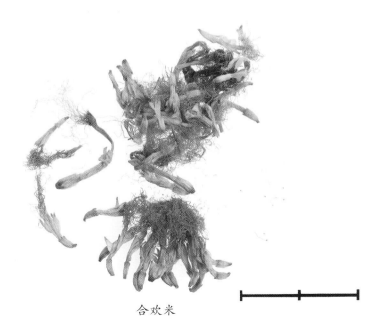

合欢米

决明子

【来　　源】 豆科植物决明 *Cassia obtusifolia* L. 或小决明 *Cassia tora* L. 的干燥成熟种子。秋季采收成熟果实，晒干，打下种子，除去杂质。

【炮　　制】 决明子　除去杂质，洗净，干燥。用时捣碎。

炒决明子　取净决明子，置预热的炒制容器内，炒至微鼓起、有香气时，取出，晾凉。用时捣碎。

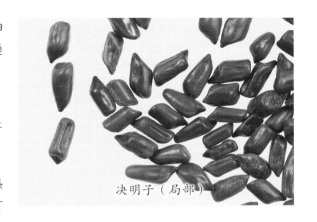

决明子（局部）

【性　　状】 决明子　①决明：略呈菱方形或短圆柱形，两端平行倾斜，长3~7mm，宽2~4mm。表面绿棕色或暗棕色，平滑有光泽。一端较平坦，另端斜尖，背腹面各有1条突起的棱线，棱线两侧各有1条斜向对称而色较浅的线形凹纹。质坚硬，不易破碎。种皮薄，子叶2，黄色，呈"S"形折曲并重叠。气微，味微苦。②小决明：呈短圆柱形，较小，长3~5mm，宽2~3mm。表面棱线两侧各有1片宽广的浅黄棕色带。

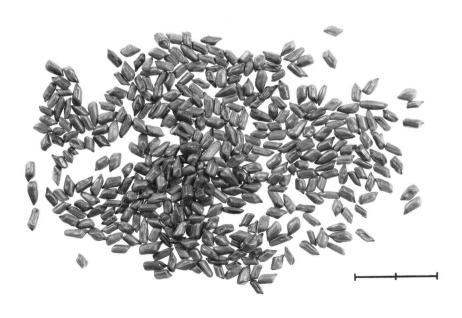

决明子

炒决明子　形如决明子，微鼓起，表面绿褐色或暗棕色，偶见焦斑。微有香气。

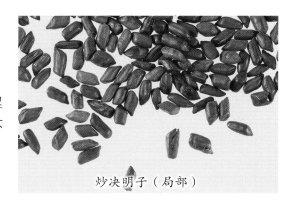

炒决明子（局部）

【功能主治】　清热明目，润肠通便。用于目赤涩痛，羞明多泪，头痛眩晕，目暗不明，大便秘结。

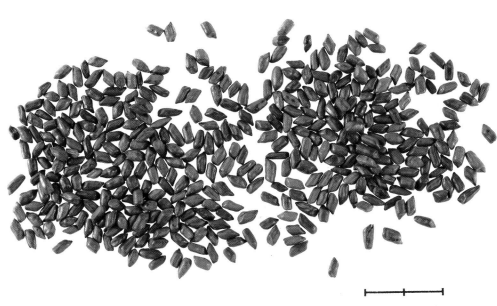

炒决明子

冰片（合成龙脑）

【来　　源】　为化学合成品。

【炮　　制】　原品入药，不另加工。

【性　　状】　为无色透明或白色半透明的片状松脆结晶；气清香，味辛、凉；具挥发性，点燃发生浓烟，并有带光的火焰。在乙醇、三氯甲烷或乙醚中易溶，在水中几乎不溶。

【功能主治】　开窍醒神，清热止痛。用于热病神昏、惊厥，中风痰厥，气郁暴厥，中恶昏迷，胸痹心痛，目赤，口疮，咽喉肿痛，耳道流脓。

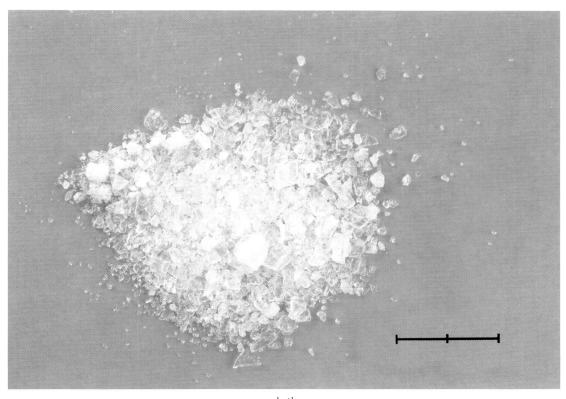

冰片

关黄柏

【来　　源】　芸香科植物黄檗*Phellodendron amurense* Rupr.的干燥树皮。剥取树皮，除去粗皮，晒干。

【炮　　制】　关黄柏　除去杂质，喷淋清水，润透，切丝，干燥。

盐关黄柏　取关黄柏，用适量盐水拌匀，稍闷，待盐水被吸尽后，置炒制容器内，用文火加热，炒干，取出晾凉，筛去碎屑。每100kg关黄柏，用食盐2kg。

关黄柏炭　取关黄柏，置热锅内，用武火炒至表面焦黑色、内部焦褐色时，喷淋清水少许，熄灭火星，取出，晾干。

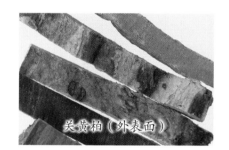

关黄柏（外表面）

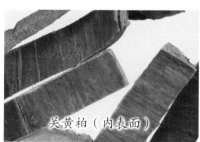

关黄柏（内表面）

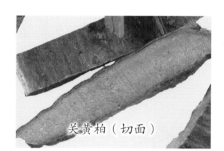

关黄柏（切面）

中药饮片图鉴

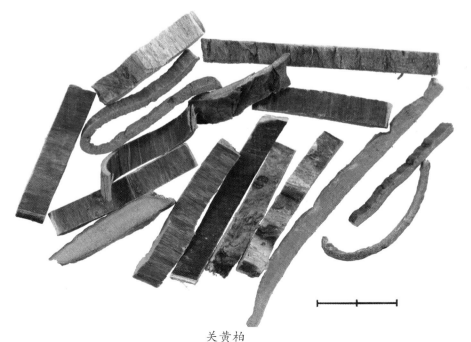

关黄柏

【**性**　　**状**】 关黄柏　呈丝状。外表面黄绿色或淡棕黄色，较平坦。内表面黄色或黄棕色。切面鲜黄色或黄绿色，有的呈片状分层。气微，味极苦。

盐关黄柏　形如关黄柏，深黄色，偶有焦斑。略具咸味。

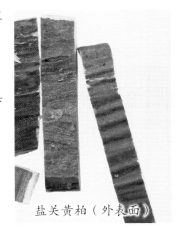

盐关黄柏（外表面）

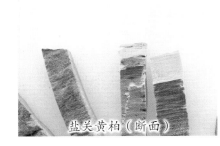

盐关黄柏（断面）

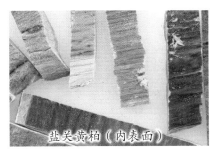

盐关黄柏（内表面）

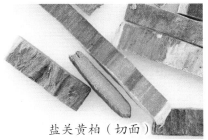

盐关黄柏（切面）

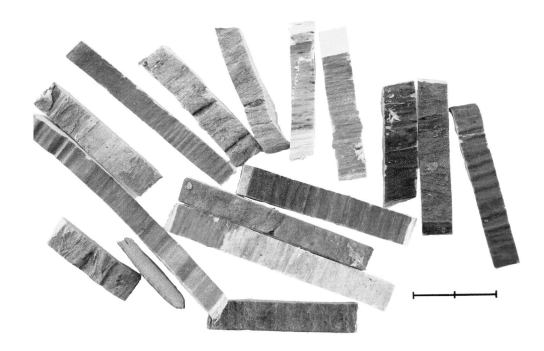

盐关黄柏

关黄柏炭　　形如关黄柏，表面焦黑色，断面焦褐色。质轻而脆。味微苦、涩。

【**功能主治**】　关黄柏　清热燥湿，泻火除蒸，解毒疗疮。用于湿热泻痢，黄疸尿赤，带下阴痒，热淋涩痛，脚气痿躄，骨蒸劳热，盗汗，遗精，疮疡肿毒，湿疹湿疮。

盐关黄柏　滋阴降火。用于阴虚火旺，盗汗骨蒸。

关黄柏炭　止血。用于崩漏，赤白带下。

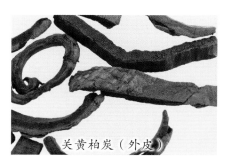
关黄柏炭（外皮）

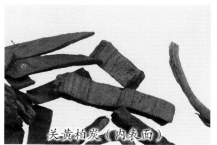
关黄柏炭（内表面）

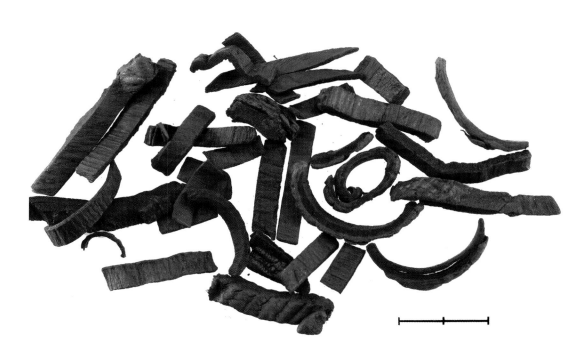
关黄柏炭

灯心草

【来　　源】　灯心草科植物灯心草Juncus effusus L.的干燥茎髓。夏末至秋季割取茎，晒干，取出茎髓，理直，扎成小把。

【炮　　制】　灯心草　除去杂质，剪段。

灯心炭　取净灯心草，置锅内，上覆一口径略小的锅，贴以白纸，两锅交接处，用盐泥封固，不使泄气，煅至白纸呈焦黄色停火，凉透取出。

【性　　状】　灯心草　为细圆柱形的段，直径1～3mm。表面白色或淡黄白色，有细纵纹。体轻，质软，略有弹性，易拉断，断面白色。气微，味淡。

灯心炭　呈细圆柱形的段，表面黑色。体轻，质松脆，易碎。气微，味微涩。

【功能主治】　清心火，利小便。用于心烦失眠，尿少涩痛，口舌生疮。生品长于利水通淋。灯心炭凉血止血，清热敛疮；外用治咽痹，乳蛾，阴疳。

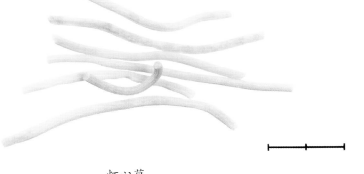

灯心草

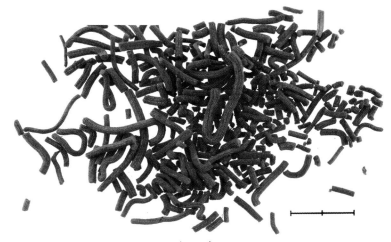

灯心炭

267

中药饮片图鉴

灯盏细辛（灯盏花）

【来　　源】　菊科植物短葶飞蓬*Erigeron breviscapus*（Vant.）Hand.-Mazz. 的干燥全草。
夏、秋二季采挖，除去杂质，晒干。

【炮　　制】　除去杂质。

【性　　状】　长15～25cm。根茎长1～3cm，直径0.2～0.5cm；表面凹凸不平，着生多数
圆柱形细根，直径约0.1cm，淡褐色至黄褐色。茎圆柱形，长14～22cm，直
径0.1～0.2cm；黄绿色至淡棕色，具细纵棱线，被白色短柔毛；质脆，断面
黄白色，有髓或中空。基生叶皱缩、破碎，完整者展平后呈倒卵状披针形、
匙形、阔披针形或阔倒卵形，长1.5～9cm，宽0.5～1.3cm；黄绿色，先端钝
圆，有短尖，基部渐狭，全缘；茎生叶互生，披针形，基部抱茎。头状花序
顶生。瘦果扁倒卵形。气微香，味微苦。

【功能主治】　活血通络止痛，祛风散寒。用于中风偏瘫，胸痹心痛，风湿痹痛，头痛，牙
痛。

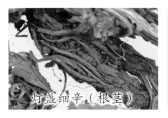
灯盏细辛（根茎）

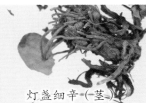
灯盏细辛（茎）

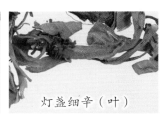
灯盏细辛（叶）

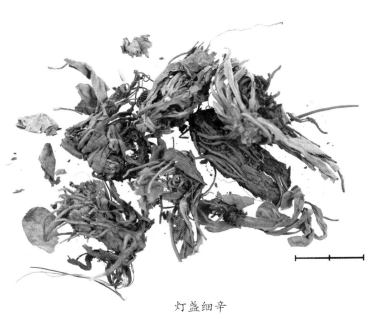
灯盏细辛

安息香

【来　　源】安息香科植物白花树*Styrax tonkinensis*（Pierre）Craib ex Hart. 的干燥树脂。树干经自然损伤或于夏、秋二季割裂树干，收集流出的树脂，阴干。

【炮　　制】除去杂质，加工成不规则的碎块。

【性　　状】为不规则的小块，稍扁平，常黏结成团块。表面橙黄色，具蜡样光泽(自然出脂)；或为不规则的圆柱状、扁平块状。表面灰白色至淡黄白色(人工割脂)。质脆，易碎，断面平坦，白色，放置后逐渐变为淡黄棕色至红棕色。加热则软化熔融。气芳香，味微辛，嚼之有沙粒感。

【功能主治】开窍醒神，行气活血，止痛。用于中风痰厥，气郁暴厥，中恶昏迷，心腹疼痛，产后血晕，小儿惊风。

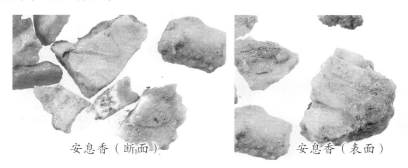

安息香（断面）　　　　　　　　安息香（表面）

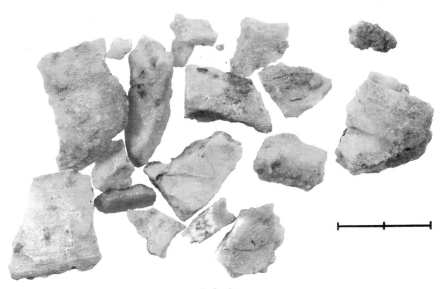

安息香

寻骨风

【来　　源】　马兜铃科植物绵毛马兜铃Aristolochia mollissima Hance. 的干燥全草。夏、秋二季采收，晒干。

【炮　　制】　除去杂质，洗净或淋润，切段，干燥。

【性　　状】　呈不规则小段，茎、叶混合。根茎呈细圆形，段长约10mm，外表淡棕色或黄赭色，有纵皱纹，节处有须根。质韧。切面纤维性，类白色，有放射状纹理。茎淡绿色，密被白柔毛。叶灰绿色，皱缩，两面密被白柔毛。气微香，味苦而辛。

【功能主治】　祛风湿，通络止痛。用于风湿痹痛，跌仆损伤，胃脘痛，牙痛，痈肿。

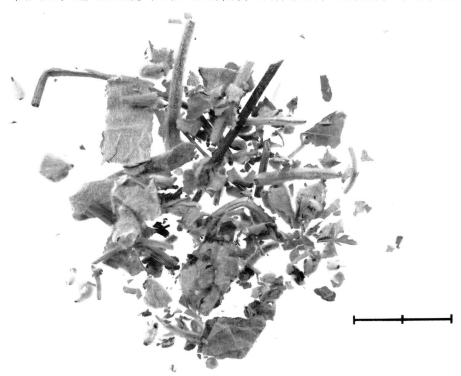

寻骨风

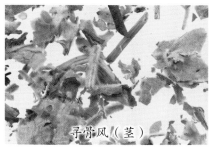

寻骨风（茎）

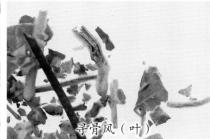

寻骨风（叶）

阳起石

【来　　源】　为硅酸盐类矿物角闪石族透闪石，主含碱或硅酸钙镁 $[Ca_2Mg_5(SiO_{11})_2 \cdot (OH)_2]$。采挖后，除去泥沙及杂石。

【炮　　制】　阳起石　除去杂质，洗净，干燥，砸成小块。

　　　　　　　煅阳起石　取净阳起石，置耐火容器内，用武火加热，煅至红透，趁热倒入黄酒中浸淬，捞出，再煅淬一次，取出，干燥。每100kg阳起石，用黄酒30kg。

【性　　状】　阳起石　呈不规则碎块状，色灰白，暗灰色或浅绿色，多夹有浅黄棕色条纹或花纹，有丝样光泽、断面不整齐，纵面呈纤维或细柱状。体重，质脆，气微，味淡。

　　　　　　　煅阳起石　不规则碎块或纤维状粉末。灰白色，无光泽。质酥脆。

【功能主治】　温肾壮阳。用于阳痿，妇女子宫久冷，腰膝酸软。

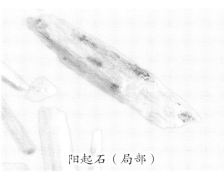
阳起石（局部）

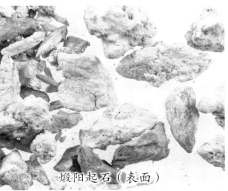
煅阳起石（表面）

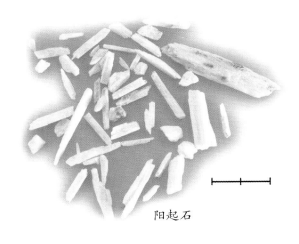
阳起石

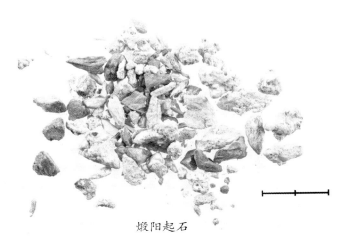
煅阳起石

防 己

【来　　源】防己科植物粉防己*Stephania tetrandra* S.Moore的干燥根。秋季采挖，洗净，除去粗皮，晒至半干，切段，个大者再纵切，干燥。

【炮　　制】除去杂质，稍浸，洗净，润透，切厚片，干燥。

【性　　状】为类圆形或半圆形的厚片。外表皮淡灰黄色。切面灰白色，粉性，有稀疏的放射状纹理。气微，味苦。

防己（切面）

【功能主治】祛风止痛，利水消肿。用于风湿痹痛，水肿脚气，小便不利，湿疹疮毒。

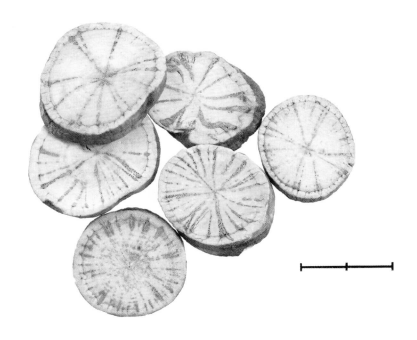

防己

防 风

【来　　源】 伞形科植物防风Saposhnikovia divaricata（Turcz.） Schischk.的干燥根。春、秋二季采挖未抽花茎植株的根，除去须根和泥沙，晒干。

【炮　　制】 除去杂质，洗净，润透，切厚片，干燥。

【性　　状】 为圆形或椭圆形的厚片。外表皮灰棕色或棕褐色，有纵皱纹、有的可见横长皮孔样突起、密集的环纹或残存的毛状叶基。切面皮部棕黄色至棕色，有裂隙，木部黄色，具放射状纹理。气特异，味微甘。

【功能主治】 祛风解表，胜湿止痛，止痉。用于感冒头痛，风湿痹痛，风疹瘙痒，破伤风。

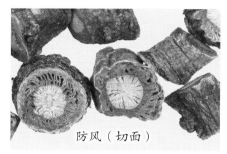
防风（切面）

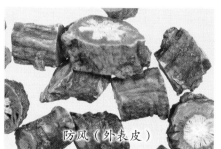
防风（外表皮）

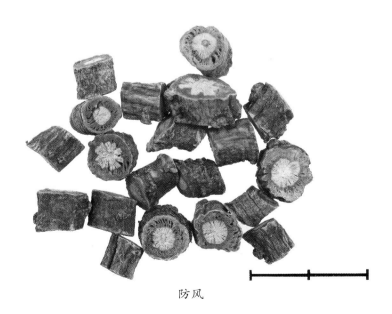
防风

红大戟

【来　源】 茜草科植物红大戟*Knoxia valerianoides* Thorel et Pitard的干燥块根。秋、冬二季采挖，除去须根，洗净，置沸水中略烫，干燥。

【炮　制】 除去杂质，洗净，润透，切厚片，干燥。

【性　状】 为不规则长圆形或圆形厚片。外皮红褐色或棕黄色，切面棕黄色。气微，味甘、微辛。

【功能主治】 泻水逐饮，消肿散结。用于水肿胀满，胸腹积水，痰饮积聚，气逆咳喘，二便不利，痈肿疮毒，瘰疬痰核。

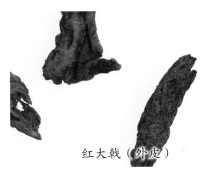
红大戟（外皮）

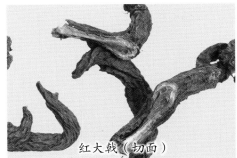
红大戟（切面）

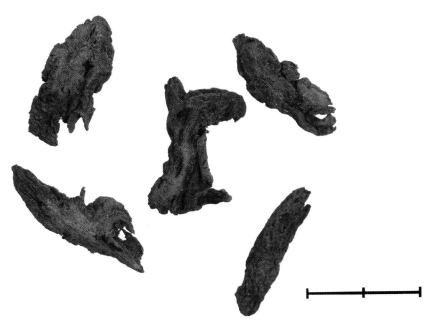
红大戟

274

中药饮片图鉴

红 曲

【来　　源】 为曲霉科真菌红曲霉*Monascus purpureus* Went 的菌丝体寄生在禾本科植物稻*Oryza sativa* L.的种仁上而成的红曲米。

【炮　　制】 除去杂质，筛去灰屑。

【性　　状】 呈长卵形、类椭圆柱形或不规则形，略扁，长5～8mm，宽2～3.5mm，厚1.5～3mm。表面紫红色或棕红色，凹凸不平，有的具浅纵、横纹理。质脆，易沿横纹理断开，断面平齐，边缘红色至暗红色，中部略凹，白色至浅红色。气特异，味淡、微甘。

【功能主治】 活血化瘀，健脾消食。用于产后瘀滞腹痛，跌仆损伤，饮食积滞，脘腹胀满。

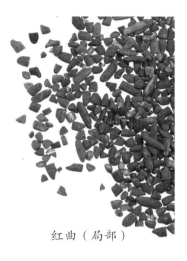

红曲（局部）

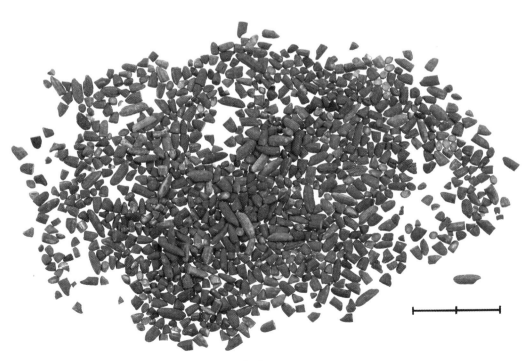

红曲

红花

【来　　源】　为菊科植物红花Carthamus tinctorius L.的干燥花。夏季花由黄变红时采摘，阴干或晒干。

【炮　　制】　除去杂质，筛去灰屑。

【性　　状】　为不带子房的管状花，长1~2cm。表面红黄色或红色。花冠筒细长，先端5裂，裂片呈狭条形，长5~8mm；雄蕊5，花药聚合成筒状，黄白色；柱头长圆柱形，顶端微分叉。质柔软。气微香，味微苦。

【功能主治】　活血通经，散瘀止痛。用于经闭，痛经，恶露不行，癥瘕痞块，胸痹心痛，瘀滞腹痛，胸胁刺痛，跌仆损伤，疮疡肿痛。

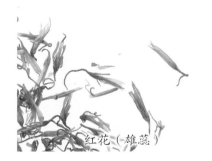
红花（雄蕊）

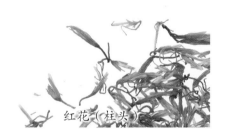
红花（柱头）

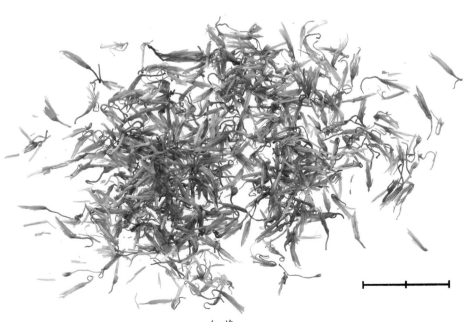
红花

红 芪

【来　源】　豆科植物多序岩黄芪*Hedysarum poly-botrys* Hand.-Mazz.的干燥根。春、秋二季采挖，除去须根和根头，晒干。

【炮　制】　红芪　除去杂质，大小分开，洗净，润透，切厚片，干燥。

　　　　　　炙红芪　取炼蜜，加适量开水稀释后，淋于红芪中拌匀，闷润，置炒制容器内，用文火加热，炒至切面深黄色、不粘手时，取出，晾凉。每100kg红芪，用炼蜜25kg。

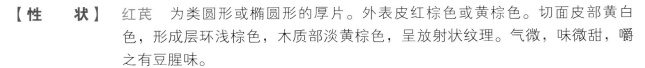

红芪（切面）

【性　状】　红芪　为类圆形或椭圆形的厚片。外表皮红棕色或黄棕色。切面皮部黄白色，形成层环浅棕色，木质部淡黄棕色，呈放射状纹理。气微，味微甜，嚼之有豆腥味。

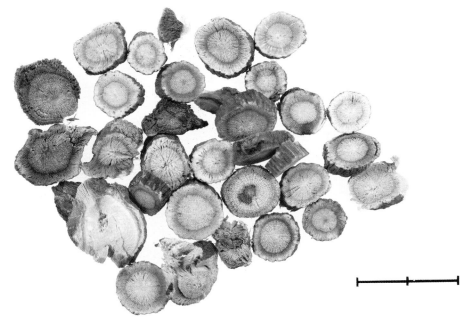

红芪

炙红芪　形如红芪，外表皮红棕色，略有光泽，可见纵皱纹和残留少数支根痕。切面皮部浅黄色，形成层环浅棕色，木质部浅黄棕色至浅棕色，可见放射状纹理。具蜜香气，味甜，略带黏性，嚼之有豆腥味。

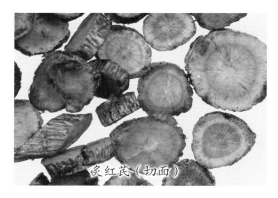
炙红芪（切面）

【功能主治】　红芪　补气升阳，固表止汗，利水消肿，生津养血，行滞通痹，托毒排脓，敛疮生肌。用于气虚乏力，食少便溏，中气下陷，久泻脱肛，便血崩漏，表虚自汗，气虚水肿，内热消渴，血虚萎黄，半身不遂，痹痛麻木，痈疽难溃，久溃不敛。

炙红芪　补中益气，用于气虚乏力，食少便溏。

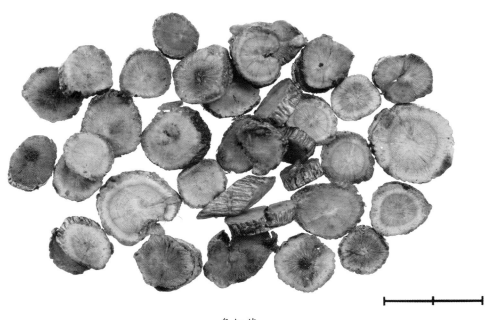
炙红芪

红豆蔻

【来　　源】 姜科植物大高良姜 *Alpinia galanga* Willd. 的干燥成熟果实。秋季果实变红时采收，除去杂质，阴干。

【炮　　制】 除去杂质。用时捣碎。

【性　　状】 呈长球形，中部略细，长0.7～1.2cm，直径0.5～0.7cm。表面红棕色或暗红色，略皱缩，顶端有黄白色管状宿萼，基部有果梗痕。果皮薄，易破碎。种子6，扁圆形或三角状多面形，黑棕色或红棕色，外被黄白色膜质假种皮，胚乳灰白色。气香，味辛辣。

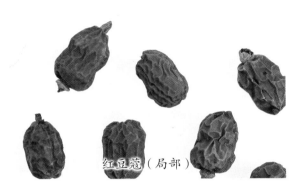

红豆蔻（局部）

【功能主治】 散寒燥湿，醒脾消食。用于脘腹冷痛，食积胀满，呕吐泄泻，饮酒过多。

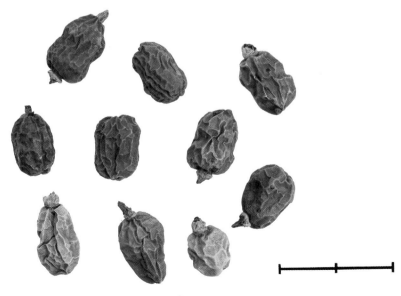

红豆蔻

红 参

【来　　源】 五加科植物人参Panax ginseng C.A. Mey.的栽培品经蒸制后的干燥根和根茎。秋季采挖，洗净，蒸制后，干燥。

【炮　　制】 润透，切薄片，干燥，用时粉碎或捣碎。

【性　　状】 呈类圆形或椭圆形薄片。外表皮红棕色，半透明。切面平坦，角质样。质硬而脆。气微香而特异，味甘、微苦。

【功能主治】 大补元气，复脉固脱，益气摄血。用于体虚欲脱，肢冷脉微，气不摄血，崩漏下血。

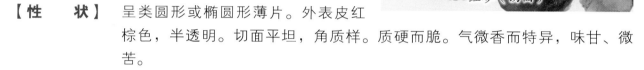

红参（切面）

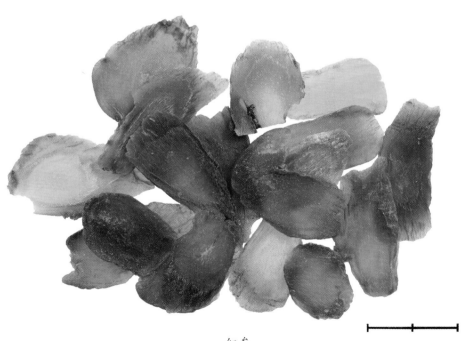

红参

红 粉

【来　　源】 以水银、火硝、明矾为原料加工而成的红色升华物，主含红氧化汞（HgO）。

【炮　　制】 原品入药，不另加工。

【性　　状】 为橙红色片状或粉状结晶，片状的一面光滑略具光泽，另一面较粗糙。粉末橙色。质硬，性脆；遇光颜色逐渐变深。气微。

【功能主治】 拔毒，除脓，去腐，生肌。用于痈疽疔疮，梅毒下疳，一切恶疮，肉暗紫黑，腐肉不去，窦道瘘管，脓水淋漓，久不收口。

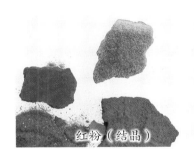

红粉（结晶）

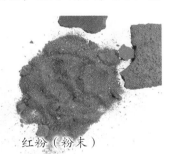

红粉（粉末）

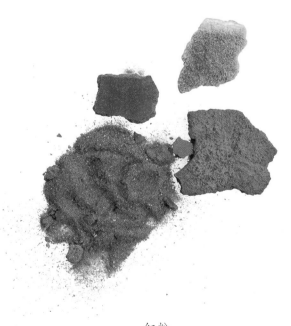

红粉

红娘子

【来　　源】　蝉科昆虫黑翅红娘*Huechys sarguinea De Geer* 的干燥虫体。夏季，早起露水未干时，带好手套及口罩，进行捕捉。捉后投入沸水中烫死，捞出，干燥。

【炮　　制】　除去头、足、翅等杂质。

【性　　状】　为去除头、足、翅的干燥躯体，形似蝉而较小。前胸背板前狭后宽，黑色；中胸背板黑色，左右两侧有2个大形斑块，呈朱红色；可见鞘翅残痕。体轻，质脆，有特殊臭气。味辛。

【功能主治】　通瘀，破积，解毒。用于血瘀经闭，狂犬咬伤，瘰疬恶疮。

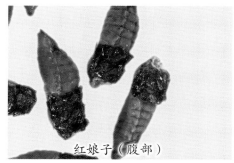
红娘子（腹部）

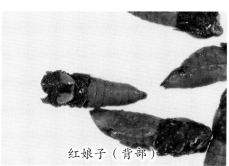
红娘子（背部）

中药饮片图鉴

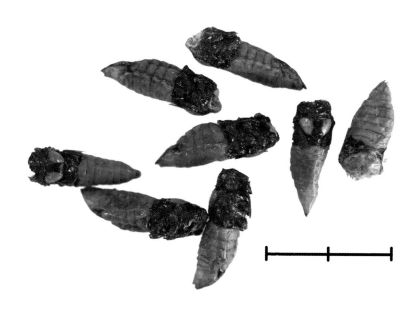
红娘子

红景天

【来　　源】 景天科植物大花红景天*Rhodiola crenulata*（Hook.f.et Thoms.）H.Ohba的干燥根和根茎。秋季花茎凋枯后采挖，除去粗皮，洗净，晒干。

【炮　　制】 除去须根、杂质，切片，干燥。

【性　　状】 为不规则厚片或小块。外表皮棕色或褐色，剥开外表皮有一层膜质黄色表皮。切面浅红棕色至紫红色，可见筋脉纹。气芳香，味微苦涩、后甜。

【功能主治】 益气活血，通脉平喘。用于气虚血瘀，胸痹心痛，中风偏瘫，倦怠气喘。

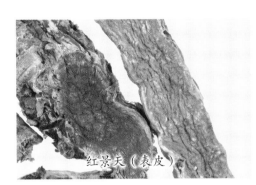
红景天（表皮）

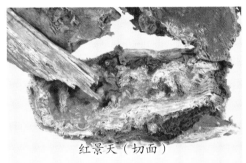
红景天（切面）

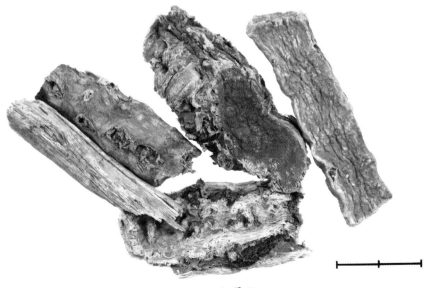
红景天

麦冬

【来　　源】　百合科植物麦冬*Ophiopogon japonicus*（L.f）Ker-Gawl.的干燥块根。夏季采挖，洗净，反复暴晒、堆置，至七八成干，除去须根，干燥。

【炮　　制】　除去杂质，洗净，润透，轧扁，干燥。

【性　　状】　呈纺锤形，两端略尖，或为轧扁的纺锤形块片。表面淡黄色或灰黄色，有细纵纹。质柔韧，断面黄白色，半透明，中柱细小。气微香，味甘、微苦。

【功能主治】　养阴生津，润肺清心。用于肺燥干咳，阴虚痨嗽，喉痹咽痛，津伤口渴，内热消渴，心烦失眠，肠燥便秘。

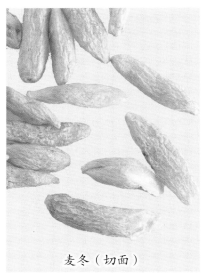

麦冬（切面）

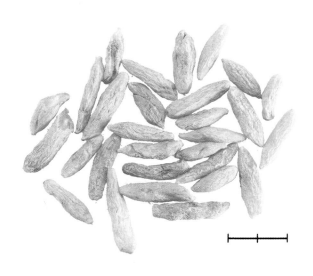

麦冬

麦芽

【来　　源】 禾本科植物大麦 *Hordeum vulgare* L.的成熟果实经发芽干燥的炮制加工品。将麦粒用水浸泡后，保持适宜温、湿度，待幼芽长至约5mm时，晒干或低温干燥。

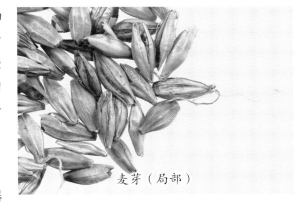

麦芽（局部）

【炮　　制】 麦芽　除去杂质。

炒麦芽　取净麦芽，置炒制容器内，用文火加热，不断翻动，炒至表面棕黄色，鼓起并有香气时，取出晾凉，筛去灰屑。

焦麦芽　取净麦芽，置炒制容器内，用中火加热，炒制有爆裂声，表面呈焦褐色，鼓起并有焦香气时，取出晾凉，筛去灰屑。

【性　　状】 麦芽　呈梭形，长8～12mm，直径3～4mm。表面淡黄色，背面为外稃包围，具5脉；腹面为内稃包围。除去内外稃后，腹面有1条纵沟；基部胚根处生出幼芽和须根，幼芽长披针状条形，长约5mm。须根数条，纤细而弯曲。质硬，断面白色，粉性。气微，味微甘。

285

中药饮片图鉴

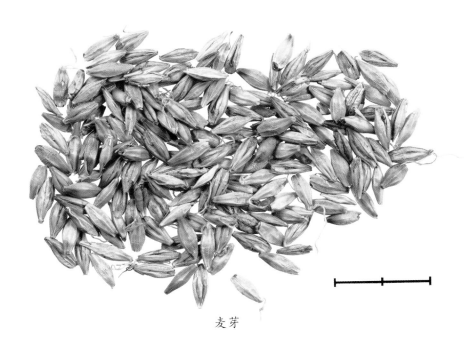

麦芽

炒麦芽　形如麦芽，表面棕黄色，偶有焦斑。有香气，味微苦。

焦麦芽　形如麦芽，表面焦褐色，有焦斑。有焦香气，味微苦。

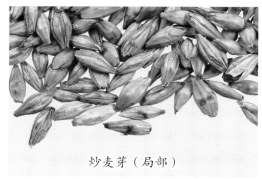

炒麦芽（局部）

【功能主治】 行气消食，健脾开胃，回乳消胀。用于食积不消，脘腹胀痛，脾虚食少，乳汁郁积，乳房胀痛，妇女断乳，肝郁胁痛，肝胃气痛。生麦芽健脾和胃，疏肝行气。用于脾虚食少，乳汁郁积。炒麦芽行气消食回乳。用于食积不消，妇女断乳。焦麦芽消食化滞。用于食积不消，脘腹胀痛。

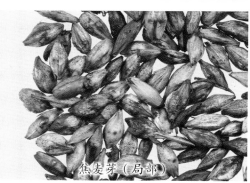

焦麦芽（局部）

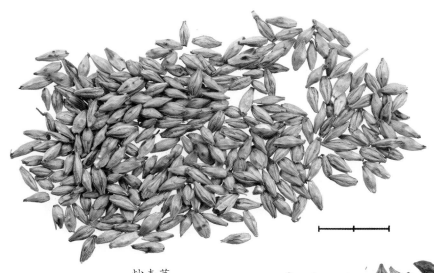

炒麦芽

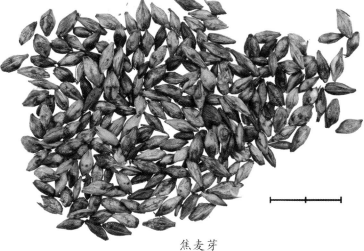

焦麦芽

远 志

【来　　源】 远志科植物远志*Polygala tenuifolia* Willd.或卵叶远志*Polygala sibirica* L.的干燥根。春、秋二季采挖，除去须根和泥沙，晒干。

【炮　　制】 远志　除去杂质，略洗，润透，切段，干燥。

制远志　取甘草，加适量水煎汤，去渣，加入净远志，用文火煮至汤吸尽，取出，干燥。每100kg远志，用甘草6kg。

【性　　状】 远志　为圆柱形的段。外表皮灰黄色至灰棕色，有横皱纹。切面棕黄色，中空。气微，味苦、微辛，嚼之有刺喉感。

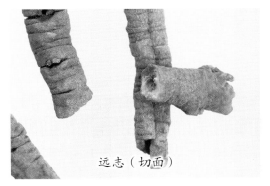

远志（切面）

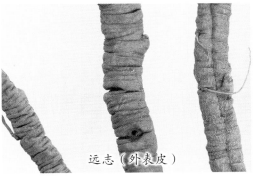

远志（外表皮）

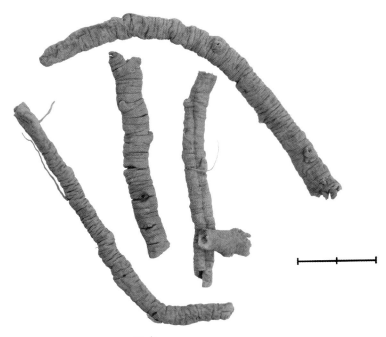

远志

制远志　形如远志，表面黄棕色。味微甜。

【**功能主治**】　安神益智，交通心肾，祛痰，消肿。用于心肾不交引起的失眠多梦、健忘惊悸、神志恍惚，咳痰不爽，疮疡肿毒，乳房肿痛。甘草制后缓和燥性，消除麻味，防止刺喉，以安神益智见长。

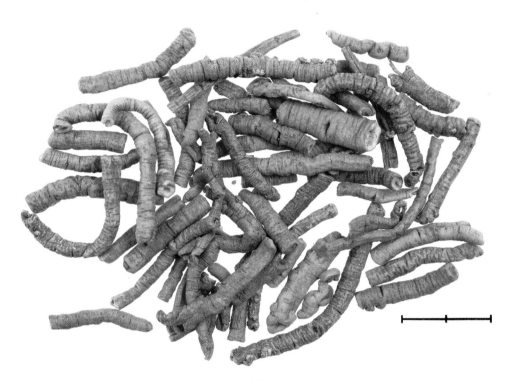

制远志

赤小豆

【来　源】 豆科植物赤小豆*Vigna umbellata* Ohwi et Ohashi或赤豆*Vigna angularis* Ohwi et Ohashi的干燥成熟种子。秋季果实成熟而未开裂时拔取全株，晒干，打下种子，除去杂质，再晒干。

【炮　制】 除去杂质，筛去灰屑。

【性　状】 ①赤小豆：呈长圆形而稍扁，长

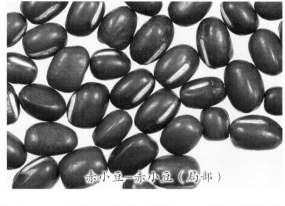

赤小豆—赤小豆（局部）

5~8mm，直径3~5mm。表面紫红色，无光泽或微有光泽；一侧有线形突起的种脐，偏向一端，白色，约为全长2/3，中间凹陷成纵沟；另侧有1条不明显的棱脊。质硬，不易破碎。子叶2，乳白色。气微，味微甘。②赤豆：

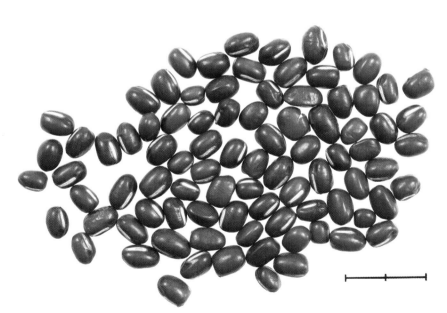

赤小豆—赤小豆

289

呈短圆柱形，两端较平截或钝圆，直径4～6mm。表面暗棕红色，有光泽，种脐不突起。

【功能主治】 利水消肿，解毒排脓。用于水肿胀满，脚气浮肿，黄疸尿赤，风湿热痹，痈肿疮毒，肠痈腹痛。

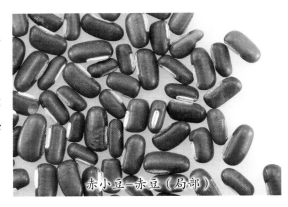

赤小豆-赤豆（局部）

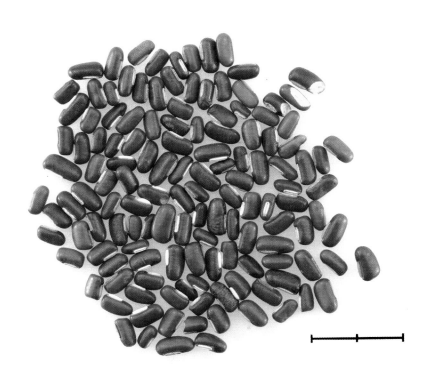

赤小豆-赤豆

赤石脂

【来　　源】 硅酸盐类矿物多水高岭石族多水高岭石，主含四水硅酸铝 [$Al_4(Si_4O_{10})(OH)_8 \cdot 4H_2O$]。采挖后，除去杂石。

【炮　　制】 赤石脂　除去杂质，打碎或研细粉。

　　　　　　 煅赤石脂　取赤石脂，用醋调匀，搓条，切段，干燥，置煅锅内武火煅至红透，取出，晾凉。用时捣碎。每100kg赤石脂，用醋40kg。

【性　　状】 赤石脂　呈不规则的碎块，大小不一。表面粉红色、红色至紫红色，或有红白相间的花纹，光滑如脂。质细腻，易砸碎，断面平滑，吸水性强，用舌舔

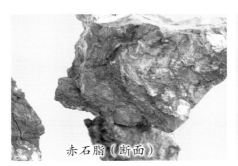
赤石脂（断面）

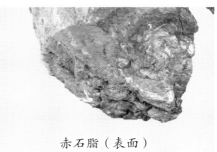
赤石脂（表面）

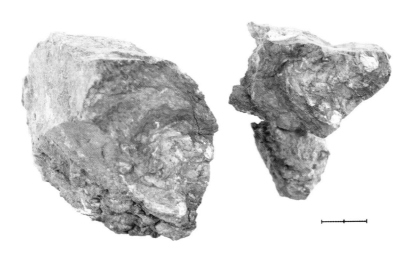
赤石脂

之粘舌。有泥土气，味淡。

煅赤石脂　呈圆柱形段状。表面灰蓝色或浅黄红色。质坚脆，易砸碎，断面不平坦。吸水性强，用舌舔之粘舌。具醋酸气。

【**功能主治**】　涩肠，止血，生肌敛疮。用于久泻久痢，大便出血，崩漏带下；外治疮疡久溃不敛，湿疮脓水浸淫。

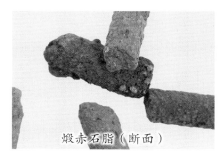
煅赤石脂（断面）

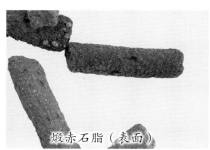
煅赤石脂（表面）

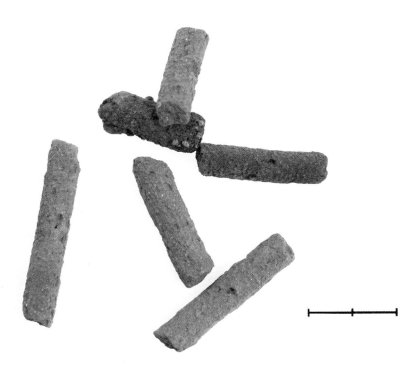
煅赤石脂

赤 芍

【来　　源】 毛茛科植物芍药*Paeonia lactiflora* Pall.或川赤芍*Paeonia veitchii* Lynch的干燥根。春、秋二季采挖，除去根茎、须根及泥沙，晒干。

【炮　　制】 除去杂质，分开大小，洗净，润透，切厚片，干燥。

【性　　状】 为类圆形切片，外表皮棕褐色。切面粉白色或粉红色，皮部窄，木部放射状纹理明显，有的有裂隙。

【功能主治】 清热凉血，散瘀止痛。用于热入营血，温毒发斑，吐血衄血，目赤肿痛，肝郁胁痛，经闭痛经，癥瘕腹痛，跌仆损伤，痈肿疮疡。

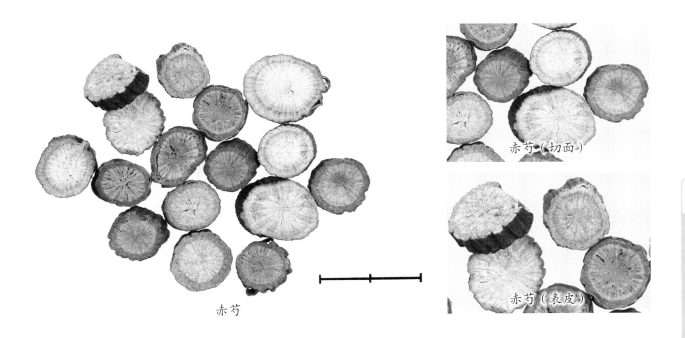

赤芍

赤芍（切面）

赤芍（表皮）

芫 花

【来　　源】　瑞香科植物芫花Daphne genkwa Sieb. et Zucc.的干燥花蕾。春季花未开放时采收，除去杂质，干燥。

【炮　　制】　芫花　除去杂质。

　　　　　　　醋芫花　取净芫花，置炒制容器内，加醋拌匀，闷润，炒至醋吸尽，取出晾凉。每100kg芫花，用醋30kg。

【性　　状】　芫花　常3~7朵簇生于短花轴上，基部有苞片1~2片，多脱落为单朵。单朵呈棒槌状，多弯曲，长1~1.7cm，直径约1.5mm；花被筒表面淡紫色或灰绿色，密被短柔毛，先端4裂，裂片淡紫色或黄棕色。质软。气微，味甘、微辛。

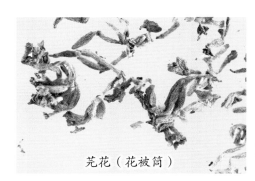

芫花（花被筒）

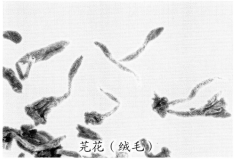

芫花（绒毛）

中药饮片图鉴

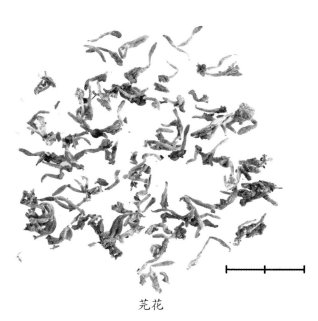

芫花

醋芫花　形如芫花，表面微黄色。微有醋香气。

【功能主治】　泻水逐饮；外用杀虫疗疮。用于水肿胀满，胸腹积水，痰饮积聚，气逆咳喘，二便不利；外治疥癣秃疮，痈肿，冻疮。醋炙能降低毒性，缓和泻下作用。

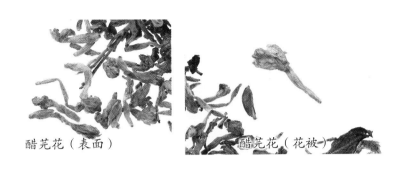

醋芫花（表面）　　　　　醋芫花（花被）

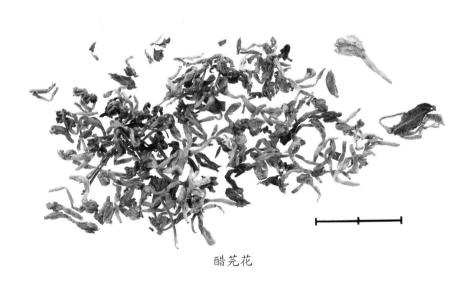

醋芫花

花 椒

【来　　源】 芸香科植物青椒Zanthoxylum schinifolium Sieb. et Zucc.或花椒Zanthoxylum bungeanum Maxim.的干燥成熟果皮。秋季采收成熟果实，晒干，除去种子和杂质。

【炮　　制】 花椒　除去椒目、果柄等杂质。

　　　　　　 炒花椒　取净花椒，置炒制容器内，用文火炒至出汗，呈油亮光泽，颜色加深，有香气逸出时，取出，晾凉。

【性　　状】 花椒　①青椒：多为2～3个上部离生的小蓇葖果，集生于小果梗上，蓇葖果呈球形，沿腹缝线开裂，直径3～4mm。外表面灰绿色或暗绿色，散有多数油点及细密的网状隆起皱纹；内表面类白色，光滑。气香，味微甜而辛。②花椒：蓇葖果多单生，直径4～5mm。外表面紫红色或棕红色，散有多数

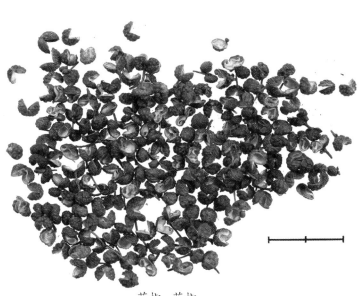
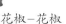

花椒－花椒

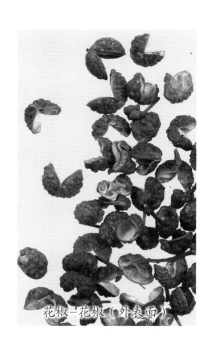

花椒－花椒（外表面）

疣状突起的油点，直径0.5～1mm，对光观察半透明；内表面淡黄色。香气浓，味麻辣而持久。

炒花椒　形如花椒，颜色加深，具油亮光泽，香气更浓。

【功能主治】　温中止痛，杀虫止痒。用于脘腹冷痛，呕吐泄泻，虫积腹痛；外治湿疹，阴痒。炒后可减毒，缓和辛散作用，长于温中散寒，驱虫止痛。

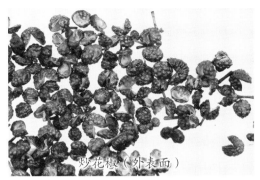
炒花椒（外表面）

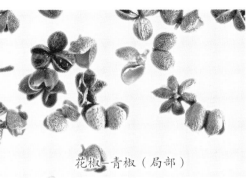
花椒—青椒（局部）

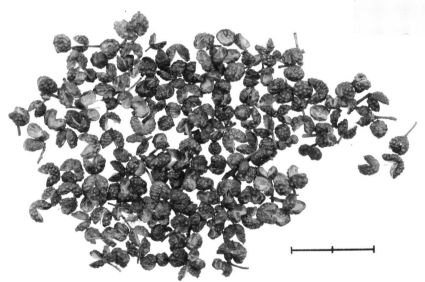
炒花椒

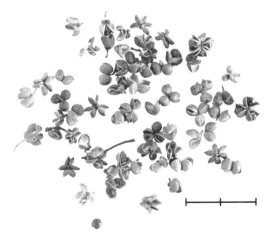
花椒—青椒

花蕊石

【来　　源】　变质岩类岩石蛇纹大理岩，主含碳酸钙（$CaCO_3$）。采挖后，除去杂石和泥沙。

【炮　　制】　花蕊石　洗净，干燥，砸成碎块。

　　　　　　　煅花蕊石　取净花蕊石，敲成小块，置耐火容器内，用武火加热，煅至红透，取出放凉，碾碎。

【性　　状】　花蕊石　为粒状和致密块状的集合体，呈不规则的块状，具棱角，而不锋

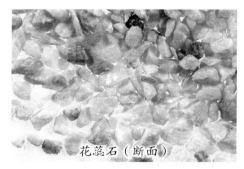
花蕊石（断面）

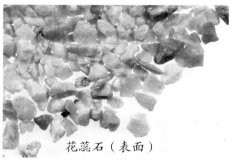
花蕊石（表面）

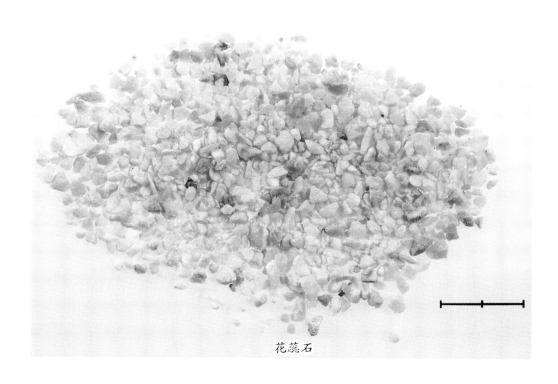
花蕊石

利。白色或浅灰白色，其中夹有点状或条状的蛇纹石，呈浅绿色或淡黄色，习称"彩晕"，对光观察有闪星状光泽。体重，质硬，不易破碎。气微，味淡。

煅花蕊石 呈大小不一的颗粒状碎粒，粉白色间有黄白色，质地松脆，无光泽。

【功能主治】 化瘀止血。用于咯血，吐血，外伤出血，跌仆伤痛。煅后缓和酸涩之性。

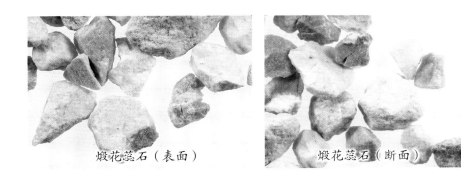

煅花蕊石（表面）　　　　煅花蕊石（断面）

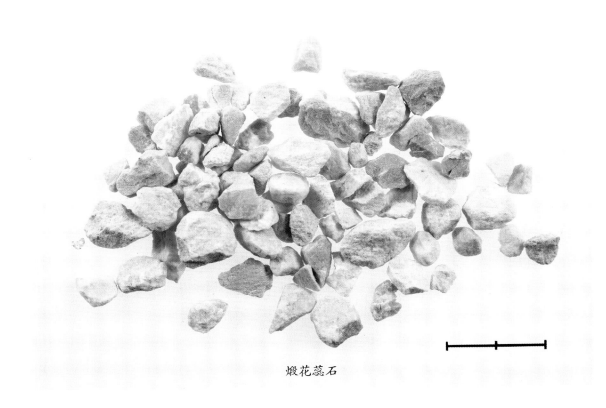

煅花蕊石

芥 子

【来　　源】 十字花科植物白芥 *Sinapis alba* L.或芥 *Brassica juncea*（L.）Czern. et Coss.的干燥成熟种子。前者习称"白芥子"，后者习称"黄芥子"。夏末秋初果实成熟时采割植株，晒干，打下种子，除去杂质。

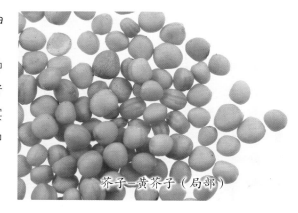

芥子–黄芥子（局部）

【炮　　制】 芥子　除去杂质，用时捣碎。

炒芥子　取净芥子，置炒制容器内，用文火加热，炒至淡黄色至深黄色（炒白芥子）或深黄色至棕褐色（炒黄芥子），有香辣气。用时捣碎。

【性　　状】 芥子　①白芥子：呈球形，直径1.5~2.5mm。表面灰白色至淡黄色，具细微的网纹，有明显的点状种脐。种皮薄而脆，破开后内有白色折叠的子叶，有油性。气微，味辛辣。②黄芥子：较小，直径1~2mm。表面黄色至棕黄色，少数呈暗红棕色。研碎后加水浸湿，则产生辛烈的特异臭气。

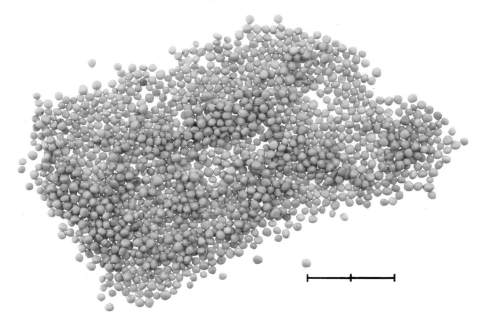

芥子–黄芥子

炒芥子　形如芥子，表面淡黄色至深黄色（炒白芥子）或深黄色至棕褐色（炒黄芥子），偶有焦斑。有香辣气。

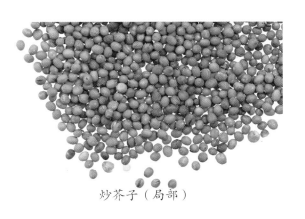

炒芥子（局部）

【功能主治】　温肺豁痰利气，散结通络止痛。用于寒痰咳嗽，胸胁胀痛，痰滞经络，关节麻木、疼痛，痰湿流注，阴疽肿毒。炒后缓和辛散走窜之性，善于顺气豁痰，多用于痰多咳嗽。

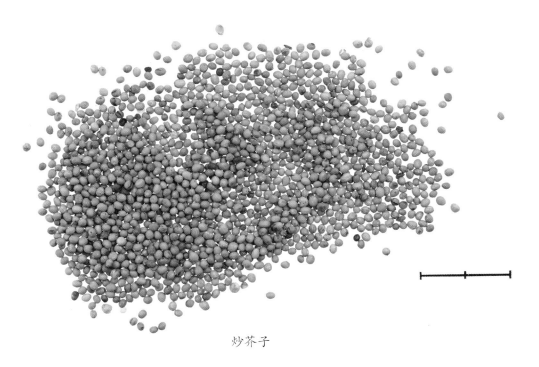

炒芥子

301

苍术

【来　　源】　菊科植物茅苍术*Atractylodes lancea*（Thunb.）DC.或北苍术*Atractylodes chinensis*（DC.）Koidz.的干燥根茎。春、秋二季采挖，除去泥沙，晒干，撞去须根。

【炮　　制】　苍术　除去杂质，洗净，润透，切厚片，干燥。

　　　　　　　麸炒苍术　先将炒制容器烧热，撒入麦麸，用中火加热，待冒烟时投入苍术，不断翻炒，炒至深黄色时，取出，筛去麦麸，晾凉。每100kg苍术，用麦麸10kg。

【性　　状】　苍术　呈不规则类圆形或条形厚片。外表皮灰棕色至黄棕色，有皱纹，有时可见根痕。切面黄白色或灰白色，散有多数橙黄色或棕红色油室，有的可析出白色细针状结晶。气香特异，味微甘、辛、苦。

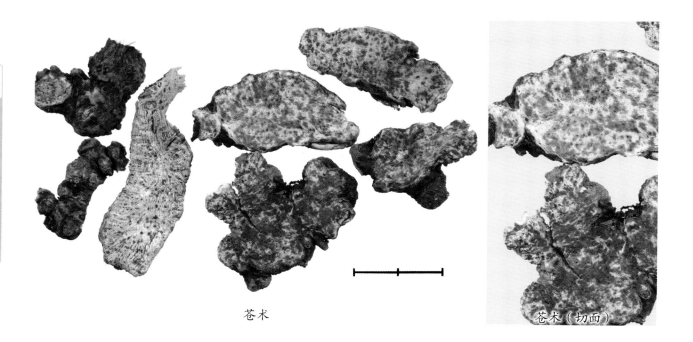

苍术（外表皮）

苍术

苍术（切面）

中药饮片图鉴

麸炒苍术　形如苍术，表面深黄色，散有多数棕褐色油室。有焦香气。

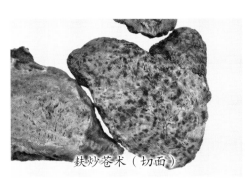
麸炒苍术（切面）

【功能主治】　燥湿健脾，祛风散寒，明目。用于湿阻中焦，脘腹胀满，泄泻，水肿，脚气痿躄，风湿痹痛，风寒感冒，夜盲，眼目昏涩。麸炒后辛性减弱，燥性缓和，气味芳香，增强健脾和胃作用。

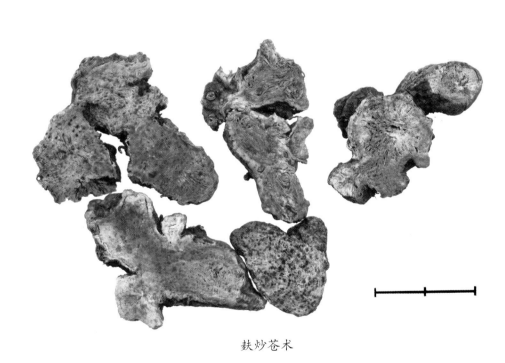
麸炒苍术

苍耳子

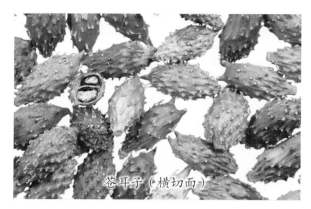

苍耳子（横切面）

【来　　源】　菊科植物苍耳 *Xanthium sibiricum* Patr.的干燥成熟带总苞的果实。秋季果实成熟时采收，干燥，除去梗、叶等杂质。

【炮　　制】　苍耳子　除去杂质。

炒苍耳子　取净苍耳子，置炒制容器内，用中火加热，炒至黄褐色，去刺，筛净。

【性　　状】　苍耳子　呈纺锤形或卵圆形，长1～1.5cm，直径0.4～0.7cm。表面黄棕色或黄绿色，全体有钩刺，顶端有2枚较粗的刺，分离或相连，基部有果梗痕。质硬而韧，横切面中央有纵隔膜，2室，各有1枚瘦果。瘦果略呈纺锤形，一面较平坦，顶端具1突起的花柱基，果皮薄，灰黑色，具纵纹。种

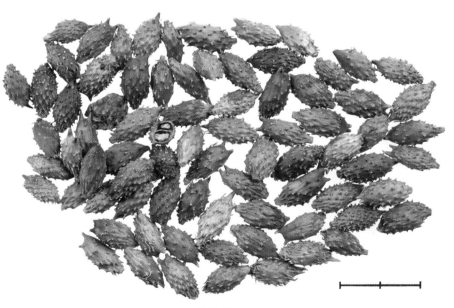

苍耳子

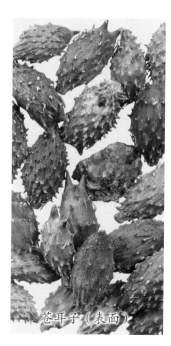

苍耳子（表面）

皮膜质，浅灰色，子叶2，有油性。气微，味微苦。

炒苍耳子　形如苍耳子，表面黄褐色，有刺痕。微有香气。

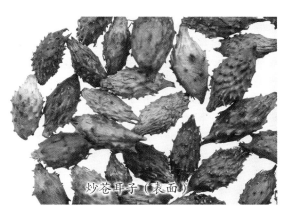

炒苍耳子（表面）

【功能主治】　散风寒，通鼻窍，祛风湿。用于风寒头痛，鼻塞流涕，鼻鼽，鼻渊，风疹瘙痒，湿痹拘挛。生品消风止痒力强，多用于皮肤痒疹、疥癣等皮肤病。炒后可降低毒性，偏于通鼻窍，祛风湿止痛。

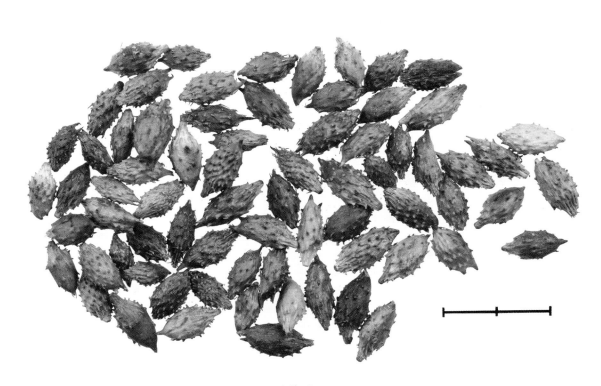

炒苍耳子

芡 实

【来　源】睡莲科植物芡 *Euryale ferox* Salisb. 的干燥成熟种仁。秋末冬初采收成熟果实，除去果皮，取出种子，洗净，再除去硬壳（外种皮），晒干。

【炮　制】芡实　除去杂质。

麸炒芡实　先将炒制容器用中火加热，均匀撒入麦麸即刻烟起，随即投入净芡实，中火炒至断面微黄色时，取出，筛去麦麸，晾凉。每100kg芡实，用麦麸10kg。

【性　状】芡实　为类球形，多为破粒，完整者直径5～8mm。表面有棕红色或红褐色内种皮，一端黄白色，约占全体1/3，有凹点状的种脐痕，除去内种皮显白

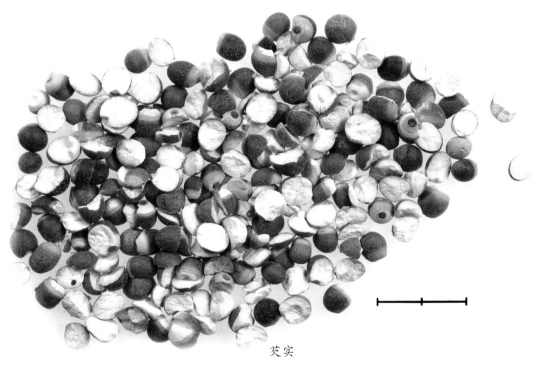

芡实

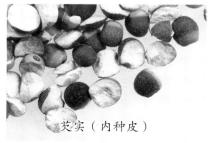

芡实（内种皮）

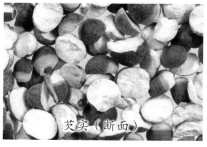

芡实（断面）

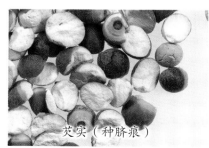

芡实（种脐痕）

色。质较硬，断面白色，粉性。气微，味淡。

麸炒芡实　形如芡实，表面黄色或微黄色。味淡、微酸。

【功能主治】　益肾固精，补脾止泻，除湿止带。用于遗精滑精，遗尿尿频，脾虚久泻，白浊，带下。炒后补脾和固涩作用增强，适用于脾虚之证和虚多实少者。

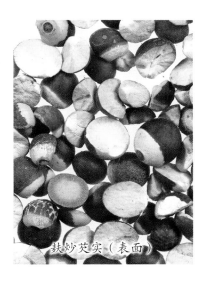

麸炒芡实（表面）

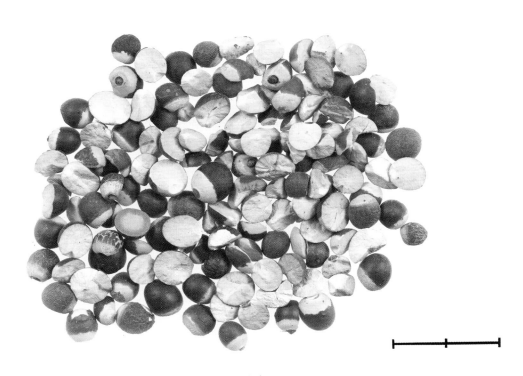

麸炒芡实

苎麻根

【来　　源】　荨麻科植物苎麻Boehmeria nivea（L.）Gaud.的干燥根和根茎。冬、春二季
采挖，除去地上茎、细根及泥土，干燥。

【炮　　制】　除去杂质，洗净，浸泡，润透，切厚片，干燥。

【性　　状】　为圆形或类圆形厚片。外表皮灰棕色至灰褐色。切面皮部灰褐色，木部淡棕
色，有的中间有数个同心环纹，髓部棕色或中空。气微，味淡，嚼之略有黏
性。

【功能主治】　凉血止血，安胎，清热解毒。用于尿血，胎动不安，先兆流产；外治痈肿初
起。

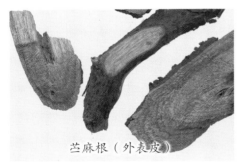
苎麻根（外表皮）

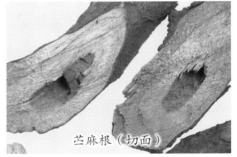
苎麻根（切面）

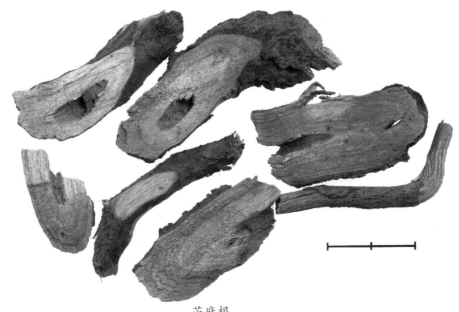
苎麻根

芦荟

【来　　源】 百合科植物库拉索芦荟*Aloe barbadensis* Miller、好望角芦荟*Alae ferox* Miller或其他同属近缘植物叶的汁液浓缩干燥物。

【炮　　制】 砸成小块。

【性　　状】 ①库拉索芦荟：呈不规则块状，常破裂为多角形，大小不一。表面呈暗红褐色或深褐色，无光泽。体轻，质硬，不易破碎，断面粗糙或显麻纹。富吸湿性。有特殊臭气，味极苦。
②好望角芦荟：表面呈暗褐色，略显绿色，有光泽。体轻，质松，易碎，断面玻璃样而有层纹。

【功能主治】 泻下通便，清肝泻火，杀虫疗疳。用于热结便秘，惊痫抽搐，小儿疳积；外治癣疮。

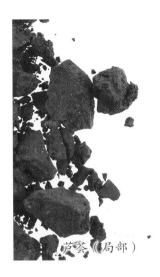

芦荟（局部）

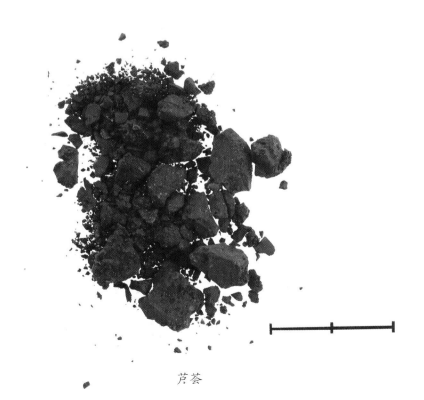

芦荟

芦 根

【来　　源】　禾本科植物芦苇Phragmites communis Trin.的新鲜或干燥根茎。全年均可采挖，除去芽、须根及膜状叶，鲜用或晒干。

【炮　　制】　鲜芦根　除去杂质，洗净，切段。

芦根　除去杂质，洗净，切段，干燥。

【性　　状】　鲜芦根　呈扁圆柱形段。表面黄白色，有光泽，节呈环状。切面黄白色，中空，有小孔排列成环。气微，味甘。

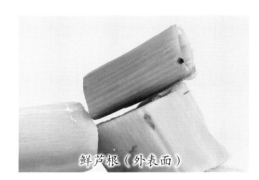
鲜芦根（外表面）

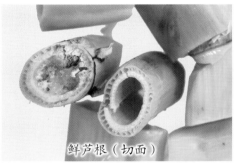
鲜芦根（切面）

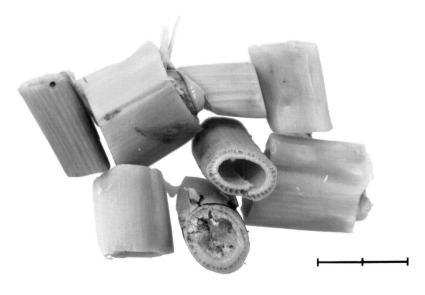
鲜芦根

芦根　呈扁圆柱形段。表面黄白色，节间有纵皱纹。切面中空，有小孔排列成环。

【功能主治】　清热泻火，生津止渴，除烦，止呕，利尿。用于热病烦渴，肺热咳嗽，肺痈吐脓，胃热呕哕，热淋涩痛。

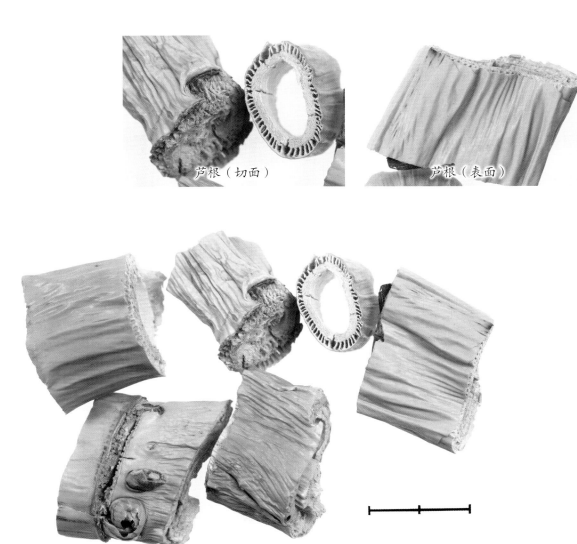

芦根（切面）　　　　　芦根（表面）

芦根

苏木

【来　　源】 豆科植物苏木 *Caesalpinia sappan* L.的干燥心材。多于秋季采伐，除去白色边材，干燥。

【炮　　制】 锯成长约3cm的段，再劈成小段或碾成粗粉。

【性　　状】 为不规则小碎段。表面黄红色至棕红色，有时中央可见一条暗棕色的髓。质坚硬。气微，味微涩。

【功能主治】 活血祛瘀，消肿止痛。用于跌打损伤，骨折筋伤，瘀滞肿痛，经闭痛经，产后瘀阻，胸腹刺痛，痈疽肿痛。

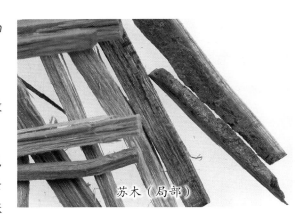

苏木（局部）

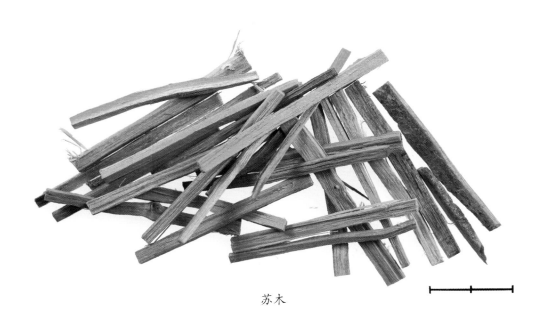

苏木

苏合香

【来　　源】 金缕梅科植物苏合香树*Liquidambar orientalis* Mill.的树干渗出的香树脂经加工精制而成。

【炮　　制】 原品入药，不另加工。

【性　　状】 为半流动性的浓稠液体。棕黄色或暗棕色，半透明。质黏稠。气芳香。

【功能主治】 开窍，辟秽，止痛。用于中风痰厥，猝然昏倒，胸痹心痛，胸腹冷痛，惊痫。

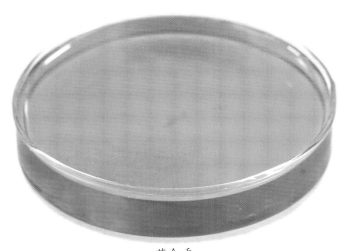

苏合香

杜 仲

【来　　源】　杜仲科植物杜仲Eucommia ulmoides Oliv.的干燥树皮。4～6月剥取，刮去粗皮，堆置"发汗"至内皮呈紫褐色，晒干。

【炮　　制】　**杜仲**　刮去残留粗皮，洗净，切块或丝，干燥。

　　　　　　　盐杜仲　取杜仲，加盐水拌匀，闷透，置炒制容器内，以文火加热，炒至断丝、表面焦黑色，取出，晾凉。每100kg杜仲，用食盐2kg。

【性　　状】　**杜仲**　呈小方块或丝状。外表面淡棕色或灰褐色，有明显的皱纹。内表面暗紫色，光滑。断面有细密、银白色、富弹性的橡胶丝相连。气微，味稍苦。

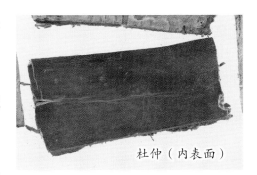
杜仲（内表面）

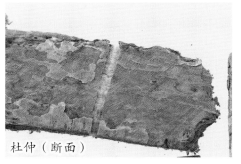
杜仲（断面）

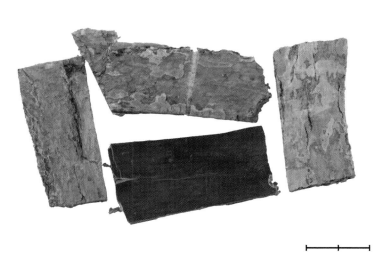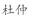
杜仲

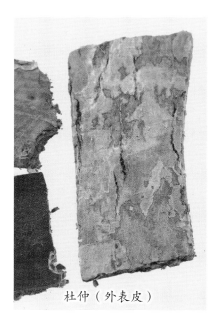
杜仲（外表皮）

盐杜仲　形如杜仲，表面黑褐色，内表面褐色，折断时胶丝弹性较差。味
微咸。

【**功能主治**】　补肝肾，强筋骨，安胎。用于肝肾不足，腰膝酸痛，筋骨无力，头晕目眩，妊
娠漏血，胎动不安。盐杜仲增强补肝肾，强筋骨，安胎作用。用于肾虚腰痛，
阳痿滑精，胎元不固。

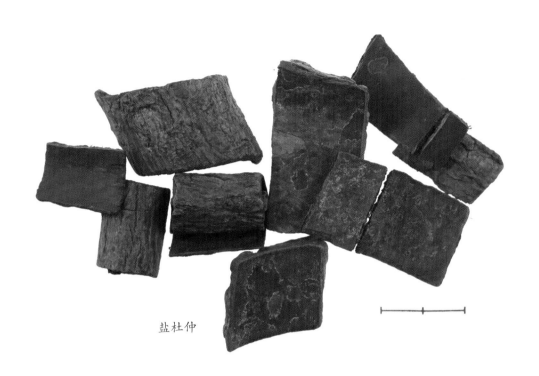

盐杜仲

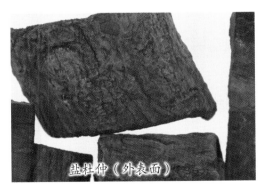

盐杜仲（外表面）

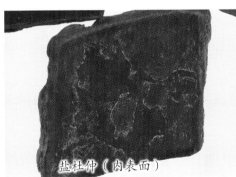

盐杜仲（内表面）

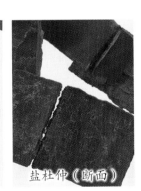

盐杜仲（断面）

杜仲叶

【来　　源】　杜仲科植物杜仲 *Eucommia ulmoides* Oliv.的干燥叶。夏、秋二季枝叶茂盛时采收，晒干或低温烘干。

【炮　　制】　除去杂质。

【性　　状】　多破碎，完整叶片展平后呈椭圆形或卵形，长7～15cm，宽3.5～7cm。表面黄绿色或黄褐色，微有光泽，先端渐尖，基部圆形或广楔形，边缘有锯齿，具短叶柄。质脆，搓之易碎，折断面有少量银白色橡胶丝相连。气微，味微苦。

【功能主治】　补肝肾，强筋骨。用于肝肾不足，头晕目眩，腰膝酸痛，筋骨痿软。

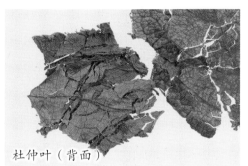

杜仲叶（背面）

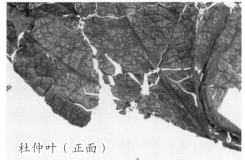

杜仲叶（正面）

中药饮片图鉴

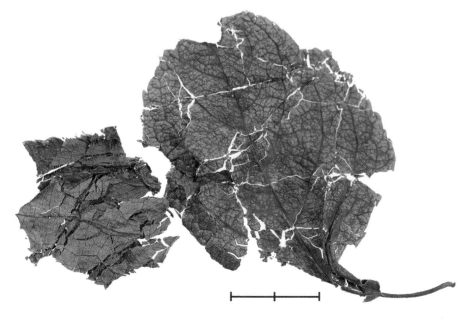

杜仲叶

杠板归

【来　　源】　蓼科植物杠板归Polygonum perfoliatum L. 的干燥地上部分。夏季开花时采割，晒干。

【炮　　制】　除去杂质，略洗，切段，干燥。

【性　　状】　为不规则的段，茎、叶、花混合。茎略呈方柱形，有棱角，多分枝，直径可达0.2cm；表面紫红色或紫棕色，棱角上有倒生钩刺，节略膨大，节间长2~6cm，断面纤维性，黄白色，有髓或中空。叶互生，有长柄，盾状着生；叶片多皱缩，展平后呈近等边三角形，灰绿色至红棕色，下表面叶脉和叶柄均有倒生钩刺；托叶鞘包于茎节上或脱落。短穗状花序顶生或生于上部叶腋，苞片圆形，花小，多萎缩或脱落。气微，茎味淡，叶味酸。

【功能主治】　清热解毒，利水消肿，止咳。用于咽喉肿痛，肺热咳嗽，小儿顿咳，水肿尿少，湿热泻痢，湿疹，疔肿，蛇虫咬伤。

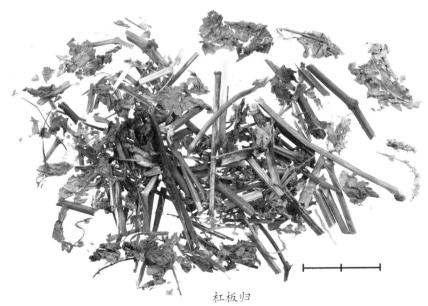

杠板归

中药饮片图鉴

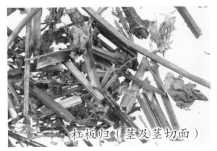

杠板归（茎及茎切面）

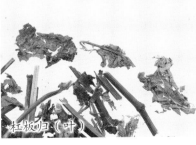

杠板归（叶）

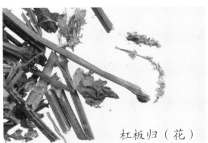

杠板归（花）

豆蔻

【来　　源】 姜科植物白豆蔻*Amomum kravanh* Pierre ex Gagnep.或爪哇白豆蔻 *Amomum compactum* Soland ex Maton的干燥成熟果实。按产地不同分为"原豆蔻"和"印尼白蔻"。

【炮　　制】 除去杂质。用时捣碎。

【性　　状】 ①原豆蔻：呈类球形，直径1.2～1.8cm。表面黄白色至淡黄棕色，有3条较深的纵向槽纹，顶端有突起的柱基，基部有凹下的果柄痕，两端均具浅棕色绒毛。果皮体轻，质脆，易纵向裂开，内分3室，每室含种子约10粒；种子呈不规则多面体，背面略隆起，直径3～4mm，表面暗棕色，有皱纹，并被有残留的假种皮。气芳香，味辛凉略似樟脑。②印尼白蔻：个略小。表面黄白色，有的微显紫棕色。果皮较薄，种子瘦瘪。气味较弱。

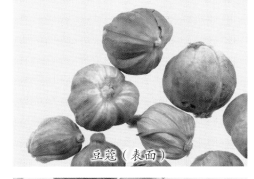

豆蔻（表面）

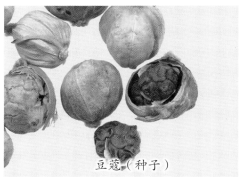

豆蔻（种子）

【功能主治】 化湿行气，温中止呕，开胃消食。用于湿浊中阻，不思饮食，湿温初起，胸闷不饥，寒湿呕逆，胸腹胀痛，食积不消。

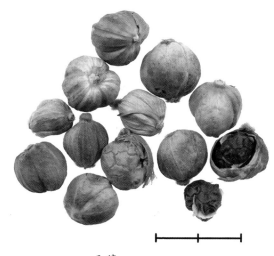

豆蔻

中药饮片图鉴

两头尖

【来　　源】　毛茛科植物多被银莲花Anemone raddeana Regel的干燥根茎。夏季采挖，除去须根，洗净，干燥。

【炮　　制】　除去杂质，筛去灰屑。

【性　　状】　呈类长纺锤形，两端尖细，微弯曲，其中近一端处较膨大，长1～3cm，直径2～7mm。表面棕褐色至棕黑色，具微细纵皱纹，膨大部位常有1～3个支根痕呈鱼鳍状突起，偶见不明显的3～5环节。质硬而脆，易折断，断面略平坦，类白色或灰褐色，略角质样。气微，味先淡后微苦而麻辣。

【功能主治】　祛风湿，消痈肿。用于风寒湿痹，四肢拘挛，骨节疼痛，痈肿溃烂。

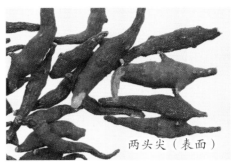

两头尖（表面）

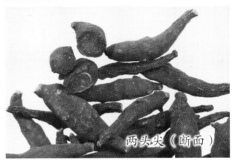

两头尖（断面）

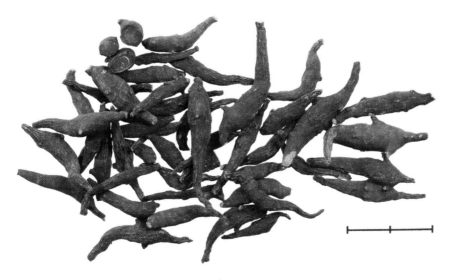

两头尖

两面针

【来　　源】 芸香科植物两面针Zanthoxylum nitidum（Roxb.）DC.的干燥根。全年均可采挖，洗净，切片或段，晒干。

【炮　　制】 除去杂质。

【性　　状】 为厚片或圆柱形短段，长2~20cm，厚0.5~6(10)cm。表面淡棕黄色或淡黄色，有鲜黄色或黄褐色类圆形皮孔样斑痕。切面较光滑，皮部淡棕色，木部淡黄色，可见同心性环纹和密集的小孔。质坚硬。气微香，味辛辣麻舌而苦。

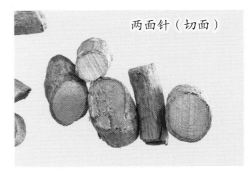

两面针（切面）

【功能主治】 活血化瘀，行气止痛，祛风通络，解毒消肿。用于跌仆损伤，胃痛，牙痛，风湿痹痛，毒蛇咬伤；外治烧烫伤。

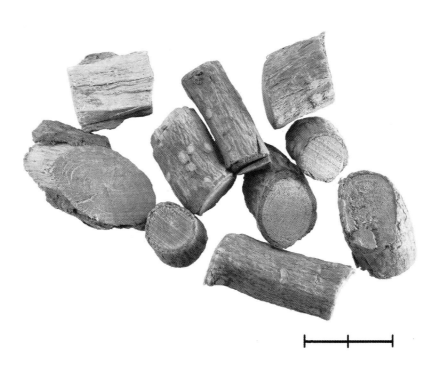

两面针

连钱草

【来　　源】唇形科植物活血丹 *Glechoma longituba* （Nakai）Kupr.的干燥地上部分。春至秋季采收，除去杂质，晒干。

【炮　　制】除去杂质，洗净，切段，干燥。

【性　　状】为不规则的段。茎四方形，表面黄绿色或紫红色。切面常中空。叶对生，叶片多皱缩，灰绿色或绿褐色。轮伞花序腋生，花冠唇形。搓之气芳香，味微苦。

【功能主治】利湿通淋，清热解毒，散瘀消肿。用于热淋，石淋，湿热黄疸，疮痈肿痛，跌打损伤。

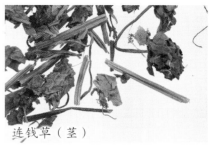

连钱草（茎）

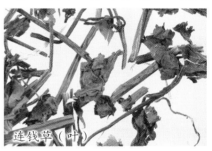

连钱草（叶）

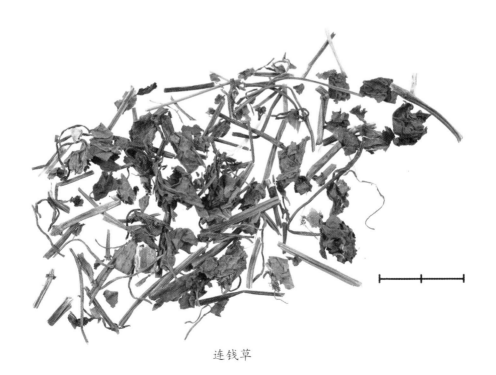

连钱草

连 翘

【来　　源】 木犀科植物连翘*Forsythia suspensa*（Thunb.）Vahl的干燥果实。秋季果实初熟尚带绿色时采收，除去杂质，蒸熟，晒干，习称"青翘"；果实熟透时采收，晒干，除去杂质，习称"老翘"。

【炮　　制】 除去杂质及枝梗，筛去脱落的种子及灰屑。

【性　　状】 呈长卵形至卵形，稍扁，长1.5～2.5cm，直径0.5～1.3cm。表面有不规则的纵皱纹和多数突起的小斑点，两面各有1条明显的纵沟。顶端锐尖，基部有小果梗或已脱落。青翘多不开裂，表面绿褐色，突起的灰白色小斑点较少；质硬；种子多数，黄绿色，细长，一侧有翅。老翘自顶端开裂或裂成两瓣，表面黄棕色或红棕色，内表面多为浅黄棕色，平滑，具一纵隔；质脆；种子棕色，多已脱落。气微香，味苦。

【功能主治】 清热解毒，消肿散结，疏散风热。用于痈疽，瘰疬，乳痈，丹毒，风热感冒，温病初起，温热入营，高热烦渴，神昏发斑，热淋涩痛。

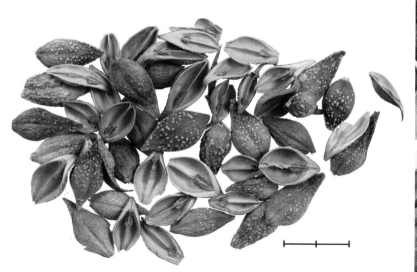

连翘-老翘

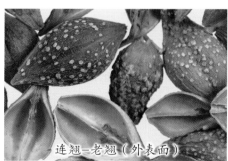

连翘-老翘（外表面）

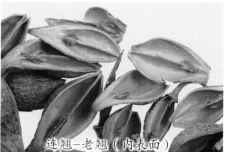

连翘-老翘（内表面）

吴茱萸

【来　　源】　芸香科植物吴茱萸*Euodia rutaecarpa*（Juss.）Benth.、石虎*Euodia rutaecarpa*（Juss.）Benth. var. *officinalis*（Dode）Huang或疏毛吴茱萸*Euodia rutaecarpa*（Juss.）Benth. var. *bodinieri*（Dode）Huang的干燥近成熟果实。8～11月果实尚未开裂时，剪下果枝，晒干或低温干燥，除去枝、叶、果梗等杂质。

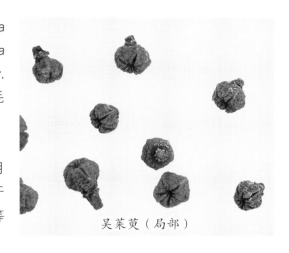

吴茱萸（局部）

【炮　　制】　吴茱萸　除去杂质。

制吴茱萸　取甘草捣碎，加适量水，煎汤，去渣，加入净吴茱萸，闷润吸尽后，炒至微干，取出，干燥。每100kg吴茱萸，用甘草6kg。

【性　　状】　吴茱萸　呈球形或略呈五角状扁球形，直径2～5mm。表面暗黄绿色至褐色，粗糙，有多数点状突起或凹下的油点。顶端有五角星状的裂隙，基部残

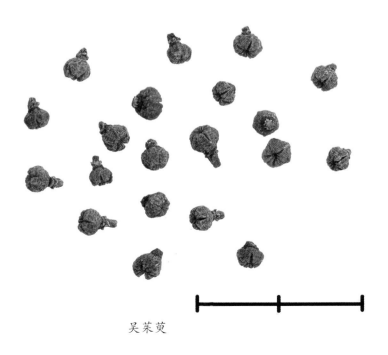

吴茱萸

留被有黄色茸毛的果梗。质硬而脆，横切面可见子房5室，每室有淡黄色种子1粒。气芳香浓郁，味辛辣而苦。

制吴茱萸　形如吴茱萸，表面棕褐色至暗褐色。

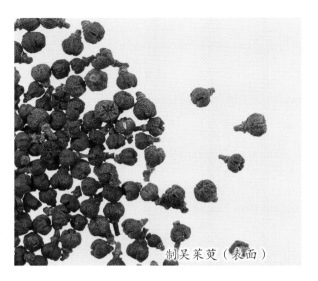

制吴茱萸（表面）

【功能主治】散寒止痛，降逆止呕，助阳止泻。用于厥阴头痛，寒疝腹痛，寒湿脚气，经行腹痛，脘腹胀痛，呕吐吞酸，五更泄泻。甘草制后降低毒性，缓和燥性。

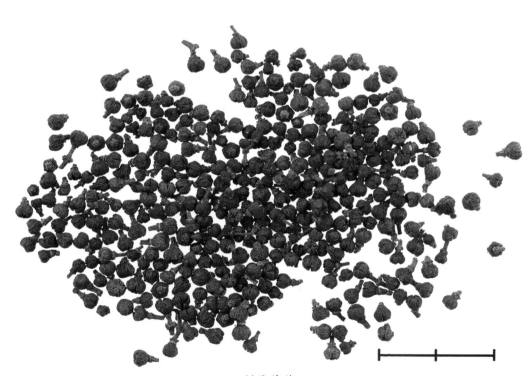

制吴茱萸

牡丹皮

【来　　源】　毛茛科植物牡丹Paeonia suffruticosa Andr.的干燥根皮。秋季采挖根部，除去细根和泥沙，剥取根皮，晒干或刮去粗皮，除去木心，晒干。前者习称"连丹皮"，后都习称"刮丹皮"。

【炮　　制】　迅速洗净，润后切薄片，晒干。

【性　　状】　为圆形或卷曲形的薄片。连丹皮外表面灰褐色或黄褐色，栓皮脱落处粉红色；刮丹皮外表面红棕色或淡灰黄色，内表面有时可见发亮的结晶。切面淡粉红色，粉性。气芳香，味微苦而涩。

【功能主治】　清热凉血，活血化瘀。用于热入营血，温毒发斑，吐血衄血，夜热早凉，无汗骨蒸，经闭痛经，跌仆伤痛，痈肿疮毒。

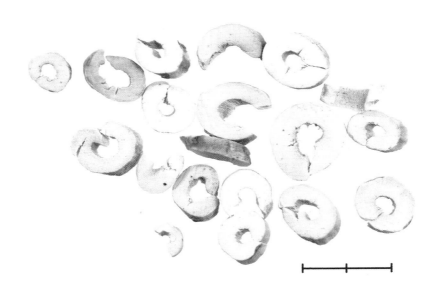

牡丹皮

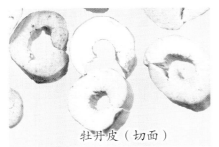

牡丹皮（切面）

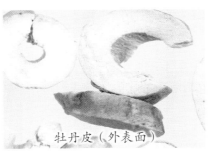

牡丹皮（外表面）

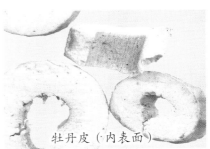

牡丹皮（内表面）

牡 蛎

【来　　源】 蛎科动物长牡蛎*Ostrea gigas* Thunberg、大连湾牡蛎*Ostrea talienwhanensis* Crosse 或近江牡蛎*Ostrea rivularis* Gould的贝壳。全年均可捕捞，去肉，洗净，晒干。

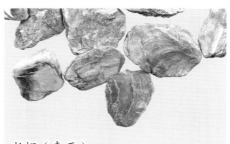
牡蛎（表面）

【炮　　制】 牡蛎　洗净，晒干，碾碎。

煅牡蛎　取净牡蛎，置耐火容器内或无烟炉火上，用武火加热，煅至酥脆时取出，放凉，碾碎。

【性　　状】 牡蛎　为不规则的碎块。白色。质硬，断面层状。气微，味微咸。

煅牡蛎　为不规则的碎块或粗粉。灰白色。质酥脆，断面层状。

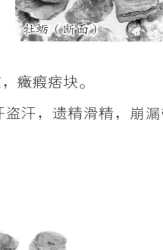
牡蛎（断面）

【功能主治】 牡蛎　重镇安神，潜阳补阴，软坚散结。用于惊悸失眠，眩晕耳鸣，瘰疬痰核，癥瘕痞块。

煅牡蛎　收敛固涩，制酸止痛。用于自汗盗汗，遗精滑精，崩漏带下，胃痛吞酸。

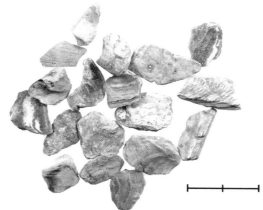
牡蛎

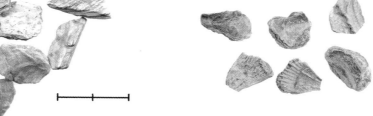
煅牡蛎

体外培育牛黄

【来　　源】牛科动物牛*Bos taurus domesticus* Gmelin的新鲜胆汁作母液，加入去氧胆酸、胆酸、复合胆红素钙等制成。

【炮　　制】原品入药。

【性　　状】呈黄红色至棕黄色粉末或不规则团块。体轻，质松脆，断面有同心层纹。气香，味苦而后甘，有清凉感，嚼之易碎，不粘牙。

【功能主治】清心，豁痰，开窍，凉肝，息风，解毒。用于热病神昏，中风痰迷，惊痫抽搐，癫痫发狂，咽喉肿痛，口舌生疮，痈肿疔疮。

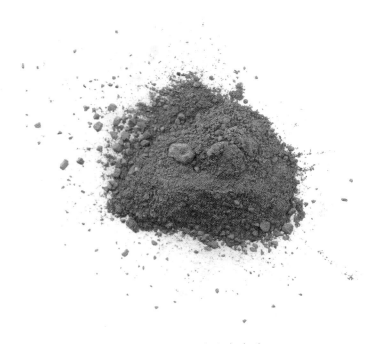

体外培育牛黄

何首乌

【来　　源】 蓼科植物何首乌*Polygonum multiflorum* Thunb.的干燥块根。秋、冬二季叶枯萎时采挖，削去两端，洗净，个大的切成块，干燥。

【炮　　制】 何首乌　除去杂质，洗净，稍浸，润透，切厚片或块，干燥。

制首乌　取何首乌，用黑豆汁拌匀，润湿，置非铁质蒸制容器内，密闭，蒸或炖至汁液吸尽，药物呈棕褐色时，取出，干燥。每100kg何首乌，用黑豆10kg。

【性　　状】 何首乌　为不规则的厚片或块。外表皮红棕色或红褐色，皱缩不平，有浅沟，并有横长皮孔样突起及细根痕。切面浅黄棕色或浅红棕色，显粉性；横切面有的皮部可见云锦状花纹，中央木部较大，有的呈木心。气微，味微苦而甘涩。

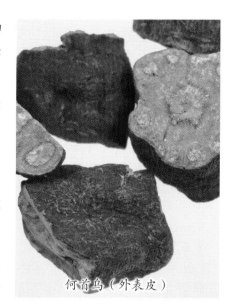

何首乌（外表皮）

何首乌（切面）

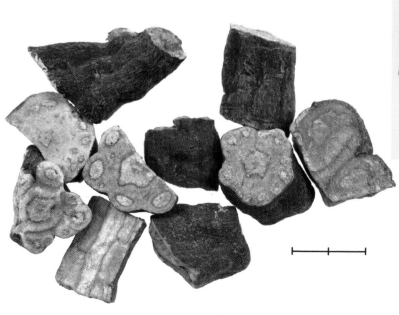

何首乌

中药饮片图鉴

制首乌　为不规则皱缩状的块片，厚约1cm。表面黑褐色或棕褐色，凹凸不平。质坚硬，断面角质样，棕褐色或黑色。气微，味微甘而苦涩。

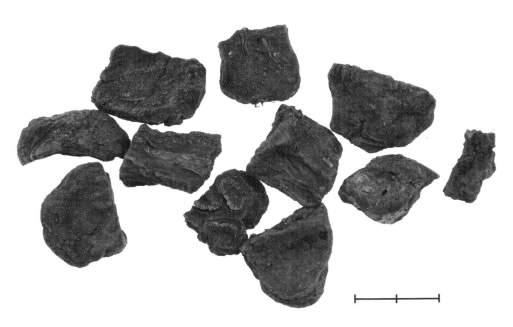

制首乌（断面）

【功能主治】　何首乌　解毒，消痈，截疟，润肠通便。用于疮痈，瘰疬，风疹瘙痒，久疟体虚，肠燥便秘。

制首乌　补肝肾，益精血，乌须发，强筋骨，化浊降脂。用于血虚萎黄，眩晕耳鸣，须发早白，腰膝酸软，肢体麻木，崩漏带下，高脂血症。

制首乌

伸筋草

【来　　源】 石松科植物石松 *Lycopodium japonicum* Thunb. 的干燥全草。夏、秋二季茎叶茂盛时采收，除去杂质，晒干。

【炮　　制】 除去杂质，洗净，切段，干燥。

【性　　状】 为不规则的段，茎呈圆柱形，略弯曲。叶密生茎上，螺旋状排列，皱缩弯曲，线形或针形，黄绿色至淡黄棕色，先端芒状，全缘。切面皮部浅黄色，木部类白色。气微，味淡。

【功能主治】 祛风除湿，舒筋活络。用于关节酸痛，屈伸不利。

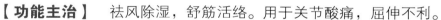
伸筋草（叶）

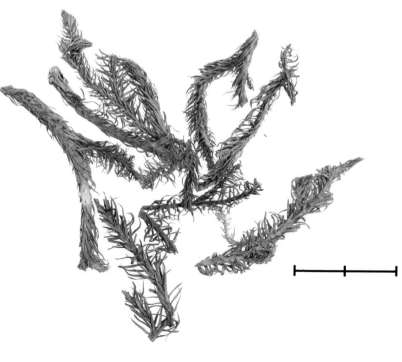
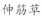
伸筋草

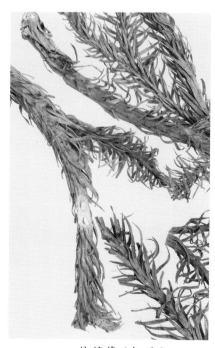
伸筋草（切面）

皂角刺

【来　　源】 豆科植物皂荚*Gleditsia sinensis* Lam.的干燥棘刺。全年均可采收，干燥，或趁鲜切片，干燥。

【炮　　制】 除去杂质；未切片者略泡，润透，切厚片，干燥。

【性　　状】 为不规则的厚片或段。常带有尖细的刺端，表面紫棕色或棕褐色，稍光亮。切面木部黄白色，髓部疏松，淡红棕色。质脆，易折断。气微，味淡。

【功能主治】 消肿托毒，排脓，杀虫。用于痈疽初起或脓成不溃；外治疥癣麻风。

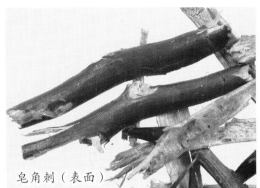
皂角刺（表面）

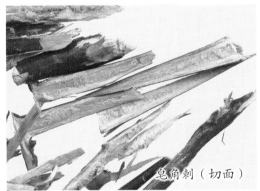
皂角刺（切面）

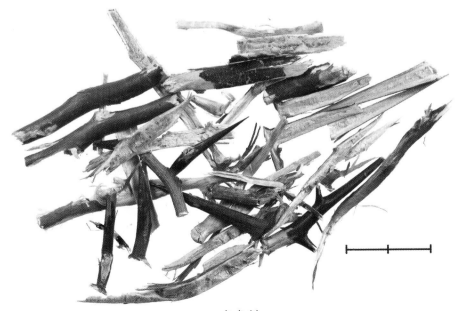
皂角刺

皂 矾（绿矾）

【来　　源】硫酸盐类矿物水绿矾的矿石。主含含水硫酸亚铁（FeSO$_4$·7H$_2$O）。采挖后，除去杂石。

【炮　　制】皂矾　除去杂质，打碎。

　　　　　　煅皂矾　取净皂矾，打碎，置耐火容器内，用武火加热，煅至汁尽，红透为度，取出，放凉，研粉。

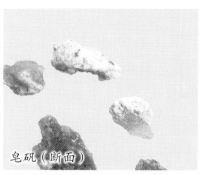

皂矾（断面）

【性　　状】皂矾　为不规则碎块。浅绿色或黄绿色，半透明，具光泽，表面不平坦。质硬脆，断面具玻璃样光泽。有铁锈气，味先涩后微甜。

　　　　　　煅皂矾　为无定型粉末，不透明，光泽消失，绛红色。无臭，味涩。

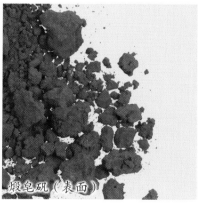

煅皂矾（表面）

【功能主治】解毒燥湿，杀虫补血。用于黄肿胀满，疳积久痢，肠风便血，血虚萎黄，湿疮疥癣，喉痹口疮。生品多外用，偏于燥湿止痒杀虫。煅后降低副作用，增强燥湿止痒作用，可用于内服。

中药饮片图鉴

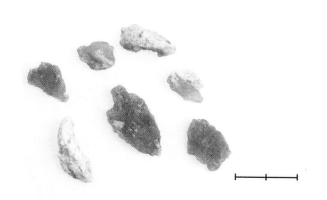

皂矾

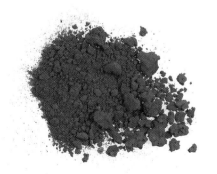

煅皂矾

佛 手

【来　　源】 芸香科植物佛手Citrus medica L. var. sarcodactylis Swingle 的干燥果实。秋季果实尚未变黄或变黄时采收，纵切成薄片，晒干或低温干燥。

【炮　　制】 除去杂质，洗净，切丝，干燥。

【性　　状】 呈丝条状，有的可见手指状的裂瓣。外皮黄绿色或橙黄色，有皱纹及油点。果肉浅黄白色或浅黄色，散有凹凸不平的线状或点状维管束。质硬而脆，受潮后柔韧。气香，味微甜后苦。

【功能主治】 疏肝理气，和胃止痛，燥湿化痰。用于肝胃气滞，胸胁胀痛，胃脘痞满，食少呕吐，咳嗽痰多。

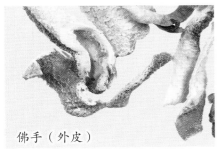
佛手（外皮）

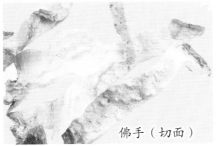
佛手（切面）

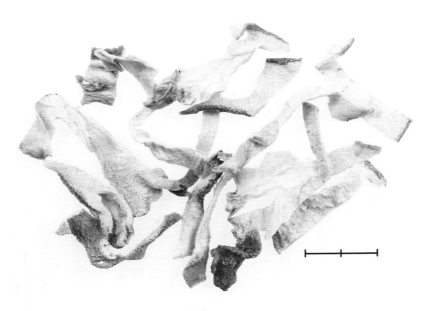
佛手

333

中药饮片图鉴

余甘子

【来　　源】　系藏族习用药材。大戟科植物余甘子*Phyllanthus emblica* L.的干燥成熟果实。冬季至次春果实成熟时采收，除去杂质，干燥。

【炮　　制】　除去杂质。

【性　　状】　呈球形或扁球形，直径1.2～2cm。表面棕褐色或墨绿色，有浅黄色颗粒状突起，具皱纹及不明显的6棱，果梗长约1mm。外果皮厚1～4mm，质硬而脆。内果皮黄白色，硬核样，表面略具6棱，背缝线的偏上部有数条筋脉纹，干后可裂成6瓣，种子6，近三棱形，棕色。气微，味酸涩，回甜。

【功能主治】　清热凉血，消食健胃，生津止咳。用于血热血瘀，消化不良，腹胀，咳嗽，喉痛，口干。

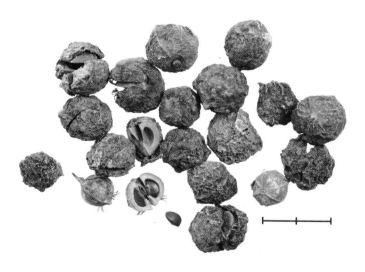

余甘子

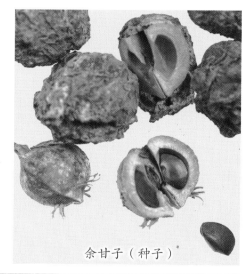

余甘子（种子）

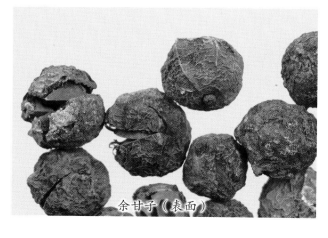

余甘子（表面）

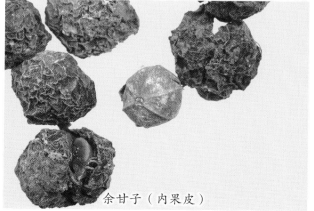

余甘子（内果皮）

谷 芽

【来　　源】 禾本科植物粟Setaria italica（L.）Beauv.的成熟果实经发芽干燥的炮制加工品。将粟谷用水浸泡后，保持适宜的温、湿度，待须根长至约6mm时，晒干或低温干燥。

【炮　　制】 谷芽　除去杂质。

炒谷芽　取净谷芽，置炒制容器内，用文火炒至表面深黄色，微鼓起时，取出，晾凉。

焦谷芽　取净谷芽，置炒制容器内，用中火炒至表面焦褐色，鼓起时，喷淋清水少许，熄灭火星，取出，晾干。

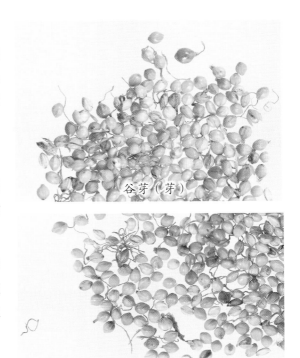

谷芽（芽）

谷芽（局部）

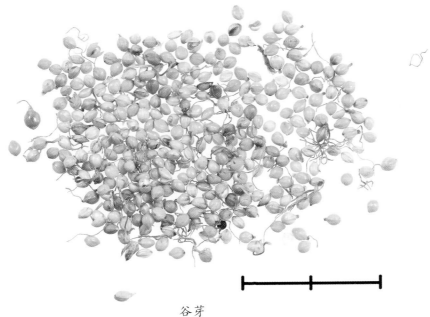

谷芽

【性　　状】　谷芽　呈类圆球形，直径约2mm，顶端钝圆，基部略尖。外壳为革质的稃片，淡黄色，具点状皱纹，下端有初生的细须根，长约3～6mm，剥去稃片，内含淡黄色或黄白色颖果（小米）1粒。气微，味微甘。

炒谷芽　形如谷芽，表面深黄色。有香气，味微苦。

焦谷芽　形如谷芽，表面焦褐色。有焦香气。

【功能主治】　消食和中，健脾开胃。用于食积不消，腹胀口臭，脾胃虚弱，不饥食少。炒谷芽偏于消食，用于不饥食少。焦谷芽善化积滞，用于积滞不消。

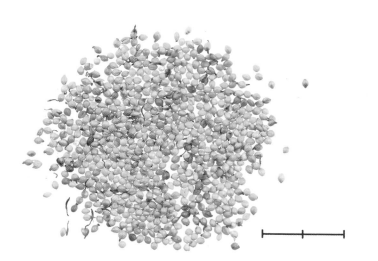

炒谷芽

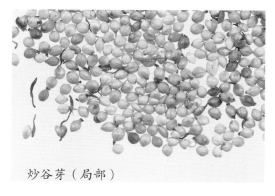

炒谷芽（局部）

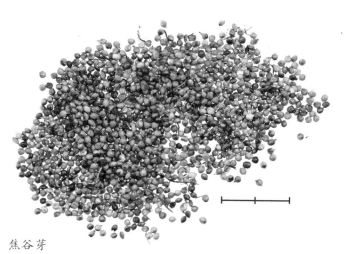

焦谷芽

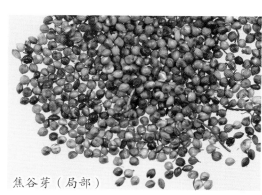

焦谷芽（局部）

谷精草

【来　　源】　谷精草科植物谷精草*Eriocaulon buergerianum* Koern.的干燥带花茎的头状花序。秋季采收，将花序连同花茎拔出，晒干。

【炮　　制】　除去杂质，切段。

【性　　状】　头状花序呈半球形，直径4～5mm。底部有苞片层层紧密排列，苞片淡黄绿色，有光泽，上部边缘密生白色短毛；花序顶部灰白色。揉碎花序，可见多数黑色花药和细小黄绿色未成熟的果实。花茎纤细，长短不一，直径不足1mm，淡黄绿色，有数条扭曲的棱线。质柔软。气微，味淡。

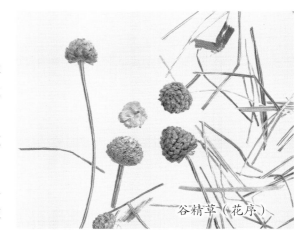

谷精草（花序）

【功能主治】　疏散风热，明日退翳。用于风热目赤，肿痛羞明，眼生翳膜，风热头痛。

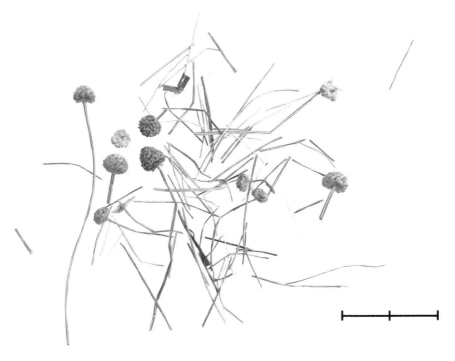

谷精草

龟甲

【来　源】　龟科动物乌龟*Chinemys reevesii*（Gray）的背甲及腹甲。全年均可捕捉，以秋冬二季为多，捕捉后杀死，或用沸水汤死，剥取背甲和腹甲，除去残肉，晒干。

【炮　制】　龟甲　置蒸锅内，沸水蒸45分钟，取出，放入热水中，立即用硬刷除净皮肉，洗净，干燥。

醋龟甲　取河砂，置炒制容器内，用武火炒至灵活状态，加入净龟甲，烫至表面淡黄色，筛去河砂，趁热投入米醋中浸淬，取出，干燥。每100kg龟甲，用醋20kg。

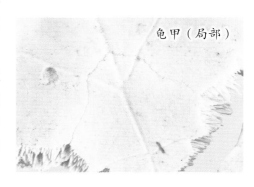

龟甲（局部）

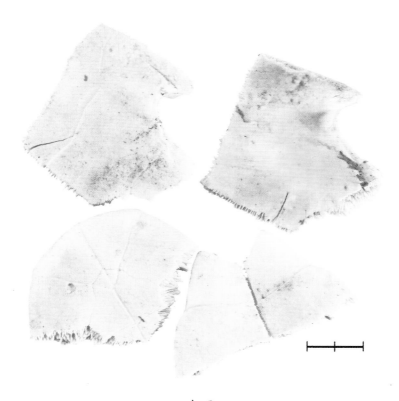

龟甲

龟甲

【**性　　状**】　龟甲　为不规则块状。背甲盾片略呈拱状隆起，外表面棕褐色或黑褐色，腹甲盾片呈平板状，外表面淡黄棕色至棕黑色，每块常具紫褐色放射状纹理，内表面黄白色至灰白色，有的略带血迹或残肉，大小不一。碎断面不整齐或呈锯齿状。质坚硬。气微腥，味微咸。

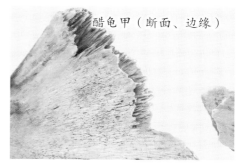
醋龟甲（断面、边缘）

醋龟甲　呈不规则的块状。背甲盾片略呈拱状隆起，腹甲盾片呈平板状，大小不一。表面黄色或棕褐色，有的可见深棕褐色斑点，有不规则纹理。内表面棕黄色或棕褐色，边缘有的呈锯齿状。断面不平整，有的有蜂窝状小孔。质松脆。气微腥，味微咸，微有醋香气。

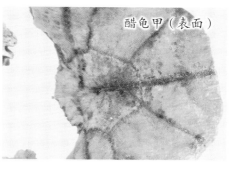
醋龟甲（表面）

【**功能主治**】　滋阴潜阳，益肾强骨，养血补心，固经止崩。用于阴虚潮热，骨蒸盗汗，头晕目眩，虚风内动，筋骨痿软，心虚健忘，崩漏经多。醋制龟甲以补肾健骨，滋阴止血力胜。

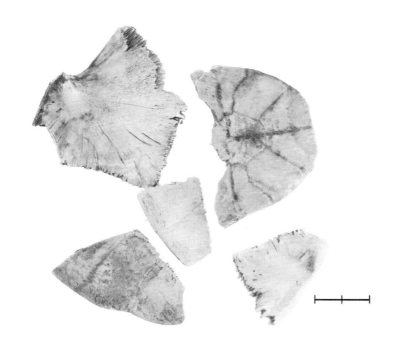
醋龟甲

龟甲胶

【来　　源】 龟甲经水煎煮、浓缩制成的固体胶。

【制　　法】 将龟甲漂泡洗净，分次水煎，滤过，合并滤液（或加入白矾细粉少许），静置，滤取胶液，浓缩（可加适量的黄酒、冰糖及豆油）至稠膏状，冷凝，切块，晾干，即得。

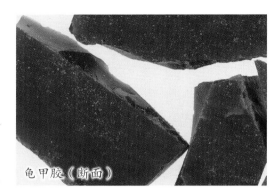
龟甲胶（断面）

【性　　状】 呈长方形或方形的扁块或丁状。深褐色。质硬而脆，断面光亮，对光照视时呈半透明状。气微腥，味淡。

【功能主治】 滋阴，养血，止血。用于阴虚潮热，骨蒸盗汗，腰膝酸软，血虚萎黄，崩漏带下。

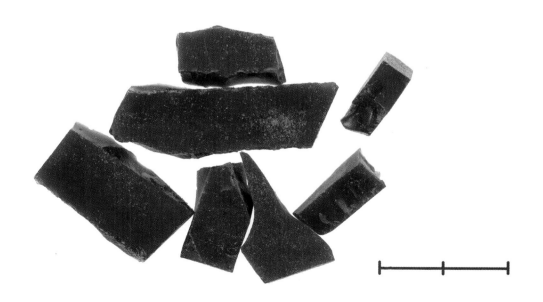
龟甲胶

辛 夷

【来　　源】 木兰科植物望春花*Magnolia biondii* Pamp.、玉兰*Magnolia denudata* Desr.或武当玉兰*Magnolia sprengeri* Pamp.的干燥花蕾。冬末春初花未开放时采收，除去枝梗，阴干。

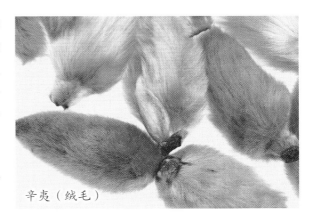
辛夷（绒毛）

【炮　　制】 除去杂质（花柄残留部分不超过3mm），筛去灰屑。

【性　　状】 ①望春花：呈长卵形，似毛笔头，长1.2～2.5cm，直径0.8～1.5cm。基部常具短梗，长约5mm，梗上有类白色点状皮孔。苞片2～3层，每层2片，两层苞片间有小鳞芽，苞片外表面密被灰白色或灰绿色茸毛，内表面类棕色，无毛。花被片9，棕色，外轮花

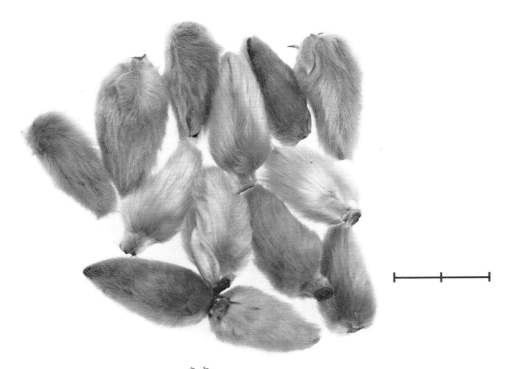
辛夷

中药饮片图鉴

被片3，条形，约为内两轮长的1/4，呈萼片状，内两轮花被片6，每轮3，轮状排列。雄蕊和雌蕊多数，螺旋状排列。体轻，质脆。气芳香，味辛凉而稍苦。②玉兰：长1.5～3cm，直径1～1.5cm。基部枝梗较粗壮，皮孔浅棕色。苞片外表面密被灰白色或灰绿色茸毛。花被片9，内外轮同型。③武当玉兰：长2～4cm，直径1～2cm。基部枝梗粗壮，皮孔红棕色。苞片外表面密被淡黄色或淡黄绿色茸毛，有的最外层苞片茸毛已脱落而呈黑褐色。花被片10～12（15），内外轮无显著差异。

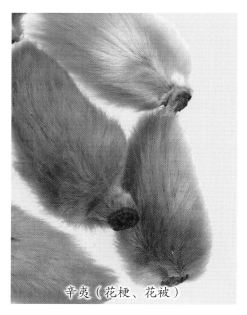

辛夷（花梗、花被）

【功能主治】 散风寒，通鼻窍。用于风寒头痛，鼻塞流涕，鼻鼽，鼻渊。

羌活

【来　　源】 伞形科植物羌活Notopterygium incisum Ting ex H.T.Chang或宽叶羌活 Notopterygium franchetii H.de Boiss.的干燥根茎和根。春、秋二季采挖，除去须根及泥沙，晒干。

【炮　　制】 除去杂质，洗净，润透，切厚片，晒干。

【性　　状】 为类圆形、不规则形横切或斜切片，表皮棕褐色至黑褐色，切面外侧棕褐色，木部黄白色，有的可见放射状纹理。体轻，质脆。气香，味微苦而辛。

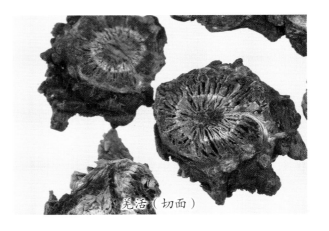
羌活（切面）

【功能主治】 解表散寒，祛风除湿，止痛。用于风寒感冒，头痛项强，风湿痹痛，肩背酸痛。

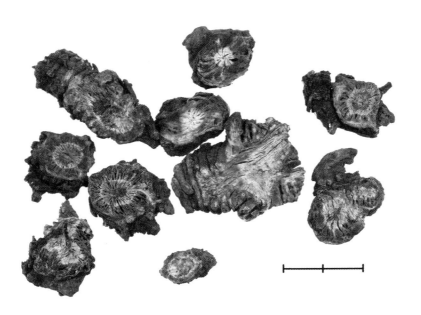
羌活

343

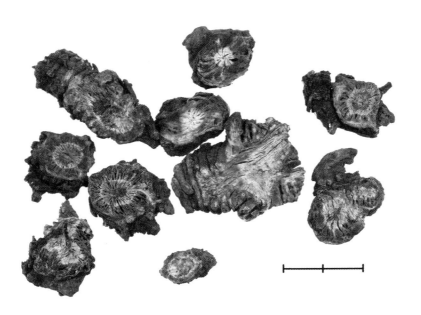中药饮片图鉴

沙苑子

【来　　源】 豆科植物扁茎黄芪*Astragalus complanatus* R.Br.的干燥成熟种子。秋末冬初果实成熟尚未开裂时采割植株，晒干，打下种子，除去杂质，晒干。

【炮　　制】 沙苑子　除去杂质，洗净，干燥。

盐沙苑子　取净沙苑子，加盐水拌匀，稍闷，待盐水被吸尽后，置炒制容器内，用文火加热，炒干，取出晾凉。每100kg沙苑子，用盐2kg。

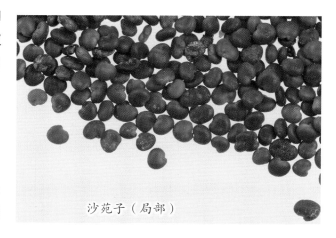

沙苑子（局部）

【性　　状】 沙苑子　略呈肾形而稍扁，长2～2.5mm，宽1.5～2mm，厚约1mm。表面光滑，褐绿色或灰褐色，边缘

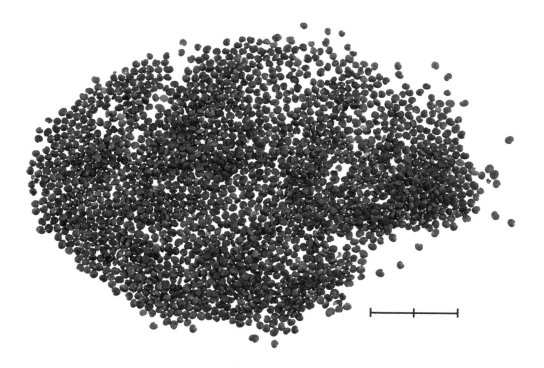

沙苑子

一侧微凹处具圆形种脐。质坚硬，不易破碎。子叶2，淡黄色，胚根弯曲，长约1mm。气微，味淡，嚼之有豆腥味。

盐沙苑子　形如沙苑子，表面鼓起，深褐绿色或深灰褐色。气微，味微咸，嚼之有豆腥味。

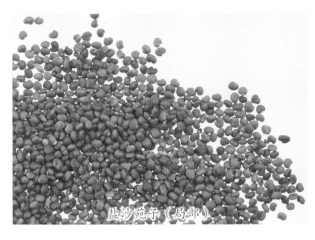

盐沙苑子（局部）

【**功能主治**】　补肾助阳，固精缩尿，养肝明目。用于肾虚腰痛，遗精早泄，遗尿尿频，白浊带下，眩晕，目暗昏花。盐沙苑子药性更为平和，能平补阴阳，并可引药入肾，增强补肾固精的作用。

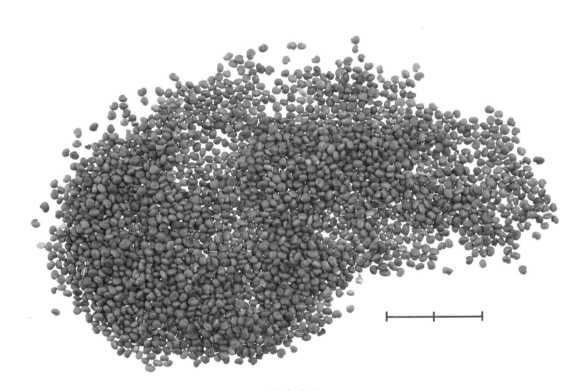

盐沙苑子

沙 棘

【来　　源】 系蒙古族、藏族习用药材。胡颓子科植物沙棘*Hippophae rhamnoides* L.的干燥成熟果实。秋、冬二季果实成熟或冻硬时采收，除去杂质，干燥或蒸后干燥。

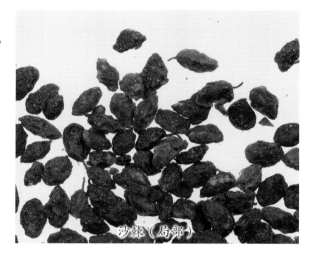
沙棘（局部）

【炮　　制】 除去杂质。

【性　　状】 呈类球形或扁球形，有的数个粘连，单个直径5～8mm。表面橙黄色或棕红色，皱缩，顶端有残存花柱，基部具短小果梗或果梗痕。果肉油润，质柔软。种子斜卵形，长约4mm，宽约2mm；表面褐色，有光泽，中间有一纵沟；种皮较硬，种仁乳白色，有油性。气微，味酸、涩。

【功能主治】 健脾消食，止咳祛痰。活血散瘀。用于脾虚食少，食积腹痛，咳嗽痰多，胸痹心痛，瘀血经闭，跌仆瘀肿。

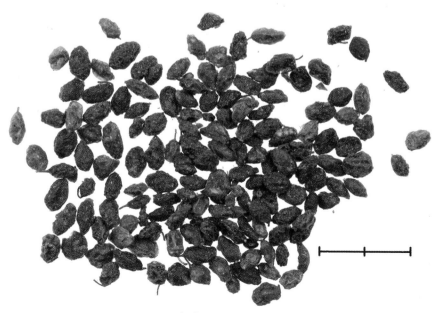
沙棘

沉 香

【来　　源】 瑞香科植物白木香*Aquilaria sinensis*（Lour.）Gilg含有树脂的木材。全年均可采收，割取含树脂的木材，除去不含树脂的部分，阴干。

【炮　　制】 除去枯废白木，劈成小块。用时捣碎或研成细粉。

【性　　状】 为不规则小碎段。表面黄白色，具细密纵直纹理，有的可见黑褐色树脂斑点。质较坚实，断面刺状。气芳香，味苦。

【功能主治】 行气止痛，温中止呕，纳气平喘。用于胸腹胀闷疼痛，胃寒呕吐呃逆，肾虚气逆喘急。

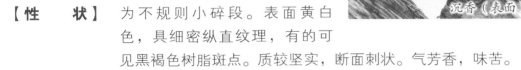
沉香（表面）

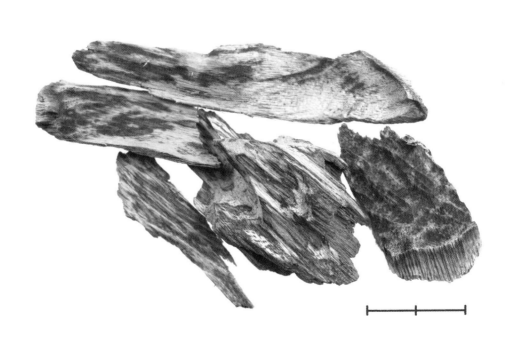

沉香

347

没 药

【来　　源】 橄榄科植物地丁树*Commiphora myrrha* Engl.或哈地丁树*Commiphora molmol* Engl.的干燥树脂。分为天然没药和胶质没药。

【炮　　制】 没药　除去杂质，砸成小块。

醋没药　取净没药，置炒制容器内，用文火加热，炒至冒烟，表面微熔，喷淋定量的米醋，边喷边炒至表面呈油亮光泽时，迅速取出，摊开放凉。每100kg没药，用米醋5kg。

【性　　状】 没药　①天然没药：呈不规则颗粒性团块，大小不等，大者直径长达6cm以上。表面黄棕色或红棕色，近半透明部分呈棕黑色，被有黄色粉尘。质坚脆，破碎面不整齐，无光泽。有特异香气，味苦而微辛。②胶质没药：呈不规则块状和颗粒，多黏结成大小不等的团块，大者直径长达6cm以上，表面棕黄色至

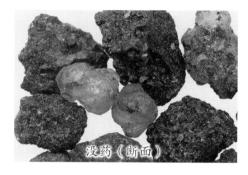
没药（断面）

棕褐色，不透明，质坚实或疏松，有特异香气，味苦而有黏性。

醋没药　呈不规则小块状或类圆形颗粒状，表面棕褐色或黑褐色，有光泽。具特异香气，略有醋香气，味苦而微辛。

【功能主治】 散瘀定痛，消肿生肌。用于胸痹心痛，胃脘疼痛，痛经经闭，产后瘀阻，癥瘕腹痛，风湿痹痛，跌打损伤，痈肿疮疡。醋制能增强活血止痛，收敛生肌的作用，缓和刺激性，便于服用，并能矫臭矫味。

中药饮片图鉴

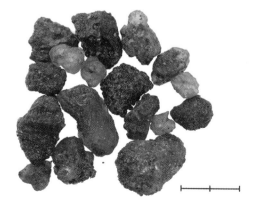
没药

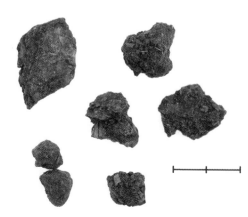
醋没药

诃 子

【来　源】　使君子科植物诃子*Terminalia chebula* Retz.或绒毛诃子*Terminalia chebula* Retz.var.*tomentella* Kurt.的干燥成熟果实。秋、冬二季果实成熟时采收,除去杂质,晒干。

【炮　制】　诃子　除去杂质,洗净,干燥。用时打碎。

诃子肉　取净诃子,稍浸,闷润,去核,干燥。

【性　状】　诃子　为长圆形或卵圆形,长2~4cm,直径2~2.5cm。表面黄棕色或暗棕色,略具光泽,有5~6条纵棱线和不规则的皱纹,基部有圆形果梗痕。质坚实。果肉厚0.2~0.4cm,黄棕色或黄褐色。果核长1.5~2.5cm,直径1~1.5cm,

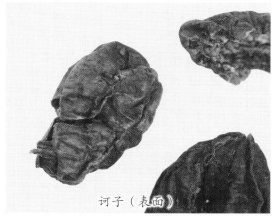
诃子(表面)

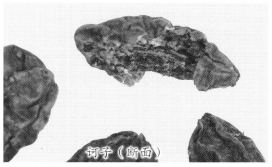
诃子(断面)

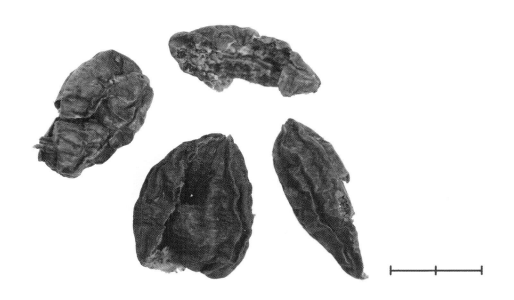
诃子

浅黄色，粗糙，坚硬。种子狭长纺锤形，长约1cm，直径0.2～0.4cm，种皮黄棕色，子叶2，白色，相互重叠卷旋。气微，味酸涩后甜。

诃子肉　呈不规则片块状，外表深褐色或黄褐色。表面有纵皱纹、沟、棱。内表面粗糙，颗粒性，稍有酸气，味酸涩而后甜。

【功能主治】　涩肠止泻，敛肺止咳，降火利咽。用于久泻久痢，便血脱肛，肺虚喘咳，久嗽不止，咽痛音哑。

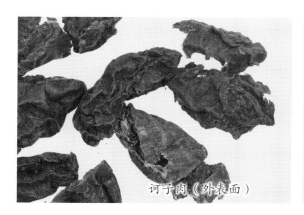
诃子肉（外表面）

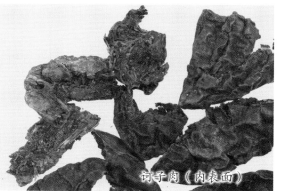
诃子肉（内表面）

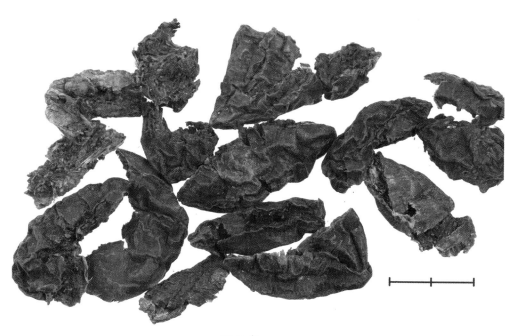
诃子肉

补骨脂

【来　　源】 豆科植物补骨脂*Psoralea corylifolia* L.的干燥成熟果实。秋季果实成熟时采收果序。晒干，搓出果实，除去杂质。

【炮　　制】 补骨脂　除去杂质。

盐补骨脂　取净补骨脂，加盐水拌匀，闷润，待盐水被吸尽后，置炒制容器内，用文火加热，炒至微鼓起，逆裂并有香气逸出时，取出晾凉。每100kg补骨脂，用盐2kg。

【性　　状】 补骨脂　呈肾形，略扁，长3～5mm，宽2～4mm，厚约1.5mm。表面黑色、黑褐色或灰褐色，具细微网状皱纹。顶端圆钝，有

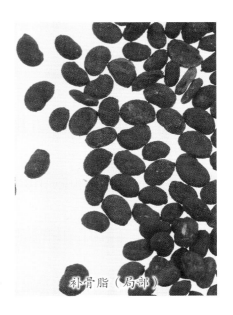

补骨脂（局部）

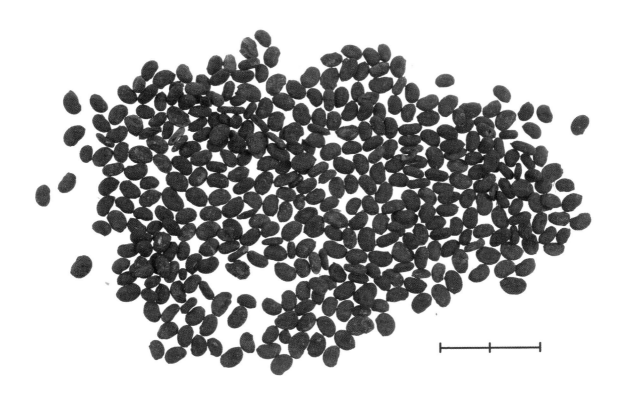

补骨脂

351

一小突起，凹侧有果梗痕。质硬。果皮薄，与种子不易分离；种子1枚，子叶2，黄白色，有油性。气香，味辛、微苦。

盐补骨脂　形如补骨脂。表面黑色或黑褐色，微鼓起。气微香，味微咸。

【功能主治】　温肾助阳，纳气平喘，温脾止泻；外用消风祛斑。用于肾阳不足，阳痿遗精，遗尿尿频，腰膝冷痛，肾虚作喘，五更泄泻；外用治白癜风，斑秃。盐炒可引药入肾，增强温肾助阳、纳气、止泻的作用。

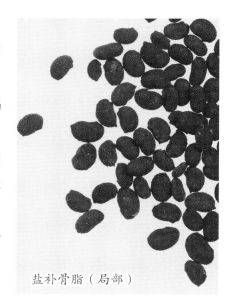

盐补骨脂（局部）

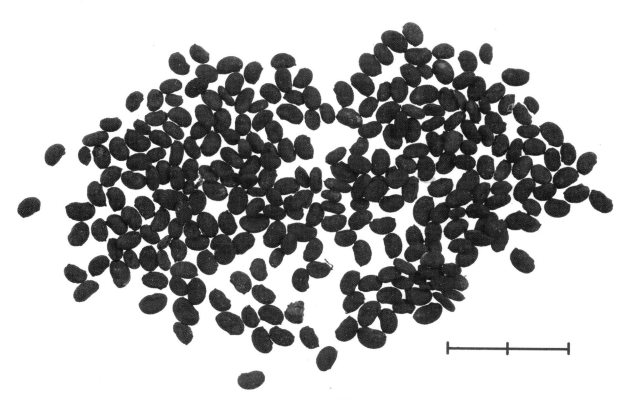

盐补骨脂

灵芝

【来　　源】 多孔菌科真菌赤芝*Ganoderma lucidum*（Leyss. ex Fr.）Karst.或紫芝*Ganoderma sinense* Zhao, Xu et Zhang的干燥子实体。全年采收，除去杂质，剪除附有朽木、泥沙或培养基质的下端菌柄，阴干或在40～50℃烘干。

【炮　　制】 除去杂质，洗净切厚片，干燥，筛去灰屑。

【性　　状】 ①赤芝：外形呈伞状，菌盖肾形、半圆形或近圆形，直径10～18cm，厚1～2cm。皮壳坚硬，黄褐色至红褐色，有光泽，具环状棱纹和辐射状皱纹，边缘薄而平截，常稍内卷。菌肉白色至淡棕色。

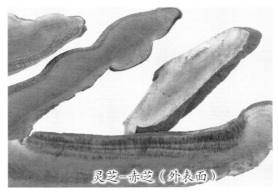

灵芝—赤芝（外表面）

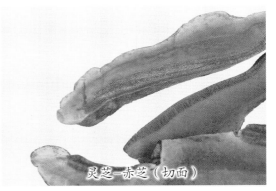

灵芝—赤芝（切面）

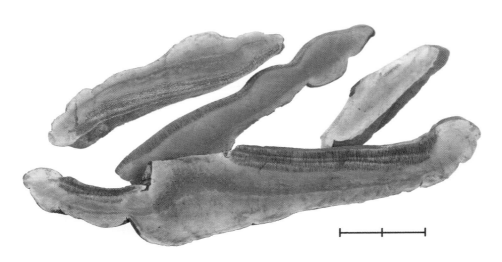

灵芝—赤芝

菌柄圆柱形，侧生，少偏生，长7～15cm，直径1～3.5cm，红褐色至紫褐色，光亮。孢子细小，黄褐色。气微香，味苦涩。②紫芝：皮壳紫黑色，有漆样光泽。菌肉锈褐色。菌柄长17～23cm。③栽培品：子实体较粗壮、肥厚，直径12～22cm，厚1.5～4cm。皮壳外常被有大量粉尘样的黄褐色孢子。

【**功能主治**】　补气安神，止咳平喘。用于眩晕不眠，心悸气短，虚劳咳喘。

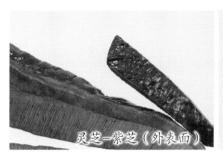 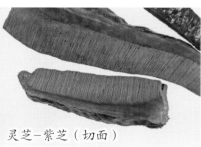 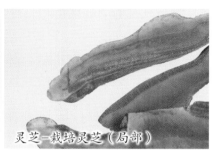

灵芝-紫芝（外表面）　　灵芝-紫芝（切面）　　灵芝-栽培灵芝（局部）

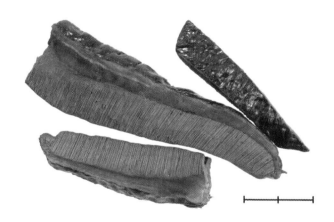

灵芝-紫芝

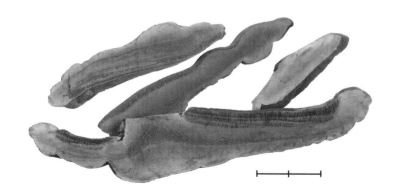

灵芝-栽培灵芝

阿 胶

【来　　源】　马科动物驴Equus asinus L.的干
燥皮或鲜皮经煎煮、浓缩制成
的固体胶。

【炮　　制】　阿胶　捣成碎块。

阿胶珠　阿胶烘软，切成1cm
左右的丁，取蛤粉，置热锅
内，文火炒至灵活状态，蛤粉
温度在140～160℃时，加入
阿胶丁，烫至成珠，内无溏心
时，取出，筛去蛤粉，晾凉。每100kg阿胶，用蛤粉30～50kg。

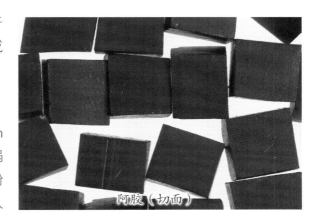

阿胶（切面）

【性　　状】　阿胶　为长方形块、方形块或丁状。棕色至黑褐色，有光泽。质硬而脆，断
面光亮，碎片对光照视呈棕色半透明状。气微，味微甘。

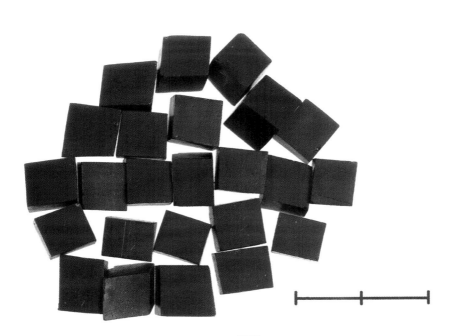

阿胶

阿胶珠　呈类球形。表面棕黄色或灰白色，附有白色粉末。体轻，质酥，易碎。断面中空或多孔状，淡黄色至棕色。气微，味微甜。

【功能主治】　补血滋阴，润燥，止血。用于血虚萎黄，眩晕心悸，肌痿无力，心烦不眠，虚风内动，肺燥咳嗽，劳嗽咯血，吐血尿血，便血崩漏，妊娠胎漏。阿胶珠善于益肺润燥。用于阴虚咳嗽，久咳少痰或痰中带血。

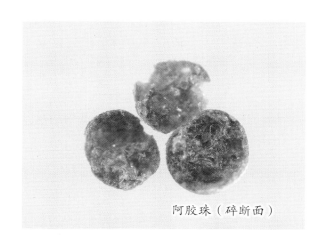

阿胶珠（碎断面）

中药饮片图鉴

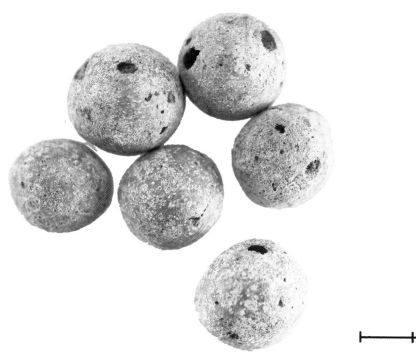

阿胶珠

阿 魏

【来　　源】 伞形科植物新疆阿魏 *Ferula sinkiangensis* K. M. Shen 或阜康阿魏 *Ferula fukanensis* K. M. Shen 的树脂。春末夏初盛花期至初果期，分次由茎上部往下斜割，收集渗出的乳状树脂，阴干。

【炮　　制】 原品入药，不另加工。

【性　　状】 呈不规则的块状和脂膏状。颜色深浅不一，表面蜡黄色至棕黄色。块状者体轻，质地似蜡，断面稍有孔隙；新鲜切面颜色较浅，放置后色渐深。脂膏状者黏稠，灰白色。具强烈而持久的蒜样特异臭气，味辛辣，嚼之有灼烧感。

【功能主治】 消积，化癥，散痞，杀虫。用于肉食积滞，瘀血癥瘕，腹中痞块，虫积腹痛。

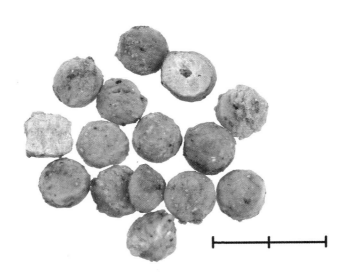

阿魏

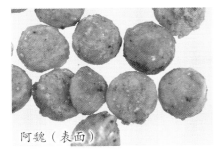

阿魏（表面）

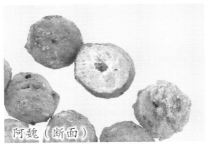

阿魏（断面）

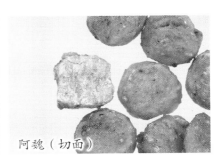

阿魏（切面）

357

中药饮片图鉴

陈 皮

【来　　源】　芸香科植物橘Citrus reticulata Blanco及其栽培变种的干燥成熟果皮。药材分为"陈皮"和"广陈皮"。采摘成熟果实，剥取果皮，晒干或低温干燥。

【炮　　制】　除去杂质，喷淋水，润透，切丝，干燥。

【性　　状】　呈不规则的条状或丝状。外表面橙红色或红棕色，有细皱纹和凹下的点状油室。内表面浅黄白色，粗糙，附黄白色或黄棕色筋络状维管束。气香，味辛、苦。

【功能主治】　理气健脾，燥湿化痰。用于脘腹胀满，食少吐泻，咳嗽痰多。

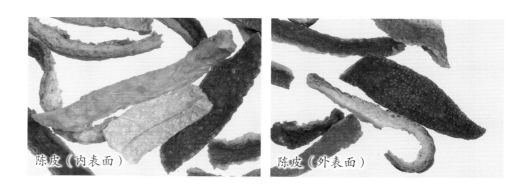

陈皮（内表面）　　　　　　　　　　陈皮（外表面）

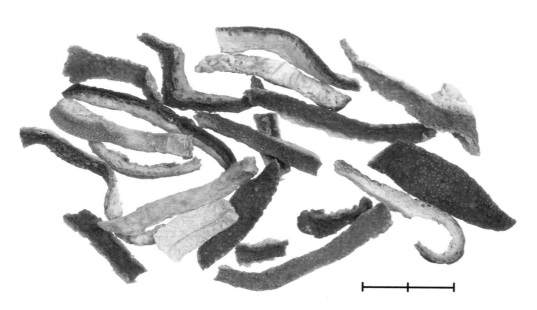

陈皮

附 子

【来　　源】　毛茛科植物乌头Aconitum carmichaelii Debx.的子根的加工品。6月下旬至8月上旬采挖，除去母根、须根及泥沙，习称"泥附子"，加工成下列规格：

（1）选择个大、均匀的泥附子，洗净，浸入食用胆巴的水溶液中过夜，再加食盐，继续浸泡，每日取出晒晾，并逐渐延长晒晾时间，直至附子表面出现大量结晶盐粒（盐霜）、体质变硬为止，习称"盐附子"。

（2）取泥附子，按大小分别洗净，浸入食用胆巴的水溶液中数日，连同浸液煮至透心，捞出，水漂，纵切成厚约0.5cm的片，再用水浸漂，用调色液使附片染成浓茶色，取出，蒸至出现油面、光泽后，烘至半干，再晒干或继续烘干，习称"黑顺片"。

（3）选择大小均匀的泥附子，洗净，浸入食用胆巴的水溶液中数日，连同浸液煮至透心，捞出，剥去外皮，纵切成厚约0.3cm的片，用水浸漂，取出，蒸透，晒干，习称"白附片"。

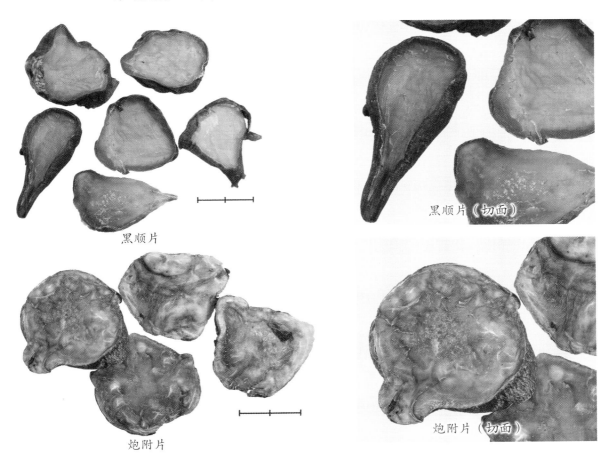

黑顺片

黑顺片（切面）

炮附片

炮附片（切面）

【炮　　制】　附片（黑顺片、白附片）　直接入药。

炮附片　取河砂置炒制容器内，用武火炒热，加入净附片，拌炒至鼓起并微变色，取出，筛去砂，放凉。

淡附片　取净盐附子，用清水浸漂，每日换水2～3次，至盐分漂尽，与甘草、黑豆加水共煮至透心，至切开后口尝无麻舌感时，取出，除去甘草、黑豆，切薄片，干燥。每100kg盐附子，用甘草5kg、黑豆10kg。

【性　　状】　黑顺片　为纵切片，上宽下窄，长1.7～5cm，宽0.9～3cm，厚0.2～0.5cm。外皮黑褐色，切面暗黄色，油润具光泽，半透明状，并有纵向导管束。质硬而脆，断面角质样。气微，味淡。

白附片　无外皮，黄白色，半透明，厚约0.3cm。

炮附片　形如黑顺片或白附片，表面鼓起黄棕色，质松脆。气微，味淡。

淡附片　呈纵切片，上宽下窄，长1.7～5cm，宽0.9～3cm，厚0.2～0.5cm。外皮褐色。切面褐色，半透明，有纵向导管束。质硬，断面角质样。气微，味淡，口尝无麻舌感。

【功能主治】　回阳救逆，补火助阳，散寒止痛。用于亡阳虚脱，肢冷脉微，心阳不足，胸痹心痛，虚寒吐泻，脘腹冷痛，肾阳虚衰，阳痿宫冷，阴寒水肿，阳虚外感，寒湿痹痛。生附子有毒，加工炮制后毒性降低，便于内服。炮附片以温肾暖脾为主，用于心腹冷痛，虚寒吐泻。淡附片长于回阳救逆，散寒止痛。

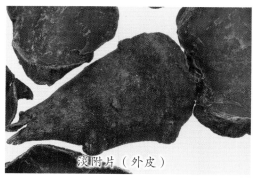

淡附片（外皮）

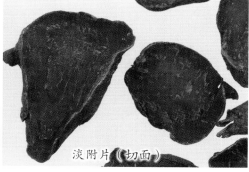

淡附片（切面）

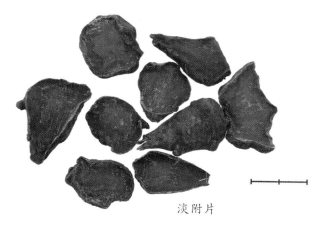

淡附片

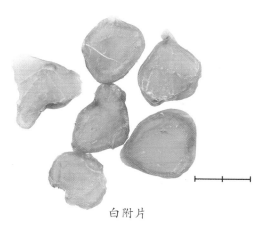

白附片

忍冬藤

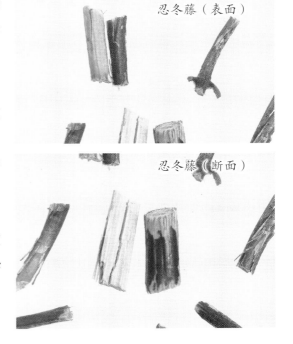

忍冬藤（表面）

忍冬藤（断面）

【来　　源】　忍冬科植物忍冬 *Lonicera japonica* Thunb.的干燥茎枝。秋、冬二季采割，晒干。

【炮　　制】　除去杂质，洗净，闷润，切段，干燥。

【性　　状】　呈不规则的段。表面棕红色（嫩枝），有的灰绿色，光滑或被茸毛；外皮易脱落。切面黄白色，中空。偶有残叶，暗绿色，略有茸毛。气微，老枝味微苦，嫩枝味淡。

【功能主治】　清热解毒，疏风通络。用于温病发热，热毒血痢，痈肿疮疡，风湿热痹，关节红肿热痛。

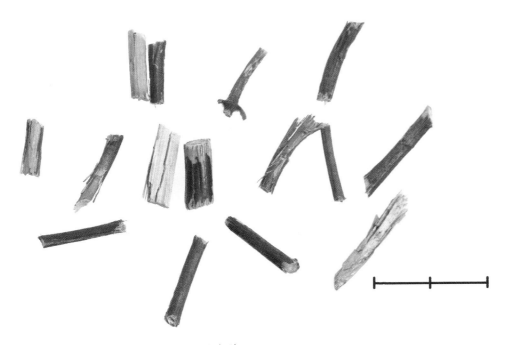

忍冬藤

鸡内金

【来　源】　雉科动物家鸡*Gallus gallus domesticus* Brisson的干燥砂囊内壁。杀鸡后，取出鸡肫，立即剥下内壁，洗净，干燥。

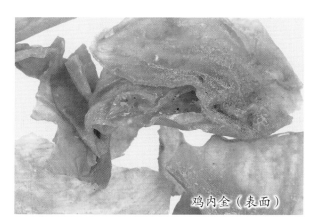

鸡内金（表面）

【炮　制】　鸡内金　洗净，干燥。

炒鸡内金　取净鸡内金，置炒制容器内，用文火炒至表面鼓起，取出，放凉。

醋鸡内金　取净鸡内金，置炒制容器内，用文火炒至卷边鼓起，呈暗黄褐色时，喷淋米醋，炒干，取出，晾凉。每100kg鸡内金，用醋15kg。

【性　状】　鸡内金　为不规则卷片，厚约2mm。表面黄色、黄绿色或黄褐色，薄而半透明，具明显的条状皱纹。质脆，易碎，断面角质样，有光泽。气微腥，味微苦。

炒鸡内金　表面暗黄褐色或焦黄色，用放大镜观察，显颗粒状或微细泡状。轻折即断，断面有光泽。

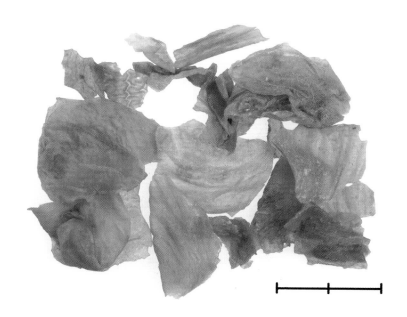

鸡内金

醋鸡内金　为不规则小块。表面暗黄褐色，偶带焦斑。断面有光泽。略有醋酸气。

【功能主治】　健胃消食，涩精止遗，通淋化石。用于食积不消，呕吐泻痢，小儿疳积，遗尿，遗精，石淋涩痛，胆胀胁痛。炒鸡内金增强健脾消积作用，用于消化不良，食积不化，肝虚泄泻及小儿疳积。醋鸡内金强于疏肝助脾，用于脾胃虚弱，脘腹胀满。

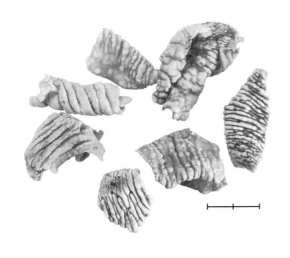

炒鸡内金

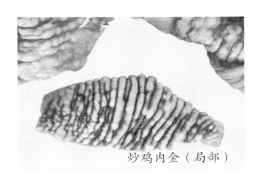

炒鸡内金（局部）

醋鸡内金（局部）

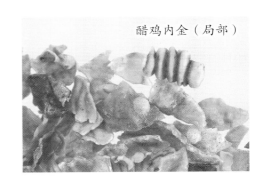

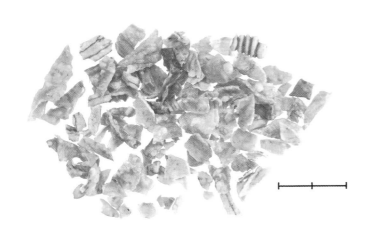

醋鸡内金

鸡血藤

【来　　源】　豆科植物密花豆 *Spatholobus suberectus* Dunn 的干燥藤茎。秋、冬二季采收，除去枝叶，切片，晒干。

【炮　　制】　除去杂质。

【性　　状】　为椭圆形、长矩圆形或不规则的斜切片，厚0.3～1cm。栓皮灰棕色，有的可见灰白色斑，栓皮脱落处显红棕色。质坚硬。切面木部红棕色或棕色，导管孔多数；韧皮部有树脂状分泌物呈红棕色至黑棕色，与木部相间排列呈数个同心性椭圆形环或偏心性半圆形环；髓部偏向一侧。气微，味涩。

【功能主治】　活血补血，调经止痛，舒筋活络。用于月经不调，痛经，经闭，风湿痹痛，麻木瘫痪，血虚萎黄。

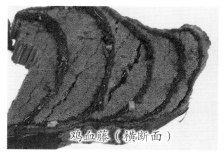
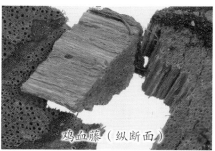

鸡血藤（横断面）　　　　　鸡血藤（纵断面）

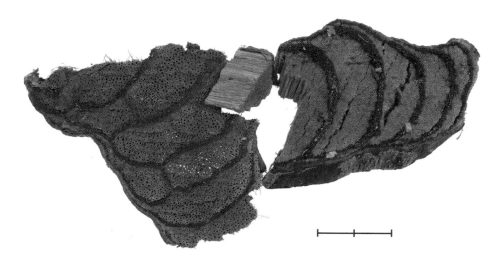

鸡血藤

鸡骨草

【来　　源】 豆科植物广州相思子*Abrus cantoniensis* Hance的干燥全株。全年均可采挖，除去泥沙，干燥。

【炮　　制】 除去杂质和荚果，切段。

【性　　状】 呈不规则段状。根长圆锥形，表面黄色或黄棕色。茎四棱形，棱角具极狭的翅，表面黄绿色或黄棕色，下部常显红紫色，断面中空。气微香，味微苦。

【功能主治】 利湿退黄，清热解毒，疏肝止痛。用于湿热黄疸，胁肋不舒，胃脘胀痛，乳痈肿痛。

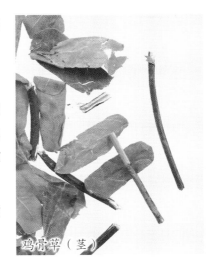

鸡骨草（茎）

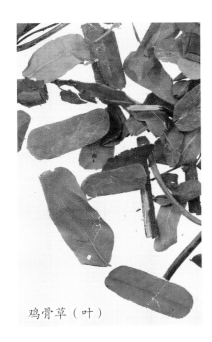

鸡骨草（叶）

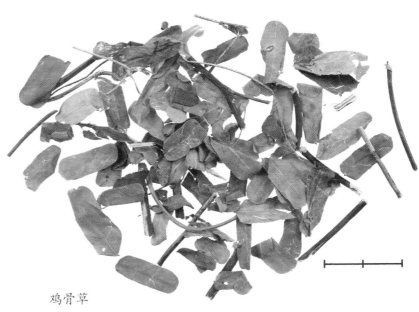

鸡骨草

鸡冠花

【来　源】　苋科植物鸡冠花*Celosia cristata* L.的干燥花序。秋季花盛开时采收，晒干。

【炮　制】　鸡冠花　除去杂质和残茎，切段。

鸡冠花炭　取净鸡冠花，置炒置容器内，用武火炒至焦黑色，喷淋清水少许，熄灭火星，取出，晾干。

【性　状】　鸡冠花　为不规则的块段。扁平，有的呈鸡冠状。表面红色、紫红色或黄白色。可见黑色扁圆肾形的种子。气微，味淡。

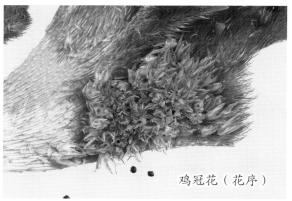

鸡冠花（花序）

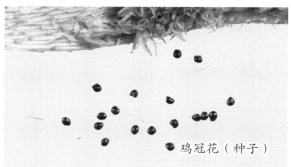

鸡冠花（种子）

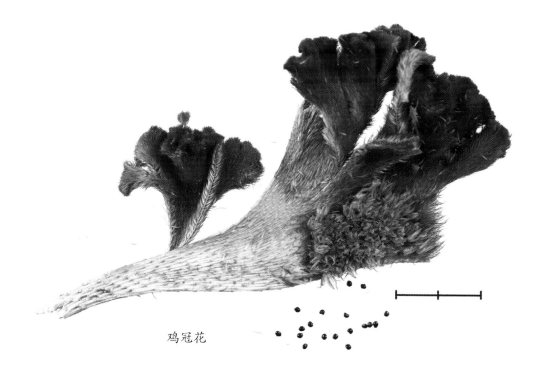

鸡冠花

鸡冠花炭　形如鸡冠花。表面黑褐色，内部焦褐色。可见黑色种子。具焦香气，味苦。

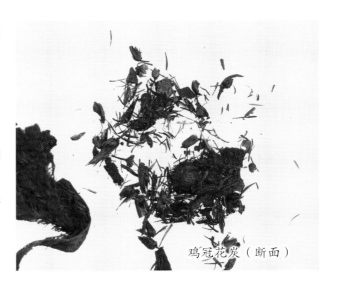

鸡冠花炭（断面）

【功能主治】　收敛止血，止带，止痢。用于吐血，崩漏，便血，痔血，赤白带下，久痢不止。生鸡冠花性凉，收涩兼有清热作用，炒炭后凉性减弱，收涩作用增强。

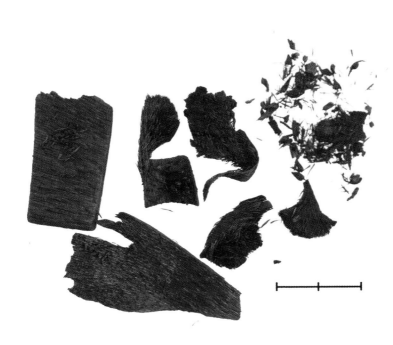

鸡冠花炭

青风藤

【来　　源】防己科植物青藤Sinomenium acutum (Thunb.) Rehd.et Wils.和毛青藤 Sinomenium acutum (Thunb.) Rehd.et Wils.var.cinereum Rehd.et Wils.的干燥藤茎。秋末冬初采割，扎把或切长段，晒干。

【炮　　制】除去杂质，略泡，润透，切厚片，干燥。

【性　　状】呈类圆形的厚片。外表面绿褐色至棕褐色，有的灰褐色，有纵纹，有的可见皮孔。切面灰黄色至淡灰黄色，皮部窄，木部有明显的放射状纹理，其间具有多数小孔，髓部淡黄白色至棕黄色。气微，味苦。

【功能主治】祛风湿，通经络，利小便。用于风湿痹痛，关节肿胀，麻痹瘙痒。

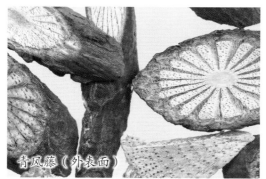
青风藤（外表面）

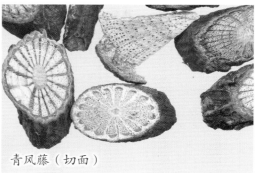
青风藤（切面）

中药饮片图鉴

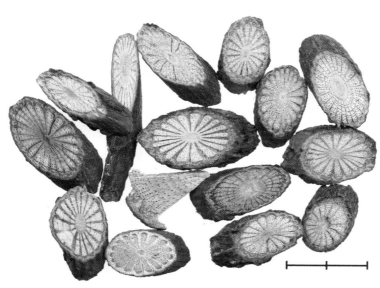
青风藤

青 皮

【来　　源】　芸香科植物橘*Citrus reticulata* Blanco及其栽培变种的干燥幼果或未成熟果实的果皮。5~6月收集自落的幼果，晒干，习称"个青皮"；7~8月采收未成熟的果实，在果皮上纵剖成四瓣至基部，除尽瓤瓣，晒干，习称"四花青皮"。

【炮　　制】　青皮　除去杂质，洗净，闷润，切厚片或丝，晒干。

　　　　　　　醋青皮　取青皮片或丝，加入米醋拌匀，闷润至醋被吸尽后，置炒制容器内，用文火加热，炒至微黄色，取出晾凉。筛去碎屑。每100kg青皮，用醋15kg。

【性　　状】　青皮　呈类圆形厚片或不规则丝状。表面灰绿色或黑绿色，密生多数油室，切面黄白色或淡黄棕色，有时可见瓤囊8~10瓣，淡棕色。气香，味苦、辛。

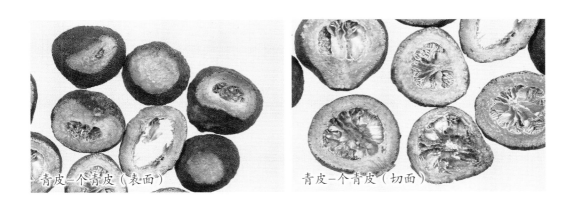

青皮-个青皮（表面）　　　　　青皮-个青皮（切面）

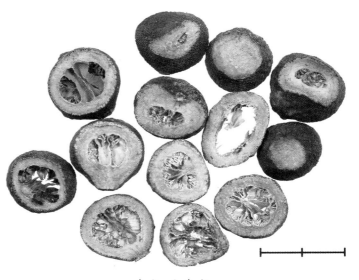

青皮-个青皮

醋青皮　形如青皮片或丝，色泽加深，略有醋香气，味苦、辛。

【功能主治】　疏肝破气，消积化滞。用于胸胁胀痛，疝气疼痛，乳癖，乳痈，食积气滞，脘腹胀痛。生品性烈，辛散破气力强，疏肝之中兼有发汗作用，以破气消积为主。醋青皮引药入肝，缓和辛烈之性，增强疏肝止痛、消积化滞的作用。

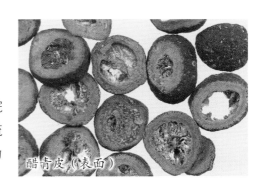

醋青皮（表面）

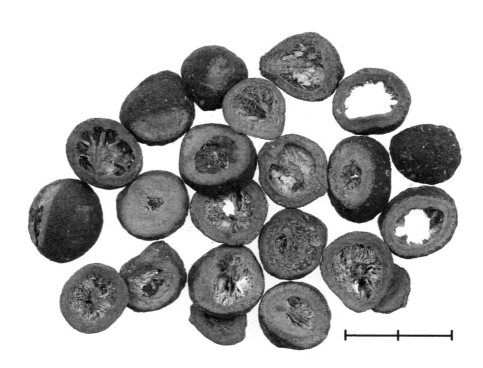

醋青皮

青 果

【来　　源】　橄榄科植物橄榄 *Canarium album* Raeusch.的干燥成熟果实。秋季果实成熟时采收，干燥。

【炮　　制】　除去杂质，洗净，干燥。用时打碎。

【性　　状】　呈纺锤形，两端钝尖，长2.5～4cm，直径1～1.5cm。表面棕黄色或黑褐色，有不规则皱纹。果肉灰棕色或棕褐色，质硬。果核梭形，暗红棕色，具纵棱；内分3室，各有种子1粒。气微，果肉味涩，久嚼微甜。

【功能主治】　清热解毒，利咽，生津。用于咽喉肿痛，咳嗽痰黏，烦热口渴，鱼蟹中毒。

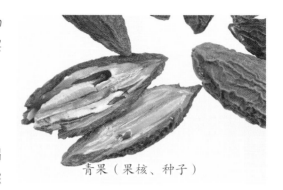

青果（果核、种子）

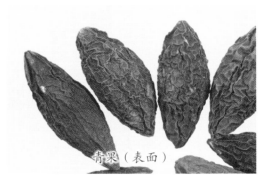

青果（表面）

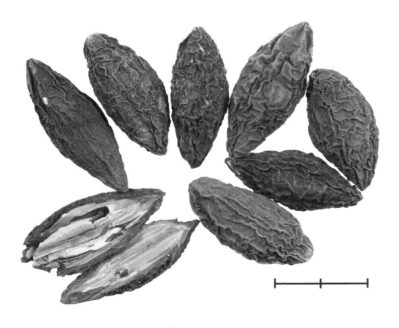

青果

青葙子

【来　　源】 苋科植物青葙Celosia argentea
L.的干燥成熟种子。秋季果实成熟
时采割植株或摘取果穗，晒干，
收集种子，除去杂质。

【炮　　制】 除去杂质。

【性　　状】 呈扁圆形，少数呈圆肾形，直径
1～1.5mm。表面黑色或红黑色，
光亮，中间微隆起，侧边微凹处
有种脐。种皮薄而脆。气微，味淡。

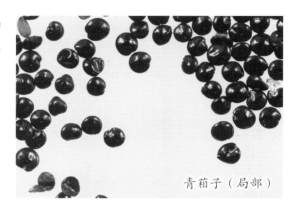

青葙子（局部）

【功能主治】 清肝泻火，明目退翳。用于肝热目赤，目生翳膜，视物昏花，肝火眩晕。

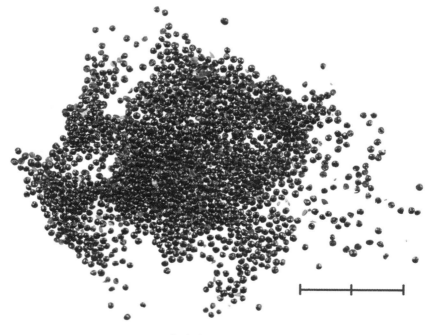

青葙子

青 蒿

【来　　源】　菊科植物黄花蒿Artemisia annua L.的干燥地上部分。秋季花盛开时采割，除去老茎，阴干。

【炮　　制】　除去杂质，喷淋清水，稍润，切段，干燥。

【性　　状】　为不规则中段。茎呈圆柱形，表面黄绿色或棕黄色，具纵棱线，切面中央髓白色。叶暗绿色或棕绿色，多破碎。气香特异，味微苦。

【功能主治】　清虚热，除骨蒸，解暑热，截疟，退黄。用于温邪伤阴，夜热早凉，阴虚发热，骨蒸劳热，暑邪发热，疟疾寒热，湿热黄疸。

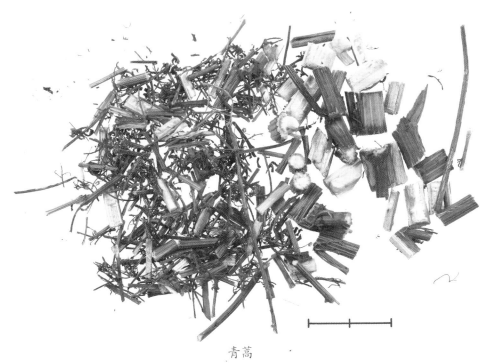

青蒿

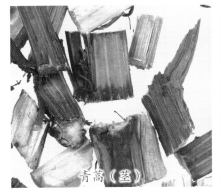

青蒿（茎）

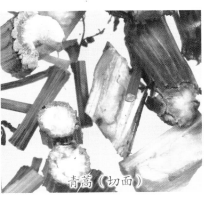

青蒿（切面）

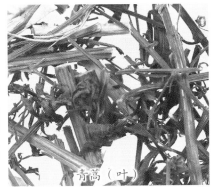

青蒿（叶）

青礞石

【来　　源】　变质岩类黑云母片岩或绿泥石化云母碳酸盐片岩。采挖后，除去杂石和泥沙。

【炮　　制】　青礞石　除去杂石，砸成小块。

煅青礞石　取净青礞石，置耐火容器内，武火加热，煅至红透，取出，晾凉。

【性　　状】　青礞石　①黑云母片岩：呈不规则碎块。褐黑色或绿黑色，具玻璃样光泽。质软，易碎，断面呈较明显的层片状。碎粉主为绿黑色鳞片（黑云母），有

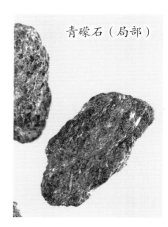
青礞石（局部）

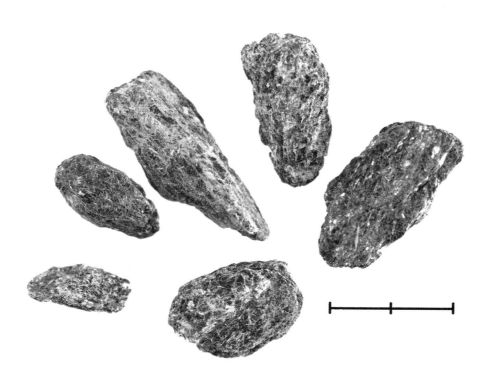
青礞石

中药饮片图鉴

似星点样的闪光。气微，味淡。②绿泥石化云母碳酸盐片岩：灰色或绿灰色，夹有银色或淡黄色鳞片，具光泽。质松，易碎，粉末为灰绿色鳞片（绿泥石化云母片）和颗粒（主为碳酸盐），片状者具星点样闪光。气微，味淡。

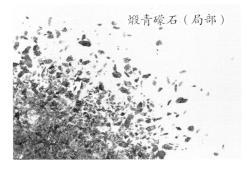

煅青礞石（局部）

煅青礞石　为不规则碎块或薄片。金黄绿色，具光泽，质软。

【功能主治】　坠痰下气，平肝镇惊。用于顽痰胶结，咳逆喘急，癫痫发狂，烦躁胸闷，惊风抽搐。一般不生用。煅后质地酥松，易于煎出有效成分。

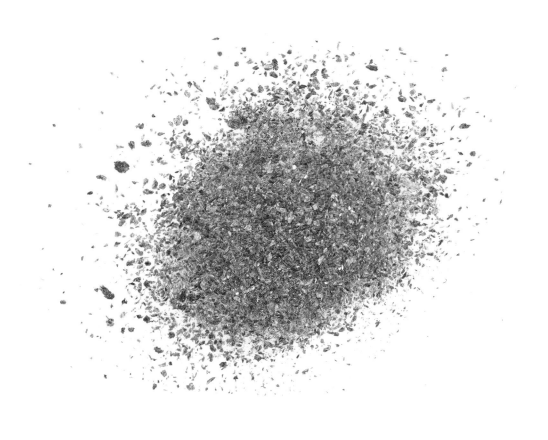

煅青礞石

375

中药饮片图鉴

青 黛

【来　　源】 爵床科植物马蓝*Baphicacanthus cusia* （Nees）Bremek.、蓼科植物蓼蓝 *Polygonum tinctorium* Ait.或十字花科植物菘蓝*Isatis indigotica* Fort.的叶或茎叶经加工制得的干燥粉末、团块或颗粒。

【炮　　制】 直接入药。

【性　　状】 为深蓝色的粉末，体轻，易飞扬；或呈不规则多孔性的团块、颗粒，用手搓捻即成细末。微有草腥气，味淡。

【功能主治】 清热解毒，凉血消斑，泻火定惊。用于温毒发斑，血热吐衄，胸痛咳血，口疮，痄腮，喉痹，小儿惊痫。

青黛

玫瑰花

【来　　源】 蔷薇科植物玫瑰*Rosa rugosa* Thunb.的干燥花蕾。春末夏初花将开放时分批采摘，及时低温干燥。

【炮　　制】 除去杂质。

【性　　状】 略呈半球形或不规则团状，直径0.7～1.5cm。残留花梗上被细柔毛，花托半球形，与花萼基部合生；萼片5，披针形，黄绿色或棕绿色，被有细柔毛；花瓣多皱缩，展平后宽卵形，呈覆瓦状排列，紫红色，有的黄棕色；雄蕊多数，黄褐色；花柱多数，柱头在花托口集成头状，略突出，短于雄蕊。体轻，质脆。气芳香浓郁，味微苦涩。

【功能主治】 行气解郁，和血，止痛。用于肝胃气痛，食少呕恶，月经不调，跌仆伤痛。

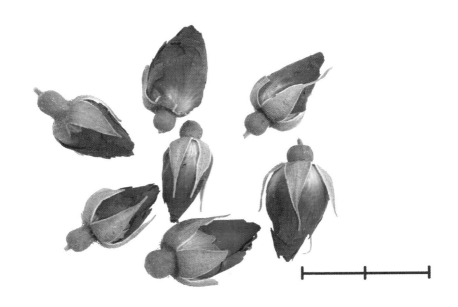

玫瑰花

苦木

【来　　源】　苦木科植物苦木*Picrasma quassioides*（D.Don）Benn.的干燥枝和叶。夏、秋二季采收，干燥。

【炮　　制】　除去杂质，枝洗净，润透，切片，干燥；叶喷淋清水，稍润，切丝，干燥。

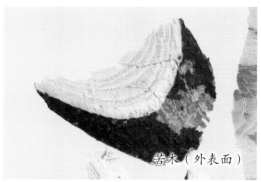

苦木（外表面）

【性　　状】　枝呈圆柱形，长短不一，直径0.5～2cm；表面灰绿色或棕绿色，有细密的纵纹和多数点状皮孔；质脆，易折断，断面不平整，淡黄色，嫩枝色较浅且髓部较大。叶为单数羽状复叶，易脱落；小叶卵状长椭圆形或卵状披针形，近无柄，长4～16cm，宽1.5～6cm；先端锐尖，基部偏斜或稍圆，边缘具钝齿；两面通常绿色，有的下表面淡紫红色，沿中脉有柔毛。气微，味极苦。

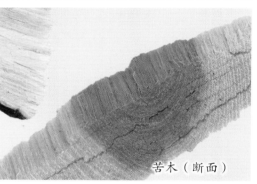

苦木（断面）

【功能主治】　清热解毒，祛湿。用于风热感冒，咽喉肿痛，湿热泻痢，湿疹，疮疖，蛇虫咬伤。

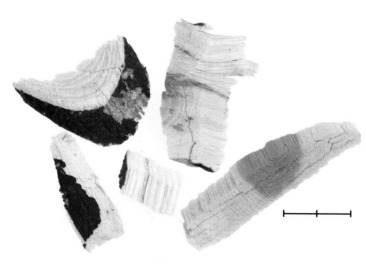

苦木

苦玄参

【来　　源】　玄参科植物苦玄参*Picria fel-terrae* Lour. 的干燥全草。秋季采收，除去杂质，晒干。

【炮　　制】　除去杂质，洗净，切段，干燥。

【性　　状】　须根细小。茎略呈方柱形，节稍膨大，多分枝，直径1.5～2.5mm，黄绿色，老茎略带紫色；折断面纤维性，髓部中空。单叶对生，多皱缩，完整者展平后呈卵形或卵圆形，长3～5cm，宽2～3cm，黄绿色至灰绿色；先端锐尖，基部楔形，边缘有圆钝锯齿。叶柄长1～2cm。全体被短糙毛。总状花序顶生或腋生，花萼裂片4，外2片较大，卵圆形，内2片细小，条形；花冠唇形。蒴果扁卵形，包于宿存的萼片内。种子细小，多数。气微，味苦。

【功能主治】　清热解毒，消肿止痛。用于风热感冒，咽喉肿痛，喉痹，疟腮，脘腹疼痛，痢疾，跌打损伤，疖肿，毒蛇咬伤。

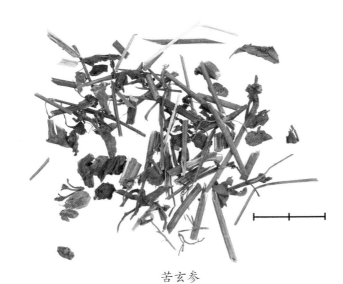

苦玄参

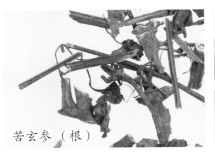

苦玄参（根）

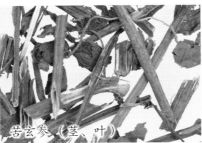

苦玄参（茎、叶）

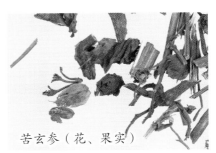

苦玄参（花、果实）

苦地丁

【来　　源】 罂粟科植物紫堇*Corydalis bungeana* Turcz. 的干燥全草。夏季花果期采收，除去杂质，晒干。

【炮　　制】 除去杂质，洗净，切段，干燥。

【性　　状】 呈不规则的段。茎细，表面灰绿色，具5纵棱，断面中空。叶多破碎，暗绿色或灰绿色。花少见，花冠唇形，有距，淡紫色。蒴果扁长椭圆形，呈荚果状。种子扁心形，黑色，有光泽。气微，味苦。

【功能主治】 清热解毒，散结消肿。用于时疫感冒，咽喉肿痛，疔疮肿痛，痈疽发背，痄腮丹毒。

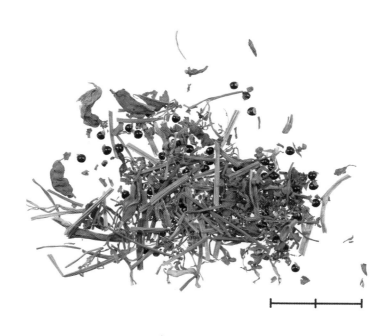

苦地丁

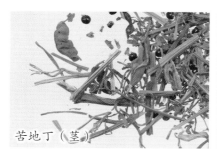
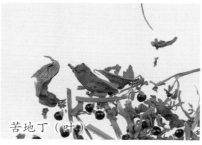
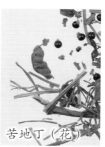
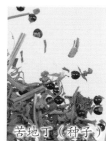

苦地丁（茎）　　　苦地丁（叶）　　　苦地丁（花）　　　苦地丁（种子）

苦杏仁

【来　　源】 蔷薇科植物山杏Prunus armeniaca L.var.ansu Maxim.、西伯利亚杏Prunus sibirica L.、东北杏Prunus mandshurica（Maxim.）Koehne 或杏Prunus armeniaca L.的干燥成熟种子。夏季采收成熟果实，除去果肉和核壳，取出种子，晒干。

【炮　　制】 苦杏仁　用时捣碎。

燀苦杏仁　取净苦杏仁，置10倍量沸水中略煮，加热约5分钟，至种皮微膨起即捞起，用凉水浸泡，取出，搓开种皮与种仁，淘净，干燥，筛去种皮。用时捣碎。

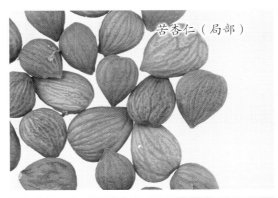
苦杏仁（局部）

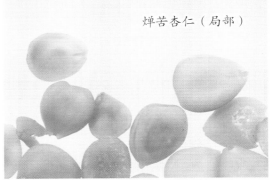
燀苦杏仁（局部）

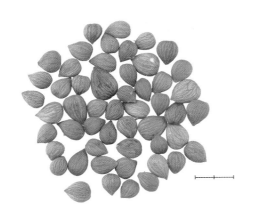
苦杏仁

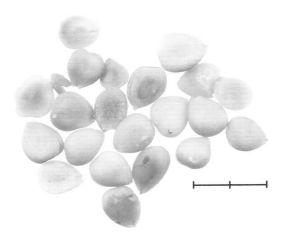
燀苦杏仁

中药饮片图鉴

炒苦杏仁　取焯苦杏仁，置炒制容器内，用文火炒至微黄色，略带焦斑，有香气，取出放凉。用时捣碎。

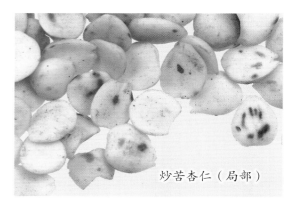
炒苦杏仁（局部）

【性　　状】　苦杏仁　呈扁心形，长1～1.9cm，宽0.8～1.5cm，厚0.5～0.8cm。表面黄棕色至深棕色，一端尖，另端钝圆，肥厚，左右不对称，尖端一侧有短线形种脐，圆端合点处向上具多数深棕色的脉纹。种皮薄，子叶2，乳白色，富油性。气微，味苦。

焯苦杏仁　呈扁心形。表面乳白色或黄白色，一端尖，另端钝圆，肥厚，左右不对称，富油性。有特异的香气，味苦。

炒苦杏仁　形如焯苦杏仁，表面黄色至棕黄色，微带焦斑。有香气，味苦。

【功能主治】　降气止咳平喘，润肠通便。用于咳嗽气喘，胸满痰多，肠燥便秘。炒制后性温，长于温肺散寒，多用于肺寒咳喘，久患肺喘。

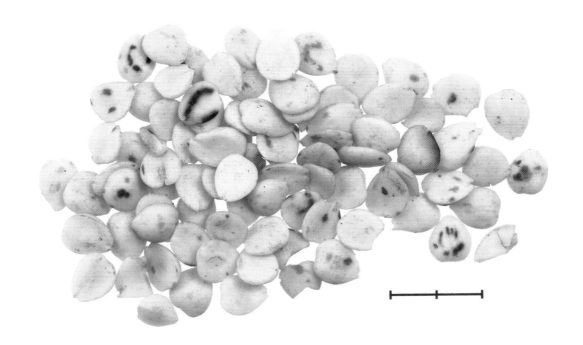
炒苦杏仁

苦 参

【来　　源】 豆科植物苦参Sophora flavescens Ait.的干燥根。春、秋二季采挖，除去根头和小支根，洗净，干燥，或趁鲜切片，干燥。

【炮　　制】 除去残留根头，大小分开，洗净，浸泡至约六成透时，润透，切厚片，干燥。

【性　　状】 为类圆形或不规则形的厚片。外表皮灰棕色或棕黄色，有时可见横长皮孔样突起，外皮薄，常破裂反卷或脱落，脱落处显黄色或棕黄色，光滑。切面黄白色，纤维性，具放射状纹理和裂隙，有的可见同心性环纹。气微，味极苦。

【功能主治】 清热燥湿，杀虫，利尿。用于热痢，便血，黄疸尿闭，赤白带下，阴肿阴痒，湿疹，湿疮，皮肤瘙痒，疥癣麻风，外治滴虫性阴道炎。

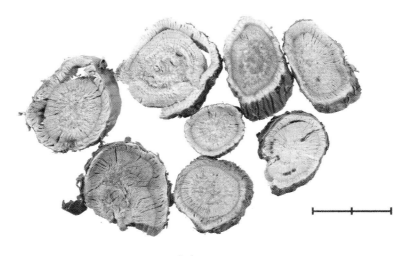

苦参

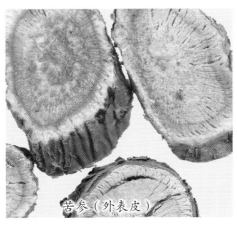

苦参（外表皮）

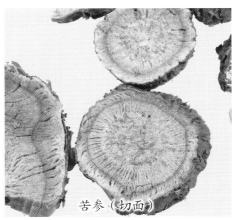

苦参（切面）

苦楝皮

【来　　源】　楝科植物川楝Melia toosendan Sieb.et Zuec.或楝Melia azedarach L. 的干燥树皮和根皮。春、秋二季剥取，晒干，或除去粗皮，晒干。

【炮　　制】　除去杂质、粗皮，洗净，润透，切丝，干燥。

【性　　状】　呈不规则的丝片状。外表面灰棕色或灰褐色，除去粗皮者呈淡黄色。内表面类白色或淡黄色。切面纤维性，略呈层片状，易剥离。气微，味苦。

【功能主治】　杀虫，疗癣。用于蛔虫病，蛲虫病，虫积腹痛；外治疥癣瘙痒。

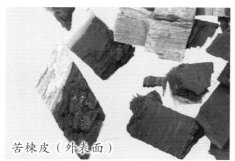
苦楝皮（外表面）

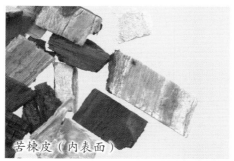
苦楝皮（内表面）

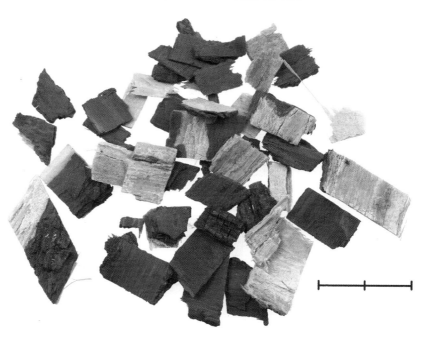
苦楝皮

苘麻子

【来　　源】　锦葵科植物苘麻Abutilon theophrasti Medic.的干燥成熟种子。秋季采收成熟
果实，晒干，打下种子，除去杂质。

【炮　　制】　除去杂质，淘净，干燥，筛去灰屑。

【性　　状】　呈三角状肾形，长3.5~6mm，宽
2.5~4.5mm，厚1~2mm。表面灰黑
色或暗褐色，有白色稀疏绒毛，凹陷
处有类椭圆状种脐，淡棕色，四周有
放射状细纹。种皮坚硬，子叶2，重
叠折曲，富油性。气微，味淡。

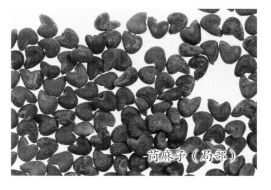

苘麻子（局部）

【功能主治】　清热解毒，利湿，退翳。用于赤白痢疾，淋证涩痛，痈肿疮毒，目生翳膜。

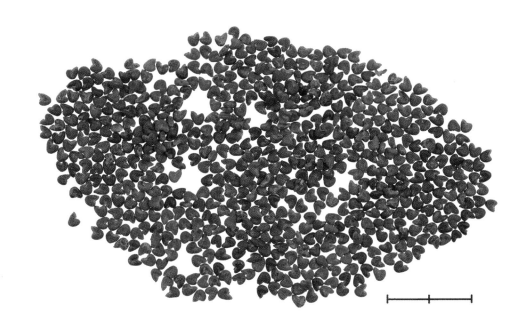

苘麻子

茄 根

【来　　源】 茄科植物茄 *Solanum melongena* L. 的干燥根。9～10月间，全植物枯萎时连根拔起，除去干叶，洗净，晒干。

【炮　　制】 除去杂质及须根，洗净，闷润，切厚片，干燥。

【性　　状】 为不规则的椭圆形或圆形厚片。根细小而弯曲，质坚实，易折断，断面黄白色。茎表面棕灰色，光滑，具细密的纵皱纹和黄白色点状皮孔，有的可见微隆起的半月形叶痕；质轻而坚硬；切面黄白色，纤维性，可见膜状的髓或中空。气微，味淡。

【功能主治】 散热，消肿，止血。用于久痢便血，脚气，齿痛，冻疮。

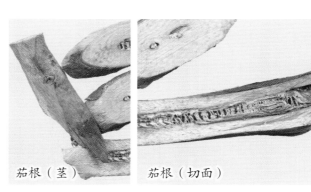

茄根（茎）　　　　茄根（切面）

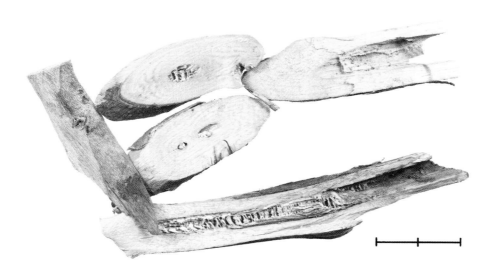

茄根

枇杷叶

【来　　源】 蔷薇科植物枇杷*Eriobotrya japonica*（Thunb.）Lindl.的干燥叶。全年均可采收，晒至七八成干时，扎成小把，再晒干。

【炮　　制】 枇杷叶　除去绒毛，用水喷润，切丝，干燥。

蜜枇杷叶　取炼蜜，加适量开水稀释，淋于枇杷叶内拌匀，闷润，置炒制容器内，用文火加热，炒至不粘手为度，取出晾凉。每100kg枇杷叶，用炼蜜20kg。

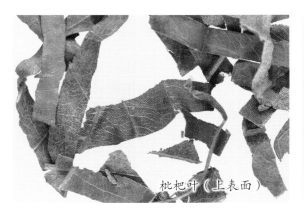
枇杷叶（上表面）

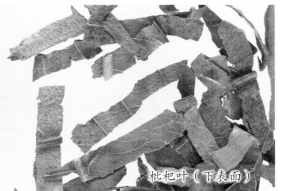
枇杷叶（下表面）

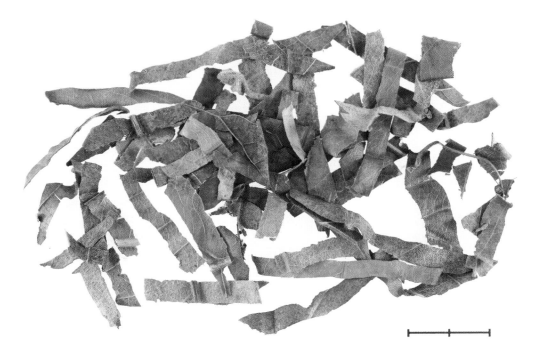
枇杷叶

【性　　状】　枇杷叶　呈丝条状。表面灰绿色、黄棕色或红棕色，较光滑。下表面可见绒毛，主脉突出。革质而脆。气微，味微苦。

蜜枇杷叶　形如枇杷叶，表面黄棕色或红棕色，微显光泽，略带黏性。具蜜香气，味微甜。

【功能主治】　清肺止咳，降逆止呕。用于肺热咳嗽，气逆喘急，胃热呕逆，烦热口渴。生品长于清肺止咳，降逆止呕。蜜炙能增强润肺止咳的作用，多用于肺燥咳嗽。

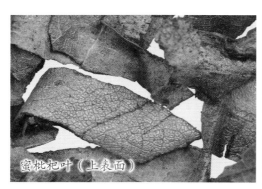
蜜枇杷叶（上表面）

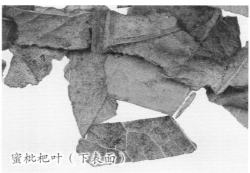
蜜枇杷叶（下表面）

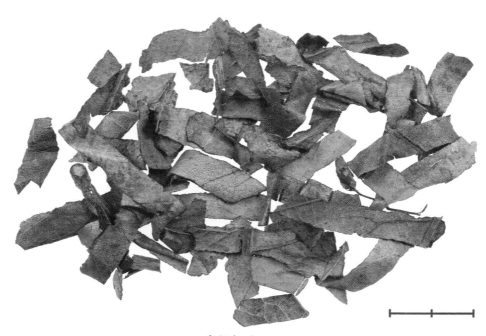
蜜枇杷叶

板蓝根

【来　　源】 十字花科植物菘蓝 Isatis indigotica Fort.的干燥根。秋季采挖，除去泥沙，晒干。

【炮　　制】 除去杂质，洗净，润透，切厚片，干燥。

【性　　状】 为圆形的厚片。外表皮淡灰黄色至淡棕黄色，有纵皱纹。切面皮部黄白色，木部黄色。气微，味微甜后苦涩。

【功能主治】 清热解毒，凉血利咽。用于温疫时毒，发热咽痛，温毒发斑，痄腮，烂喉丹痧，大头瘟疫，丹毒，痈肿。

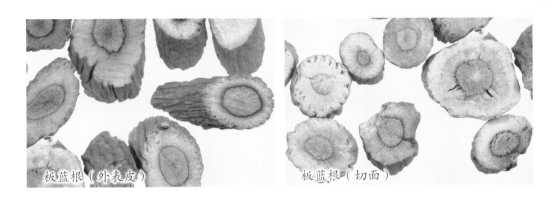

板蓝根（外表皮）　　　　　　板蓝根（切面）

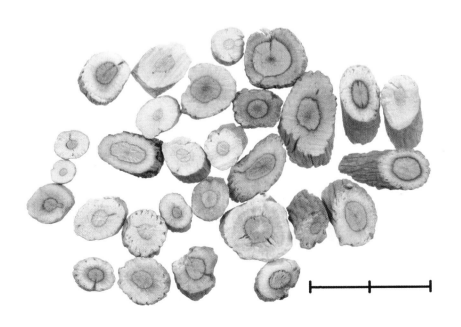

板蓝根

松花粉

【来　　源】　松科植物马尾松 *Pinus massoniana* Lamb.、油松 *Pinus tabulieformis* Carr. 或同属数种植物的干燥花粉。春季花刚开时，采摘花穗，晒干，收集花粉，除去杂质。

【炮　　制】　过120目筛，筛去杂质。

【性　　状】　淡黄色的细粉。体轻，易飞扬，手捻有滑润感。气微，味淡。

【功能主治】　收敛止血，燥湿敛疮。用于外伤出血，湿疹，黄水疮，皮肤糜烂，脓水淋漓。

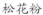

松花粉

松 香

【来　　源】　松科植物马尾松*Pinus massoniana* Lamb及其同属植物树干中取得的油树脂，经蒸馏或提取除去挥发油后所余固体树脂。夏季采收，在松树干上用力挖成V字形或螺旋纹槽，使边材部的油树脂自伤口流出，收集后，加水蒸馏，使松节油流出，剩下的残渣冷却凝固后即为松香。

【炮　　制】　除去杂质。

【性　　状】　为不规则半透明块状，大小不一。表面淡黄色，似琥珀，常有一层黄白色霜粉。常温时质坚而脆，易碎，断面光亮而透明，似玻璃状。具有松节油香气，味苦。加热则软化或熔化，燃烧时产生棕色浓烟。

【功能主治】　燥湿祛风，生肌止痛。用于风湿痹痛；外治痈疽，疥癣，湿疮，金疮出血。

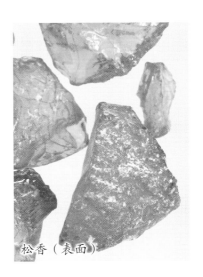
松香（表面）

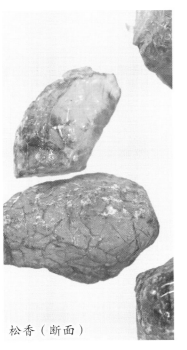
松香（断面）

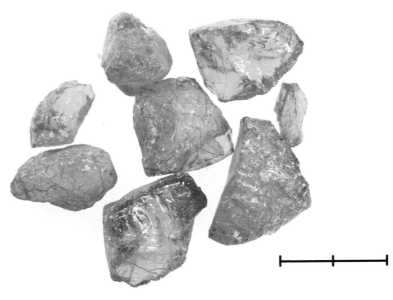
松香

枫香脂

【来　　源】 金缕梅科植物枫香树*Liquidambar formosana* Hance的干燥树脂。7、8月间割裂树干，使树脂流出，10月至次年4月采收，阴干。

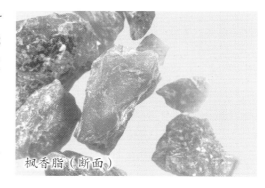
枫香脂（断面）

【炮　　制】 除去杂质，捣碎。

【性　　状】 呈不规则块状，淡黄色至黄棕色，半透明或不透明。质脆，断面具光泽。气香，味淡。

【功能主治】 活血止痛，解毒生肌，凉血止血。用于跌仆损伤，痈疽肿痛，吐血，衄血，外伤出血。

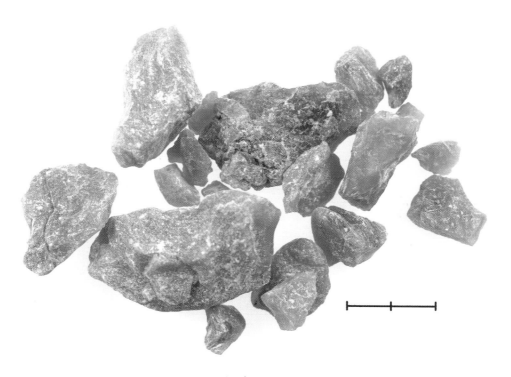
枫香脂

刺五加

【来　　源】 五加科植物刺五加Acanthopanax senticosus （ Rupr.et Maxim. ） Harms的干燥根和根茎或茎。春、秋二季采收，洗净，干燥。

【炮　　制】 除去杂质，洗净，稍泡，润透，切厚片，干燥。

【性　　状】 呈类圆形或不规则形的厚片。根和根茎外表皮灰褐色或黑褐色，粗糙，有细纵沟和皱纹，皮较薄，有的剥落，剥落处呈灰黄色；茎外表皮浅灰色或灰褐色，无刺，幼枝黄褐色，密生细刺。切面黄白色，纤维性，茎的皮部薄，木部宽广，中心有髓。根和根茎有特异香气，味微辛、稍苦、涩；茎气微，味微辛。

【功能主治】 益气健脾，补肾安神。用于脾肺气虚，体虚乏力，食欲不振，肺肾两虚，久咳虚喘，肾虚腰膝酸痛，心脾不足，失眠多梦。

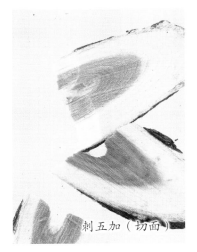

刺五加（切面）

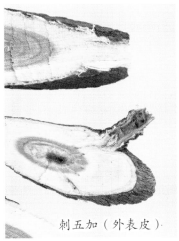

刺五加（外表皮）

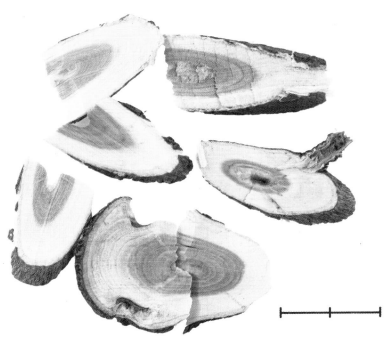

刺五加

刺猬皮

【来　源】　刺猬科动物刺猬*Erinaceus europoeus* L.或短刺猬*Hemichianus dauricus* Sundevall的干燥外皮。捕获后，将皮剥下，除去肉脂，撒上一层石灰，于通风处阴干。

【炮　制】　除去杂质及残肉，洗净，加工成大块；取滑石粉置炒制容器内，用中火加热炒至灵活状态，投入净刺猬皮块，拌炒至黄色、鼓起，皮卷曲，刺尖秃时，取出，筛去滑石粉，放凉。每100kg刺猬皮，用滑石粉40kg。

【性　状】　质地发泡，鼓起，黄色，刺尖秃，易折断，边缘皮毛脱落，呈焦黄色，皮部边缘向内卷曲，微有腥臭味。

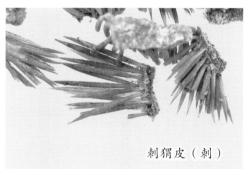
刺猬皮（刺）

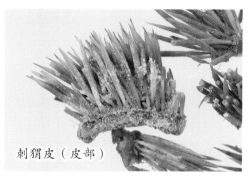
刺猬皮（皮部）

【功能主治】　行气止痛，化瘀止血，固精缩尿。用于胃脘疼痛，遗精，遗尿，痔疮出血，脱肛。本品很少生用。炒后质地松泡酥脆，便于煎煮和粉碎，并能矫臭矫味。

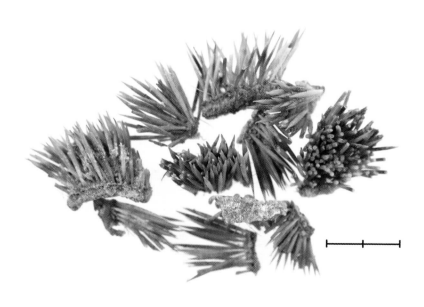

刺猬皮

郁李仁

【来　　源】 蔷薇科植物欧李*Prunus humilis* Bge、郁李*Prunus japonica* Thunb. 或长柄扁桃*Prunus pedunculata* Maxim.的干燥成熟种子。前二种习称"小李仁"，后一种习称"大李仁"。春、秋二季采收成熟果实，除去果肉和核壳，取出种子，干燥。

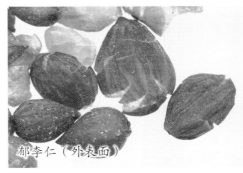
郁李仁（外表面）

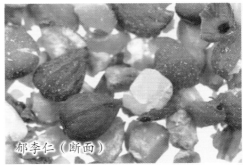
郁李仁（断面）

【炮　　制】 除去杂质。用时捣碎。

【性　　状】 ①小李仁：呈卵形，长5～8mm，直径3～5mm。表面黄白色或浅棕色，一端尖，另端钝圆。尖端一侧有线形种脐，圆端中央有深色合点，自合点处向上具多条纵向维管束脉纹。种皮薄，子叶2，乳白色，富油性。气微，味微苦。②大李仁：长6～10mm，直径5～7mm。表面黄棕色。

【功能主治】 润肠通便，下气利水。用于津枯肠燥，食积气滞，腹胀便秘，水肿，脚气，小便不利。

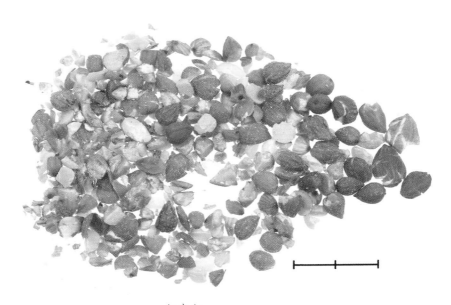
郁李仁

郁 金

【来　　源】　姜科植物温郁金Curcuma wenyujin Y. H. Chen et C.Ling、姜黄Curcuma longa L.、广西莪术Curcuma kwangsiensis S. G. Lee et C. F. Liang或蓬莪术Curcuma phaeocaulis Val.的干燥块根。前两者分别习称"温郁金"和"黄丝郁金"，其余按性状不同习称"桂郁金"或"绿丝郁金"。冬季茎叶枯萎后采挖，除去泥沙和细根，蒸或煮至透心，干燥。

【炮　　制】　洗净，润透，切薄片，干燥。

【性　　状】　为椭圆形或长条形薄片。外表皮灰黄色、灰褐色至灰棕色，具不规则的纵皱纹。切面灰棕色、橙黄色至灰黑色。角质样，内皮层环明显。

【功能主治】　活血止痛，行气解郁，清心凉血，利胆退黄。用于胸胁刺痛，胸痹心痛，经闭痛经，乳房胀痛，热病神昏，癫痫发狂，血热吐衄，黄疸尿赤。

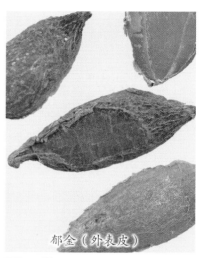

郁金（外表皮）

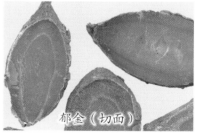

郁金（切面）

396

中药饮片图鉴

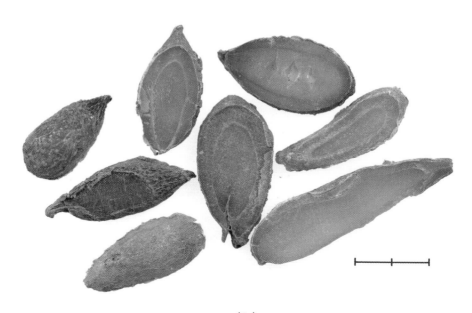

郁金

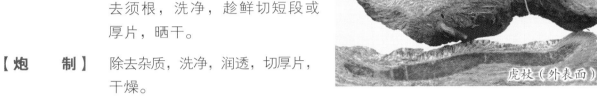

虎 杖

【来　　源】蓼科植物虎杖*Polygonum cuspi-datum* Sieb. et Zucc.的干燥根茎和根。春、秋二季采挖，除去须根，洗净，趁鲜切短段或厚片，晒干。

虎杖（外表面）

【炮　　制】除去杂质，洗净，润透，切厚片，干燥。

【性　　状】为圆柱形短段或不规则厚片，直径0.5~2.5cm。外皮棕褐色，有纵皱纹和须根痕，切面皮部较薄，木部宽广，棕黄色，射线放射状，皮部与木部较易分离。根茎髓中有隔或呈空洞状。质坚硬。气微，味微苦、涩。

【功能主治】利湿退黄，清热解毒，散瘀止痛，止咳化痰。用于湿热黄疸，淋浊，带下，风湿痹痛，痈肿疮毒，水火烫伤，经闭，癥瘕，跌打损伤，肺热咳嗽。

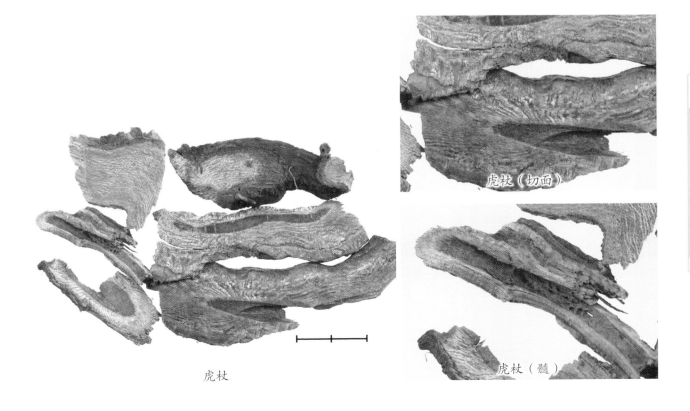

虎杖（切面）

虎杖

虎杖（髓）

昆 布

【来　　源】 海带科植物海带 *Laminaria japonica* Aresch. 或翅藻科植物昆布 *Ecklonia kurome* Okam. 的干燥叶状体。夏、秋二季采捞，晒干。

【炮　　制】 除去杂质，漂洗，稍晾，切宽丝，干燥。

【性　　状】 宽丝状。海带表面黑褐色或绿褐色。类革质。水泡略黏。气腥，味咸。昆布表面黑色，较薄。质柔滑。

【功能主治】 消痰软坚散结，利水消肿。用于瘿瘤，瘰疬，睾丸肿痛，痰饮水肿。

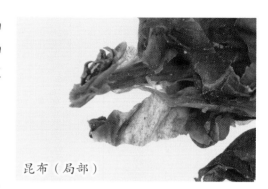

昆布（局部）

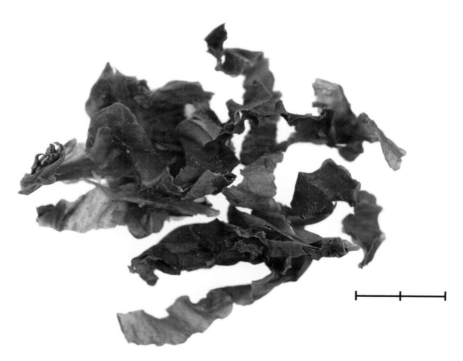

昆布

岩白菜

【来　　源】 虎耳草科植物岩白菜*Bergenia purpurascens*（Hook. f. et Thoms.）Engl.的干燥根茎。秋、冬二季采挖，除去叶鞘和杂质，晒干。

【炮　　制】 除去叶鞘和杂质，晒干。

【性　　状】 根茎呈圆柱形，略弯曲，直径0.6～2cm，长3～10cm；表面灰棕色至黑褐色，具密集或疏而隆起的环节，节上有棕黑色叶基残存，有皱缩条纹和须状根痕。质坚实而脆，易折断。断面类白色或粉红色，略显粉质，部分断面有网状裂隙，近边缘处有点状维管束环列。气微，味苦、涩。

【功能主治】 收敛止泻，止血止咳，舒筋活络。用于腹泻，痢疾，食欲不振，内外伤出血，肺结核咳嗽，气管炎咳嗽，风湿疼痛，跌打损伤。

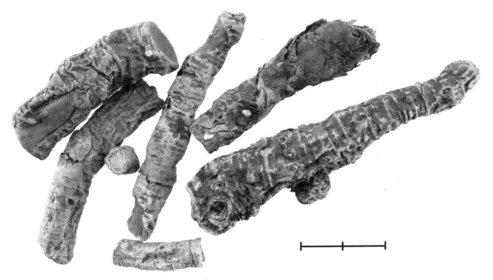

岩白菜

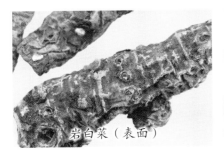

岩白菜（表面）

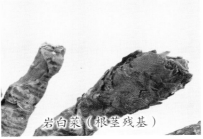

岩白菜（根茎残基）

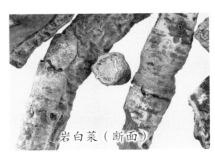

岩白菜（断面）

罗布麻叶

【来　　源】 夹竹桃科植物罗布麻Apocynum venetum L.的干燥叶。夏季采收，除去杂质，干燥。

【炮　　制】 除去杂质。

【性　　状】 多皱缩卷曲，有的破碎，完整叶片展平后呈椭圆状披针形或卵圆状披针形，长2～5cm，宽0.5～2cm。淡绿色或灰绿色，先端钝，有小芒尖，基部钝圆或楔形，边缘具细齿，常反卷，两面无毛，叶脉于下表面突起；叶柄细，长约4mm。质脆。气微，味淡。

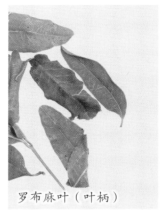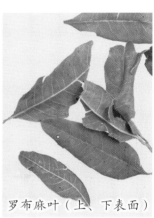

罗布麻叶（叶柄）　　　　罗布麻叶（上、下表面）

【功能主治】 平肝安神，清热利水。用于肝阳眩晕，心悸失眠，浮肿尿少。

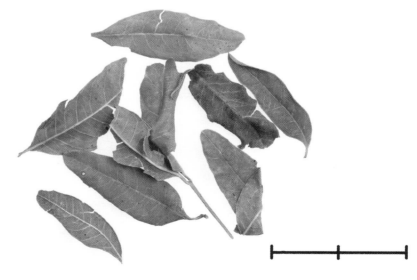

罗布麻叶

罗汉果

【来　　源】 葫芦科植物罗汉果*Siraitia grosvenorii*（Swingle.）C. Jeffrey ex A. M. Lu et Z. Y. Zhang的干燥果实。秋季果实由嫩绿色变深绿色时采收，晾数天后，低温干燥。

【炮　　制】 除去杂质。

【性　　状】 呈卵形、椭圆形或球形，长4.5～8.5cm，直径3.5～6cm。表面褐色、黄褐色或绿褐色，有深色斑块和黄色柔毛，有的具6～11条纵纹。顶端有花柱残痕，基部有果梗痕。体轻，质脆，果皮薄，易破。果瓤（中、内果皮）海绵状，浅棕色。种子扁圆形，多数，长约1.5cm，宽约1.2cm；浅红色至棕红色，两面中间微凹陷，四周有放射状沟纹，边缘有槽。气微，味甜。

【功能主治】 清热润肺，利咽开音，滑肠通便。用于肺热燥咳，咽痛失音，肠燥便秘。

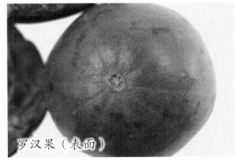
罗汉果（表面）

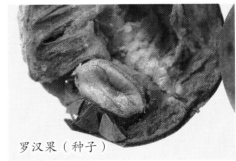
罗汉果（种子）

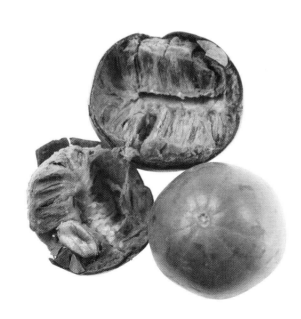
罗汉果

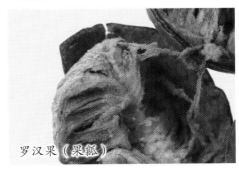
罗汉果（果瓤）

401

中药饮片图鉴

知 母

【来　　源】　百合科植物知母Anemarrhena asphodeloides Bge.的干燥根茎。春、秋二季采挖，除去须根和泥沙，晒干，习称"毛知母"；或除去外皮，晒干。

【炮　　制】　知母　除去杂质，洗净，润透，切厚片，干燥。

　　　　　　　盐知母　取知母，置炒制容器内，用文火加热，炒至变色，喷淋盐水，炒干，取出晾凉。每100kg知母，用盐2kg。

【性　　状】　知母　不规则类圆形的厚片。外表皮黄棕色或棕色，可见少量残存的黄棕色叶基纤维和凹陷或突起的点状根痕。切面黄白色至黄色。气微，味微甜、略苦，嚼之带黏性。

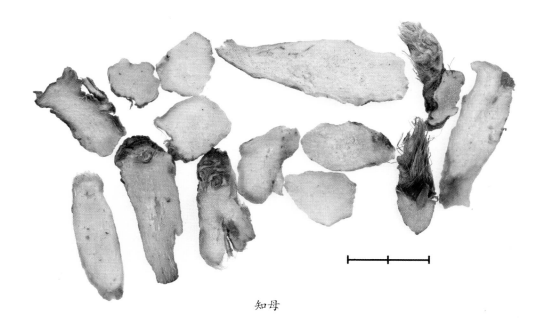

知母

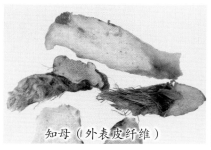

知母（外表皮纤维）

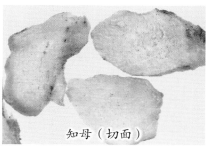

知母（切面）

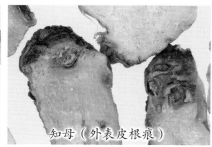

知母（外表皮根痕）

盐知母　形如知母，色黄或微带焦斑。味微咸。

【功能主治】　清热泻火，滋阴润燥。用于外感热病，高热烦渴，肺热燥咳，骨蒸潮热，内热消渴，肠燥便秘。生品苦寒滑利，泻肺、胃之火尤宜生用。盐炙可引药下行，专于入肾，增强滋阴降火的作用，善清虚热。

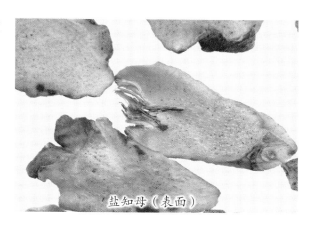

盐知母（表面）

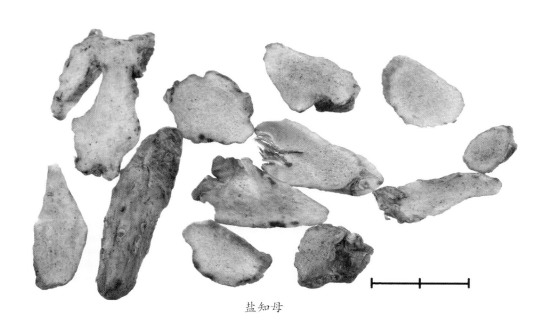

盐知母

403

中药饮片图鉴

垂盆草

【来　　源】 景天科植物垂盆草 *Sedum sarmentosum* Bunge 的干燥全草。夏、秋二季采
收，除去杂质，干燥。

【炮　　制】 除去杂质，切段。

【性　　状】 为不规则的段。部分节上可见纤细的不定根。3叶轮生，叶片倒披针形至矩圆形，绿色。气微，味微苦。

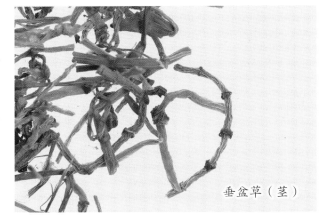

垂盆草（茎）

【功能主治】 利湿退黄，清热解毒。用于湿热黄疸，小便不利，痈肿疮疡。

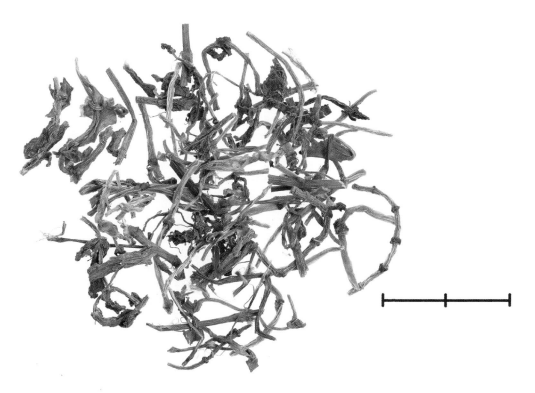

垂盆草

委陵菜

【来　　源】　蔷薇科植物委陵菜*Potentilla chinensis* Ser. 的干燥全草。春季未抽茎时采挖，除去泥沙，晒干。

【炮　　制】　除去杂质，洗净，润透，切段，干燥。

【性　　状】　为不规则的段。根表面暗棕色或暗紫红色，栓皮易成片状剥落。切面皮部薄，暗棕色，常与木质部分离，射线呈放射状排列。叶边缘羽状深裂，下表面和叶柄均密被灰白色绒毛。气微，味涩、微苦。

【功能主治】　清热解毒，凉血止痢。用于赤痢腹痛，久痢不止，痔疮出血，痈肿疮毒。

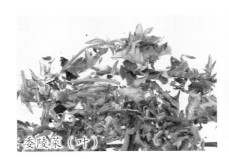
委陵菜（叶）

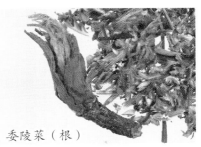
委陵菜（根）

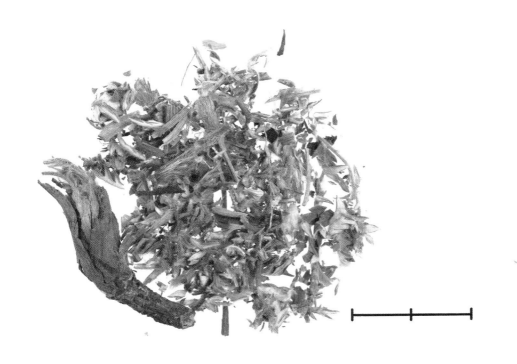
委陵菜

使君子

【来　　源】　使君子科植物使君子Quisqualis indica L.的干燥成熟果实。秋季果皮变紫黑色时采收，除去杂质，干燥。

【炮　　制】　使君子　除去杂质。用时捣碎。

　　使君子仁　取净使君子，除去外壳。

　　炒使君子仁　取使君子仁，置炒制容器内，用文火加热，炒至表面黄色微有焦斑，有香气逸出时，取出放凉。用时捣碎。

【性　　状】　使君子　椭圆形或卵圆形，具5条纵棱，偶有4～9棱，长2.5～4cm，直径约2cm。表面黑褐色至紫黑色，平滑，微具光泽。顶端狭尖，基部钝圆，有明显圆形的果梗痕。质坚硬，横切面多呈五角星形，棱角处壳较厚，中间呈类圆形空腔。种子长椭圆形或纺锤形，长约2cm，直径约1cm；表面棕褐色或黑褐色，有多数纵皱纹；种皮薄，易剥离；子叶2，黄白色，有油性，断面有裂隙。气微香，味微甜。

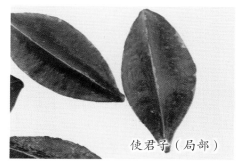

使君子（局部）

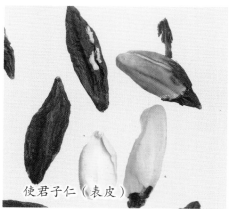

使君子仁（表皮）

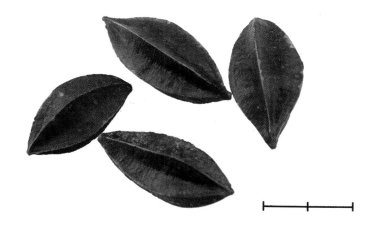

使君子

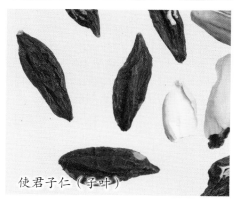

使君子仁（子叶）

使君子仁　呈长椭圆形或纺锤形，长约2cm，直径约1cm。表面棕褐色或黑褐色，有多数纵皱纹。种皮易剥离，子叶2，黄白色，有油性，断面有裂隙。气微香，味微甜。

炒使君子仁　形如使君子仁，表面黄白色，有多数纵皱纹；有时可见残留有棕褐色种皮。气香，味微甜。

【**功能主治**】　杀虫消积。用于蛔虫病，蛲虫病，虫积腹痛，小儿疳积。生品以杀虫力强，炒后长于健脾消积，亦能杀虫，多用于小儿疳疾及蛔虫腹痛。

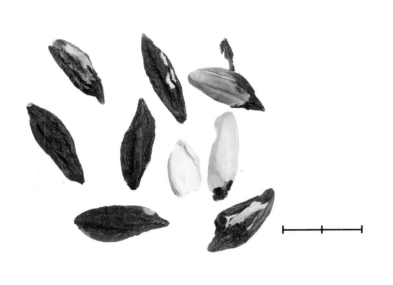

使君子仁

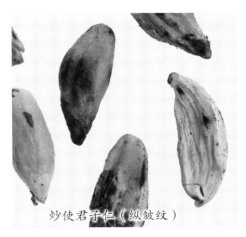

炒使君子仁（纵皱纹）

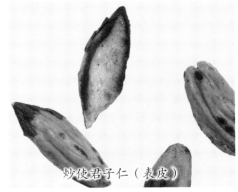

炒使君子仁（表皮）

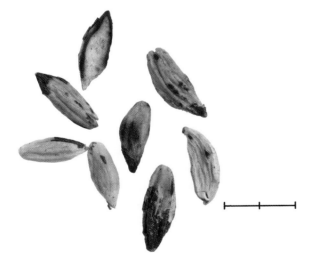

炒使君子仁

侧柏叶

【来　源】　柏科植物侧柏 *Platycladus orientalis*
（L.） Franco 的干燥枝梢和叶。多在
夏、秋二季采收，阴干。

【炮　制】　侧柏叶　除去硬梗及杂质。

侧柏炭　取净侧柏叶，置炒制容器
内，用中火加热，炒至表面黑褐色，
内部焦黄色，喷淋少许清水，灭尽火
星，取出晾干。

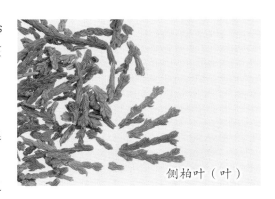
侧柏叶（叶）

【性　状】　侧柏叶　多分枝，小枝扁平。叶细小鳞片状，交互对生，贴伏于枝上，深绿
色或黄绿色。质脆，易折断。气清香，味苦涩、微辛。

侧柏炭　形如侧柏叶，表面黑褐色。质脆，易折断，断面焦黄色。气香，味
微苦涩。

【功能主治】　凉血止血，化痰止咳，生发乌发。用于吐血，衄血，咯血，便血，崩漏下
血，肺热咳嗽，血热脱发，须发早白。侧柏炭收敛止血作用增强。

中药饮片图鉴

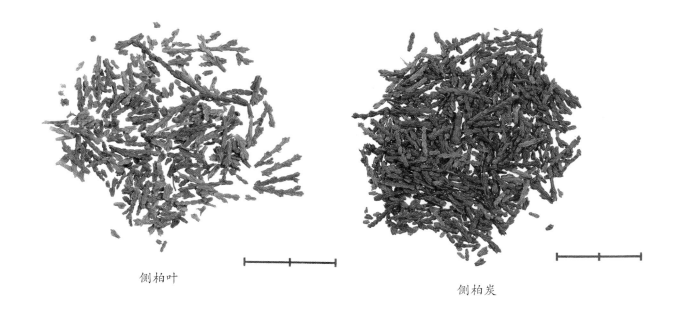

侧柏叶

侧柏炭

佩 兰

【来　　源】　菊科植物佩兰 *Eupatorium fortunei* Turcz. 的干燥地上部分。夏、秋二季分两次采割，除去杂质，晒干。

【炮　　制】　除去杂质，洗净，稍润，切段，干燥。

【性　　状】　为不规则的段。茎圆柱形，表面黄棕色或黄绿色，有的带紫色，有明显的节和纵棱线。切面髓部白色或中空。叶对生，叶片多皱缩、破碎，绿褐色。气芳香，味微苦。

【功能主治】　芳香化湿，醒脾开胃，发表解暑。用于湿浊中阻，脘痞呕恶，口中甜腻，口臭，多涎，暑湿表证，湿温初起，发热倦怠，胸闷不舒。

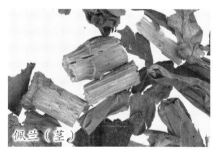
佩兰（茎）

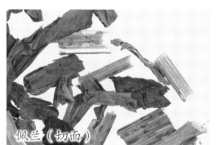
佩兰（切面）

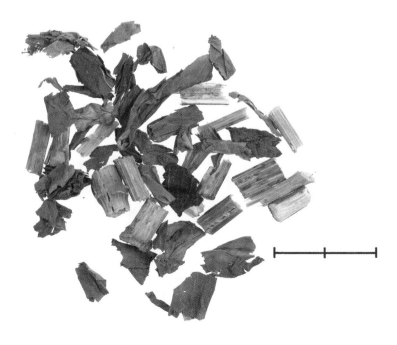

佩兰

金果榄

【来　　源】 防己科植物青牛胆 *Tinospora sagittata*（Oliv.）Gagnep.或金果榄 *Tinospora capillipes* Gagnep.的干燥块根。秋、冬二季采挖，除去须根，洗净，晒干。

【炮　　制】 除去杂质，浸泡，润透，切厚片，干燥。

【性　　状】 为类圆形或不规则形的厚片。外表皮棕黄色至暗褐色，皱缩，凹凸不平。切面淡黄白色，有时可见灰褐色排列稀疏的放射状纹理，有的具裂隙。气微，味苦。

【功能主治】 清热解毒，利咽，止痛。用于咽喉肿痛，痈疽疔毒，泄泻，痢疾，脘腹疼痛。

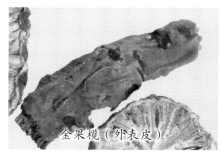
金果榄（外表皮）

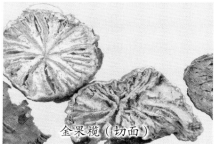
金果榄（切面）

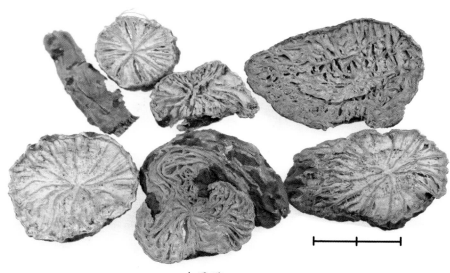
金果榄

金沸草

【来　　源】　菊科植物条叶旋覆花*Inula linariifolia* Turcz. 或旋覆花*Inula japonica* Thunb.的干燥地上部分。夏、秋二季采割，晒干。

【炮　　制】　除去杂质，略洗，切段，干燥。

【性　　状】　条叶旋覆花：呈不规则的段。茎圆柱形，表面绿褐色或棕褐色，疏被短柔毛，有多数细纵纹。切面黄白色，髓部中空。叶多破碎，完整者先端尖，基部抱茎，全缘。头状花序，冠毛白色。气微，味苦。

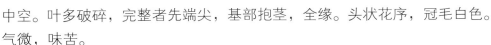
金沸草（横切面）

【功能主治】　降气，消痰，行水。用于外感风寒，痰饮蓄结，咳喘痰多，胸膈痞满。

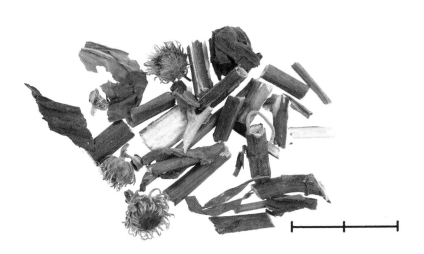
金沸草

411

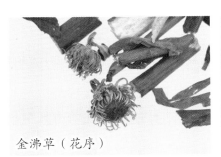
金沸草（花序）

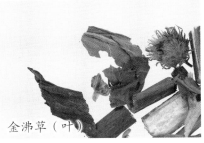
金沸草（叶）

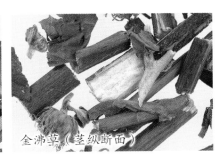
金沸草（茎纵断面）

金荞麦

【来　　源】 蓼科植物金荞麦 *Fagopyrum dibotrys*（D.Don） Hara的干燥根茎。冬季采挖，除去茎和须根，洗净，晒干。

【炮　　制】 除去杂质，洗净，润透，切厚片，干燥。

【性　　状】 为不规则的厚片。外表皮棕褐色，或有时脱落。切面淡黄白色或淡棕红色，有放射状纹理，有的可见髓部，颜色较深。气微，味微涩。

【功能主治】 清热解毒，排脓祛瘀。用于肺痈吐脓，肺热喘咳，乳蛾肿痛。

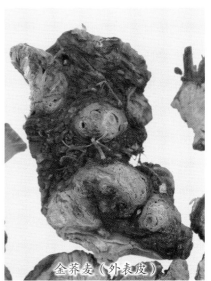

金荞麦（外表皮）

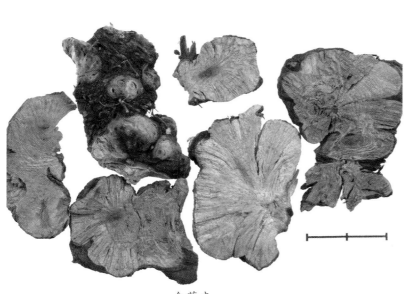

金荞麦

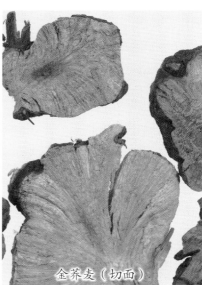

金荞麦（切面）

金钱白花蛇

【来　　源】眼镜蛇科动物银环蛇*Bungarus multicinctus* Blyth的幼蛇干燥体。夏、秋二季捕捉，剖开腹部，除去内脏，擦净血迹，用乙醇浸泡处理后，盘成圆形，用竹签固定，干燥。

【炮　　制】除去杂质。

【性　　状】呈圆盘状，盘径3～6cm，蛇体直径0.2～0.4cm。头盘在中间，尾细，常纳口内，口腔内上颌骨前端有毒沟牙1对，鼻间鳞2片，无颊鳞，上下唇鳞通常各为7片。背部黑色或灰黑色，有白色环纹45～58个，黑白相间，白环纹在背部宽1～2行鳞片，向腹面渐增宽，黑环纹宽3～5行鳞片，背正中明显突起一条脊棱，脊鳞扩大呈六角形，背鳞细密，通身15行，尾下鳞单行。气微腥，味微咸。

【功能主治】祛风，通络，止痉。用于风湿顽痹，麻木拘挛，中风口眼㖞斜，半身不遂，抽搐痉挛，破伤风，麻风，疥癣。

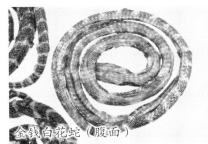
金钱白花蛇（腹面）

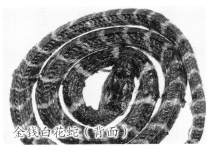
金钱白花蛇（背面）

413

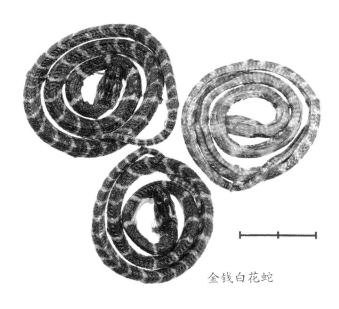
金钱白花蛇

金钱草

【来　　源】报春花科植物过路黄Lysimachia christinae Hance的干燥全草。夏、秋二季采收，除去杂质，晒干。

【炮　　制】除去杂质，抢水洗，切段，干燥。

【性　　状】为不规则的段。茎棕色或暗棕红色，有纵纹，实心。叶对生，展平后呈宽卵形或心形，上表面灰绿色或棕褐色，下表面色较浅，主脉明显突出，用水浸后，对光透视可见黑色或褐色的条纹。偶见黄色花，单生叶腋。气微，味淡。

【功能主治】利湿退黄，利尿通淋，解毒消肿。用于湿热黄疸，胆胀胁痛，石淋，热淋，小便涩痛，痈肿疔疮，蛇虫咬伤。

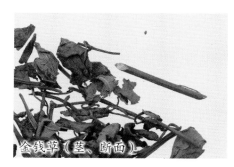
金钱草（茎、断面）

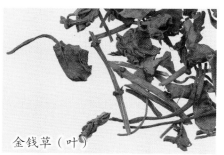
金钱草（叶）

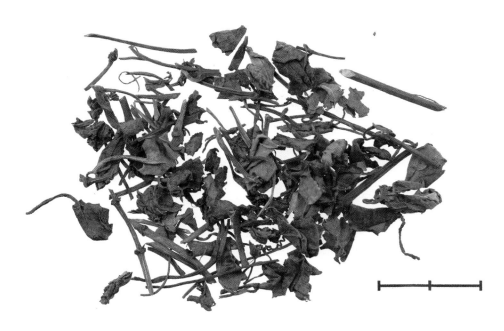

金钱草

金银花

【来　　源】 忍冬科植物忍冬Lonicera japonica Thunb.的干燥花蕾或带初开的花。夏初花开放前采收，干燥。

【炮　　制】 除去梗、叶等杂质。

【性　　状】 棒状，上粗下细，略弯曲，长2~3cm，上部直径约3mm，下部直径约1.5mm。表面黄白色或绿白色（贮久色渐深），密被短柔毛。偶见叶状苞片。花萼绿色，先端5裂，裂片有毛，长约2mm。开放者花冠筒状，先端二唇形；雄蕊5，附于筒壁，黄色；雌蕊1，子房无毛。气清香，味淡、微苦。

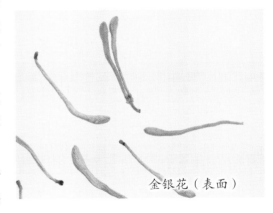

金银花（表面）

【功能主治】 清热解毒，凉散风热。用于痈肿疔疮，喉痹，丹毒，热毒血痢，风热感冒，温病发热。

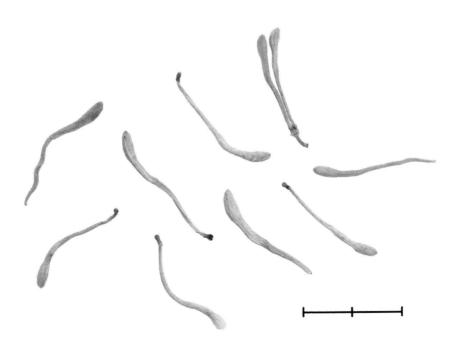

金银花

金樱子

【来　　源】　蔷薇科植物金樱子*Rosa laevigata* Michx. 的干燥成熟果实。10～11月果实成熟变红时采收，干燥，除去毛刺。

【炮　　制】　金樱子肉　取金樱子，略浸，润透，纵切两瓣，除去毛、核，干燥。

【性　　状】　为倒卵形纵剖瓣。表面红黄色或红棕色，有突起的棕色小点。顶端有花萼残基，下部渐尖。花托壁厚1~2mm，内面淡黄色，残存淡黄色绒毛。气微，味甘、微涩。

【功能主治】　固精缩尿，固崩止带，涩肠止泻。用于遗精滑精，遗尿尿频，崩漏带下，久泻久痢。

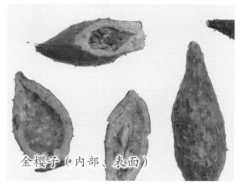

金樱子（内部、表面）

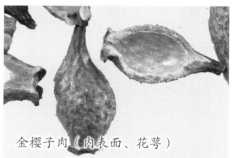

金樱子肉（内表面、花萼）

416

中药饮片图鉴

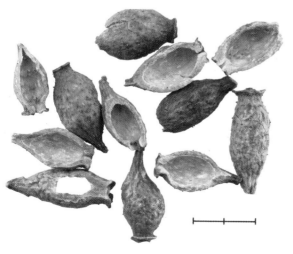

金樱子肉

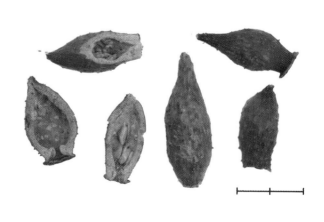

金樱子

金礞石

【来　　源】 变质岩类蛭石片岩或水黑云母片岩。采挖后，除去杂石和泥砂。

【炮　　制】 金礞石　除去杂石。

　　　　　　 煅金礞石　取净金礞石，置耐火容器内，武火加热，煅至红透，取出，晾凉。

【性　　状】 金礞石　鳞片状集合体。呈不规则块状或碎片，碎片直径0.1～0.8cm；块状者直径2～10cm，厚0.6～1.5cm，无明显棱角。棕黄色或黄褐色，带有金黄色或银白色光泽。质脆，用手捻之，易碎成金黄色闪光小片。具滑腻感。气微，味淡。

　　　　　　 煅金礞石　不规则碎块或薄片。暗褐色或金黄色，具金属样光泽，质酥。

【功能主治】 坠痰下气，平肝镇惊。用于顽痰胶结，咳逆喘急，癫痫发狂，烦躁胸闷，惊风抽搐。煅后质地酥松，便于有效成分煎出。

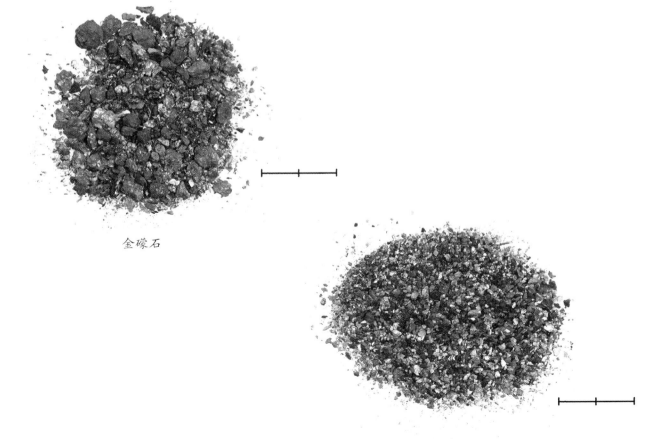

金礞石

煅金礞石

乳 香

【来　　源】　橄榄科植物乳香树*Boswellia carterii* Birdw.及同属植物*Boswellia bhaw-dajiana* Birdw. 树皮渗出的树脂。分为索马里乳香和埃塞俄比亚乳香，每种乳香又分为乳香珠和原乳香。

【炮　　制】　乳香　除去杂质。

　　　　　　醋乳香　取净乳香，除去杂质，大小分开，置热锅内，用文火加热，炒至表面微熔化时，喷淋米醋，迅速翻炒至表面显油亮光泽时，取出，晾凉。每100kg乳香，用醋5kg。

【性　　状】　乳香　长卵形滴乳状、类圆形颗粒或粘合成大小不等的不规则块状物。大者长达2cm（乳香珠）或5cm（原乳香）。表面黄白色，半透明，被有黄白色粉末，久存则颜色加深。破碎面有玻璃样或蜡样光泽。具特异香气，味微苦。

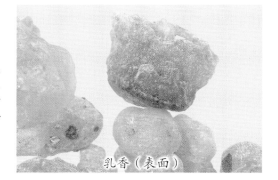

乳香（表面）

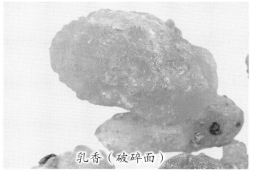

乳香（破碎面）

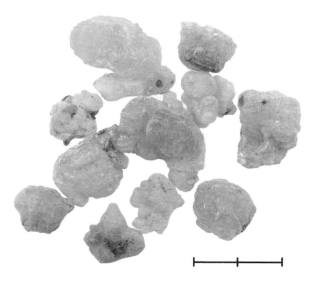

乳香

醋乳香　形如乳香。表面深黄色，显油亮。略有醋酸气。气香，味辛。

【功能主治】　活血定痛，消肿生肌。用于胸痹心痛，胃脘疼痛，痛经经闭，产后瘀阻，癥瘕腹痛，风湿痹痛，筋脉拘挛，跌打损伤，痈肿疮疡。醋乳香增强活血止痛、收敛生肌的功效。

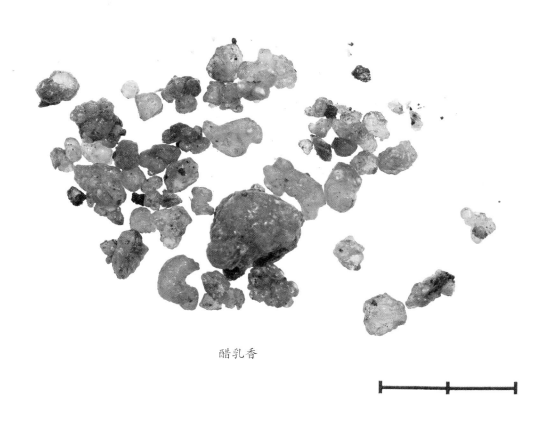

醋乳香

肿节风

【来　　源】　金粟兰科植物草珊瑚Sarcandra glabra（Thunb.）Nakai 的干燥全草。夏、秋二季采收，除去杂质，晒干。

【炮　　制】　除去杂质，洗净，润透，切段，干燥。

【性　　状】　为不规则的段。根茎密生细根。茎圆柱形，表面暗绿色至暗褐色，有明显细纵纹，散有纵向皮孔，节膨大。切面有髓或中空。叶多破碎，表面绿色、绿褐色至棕褐色或棕红色，光滑；边缘有粗锯齿，齿尖腺体黑褐色，近革质。气微香，味微辛。

【功能主治】　清热凉血，活血消斑，祛风通络。用于血热发斑发疹，风湿痹痛，跌打损伤。

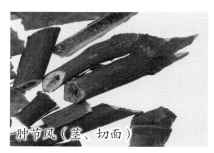
肿节风（茎、切面）

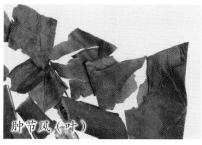
肿节风（叶）

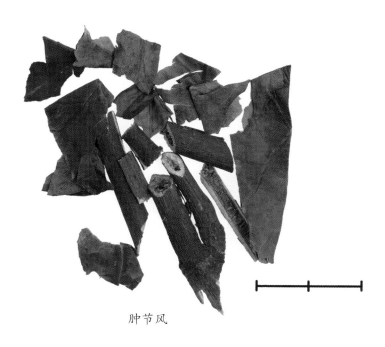
肿节风

鱼脑石

【来　　源】 石首鱼科动物大黄鱼 *Pseudosciaena crocea*（Richardson）和小黄鱼 *P. polyactis* Bleeker 的头骨中的耳石。在黄鱼汛期收集，将头骨中耳石取出，洗净，晾干。

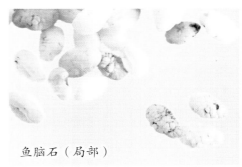

鱼脑石（局部）

【炮　　制】 除去杂质，用时打碎。

【性　　状】 不规则的碎粒。完整者长卵状三棱形，中间较宽，一端钝圆，另一端尖，有1条斜凹沟。一面较平坦，表面近两端处各具一个圆形痕，全体瓷白色。质坚硬，不易破碎，气微，味淡。

【功能主治】 化石，通淋，消肿。用于石淋，小便不利，耳痛流脓，鼻渊，脑漏。

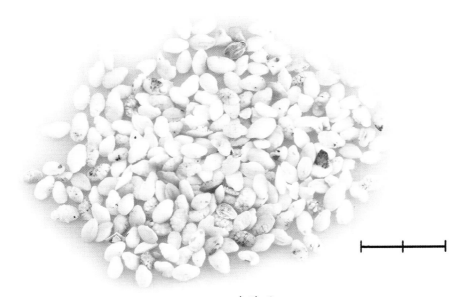

鱼脑石

鱼腥草

【来　　源】　三白草科植物蕺菜*Houttuynia cordata* Thunb.的新鲜全草或干燥地上部分。鲜品全年均可采割；干品夏季茎叶茂盛花穗多时采割，除去杂质，晒干。

【炮　　制】　鲜鱼腥草　除去杂质。

干鱼腥草　除去杂质，迅速洗净，切段，干燥。

【性　　状】　鲜鱼腥草　茎呈圆柱形，长20～45cm，直径0.25～0.45cm；上部绿色或紫红色，下部白色，节明显，下部节上生有须根，无毛或被疏毛。叶互生，叶片心形，长3～10cm，宽3～11cm；先端渐尖，全缘；上表面绿色，密生腺点，下表面常紫红色；叶柄细长，基部与托叶合生成鞘状。穗状花序顶生。具鱼腥气，味涩。

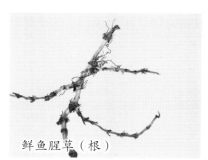

鲜鱼腥草（根）

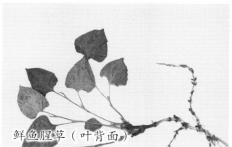

鲜鱼腥草（叶背面）

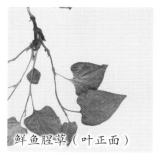

鲜鱼腥草（叶正面）

中药饮片图鉴

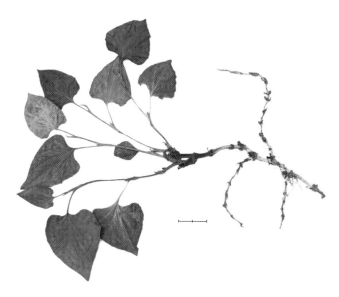

鲜鱼腥草

干鱼腥草　　为不规则的段。茎呈扁圆柱形，表面淡红棕色至黄棕色，有纵棱。叶片多破碎，黄棕色至暗棕色。穗状花序黄棕色。搓碎具鱼腥气，味涩。

【功能主治】　清热解毒，消痈排脓，利尿通淋。用于肺痈吐脓，痰热喘咳，热痢，热淋，痈肿疮毒。

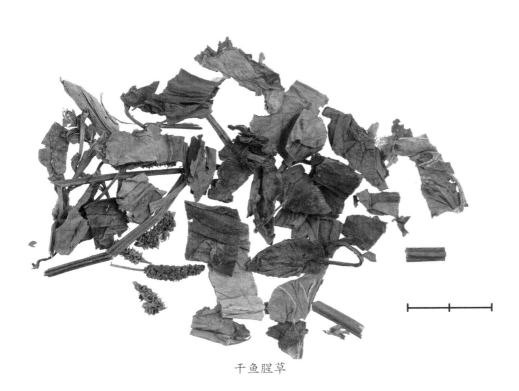

干鱼腥草

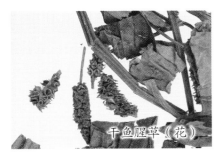

干鱼腥草（花）

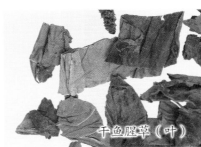

干鱼腥草（叶）

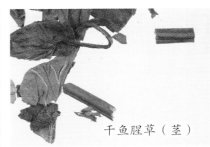

干鱼腥草（茎）

狗脊

【来　　源】　蚌壳蕨科植物金毛狗脊*Cibotium barometz*（L.）J.Sm.的干燥根茎。秋、冬二季采挖，除去泥沙，干燥；或去硬根、叶柄及金黄色绒毛，切厚片，干燥，为"生狗脊片"；蒸后晒至六七成干，切厚片，干燥，为"熟狗脊片"。

【炮　　制】　狗脊　除去杂质；未切片者，浸泡，润透，切厚片，干燥。

　　　　　　烫狗脊　将砂置炒制容器内，用武火加热至灵活状态时，投入生狗脊片，不断翻动，炒至鼓起，鳞片呈焦褐色时取出，筛去砂，晾凉，除去残存绒毛。

【性　　状】　狗脊　生狗脊片呈不规则长条形或圆形，直径2～10cm，厚1.5～5mm；切面浅棕色，较平滑，近边缘1～4mm处有1条棕黄色隆起的木质部环纹或条

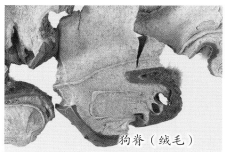
狗脊（绒毛）

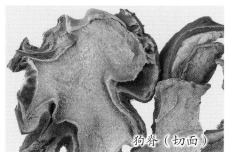
狗脊（切面）

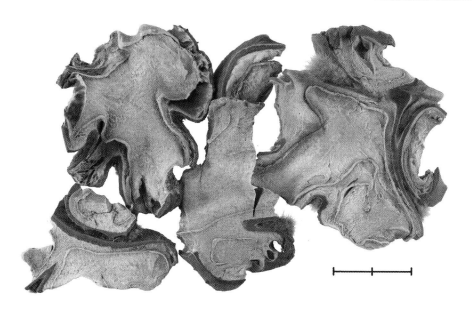
狗脊

纹，边缘不整齐，偶有金黄色绒毛残留；质脆，易折断，有粉性。熟狗脊片呈黑棕色，质坚硬。

烫狗脊　形如狗脊，表面略鼓起。棕褐色。气微，味淡、微涩。

【**功能主治**】　祛风湿，补肝肾，强腰膝。用于风湿痹痛，腰膝酸软，下肢无力。经砂炒后质变酥脆，便于粉碎和煎出有效成分，以补肝肾，强筋骨为主。

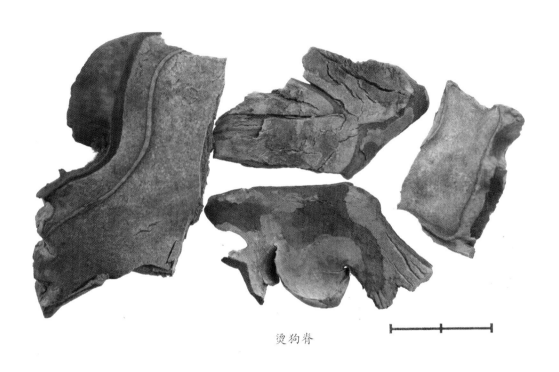

烫狗脊

京大戟

【来　　源】　大戟科植物大戟Euphorbia pekinensis Rupr.的干燥根。秋、冬二季采挖，洗净，晒干。

【炮　　制】　京大戟　除去杂质，洗净，润透，切厚片，干燥。

醋京大戟　取净京大戟，加入米醋拌匀，闷润至醋被吸尽，置炒制容器，用文火加热，炒干，取出放凉，即得。每100kg京大戟，用醋30kg。

【性　　状】　京大戟　为不规则长圆形或圆形厚片，外表面棕黄色或类白色，粗糙，有纵皱纹、横向皮孔样突起及支根痕，切面纤维性，类白色或淡黄色，周边灰棕色或棕褐色。质坚硬。气微，味微苦涩。

醋京大戟　形如京大戟，色泽加深。微有醋气。

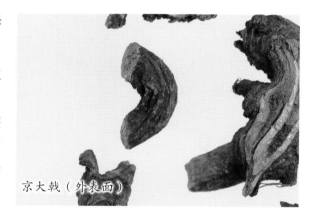

京大戟（外表面）

【功能主治】　泻水逐饮，消肿散结。用于水肿胀满，胸腹积水，痰饮积聚，气逆咳喘，二便不利，痈肿疮毒，瘰疬痰核。生品有毒，泻下力猛，多外用。醋制后能降低毒性，缓和峻泻作用。

中药饮片图鉴

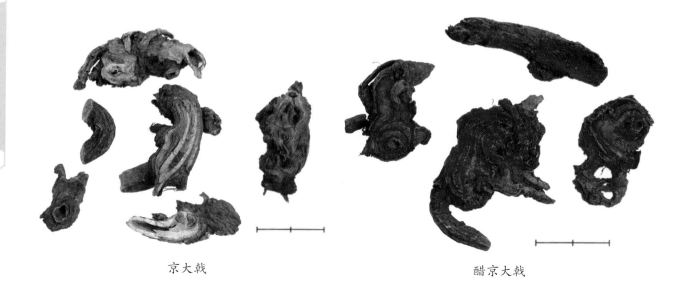

京大戟　　　　　　　　　　　　　　　醋京大戟

夜明砂

【来　　源】　蝙蝠科动物蝙蝠 *Vespertilio superans* Thomas 等多种蝙蝠的干燥粪便。全年均可采收，以夏季为宜。从山洞中铲取，除去泥土，拣去杂质，晒干。

【炮　　制】　除去杂质。

【性　　状】　长椭圆形颗粒，两头微尖，长5~7mm，直径约2mm。表面粗糙，棕褐色或灰棕色；破碎者呈小颗粒状或粉末状，有的略具光泽。在放大镜下观察，可见昆虫体的残骸、头及翅等。气微，味微苦、辛。

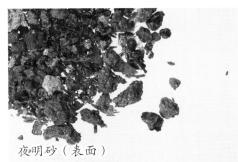
夜明砂（表面）

【功能主治】　清热明目，散瘀消积。用于青盲，雀目，内外障翳，瘰疬，小儿疳积。

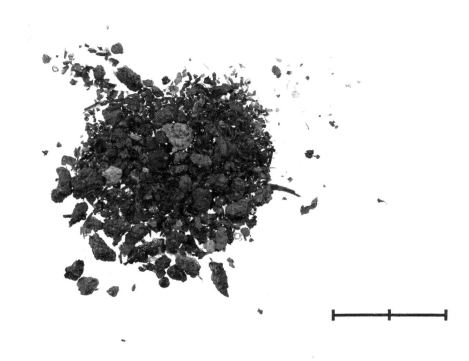
夜明砂

闹羊花

【来　　源】 杜鹃花科植物羊踯躅*Rhododendron molle* G.Don 的干燥花。四、五月花初开时采收，阴干或晒干。

【炮　　制】 除去杂质。

【性　　状】 数朵花簇生于一总柄上，多脱落为单朵；灰黄色至黄褐色，皱缩。花萼5裂，裂片半圆形至三角形，边缘有较长的细毛；花冠钟状，筒部较长，约至2.5cm，顶端卷折，5裂，花瓣宽卵形，先端钝或微凹；雄蕊5，花丝卷曲，等长或略长于花冠，中部以下有茸毛，花药红棕色，顶孔裂；雌蕊1，柱头头状；花梗长1~2.8cm，棕褐色，有短茸毛。气微，味微麻。

【功能主治】 祛风除湿，散瘀定痛。用于风湿痹痛，偏正头痛，跌仆肿痛，顽癣。

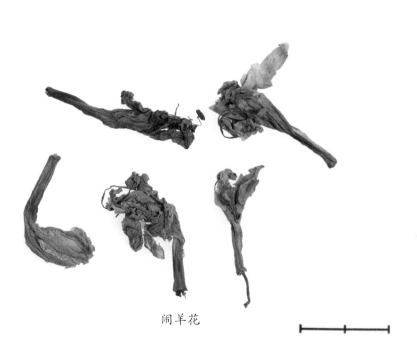

闹羊花

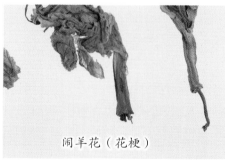

闹羊花（花梗）

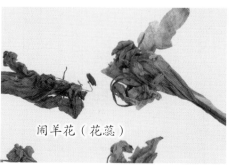

闹羊花（花蕊）

卷 柏

【来　源】　卷柏科植物卷柏Selaginella tamariscina（Beauv.）Spring或垫状卷柏Selaginella pulvinata（Hook. et Grev.）Maxim.的干燥全草。全年均可采收，除去须根和泥沙，晒干。

【炮　制】　卷柏　除去残留须根及杂质，洗净，切段，干燥。

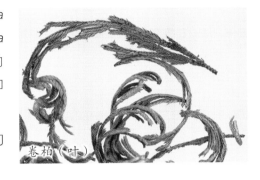

卷柏（叶）

卷柏炭　取净卷柏，置炒制容器内，用武火炒至表面焦黑色或黑褐色，内部焦黄色，喷淋清水少许，熄灭火星，取出，晾干。

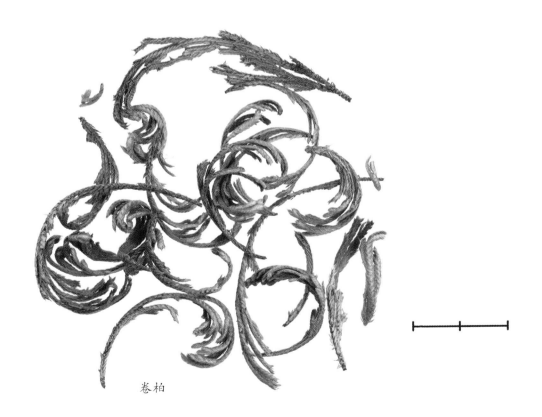

卷柏

【性　　状】 卷柏　卷缩的段状，枝扁而有分枝，绿色或棕黄色，向内卷曲，枝上密生鳞片状小叶。叶先端具长芒。中叶（腹叶）两行，卵状矩圆形或卵状披针形，斜向或直向上排列，叶缘膜质，有不整齐的细锯齿或全缘；背叶（侧叶）背面的膜质边缘常呈棕黑色。气微，味淡。

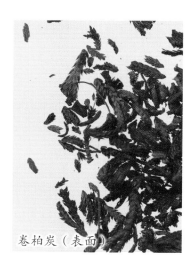

卷柏炭（表面）

卷柏炭　不规则的段。表面焦黑色或黑褐色，内部焦黄色。质轻易碎。气微，味涩。

【功能主治】 卷拍　活血通经。用于经闭痛经，癥瘕痞块，跌仆损伤。

卷柏炭　化瘀止血。用于吐血，崩漏，便血，脱肛。

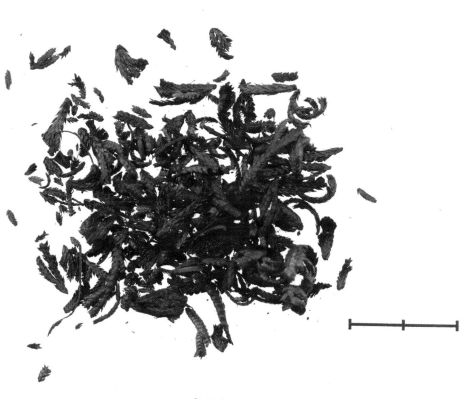

卷柏炭

炉甘石

【来　　源】 碳酸盐类矿物方解石族菱锌矿，主含碳酸锌（$ZnCO_3$）。采挖后，洗净，晒干，除去杂石。

【炮　　制】 炉甘石　除去杂质，打碎。

　　　　　　煅炉甘石　取净炉甘石，置耐火容器内，用武火加热，煅至红透，取出，立即倒入水中浸淬，搅拌，倾取上层水中混悬液，残渣继续煅淬3～4次，至不能混悬为度，合并混悬液，静置，待澄清后倾去上层清水，干燥。

【性　　状】 炉甘石　呈不规则碎块状，表面白色或淡红色，不平坦，具众多小孔，显粉性。体轻，易碎，气微，味微涩。

　　　　　　煅炉甘石　呈白色、淡黄色或粉红色的粉末；体轻，质轻松而细腻光滑。气微，味微涩。

【功能主治】 解毒明目退翳，收湿止痒敛疮。用于目赤肿痛，睑弦赤烂，翳膜遮睛，胬肉攀睛，溃疡不敛，脓水淋漓，湿疮瘙痒。经煅淬水飞后，质地纯洁细腻，适宜于眼科及外敷用。

炉甘石

煅炉甘石

泽兰

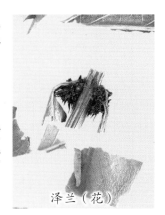

【来　　源】 唇形科植物毛叶地瓜儿苗 *Lycopus lucidus* Turcz. var. *hirtus* Regel的干燥地上部分。夏、秋二季茎叶茂盛时采割，晒干。

【炮　　制】 除去杂质，略洗，润透，切段，干燥。

【性　　状】 为不规则的段。茎方柱形，四面均有浅纵沟，表面黄绿色或带紫色，节处紫色明显，有白色茸毛。切面黄白色，中空。叶多破碎，展平后呈披针形或长圆形，边缘有锯齿。有时可见轮伞花序。气微，味淡。

泽兰（花）

【功能主治】 活血调经，祛瘀消痈，利水消肿。用于月经不调，经闭，痛经，产后瘀血腹痛，疮痈肿毒，水肿腹水。

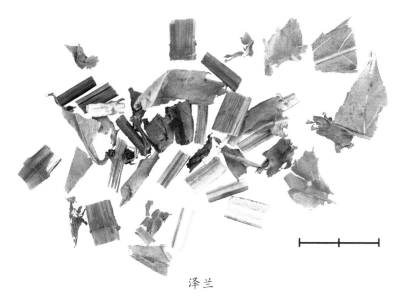

泽兰

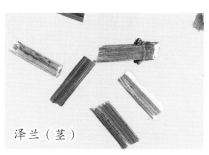

泽兰（茎）

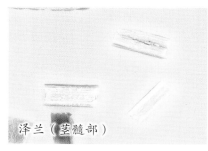

泽兰（茎髓部）

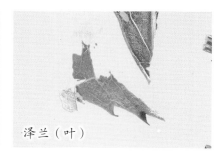

泽兰（叶）

泽泻

【来　　源】 泽泻科植物泽泻*Alisma orientale*（Sam.）Juzep. 的干燥块茎。冬季茎叶开始枯萎时采挖，洗净，干燥，除去须根和粗皮。

【炮　　制】 **泽泻**　除去杂质，洗净，润透，切厚片，干燥。

盐泽泻　取泽泻，用盐水拌匀，闷润，待盐水被吸尽后，置炒制容器内，用文火加热，炒至微黄色，取出晾凉。每100kg泽泻，用盐2kg。

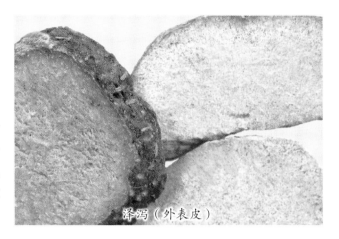

泽泻（外表皮）

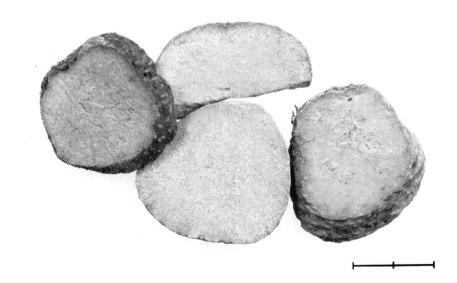

泽泻

【性　　状】　泽泻　为圆形或椭圆形厚片。外表皮淡黄色至淡黄棕色，可见细小突起的须根痕。切面黄白色至淡黄色，粉性，有多数细孔。气微，味微苦。

盐泽泻　形如泽泻，表面淡黄棕色或黄褐色，偶见焦斑。味微咸。

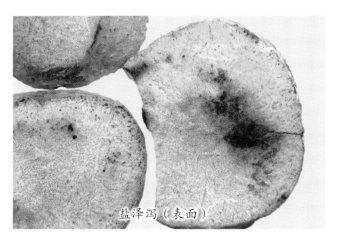
盐泽泻（表面）

【功能主治】　利水渗湿，泄热，化浊降脂。用于小便不利，水肿胀满，泄泻尿少，痰饮眩晕，热淋涩痛，高脂血症。盐炙后引药下行，并增强泄热作用，利尿而不伤阴。

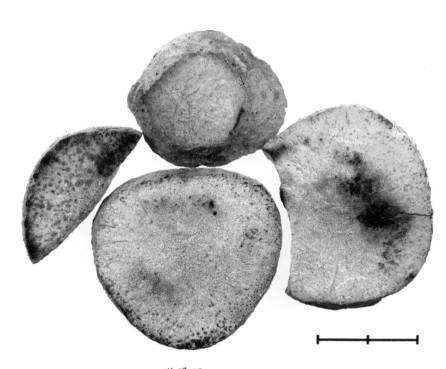
盐泽泻

降香

【来　　源】 豆科植物降香檀*Dalbergia odorifera* T. Chen 树干和根的干燥心材。全年均可采收，除去边材，阴干。

【炮　　制】 除去杂质，劈成小块，碾成细粉或镑片。

【性　　状】 为不规则小碎段。表面紫红色或紫褐色，有致密的纹理。质硬，有油性。气微香，味微苦。

【功能主治】 化瘀止血，理气止痛。用于吐血，衄血，外伤出血，肝郁胁痛，胸痹刺痛，跌仆伤痛，呕吐腹痛。

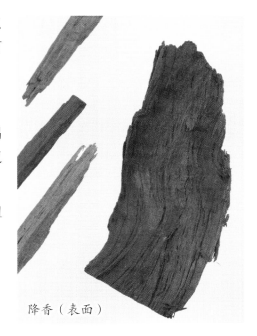

降香（表面）

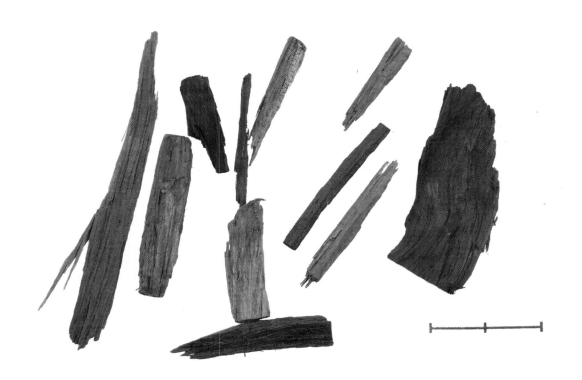

降香

细 辛

【来　　源】马兜铃科植物北细辛*Asarum heterotropoides* Fr. Schmidt var. *mandshuricum*（Maxim.）Kitag.、汉城细辛*Asarum sieboldii* Miq. var. *seoulense* Nakai或华细辛*Asarum sieboldii* Miq的干燥根和根茎。前二种习称"辽细辛"。夏季果熟期或初秋采挖，除净地上部分和泥沙，阴干。

【炮　　制】除去杂质，喷淋清水，稍润，切段，阴干。

【性　　状】为不规则的段。根茎呈不规则圆形，外表皮灰棕色，有时可见环形的节。根细，表面灰黄色，平滑或具纵皱纹。切面黄白色或白色。气辛香，味辛辣、麻舌。

【功能主治】解表散寒，祛风止痛，通窍，温肺化饮。用于风寒感冒，头痛，牙痛，鼻塞流涕，鼻鼽，鼻渊，风湿痹痛，痰饮喘咳。

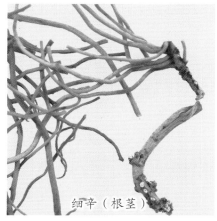

细辛（根茎）

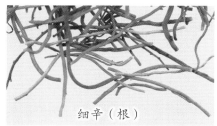

细辛（根）

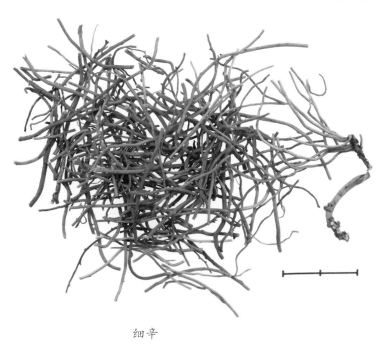

细辛

中药饮片图鉴

玳瑁

【来　　源】海龟科动物玳瑁Eretmochelys imbricata（Linnaeus）的干燥背甲。全年均产，捕捉后，用沸醋浇泼，剥下甲片，除净残肉，洗净、干燥。

【炮　　制】刷净，用温水浸软或蒸软，切块，干燥。

【性　　状】为不规则的片状。外表面有褐色与乳黄色交错而成的斑纹，平滑而有光泽，半透明，边缘较薄，斜面一边或两边有近似平行的层纹。内表面有白色云彩样花纹。质坚韧，不易折断。气微腥，味淡。

【功能主治】清热解毒，平肝定惊。用于热病神昏，谵语惊狂，斑疹吐衄，惊风抽搐，痈肿疮毒。

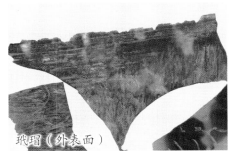 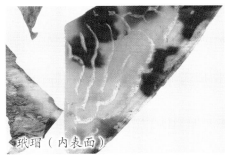

玳瑁（外表面）　　　　　　　玳瑁（内表面）

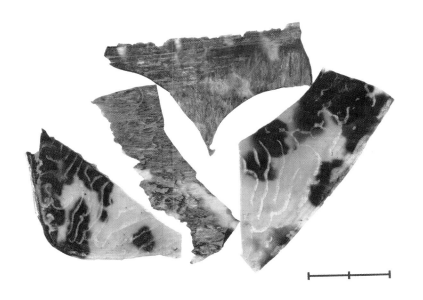

玳瑁

珍 珠

【来　　源】　珍珠贝科动物马氏珍珠贝*Pteria martensii*（Dunker）、蚌科动物三角帆蚌*Hyriopsis cumingii*（Lea）或褶纹冠蚌*Cristaria plicata*（Leach）等双壳类动物受刺激形成的珍珠。自动物体内取出，洗净，干燥。

【炮　　制】　珍珠　洗净，晾干。

珍珠粉　取净珍珠，用布包好，加豆腐与水（或豆浆）共煮约2小时，取出，洗净，粉碎成最细粉。每1kg珍珠，用豆腐4kg。

【性　　状】　珍珠　呈类球形、长圆形、卵圆形或棒形，直径1.5～8mm。表面类白色、浅粉红色、浅黄绿色或浅蓝色，半透明，光滑或微有凹凸，具特有的彩色光泽。质坚硬，破碎面显层纹。气微，味淡。

珍珠粉　为白色粉末，无光点，质重。气微腥，味微咸，尝之无渣。

【功能主治】　安神定惊，明目消翳，解毒生肌，润肤祛斑。用于惊悸失眠，惊风癫痫，目赤翳障，疮疡不敛，皮肤色斑。豆腐煮制后可令其洁净。

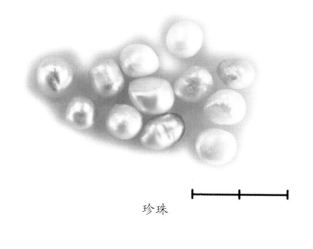

珍珠

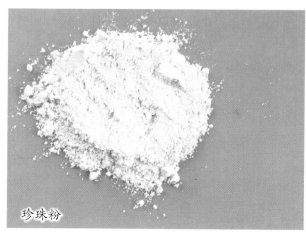

珍珠粉

珍珠母

【来　　源】 蚌科动物三角帆蚌*Hyriopsis cumingii*（Lea）、褶纹冠蚌*Cristaria plicata*（Leach）或珍珠贝科动物马氏珍珠贝*Pteria martensii*（Dunker）的贝壳。去肉，洗净，干燥。

【炮　　制】 珍珠母　除去杂质，打碎。

煅珍珠母　取净珍珠母，置耐火容器内，用武火加热，煅至酥脆，取出放凉，打碎或碾粉。

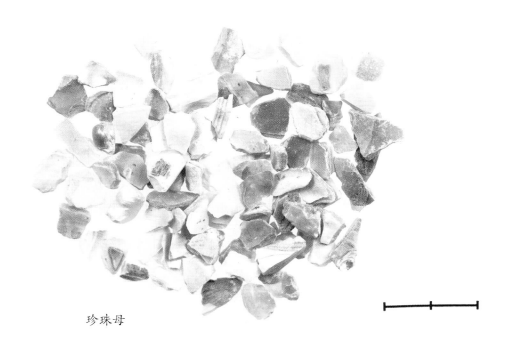

珍珠母

中药饮片图鉴

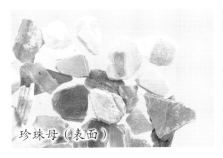

珍珠母（表面）

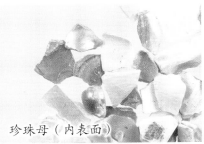

珍珠母（内表面）

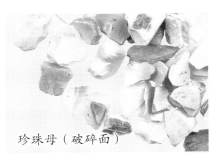

珍珠母（破碎面）

【性　　状】　珍珠母　呈不规则碎块状，黄玉白色或银灰白色，内表面具彩色光泽。习称"珠光"。破碎面显层纹。质硬而重。气微，味淡。

煅珍珠母　呈不规则碎块或粉状，青灰色，"珠光"少见或消失。质松酥脆，易碎。气微，味淡。

【功能主治】　平肝潜阳，安神定惊，明目退翳。用于头痛眩晕，惊悸失眠，目赤翳障，视物昏花。煅珍珠母收涩制酸，止血。用于胃酸过多，湿疮，吐血，衄血，崩漏。

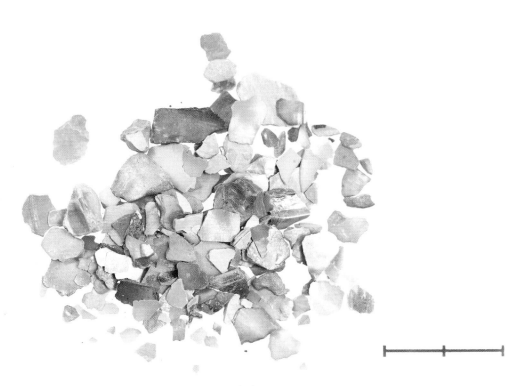

煅珍珠母

荆 芥

【来　　源】　唇形科植物荆芥Schizonepeta tenuifolia Briq.的干燥地上部分。夏、秋二季花开到顶、穗绿时采割，除去杂质，晒干。

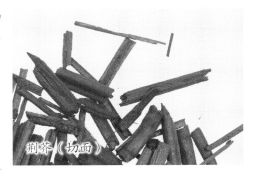
荆芥（切面）

【炮　　制】　荆芥　除去杂质，喷淋清水，洗净，润透，切段，干燥。

荆芥炭　取荆芥段，置炒制容器内，用武火加热，炒至表面焦黑色，内部焦黄色，喷淋清水少许，熄灭火星，取出，晾干。

【性　　状】　荆芥　呈不规则的段。茎呈方柱形，表面淡黄绿色或淡紫红色，被短柔毛。切面类白色。叶多已脱落。穗状轮伞花序。气芳香，味微涩而辛凉。

荆芥炭　呈不规则段。全体黑褐色。茎方柱形，体轻，质脆，断面焦褐

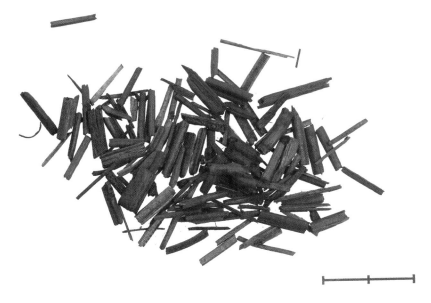
荆芥

色。叶对生，多已脱落。花冠多胶落，宿萼钟状。略具焦香气，味苦而辛。

【**功能主治**】　解表散风，透疹，消疮。用于感冒，头痛，麻疹，风疹，疮疡初起。生品长于疏散风热。炒炭后辛散作用极弱，具有收敛止血的功效。用于便血，崩漏，产后血晕。

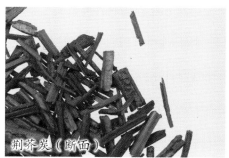
荆芥炭（断面）

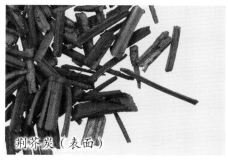
荆芥炭（表面）

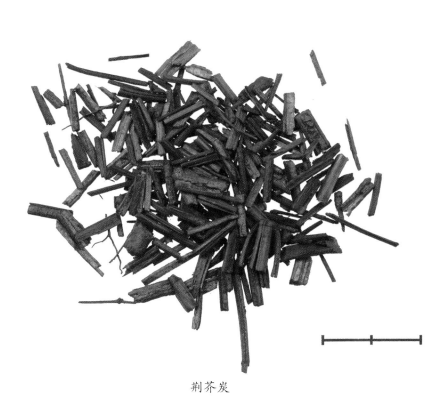
荆芥炭

中药饮片图鉴

荆芥穗

【来　　源】　唇形科植物荆芥*Schizonepeta tenuisfolia* Briq.的干燥花穗。夏、秋二季花开到顶、穗绿时采摘，除去杂质，晒干。

【炮　　制】　荆芥穗　除去杂质。

荆芥穗炭　取荆芥穗，置炒制容器内，用武火炒至表面黑褐色，内部焦黄色，喷淋清水少许，熄灭火星，取出，晾干。

【性　　状】　荆芥穗　穗状轮伞花序呈圆柱形，直径约7mm。花冠多脱落，宿萼黄绿色，钟形，

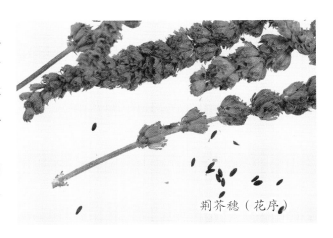

荆芥穗（花序）

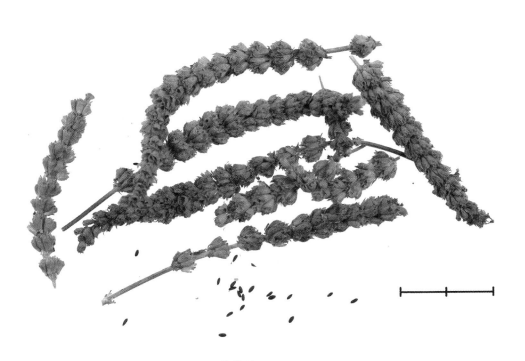

荆芥穗

质脆易碎，内有棕黑色小坚果。气芳香，味微涩而辛凉。

荆芥穗炭　为不规则的段，表面黑褐色。花冠多脱落，宿萼钟状，先端5齿裂，黑褐色。小坚果棕黑色。具焦香气，味苦而辛。

【功能主治】　荆芥穗　解表散风，透疹，消疮。用于感冒，头痛，麻疹，风疹，疮疡初起。

荆芥穗炭　收涩止血。用于便血，崩漏，产后血晕。

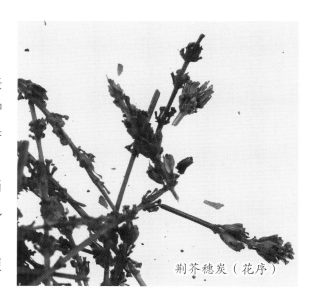

荆芥穗炭（花序）

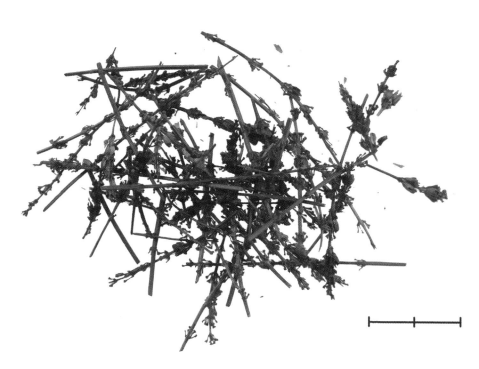

荆芥穗炭

茜草

【来　　源】　茜草科植物茜草 *Rubia cordifolia* L.的干燥根和根茎。春、秋二季采挖，除去泥沙，干燥。

【炮　　制】　茜草　除去杂质，洗净，润透，切厚片或段，干燥。

茜草炭　取茜草，置炒制容器内，用武火炒至表面焦黑色，内部棕褐色，喷淋清水少许，熄灭火星，取出，晾干。

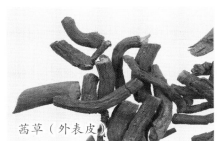
茜草（外表皮）

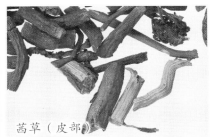
茜草（皮部）

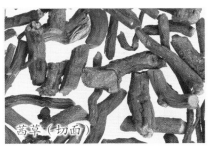
茜草（切面）

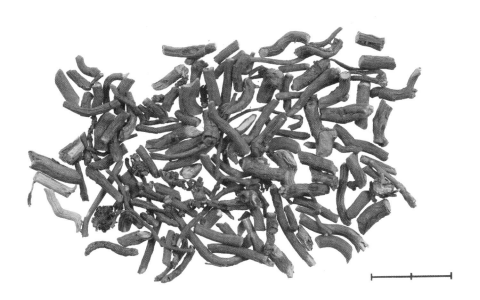
茜草

【性　　状】　茜草　为不规则的厚片或段。根呈圆柱形，外表皮红棕色或暗棕色，具细纵纹；皮部脱落处呈黄红色。切面皮部狭，紫红色，木部宽广，浅黄红色，导管孔多数。气微，味微苦，久嚼刺舌。

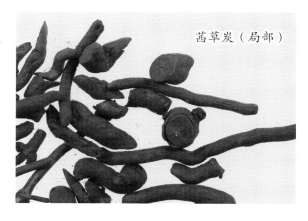

茜草炭（局部）

茜草炭　形如茜草，表面黑褐色，内部棕褐色。气微，味苦、涩。

【功能主治】　凉血，祛瘀，止血，通经。用于吐血，衄血，崩漏，外伤出血，瘀阻经闭，关节痹痛，跌仆肿痛。炒炭后寒性降低，性变收涩，止血作用增强。

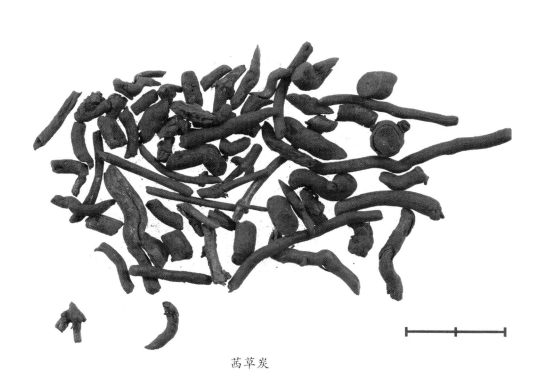

茜草炭

荜茇

【来　　源】胡椒科植物荜茇*Piper longum* L. 的干燥近成熟或成熟果穗。果穗由绿变黑时采收，除去杂质，晒干。

【炮　　制】除去杂质。用时捣碎。

【性　　状】呈圆柱形，稍弯曲，由多数小浆果集合而成，长1.5～3.5cm，直径0.3～0.5cm。表面黑褐色或棕色，有斜向排列整齐的小突起，基部有果穗梗残存或脱落。质硬而脆，易折断，断面不整齐，颗粒状。小浆果球形，直径约0.1cm。有特异香气，味辛辣。

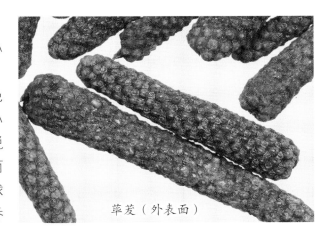

荜茇（外表面）

【功能主治】温中散寒，下气止痛。用于脘腹冷痛，呕吐，泄泻，寒凝气滞，胸痹心痛，头痛，牙痛。

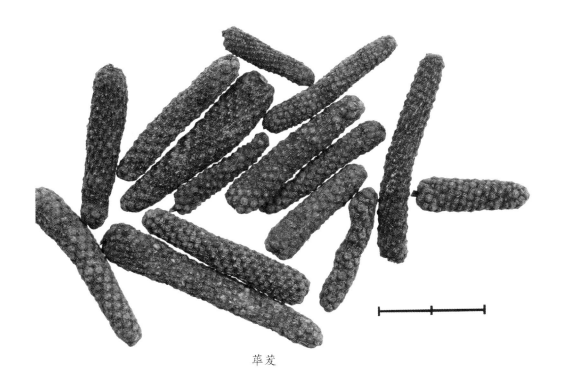

荜茇

447

荜澄茄

【来　　源】樟科植物山鸡椒*Litsea cubeba*（Lour.）Pers. 的干燥成熟果实。秋季果实成熟时采收，除去杂质，晒干。

【炮　　制】除去杂质。

【性　　状】呈类球形，直径4～6mm。表面棕褐色至黑褐色，有网状皱纹。基部偶有宿萼和细果梗。除去外皮可见硬脆的果核，种子1，子叶2，黄棕色，富油性。气芳香，味稍辣而微苦。

【功能主治】温中散寒，行气止痛。用于胃寒呕逆，脘腹冷痛，寒疝腹痛，寒湿郁滞，小便浑浊。

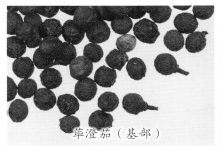

荜澄茄（基部）

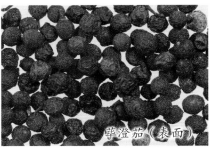

荜澄茄（表面）

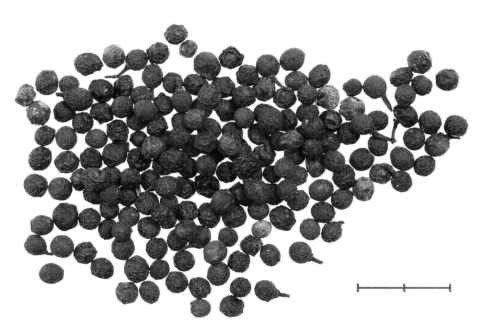

荜澄茄

草乌

【来　　源】　毛茛科植物北乌头Aconitum kusnezoffii Reichb.的干燥块根。秋季茎叶枯萎时采挖，除去须根和泥沙，干燥。

【炮　　制】　生草乌　除去杂质，洗净，干燥。

制草乌　取生草乌，大小分开，用水浸泡至内无干心，取出，加水煮至取大个切开内无白心、口尝微有麻舌感时，取出，晾至六成干后切薄片，干燥。

【性　　状】　生草乌　呈不规则长圆锥形，略弯曲，长2～7cm，直径0.6～1.8cm。顶端常有残茎和少数不定根残基，有的顶端一侧有一枯萎的芽，一侧有一圆形或扁圆形不定根残基。表面灰褐色或黑棕褐色，皱缩，有纵皱纹、点状须根痕及数个瘤状侧根。质硬，断面灰白色或暗灰色，有裂隙，形成层环纹多角形或类圆形，髓部较大或中空。气微，味辛辣、麻舌。

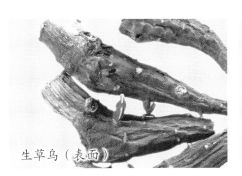
生草乌（表面）

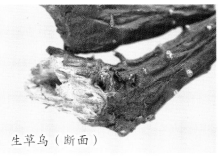
生草乌（断面）

中药饮片图鉴

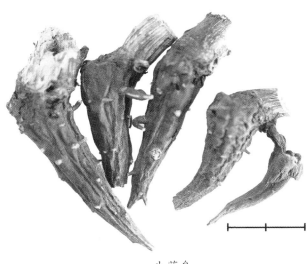
生草乌

制草乌　呈不规则圆形或近三角形的片。表面黑褐色，有灰白色多角形形成层环和点状维管束，并有空隙，周边皱缩或弯曲。质脆。气微，味微辛辣，稍有麻舌感。

【功能主治】　祛风除湿，温经止痛。用于风寒湿痹，关节疼痛，心腹冷痛，寒疝作痛及麻醉止痛。生草乌有大毒，多作外用。制后毒性降低，可供内服。

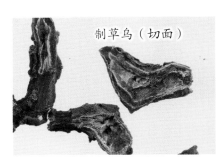
制草乌（切面）

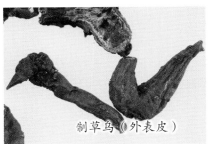
制草乌（外表皮）

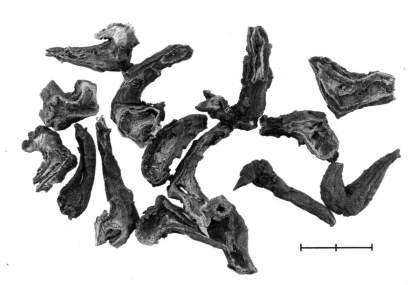
制草乌

草乌叶

【来　　源】 系蒙古族习用药材。毛茛科植物北乌头*Aconitum kusnezoffii* Reichb.的干燥叶。夏季叶茂盛花未开时采收，除去杂质，及时干燥。

【炮　　制】 除去杂质。

【性　　状】 多皱缩卷曲、破碎。完整叶片展平后呈卵圆形，3全裂，长5～12cm，宽10～17cm；灰绿色或黄绿色；中间裂片菱形，渐尖，近羽状深裂；侧裂片2深裂；小裂片披针形或卵状披针形。上表面微被柔毛，下表面无毛；叶柄长2～6cm。质脆。气微，味微咸辛。

【功能主治】 清热，解毒，止痛。用于热病发热，泄泻腹痛，头痛，牙痛。

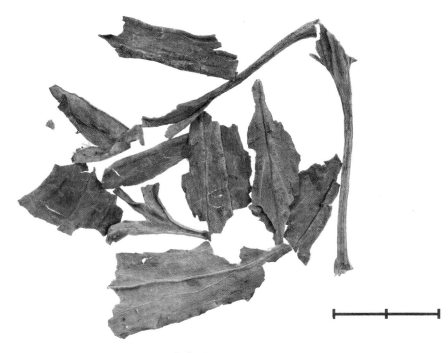

草乌叶

草豆蔻

【来　　源】　姜科植物草豆蔻*Alpinia katsumadai* Hayata的干燥近成熟种子。夏、秋二季采收，晒至九成干，或用水略烫，晒至半干，除去果皮，取出种子团，晒干。

【炮　　制】　除去杂质。用时捣碎。

【性　　状】　为类球形的种子团，直径1.5~2.7cm。表面灰褐色，中间有黄白色的隔膜，将种子团分成3瓣，每瓣有种子多数，粘连紧密，种子团略光滑。种子为卵圆状多面体，长3~5mm，直径约3mm，外被淡棕色膜质假种皮，种脊为一条纵沟，一端有种脐；质硬，将种子沿种脊纵剖两瓣，纵断面观呈斜心形，种皮沿种脊向内伸入部分约占整个表面积的1/2；胚乳灰白色。气香，味辛、微苦。

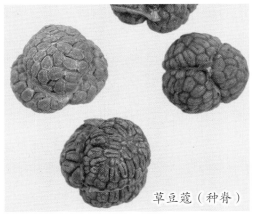
草豆蔻（种脊）

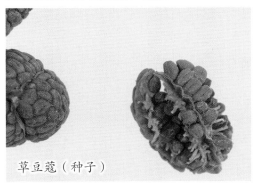
草豆蔻（种子）

【功能主治】　燥湿行气，温中止呕。用于寒湿内阻，脘腹胀满冷痛，嗳气呕逆，不思饮食。

452

中药饮片图鉴

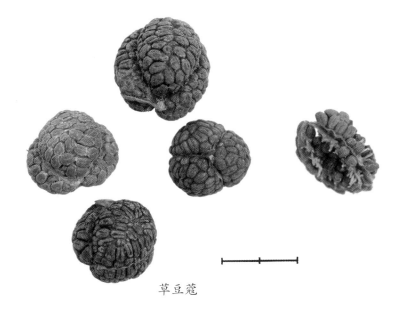
草豆蔻

草 果

【来　　源】　姜科植物草果*Amomum tsao-ko Crevost et Lemaire*的干燥成熟果实。秋季果实成熟时采收，除去杂质，晒干或低温干燥。

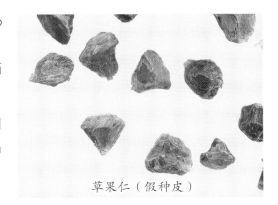

草果仁（假种皮）

【炮　　制】　草果仁　取草果，置炒制容器内，用武火加热，炒至焦黄色并鼓起，取出稍凉，去壳取仁。用时捣碎。

　　姜草果仁　取草果仁，加姜汁拌匀，稍闷，待姜汁被吸尽后，置炒制容器内，用文火加热，炒至深黄色，取出晾凉。用时捣碎。每100kg草果仁，用生姜10kg。

【性　　状】　草果仁　圆锥状多面体，直径约5mm；表面棕色至红棕色，有的可见外被残留灰白色膜质的假种皮。种脊为一条纵沟，尖端有凹状的种脐。胚乳灰白色至黄白色。有特异香气，味辛、微苦。

　　姜草果仁　形如草果仁，棕褐色，偶见焦斑，有特异香气，味辛辣、微苦。

【功能主治】　燥湿温中，截疟除痰。用于寒湿内阻，脘腹胀痛，痞满呕吐，疟疾寒热，瘟疫发热。姜炙后燥烈之性有所缓和，温胃止呕之力增强。

453

中药饮片图鉴

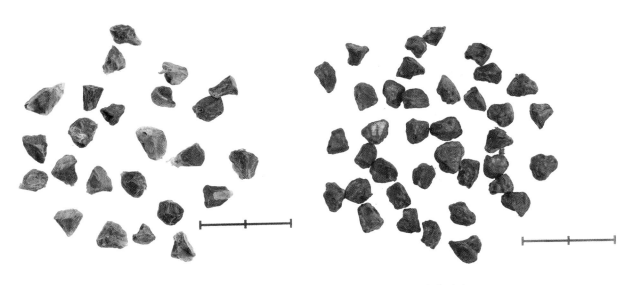

草果仁　　　　　　　　　　　　　　　姜草果仁

茵陈

【来　　源】　菊科植物滨蒿Artemisia scoparia Waldst.et Kit.或茵陈蒿Artemisia capillaris Thunb.的干燥地上部分。春季幼苗高6～10cm时采收或秋季花蕾长成至花初开时采割，除去杂质和老茎，晒干。春季采收的习称"绵茵陈"，秋季采割的称"花茵陈"。

【炮　　制】　除去残根和杂质，搓碎或切碎。绵茵陈去灰屑。

【性　　状】　卷曲成团状。灰白色或灰绿色，全体密被白色茸毛，绵软如绒。质脆，易折断。气芳香，味微苦。

【功能主治】　清利湿热，利胆退黄。用于黄疸尿少，湿温暑湿，湿疮瘙痒。

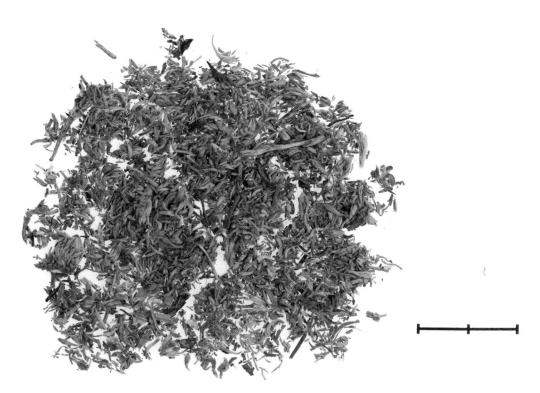

茵陈-绵茵陈

茯苓

【来　　源】　多孔菌科真菌茯苓Poria cocos（Schw.）Wolf 的干燥菌核。多于7～9月采挖，挖出后除去泥沙，堆置"发汗"后，摊开晾至表面干燥，再"发汗"，反复数次至现皱纹、内部水分大部散失后，阴干，称"茯苓个"；或将鲜茯苓按不同部位切制，阴干，分别称为"茯苓块"和"茯苓片"。

【炮　　制】　取茯苓个，浸泡，洗净，润后稍蒸，及时削去外皮，切制成块或切厚片，晒干。

【性　　状】　规则或不规则形的片块，白色至类白色，淡红色或淡棕色。表面略粗糙或平坦，质坚。气微，味淡，嚼之粘牙。

【功能主治】　利水渗湿，健脾，宁心。用于水肿尿少，痰饮眩悸，脾虚食少，便溏泄泻，心神不安，惊悸失眠。

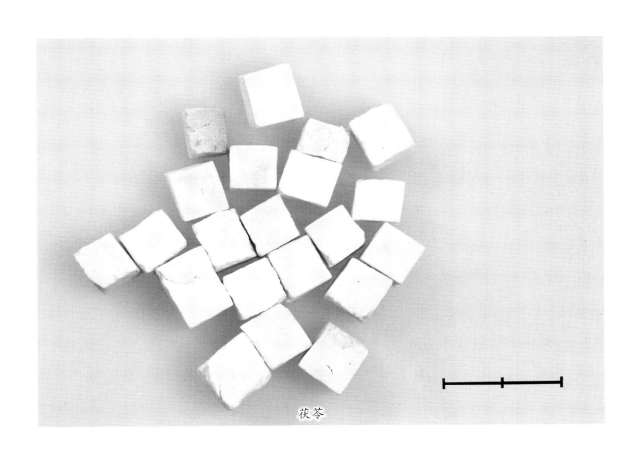

茯苓

茯苓皮

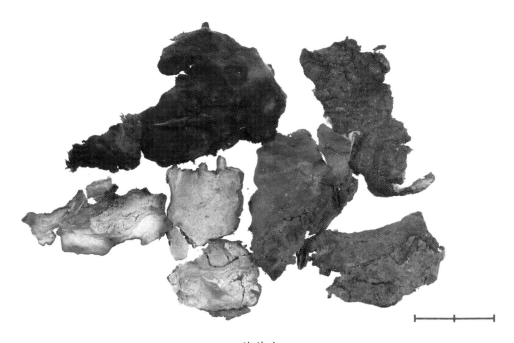

【来　　源】 多孔菌科真菌茯苓Poria cocos（Schw.）Wolf 菌核的干燥外皮。多于7~9月采挖，加工"茯苓片""茯苓块"时，收集削下的外皮，阴干。

【炮　　制】 除去残留茯苓等杂质，洗净，片大者撕成小块，干燥。

【性　　状】 为不规则形的片块，大小不一，大者长达4cm。外表面棕褐色至黑褐色，粗糙，具不规则形皱纹及疣状突起。内表面类白色至淡棕色。质柔软，略具弹性。气微、味淡，嚼之粘牙。

茯苓皮（外表面）

【功能主治】 利水消肿。用于水肿，小便不利。

茯苓皮

茺蔚子

【来　　源】　唇形科植物益母草*Leonurus japonicas* Houtt.的干燥成熟果实。秋季果实成熟时采割地上部分，晒干，打下果实，除去杂质。

【炮　　制】　茺蔚子　除去杂质，洗净，干燥。

炒茺蔚子　取净茺蔚子，置炒制容器内，用文火加热，炒至有爆鸣声，表面颜色加深，断面浅黄色时，取出。用时捣碎。

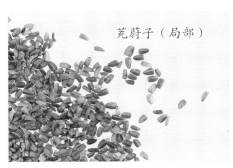
茺蔚子（局部）

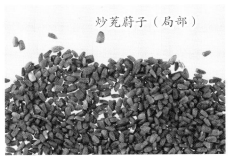
炒茺蔚子（局部）

【性　　状】　茺蔚子　呈三棱形，长2～3mm，宽约1.5mm。表面灰棕色至灰褐色，有深色斑点，一端稍宽，平截状，另一端渐窄而钝尖。果皮薄，子叶类白色，富油性。气微，味苦。

炒茺蔚子　形如茺蔚子，表面微鼓起，颜色稍深。

【功能主治】　活血调经，清肝明目。用于月经不调，经闭痛经，目赤翳障，头晕胀痛。炒后寒性减弱，易于煎出有效成份，长于活血调经。

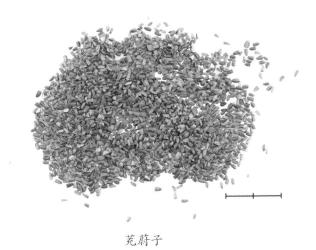
茺蔚子

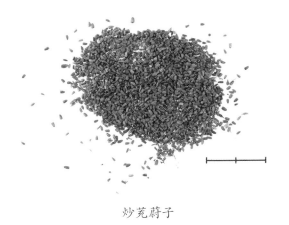
炒茺蔚子

胡芦巴

【来　　源】 豆科植物胡芦巴*Trigonella foenum-graecum* L.的干燥成熟种子。夏季果实成熟时采割植株，晒干，打下种子，除去杂质。

【炮　　制】 **胡芦巴** 除去杂质，洗净，干燥。

　　　　　　 盐胡芦巴 取净胡芦巴，用盐水拌匀，闷润，待盐水被吸尽，置炒制容器内，用文火加热，炒至鼓起，微具焦斑，有香气溢出时，取出，晾凉，用时捣碎。每100kg胡芦巴，用盐2kg。

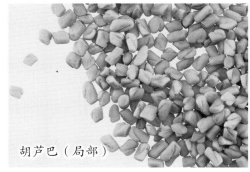
胡芦巴（局部）

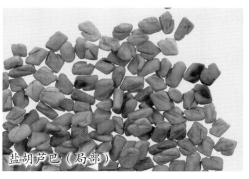
盐胡芦巴（局部）

【性　　状】 **胡芦巴** 略呈斜方形或矩形，长3～4mm，宽2～3mm，厚约2mm。表面黄绿色或黄棕色，平滑，两侧各具一深斜沟，相交处有点状种脐。质坚硬，不易破碎。种皮薄，胚乳呈半透明状，具黏性；子叶2，淡黄色，胚根弯曲，肥大而长。气香，味微苦。

　　　　　　 盐胡芦巴 形如胡芦巴，表面黄棕色至棕色，偶见焦斑。略具香气，味微咸。

【功能主治】 温肾助阳，祛寒止痛。用于肾阳不足，下元虚冷，小腹冷痛，寒疝腹痛，寒湿脚气。盐制后引药入肾，力专温补肾阳。

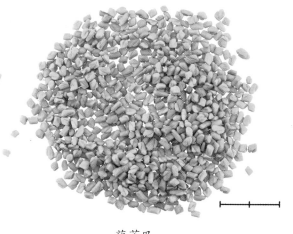
胡芦巴

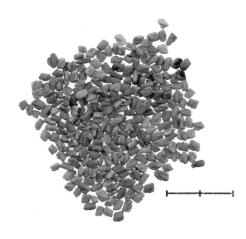
盐胡芦巴

胡黄连

【来　　源】 玄参科植物胡黄连*Picrorhiza scrophulariiflora* Pennell的干燥根茎。秋季采挖，除去须根和泥沙，晒干。

【炮　　制】 除去杂质，洗净，润透，切薄片干燥或用时捣碎。

【性　　状】 为不规则的圆形薄片。外表皮灰棕色至暗棕色。切面灰黑色或棕黑色，木部有4～10个类白色点状维管束排列成环，气微，味极苦。

【功能主治】 退虚热，除疳热，清湿热。用于骨蒸潮热，小儿疳热，湿热泻痢，黄疸尿赤，痔疮肿痛。

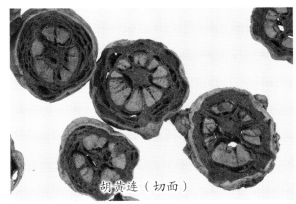
胡黄连（切面）

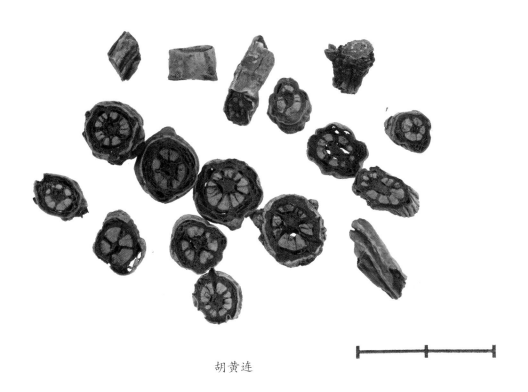
胡黄连

胡 椒

【来　　源】 胡椒科植物胡椒*Piper nigrum* L.的干燥近成熟或成熟果实。秋末至次春果实呈暗绿色时采收，晒干，为黑胡椒；果实变红时采收，用水浸渍数日，擦去果肉，晒干，为白胡椒。

【炮　　制】 除去杂质。

【性　　状】 ①黑胡椒：呈球形，直径3.5～5mm。表面黑褐色，具隆起网状皱纹，顶端有细小花柱残迹，基部有自果轴脱落的疤痕。质硬，外果皮可剥离，内果皮灰白色或淡黄色。断面黄白色，粉性，中有小空隙。气芳香，味辛辣。②白胡椒：表面灰白色或淡黄白色，平滑，顶端与基部间有多数浅色线状条纹。

【功能主治】 温中散寒，下气，消痰。用于胃寒呕吐，腹痛泄泻，食欲不振，癫痫痰多。

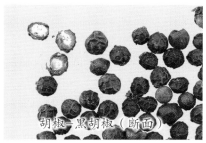
胡椒-黑胡椒（断面）

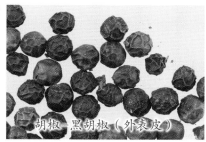
胡椒-黑胡椒（外表皮）

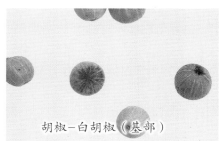
胡椒-白胡椒（基部）

中药饮片图鉴

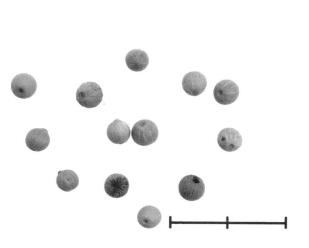
胡椒-白胡椒

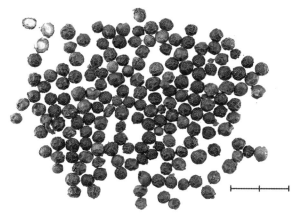
胡椒-黑胡椒

荔枝核

【来　　源】 无患子科植物荔枝Litchi chinensis Sonn. 的干燥成熟种子。夏季采摘成熟果实，除去果皮和肉质假种皮，洗净，晒干。

【炮　　制】 荔枝核　用时捣碎。

盐荔枝核　取净荔枝核，捣碎，加盐水拌匀，闷润，待盐水被吸尽后，置炒制容器内，用文火加热，炒干，取出晾凉。每100kg荔枝核，用盐2kg。

【性　　状】 荔枝核　呈长圆形或卵圆形，略扁，长1.5～2.2cm，直径1～1.5cm。表面棕红色或紫棕色，平滑，有光泽，略有凹陷及细波纹，一端有类圆形黄棕色的种脐。直径约7mm。质硬。子叶2，棕黄色。气微，味微甘、苦、涩。

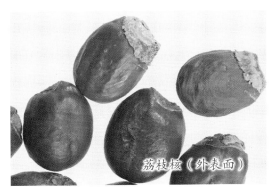
荔枝核（外表面）

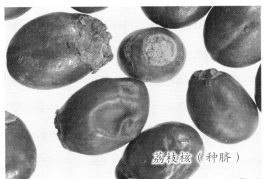
荔枝核（种脐）

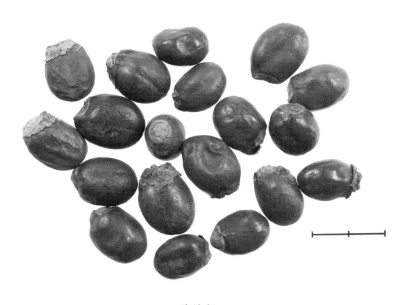
荔枝核

盐荔枝核　形如荔枝核，为碎块状，无光泽，色泽略深，质硬，味微咸而涩。

【功能主治】　行气散结，祛寒止痛。用于寒疝腹痛，睾丸肿痛。盐炙引药入肾，增强疗疝止痛的作用。

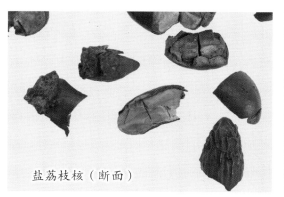

盐荔枝核（断面）

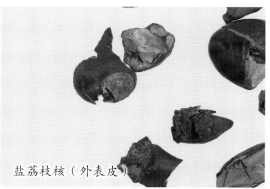

盐荔枝核（外表皮）

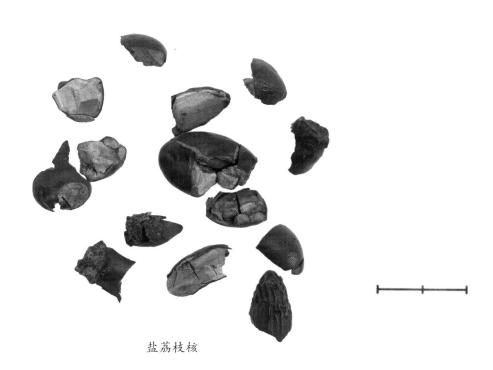

盐荔枝核

南五味子

【来　　源】 木兰科植物华中五味子*Schisandra sphenanthera* Rehd.et Wils.的干燥成熟果实。秋季果实成熟时采摘，晒干，除去果梗和杂质。

【炮　　制】 南五味子　除去杂质。用时捣碎。

醋南五味子　取净南五味子，加醋拌匀，稍闷，蒸至醋被吸尽，表面棕黑色，取出，干燥。每100kg南五味子，用醋15kg。

【性　　状】 南五味子　呈球形或扁球形，直径4～6mm。表面棕红色至暗棕色，干瘪，皱缩，果肉常紧贴于种子上。种子1～2，肾形，表面棕黄色，有光泽，种皮薄而脆。果肉气微，味微酸。

醋南五味子　形如南五味子，表面棕黑色，油润，稍有光泽。微有醋香气。

【功能主治】 收敛固涩，益气生津，补肾宁心。用于久嗽虚喘，梦遗滑精，遗尿尿频，久泻不止，自汗盗汗，津伤口渴，内热消渴，心悸失眠。醋制后增强益肾固精、涩精止泻作用。

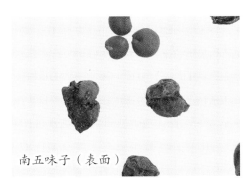

南五味子（表面）

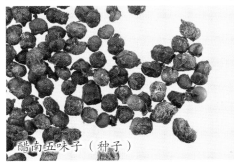

醋南五味子（种子）

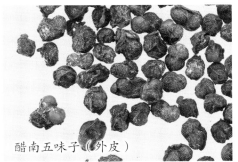

醋南五味子（外皮）

463

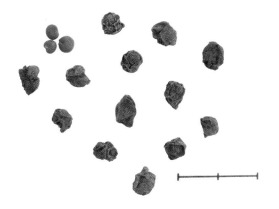

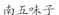

南五味子

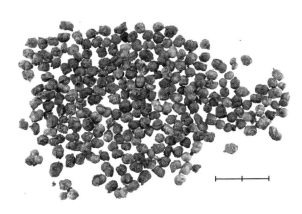

醋南五味子

南沙参

【来　　源】 桔梗科植物轮叶沙参Adenophora tetraphylla（Thunb.） Fisch.或沙参Adenophora stricta Miq.的干燥根。春、秋二季采挖，除去须根，洗后趁鲜刮去粗皮，洗净，干燥。

【炮　　制】 除去根茎，洗净，润透，切厚片，干燥。

【性　　状】 为圆形、类圆形或不规则形厚片。外表皮黄白色或淡棕黄色，切面黄白色，有不规则裂隙。气微，味微甘。

【功能主治】 养阴清肺，益胃生津，化痰，益气。用于肺热燥咳，阴虚劳嗽，干咳痰黏，胃阴不足，食少呕吐，气阴不足，烦热口干。

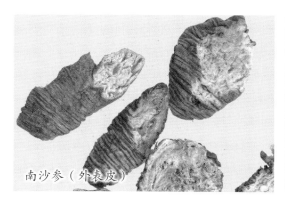
南沙参（外表皮）

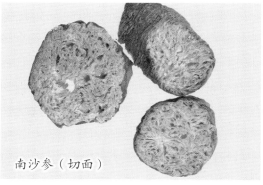
南沙参（切面）

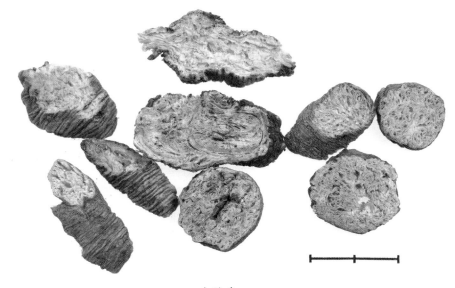
南沙参

南鹤虱

【来　　源】　伞形科植物野胡萝卜*Daucus carota* L.的干燥成熟果实。秋季果实成熟时割取果枝，晒干，打下果实，除去杂质。

【炮　　制】　除去硬梗等杂质，筛去灰屑。

【性　　状】　双悬果，呈椭圆形，多裂为分果，分果长3～4mm，宽1.5～2.5mm。表面淡绿棕色或棕黄色，顶端有花柱残基，基部钝圆，背面隆起，具4条窄翅状次棱，翅上密生1列黄白色钩刺，刺长约1.5mm，次棱间的凹下处有不明显的主棱，其上散生短柔毛，接合面平坦，有3条脉纹，上具柔毛。种仁类白色，有油性。体轻。搓碎时有特异香气，味微辛、苦。

【功能主治】　杀虫消积。用于蛔虫病，蛲虫病，绦虫病，虫积腹痛，小儿疳积。

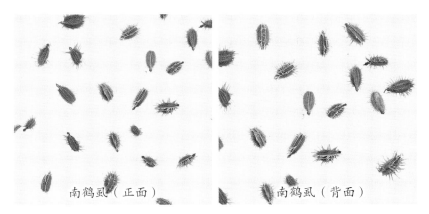

南鹤虱（正面）　　　　　南鹤虱（背面）

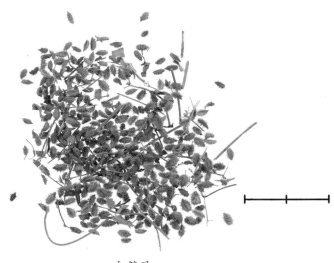

南鹤虱

枳 壳

【来　源】　芸香科植物酸橙*Citrus aurantium* L.及其栽培变种的干燥未成熟果实。7月果皮尚绿时采收，自中部横切为两半，晒干或低温干燥。

【炮　制】　枳壳　除去杂质，洗净，润透，切薄片，干燥后筛去碎落的瓤核。

麸炒枳壳　先将炒制容器烧热，均匀撒入麦麸，用中火加热，待烟起投入枳壳片，不断翻动，炒至淡

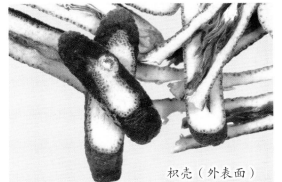
枳壳（外表面）

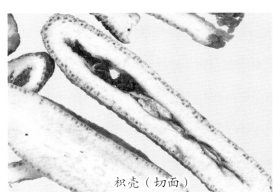
枳壳（切面）

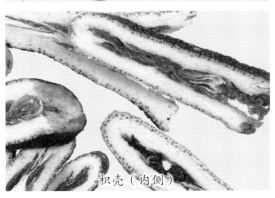
枳壳（内侧）

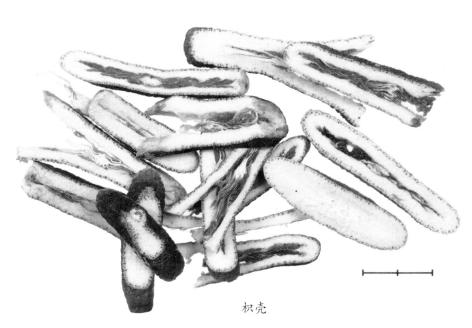
枳壳

黄色时取出，筛去麦麸，放凉。每100kg枳壳，用麦麸10kg。

【性　　状】　枳壳　呈不规则弧状条形薄片。切面外果皮棕褐色至褐色，中果皮黄白色至黄棕色，近外缘有1~2列点状油室，内侧有的有少量紫褐色瓤囊。

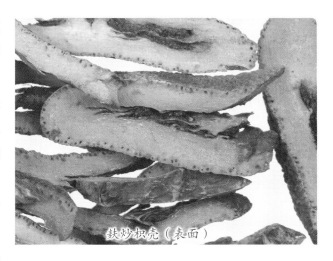

麸炒枳壳（表面）

麸炒枳壳　形如枳壳片，色较深，偶有焦斑。

【功能主治】　理气宽中，行滞消胀。用于胸胁气滞，胀满疼痛，食积不化，痰饮内停，脏器下垂。麸炒枳壳可缓和其峻烈之性，偏于理气健胃消食。

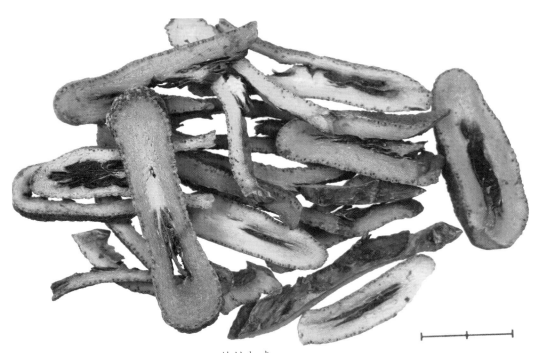

麸炒枳壳

枳 实

【来　源】 芸香科植物酸橙Citrus aurantium L.及其栽培变种或甜橙Citrus sinensis Osbeck的干燥幼果。5~6月收集自落的果实，除去杂质，自中部横切为两半，晒干或低温干燥，较小者直接晒干或低温干燥。

【炮　制】 枳实　除去杂质，洗净，润透，切薄片，干燥。

麸炒枳实　先将炒制容器烧热，均匀撒入麦麸，用中火加热，待冒烟时投入枳实，急速翻炒至呈淡黄色时取出，筛去麦麸，晾凉。每100kg枳实，用麦麸10kg。

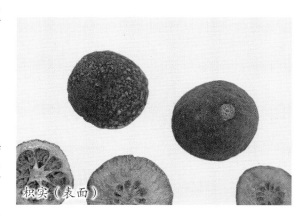

枳实（表面）

【性　状】 枳实　呈不规则弧状条形或圆形薄片。切面外果皮黑绿色至暗棕绿色，中果皮部分黄白色至黄棕色，近外缘有1~2列点状油室，条片内侧或圆片中央具棕褐色瓤囊。气清香，味苦、微酸。

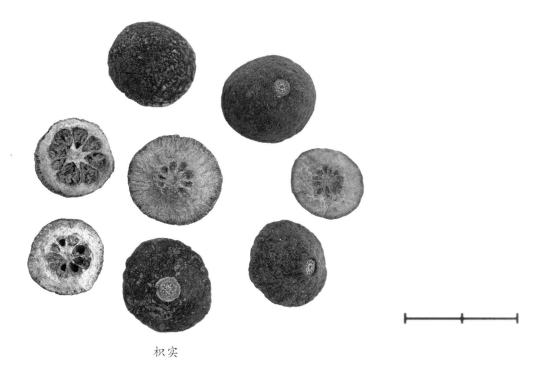

枳实

麸炒枳实　形如枳实片，色较深，有的有焦斑。气焦香，味微苦，微酸。

【功能主治】破气消积，化痰散痞。用于积滞内停，痞满胀痛，泻痢后重，大便不通，痰滞气阻，胸痹，结胸，脏器下垂。枳实较峻烈，有损伤正气之虑，适宜气壮邪实者，麸炒后长于消食去积滞，并缓和药性。

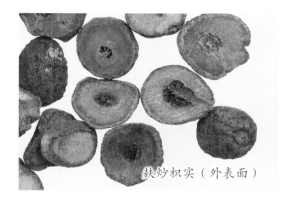

麸炒枳实（外表面）

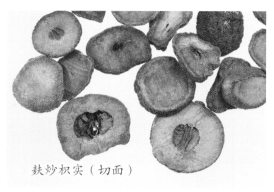

麸炒枳实（切面）

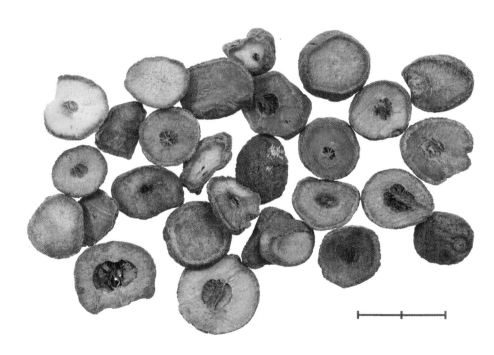

麸炒枳实

枳椇子

【来　源】 鼠李科植物枳椇 *Hovenia dulcis* Thunb.的干燥成熟种子。10～11月果实成熟时采收。将果实连果柄摘下，晒干，或碾碎果壳，筛出种子，除去杂质，晒干。

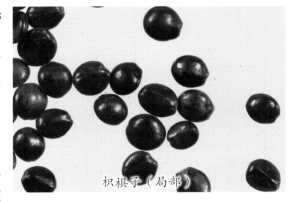
枳椇子（局部）

【炮　制】 除去杂质。

【性　状】 呈扁平圆形，直径3～5.5mm，厚1～2.5mm，背面稍隆起，腹面较平坦。表面暗褐色或黑紫色，有光泽，于放大镜下观察可见散在凹点，基部凹陷处有点状淡色种脐，顶端有微凹的合点，腹面有纵行隆起的种脊。种皮坚硬，胚乳白色，子叶淡黄色，肥厚，均富油质。气微，味微涩。

【功能主治】 通利二便，止渴除烦，解酒毒。用于二便不利，酒醉，烦热，口渴，呕吐。

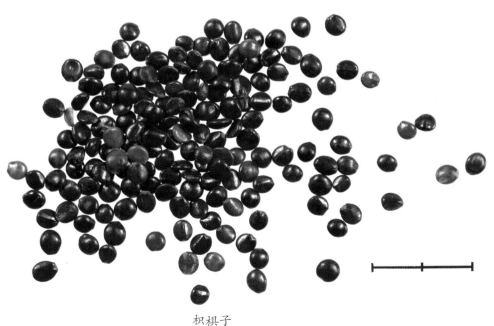
枳椇子

柏子仁

【来　　源】　柏科植物侧柏Platycladus orientalis (L.) Franco的干燥成熟种仁。秋、冬二季采收成熟种子，晒干，除去种皮，收集种仁。

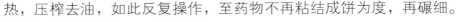

柏子仁（局部）

【炮　　制】　柏子仁　除去杂质及残留的种皮。

柏子仁霜　取净柏子仁，碾成泥状，用布（少量可用数层吸油纸）包严，蒸热，压榨去油，如此反复操作，至药物不再粘结成饼为度，再碾细。

【性　　状】　柏子仁　呈长卵形或长椭圆形，长4~7mm，直径1.5~3mm。表面黄白色或淡黄棕色，外包膜质内种皮，顶端略尖，有深褐色的小点，基部钝圆。质软，富油性。气微香，味淡。

柏子仁霜　为均匀、疏松的淡黄色粉末，微显油性，气微香。

【功能主治】　养心安神，润肠通便，止汗。用于阴血不足，虚烦失眠，心悸怔忡，肠燥便秘，阴虚盗汗。制霜后可消除呕吐和润肠致泻的副作用。

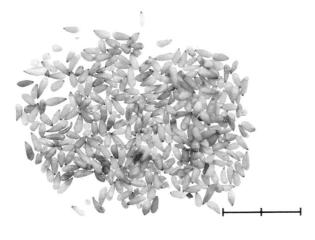

柏子仁

柏子仁霜

栀 子

【来　源】 茜草科植物栀子Gardenia jasminoides Ellis的干燥成熟果实。9～11月果实成熟呈红黄色时采收，除去果梗和杂质，蒸至上汽或置沸水中略烫，取出，干燥。

【炮　制】 栀子　除去杂质，碾碎。

　　　　　炒栀子　取净栀子，置炒制容器内，用文火加热，炒至黄褐色，取出，晾凉。

　　　　　焦栀子　取净栀子，置炒制容器内，用中火加热，炒至表面焦褐色或焦黑色，果皮内表面和种子表面为黄棕色或棕褐色，取出，晾凉。

【性　状】 栀子　呈不规则的碎块。果皮表面红黄色或棕红色，有的可见翅状纵棱。种子多数，扁卵圆形，深红色或红黄色。气微，味微酸而苦。

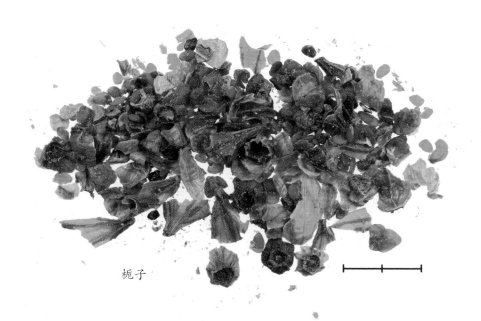

栀子

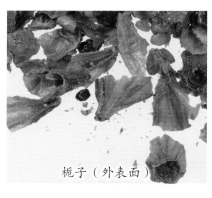

栀子（外表面）

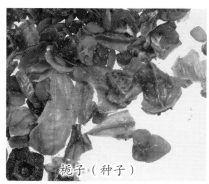

栀子（种子）

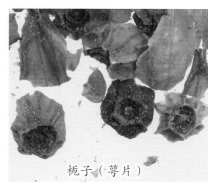

栀子（萼片）

炒栀子　形如栀子，黄褐色。

焦栀子　形状同栀子，表面焦褐色或焦黑色。果皮内表面棕色，种子表面为黄棕色或棕褐色。气微，味微酸而苦。

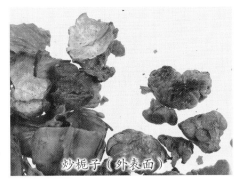

炒栀子（外表面）

【功能主治】　泻火除烦，清热利湿，凉血解毒；外用消肿止痛。用于热病心烦，湿热黄疸，淋证涩痛，血热吐衄，目赤肿痛，火毒疮疡；外治扭挫伤痛。焦栀子凉血止血，用于血热吐衄，尿血崩漏。生栀子苦寒之性甚强，易伤中气。焦栀子苦寒之性略弱，一般热较甚者可用炒栀子，脾胃较虚弱者可用焦栀子。

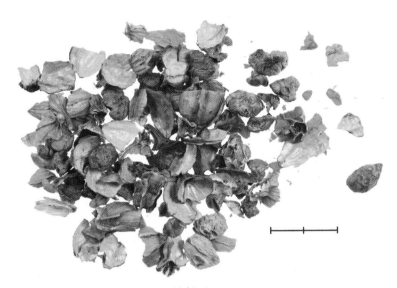

炒栀子

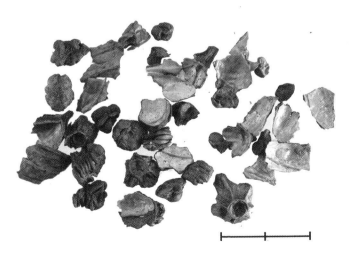

焦栀子

枸杞子

【来　　源】　茄科植物宁夏枸杞Lycium barbarum L.的干燥成熟果实。夏、秋二季果实呈红色时采收，热风烘干，除去果梗，或晾至皮皱后，晒干，除去果梗。

【炮　　制】　除去杂质。

【性　　状】　呈类纺锤形或椭圆形，长6～20mm，直径3～10mm。表面红色或暗红色，顶端有小突起状的花柱痕，基部有白色的果梗痕。果皮柔韧，皱缩；果肉肉质，柔润。种子20～50粒，类肾形，扁而翘，长1.5～1.9mm，宽1～1.7mm，表面浅黄色或棕黄色。气微，味甜。

【功能主治】　滋补肝肾，益精明目。用于虚劳精亏，腰膝酸痛，眩晕耳鸣，阳痿遗精，内热消渴，血虚萎黄，目昏不明。

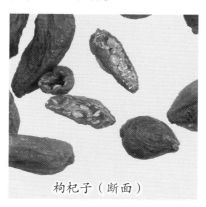
枸杞子（断面）

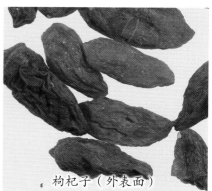
枸杞子（外表面）

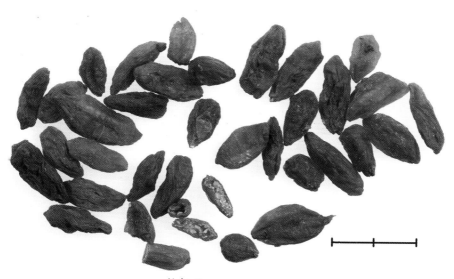
枸杞子

枸骨叶

【来　　源】　冬青科植物枸骨Ilex cornuta Lindl. ex Paxt.的干燥叶。秋季采收，除去杂质，晒干。

【炮　　制】　除去杂质，洗净，干燥。

【性　　状】　呈类长方形或矩圆状长方形，偶有长卵圆形，长3~8cm，宽1.5~4cm。先端具3枚较大的硬刺齿，顶端1枚常反曲，基部平截或宽楔形，两侧有时各具刺齿1~3枚，边缘稍反卷；长卵圆形叶常无刺齿。上表面黄绿色或绿褐色，有光泽，下表面灰黄色或灰绿色。叶脉羽状，叶柄较短。革质，硬而厚。气微，味微苦。

【功能主治】　清热养阴，益肾，平肝。用于肺痨咯血，骨蒸潮热，头晕目眩。

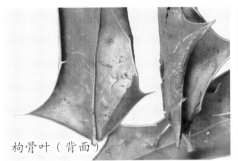
枸骨叶（背面）

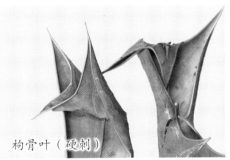
枸骨叶（硬刺）

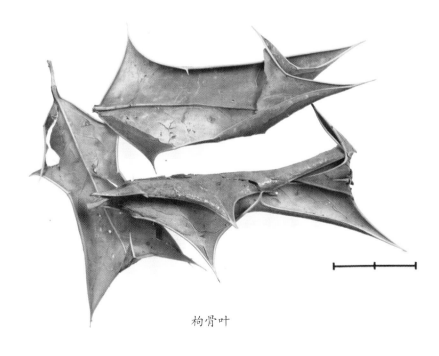
枸骨叶

柿蒂

【来　　源】　柿树科植物柿*Diospyros kaki* Thunb. 的干燥宿萼。冬季果实成熟时采摘，食用时收集，洗净，晒干。

【炮　　制】　除去杂质，洗净，去柄，干燥或打碎。

【性　　状】　呈扁圆形，直径1.5～2.5cm。中央较厚，微隆起，有果实脱落后的圆形疤痕，边缘较薄，4裂，裂片多反卷，易碎；基部有果梗或圆孔状的果梗痕。外表面黄褐色或红棕色，内表面黄棕色，密被细绒毛。质硬而脆。气微，味涩。

【功能主治】　降逆止呃。用于呃逆。

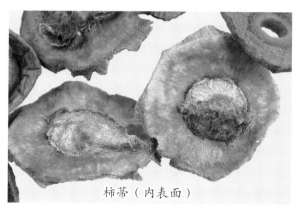
柿蒂（内表面）

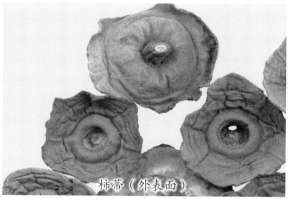
柿蒂（外表面）

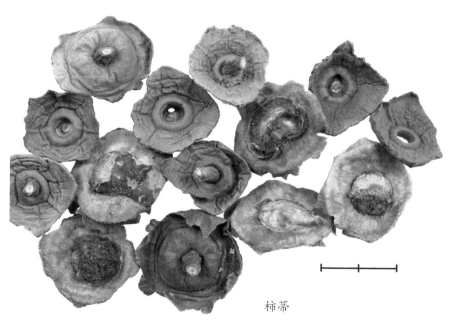
柿蒂

威灵仙

【来　　源】 毛茛科植物威灵仙*Clematis chinensis* Osbeck、棉团铁线莲*Clematis hexapetala* Pall.或东北铁线莲*Clematis manshuria* Rupr. 的干燥根和根茎。秋季采挖，除去泥沙，晒干。

【炮　　制】 除去杂质，洗净，润透，切段，干燥。

【性　　状】 为不规则的段。表面黑褐色、棕褐色或棕黑色，有细纵纹，有的皮部脱落，露出黄白色木部。切面皮部较广，木部淡黄色，略呈方形或近圆形，皮部与木部间常有裂隙。

【功能主治】 祛风湿，通经络。用于风湿痹痛，肢体麻木，筋脉拘挛，屈伸不利。

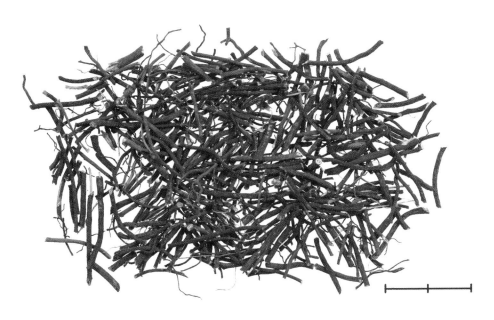

威灵仙

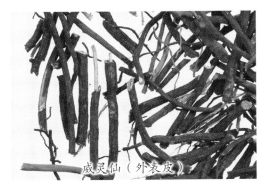

威灵仙（外表皮）

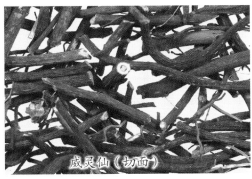

威灵仙（切面）

厚朴

【来　　源】 木兰科植物厚朴*Magnolia officinalis* Rehd. et Wils.或凹叶厚朴*Magnolia officinalis* Rehd. et Wils. var. *biloba* Rehd. et Wils.的干燥干皮、根皮及枝皮。4～6月剥取，根皮及枝皮直接阴干；干皮置沸水中微煮后，堆置阴湿处，"发汗"至内表面变紫褐色或棕褐色时，蒸软，取出，卷成筒状，干燥。

【炮　　制】 厚朴　刮去粗皮，洗净，润透，切丝，干燥。

姜厚朴　取净厚朴，加姜汁拌匀，闷润，待姜汁被吸尽后，置炒制容器内，用文火加热，炒干，取出晾凉。或者取生姜切片，加水煮汤，另取刮净粗皮的药材，扎成捆，置姜汤中，反复浇淋，并用微火加热共煮，至姜液被吸尽时取出，切丝，干燥。每100kg厚朴，用生姜10kg。

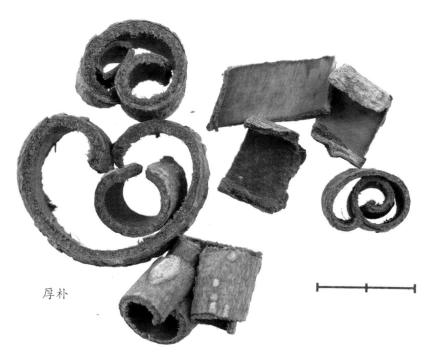

厚朴

中药饮片图鉴

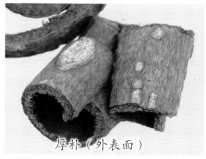

厚朴（外表面）

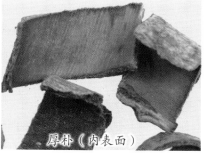

厚朴（内表面）

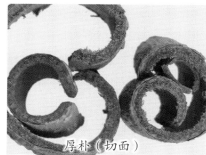

厚朴（切面）

【**性　　状**】　厚朴　呈弯曲的丝条状或单、双卷筒状。外表面灰褐色，有时可见椭圆形皮孔或纵皱纹。内表面紫棕色或深紫褐色，较平滑，具细密纵纹，划之显油痕。切面颗粒性，有油性，有的可见小亮星。气香，味辛辣、微苦。

　　　　　　　姜厚朴　形如厚朴，表面灰褐色，偶见焦斑。略有姜辣气。

【**功能主治**】　燥湿消痰，下气除满。用于湿滞伤中，脘痞吐泻，食积气滞，腹胀便秘，痰饮喘咳。姜制后可消除对咽喉的刺激性，并可增强宽中和胃的功效。

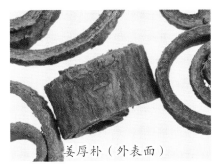
姜厚朴（外表面）

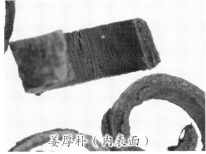
姜厚朴（内表面）

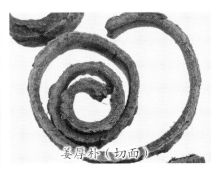
姜厚朴（切面）

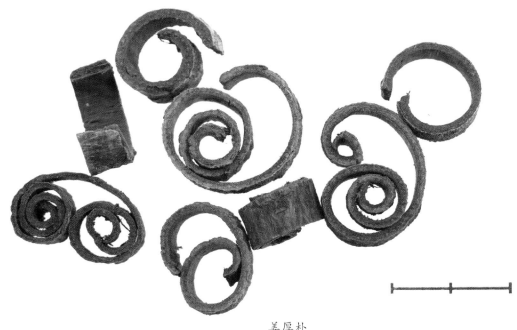
姜厚朴

厚朴花

【来　　源】　木兰科植物厚朴Magnolia officinalis Rehd.et Wils. 或凹叶厚朴Magnolia officinalis Rehd. et Wils. var. biloba Rehd. et Wils.的干燥花蕾。春季花未开放时采摘，稍蒸后，晒干或低温干燥。

【炮　　制】　除去杂质。

【性　　状】　呈长圆锥形，长4~7cm，基部直径1.5~2.5cm。红棕色至棕褐色。花被多为12片，肉质，外层的呈长方倒卵形，内层的呈匙形。雄蕊多数，花药条形，淡黄棕色，花丝宽而短。心皮多数，分离，螺旋状排列于圆锥形的花托上。花梗长0.5~2cm，密被灰黄色绒毛。质脆，易破碎。气香，味淡。

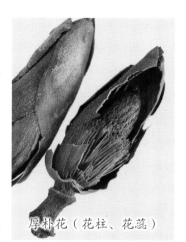

厚朴花（花柱、花蕊）

【功能主治】　芳香化湿，理气宽中。用于脾胃湿阻气滞，胸脘痞闷胀满，纳谷不香。

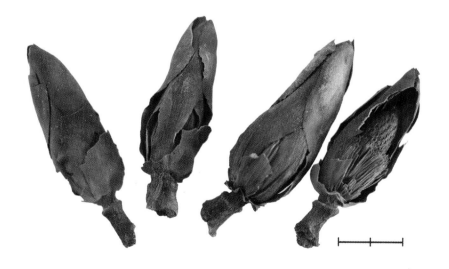

厚朴花

砂 仁

【来　　源】 姜科植物阳春砂 *Amomum villosum* Lour.、绿壳砂 *Amomum villosum* Lour. var. *xanthioides* T. L. Wu et Senjen 或海南砂 *Amomum longiligulare* T. L. Wu 的干燥成熟果实。夏、秋二季果实成熟时采收，晒干或低温干燥。

【炮　　制】 除去杂质。用时捣碎。

【性　　状】 ①阳春砂、绿壳砂：呈椭圆形或卵圆形，有不明显的三棱，长1.5~2cm，直径1~1.5cm。表面棕褐色，密生刺状突起，顶端有花被残基，基部常有果梗。果皮薄而软。种子集结成团，具三钝棱，中有白色隔膜，将种子团分成3瓣，每瓣有种子5~26粒。种子为不规则多面体，直径2~3mm；表面棕红色或暗褐色，有细皱纹，外被淡棕色膜质假种皮；质硬，胚乳灰白色。气芳香而浓烈，味辛凉、微苦。②海南砂：呈长椭圆形或卵圆形，有明显的三棱，长1.5~2cm，直径0.8~1.2cm。表面被片状、分枝的软刺，基部具果梗痕。果皮厚而硬。种子团较小，每瓣有种子3~24粒；种子直径1.5~2mm。气味稍淡。

【功能主治】 化湿开胃，温脾止泻，理气安胎。用于湿浊中阻，脘痞不饥，脾胃虚寒，呕吐泄泻，妊娠恶阻，胎动不安。

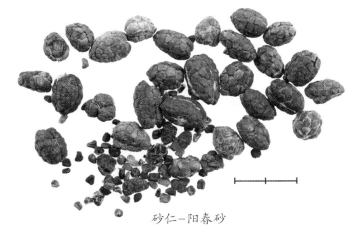

砂仁-阳春砂

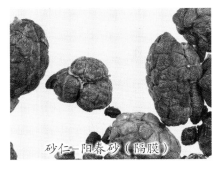

砂仁-阳春砂（隔膜）

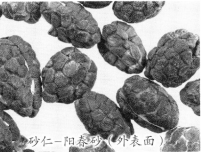

砂仁-阳春砂（外表面）

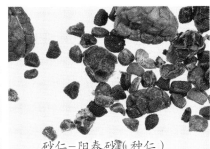

砂仁-阳春砂（种仁）

牵牛子

【来　　源】　旋花科植物裂叶牵牛*Pharbitis nil*（L.）Choisy或圆叶牵牛*Pharbitis purpurea*（L.）Voigt 的干燥成熟种子。秋末果实成熟、果壳未开裂时采割植株，晒干，打下种子，除去杂质。

【炮　　制】　牵牛子　除去杂质。用时捣碎。

　　　　　　　炒牵牛子　取净牵牛子，置炒制容器内，用文火加热，炒至膨胀鼓起，有爆裂声，取出，晾凉。用时捣碎。

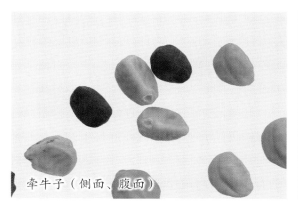
牵牛子（侧面、腹面）

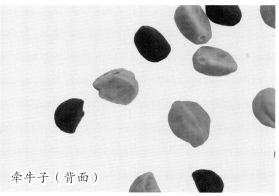
牵牛子（背面）

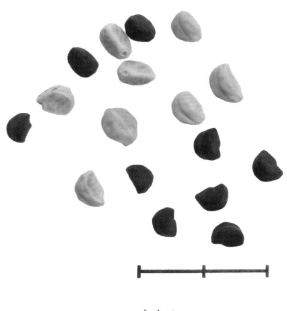
牵牛子

中药饮片图鉴

【性　　状】　牵牛子　似橘瓣状，长4～8mm，宽3～5mm，表面灰黑色（黑丑）或淡黄白色（白丑）。背面有1条浅纵沟，腹面棱线的下端有一点状种脐，微凹。质硬，横切面可见淡黄色或黄绿色皱缩折叠的子叶，微显油性。气微，味辛、苦，有麻感。

　　　　　　　　炒牵牛子　形如牵牛子，表面黑褐色或黄棕色，稍鼓起。微具香气。

【功能主治】　泻水通便，消痰涤饮，杀虫攻积。用于水肿胀满，二便不通，痰饮积聚，气逆喘咳，虫积腹痛。生牵牛子偏于逐水消肿，杀虫。炒后可降低毒性，缓和药性，免伤正气，易于粉碎和煎出，以消食导滞见长。

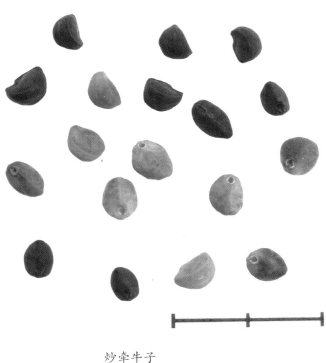

炒牵牛子

轻 粉

【来　　源】 以水银、食盐为原料加工而成的升华结晶，主含氯化亚汞（Hg_2Cl_2）。

【炮　　制】 原品入药，不另加工。

【性　　状】 为白色有光泽的鳞片状或雪花状结晶，或结晶性粉末；遇光颜色缓缓变暗。气微。

【功能主治】 外用杀虫，攻毒，敛疮；内服祛痰消积，逐水通便。外治用于疥疮，顽癣，臁疮，梅毒，疮疡，湿疹；内服用于痰涎积滞，水肿臌胀，二便不利。

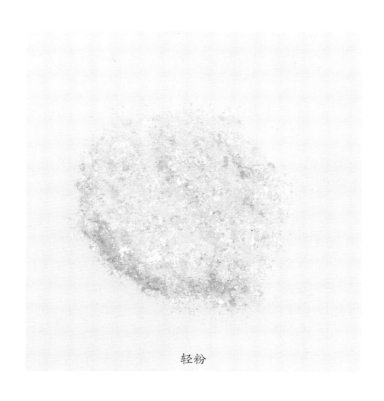

轻粉

鸦胆子

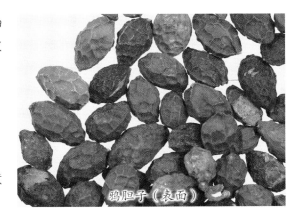

【来　　源】　苦木科植物鸦胆子*Brucea javanica*（L.）Merr.的干燥成熟果实。秋季果实成熟时采收，除去杂质，晒干。

【炮　　制】　除去果壳及杂质。

【性　　状】　呈卵形，长6～10mm，直径4～7mm。表面黑色或棕色，有隆起的网状皱纹，网眼呈不规则的多角形，两侧有明显的棱线，顶端渐尖，基部有凹陷的果梗痕。果壳质硬而脆，种子卵形，长5～6mm，直径3～5mm，表面类白色或黄白色，具网纹；种皮薄，子叶乳白色，富油性。气微，味极苦。

鸦胆子（表面）

【功能主治】　清热解毒，截疟，止痢；外用腐蚀赘疣。用于痢疾，疟疾；外治赘疣，鸡眼。

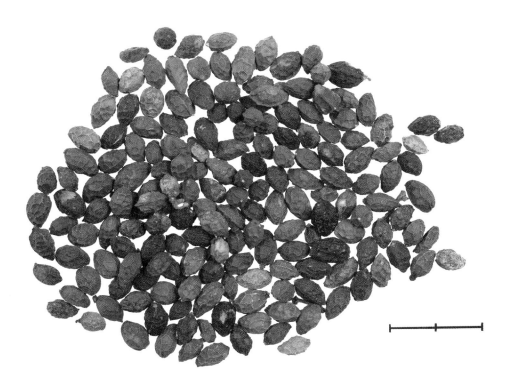

鸦胆子

韭菜子

【来　　源】 百合科植物韭菜*Allium tuberosum* Rottl. ex Spreng.的干燥成熟种子。秋季果实成熟时采收果序，晒干，搓出种子，除去杂质。

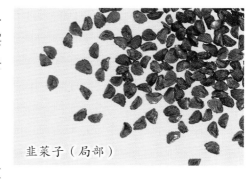

韭菜子（局部）

【炮　　制】 韭菜子　除去杂质。

盐韭菜子　取净韭菜子，加盐水拌匀，闷润至盐水吸尽，置炒制容器内，以文火加热，炒至有香气，取出，晾凉。每100kg韭菜子，用食盐2kg。

【性　　状】 韭菜子　呈半圆形或半卵圆形，略扁，长2～4mm，宽1.5～3mm。表面黑色，一面突起，粗糙，有细密的网状皱纹，另一面微凹，皱纹不甚明显。顶端钝，基部稍尖，有点状突起的种脐。质硬。气特异，味微辛。

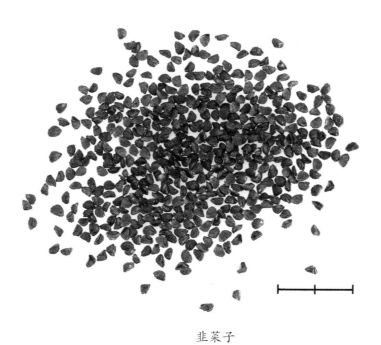

韭菜子

盐韭菜子　形如韭菜子，色泽加深，有香气，味咸微辛。

【**功能主治**】　温补肝肾，壮阳固精。用于肝肾亏虚，腰膝酸痛，阳痿遗精，遗尿尿频，白浊带下。盐制增强补肾固精作用。

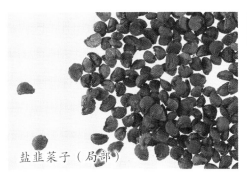 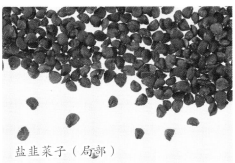

盐韭菜子（局部）　　　　　　盐韭菜子（局部）

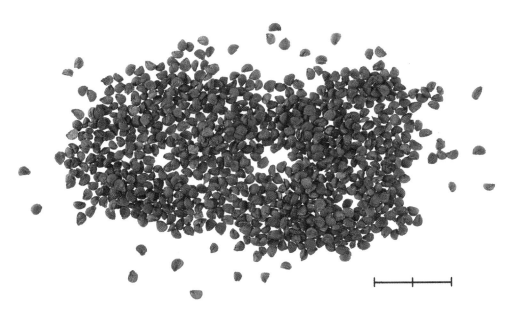

盐韭菜子

虻虫

【来　　源】 虻科昆虫复带虻Tabanus bivittatus Matsumura等的雌虫干燥全体。夏、秋二季捕捉，沸水烫死或用线穿起，干燥。

【炮　　制】 除去杂质，去除足翅。

【性　　状】 呈长椭圆形，长1.3～2cm，宽0.7～1cm。头部与胸腹部常分离，头部呈黑褐色，复眼1对，大而凸出。胸部黑褐色，背面呈壳状而光亮，翅薄膜状，长超过尾部。足3对。腹部棕黄色，有横环节。质脆，易破碎。气腥，味咸。

【功能主治】 逐瘀，破积，通经。用于癥瘕积聚，少腹蓄血，血滞经闭，扑损瘀血。

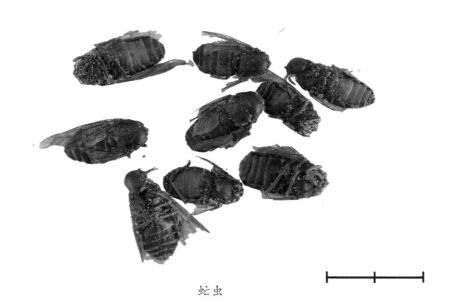

虻虫

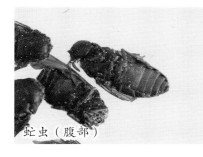

虻虫（腹部）

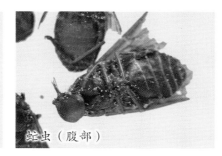

虻虫（腹部）

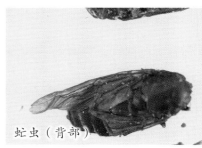

虻虫（背部）

哈蟆油

【来　　源】　蛙科动物中国林蛙*Rana temporaria chensinensis* David雌蛙的输卵管，经采制干燥而得。

【炮　　制】　除去杂质。

【性　　状】　呈不规则块状，弯曲而重叠，长1.5~2cm，厚1.5~5mm。表面黄白色，呈脂肪样光泽，偶有带灰白色薄膜状干皮。摸之有滑腻感，在温水中浸泡体积可膨胀。气腥，味微甘，嚼之有黏滑感。

【功能主治】　补肾益精，养阴润肺。用于病后体弱，神疲乏力，心悸失眠，盗汗，痨嗽咯血。

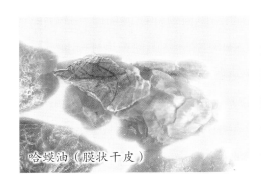

哈蟆油（膜状干皮）

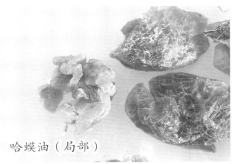

哈蟆油（局部）

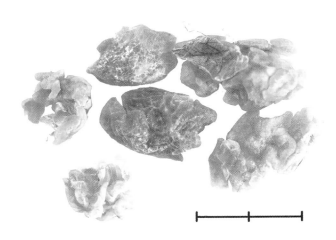

哈蟆油

骨碎补

【来　　源】 水龙骨科植物槲蕨Drynaria fortunei（Kunze） J. Sm.的干燥根茎。全年均可采挖，除去泥沙，干燥，或再燎去茸毛（鳞片）。

【炮　　制】 骨碎补　除去杂质，洗净，润透，切厚片，干燥。

烫骨碎补　先将砂置炒制容器内，用武火加热，至灵活状态时，投入骨碎补片，不断翻动，炒至鼓起，取出，筛去砂，晾凉，撞去毛。

【性　　状】 骨碎补　为不规则厚片。表面深棕色至棕褐色，常残留细小棕色的鳞片，有的可见圆形的叶痕。切面红棕色，

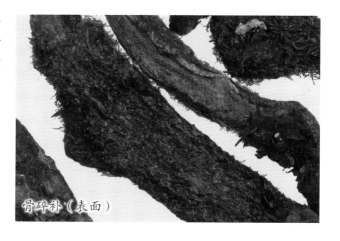

骨碎补（表面）

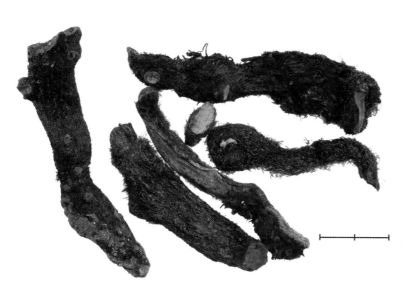

骨碎补

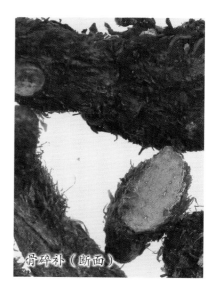

骨碎补（断面）

黄色的维管束点状排列成环。气微，味淡、微涩。

烫骨碎补　形如骨碎补或片，体膨大鼓起，质轻、酥松。

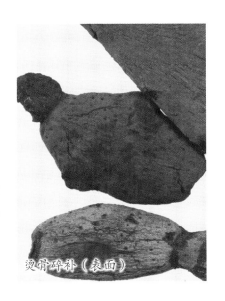

烫骨碎补（表面）

【功能主治】　疗伤止痛，补肾强骨；外用消风祛斑。用于跌仆闪挫，筋骨折伤，肾虚腰痛，筋骨痿软，耳鸣耳聋，牙齿松动；外治斑秃、白癜风。砂炒骨碎补，质地松脆，易于除去鳞片，便于调剂和制剂，有利于煎出有效成分，以补肾强骨，续伤止痛为主。

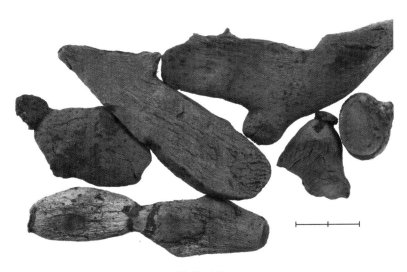

烫骨碎补

钟乳石

【来　　源】　碳酸盐类矿物方解石族方解石，主含碳酸钙（$CaCO_3$）。采挖后，除去杂石。

【炮　　制】　钟乳石　洗净，砸成小块，干燥。

　　　　　　　煅钟乳石　取净钟乳石，置耐火容器内，放入炉火中，煅至红透，取出放凉，碾碎或研末。

【性　　状】　钟乳石　钟乳状集合体，略呈圆锥形或圆柱形。表面白色、灰白色或棕黄色，粗糙，凹凸不平。体重，质硬，断面较平整，白色至浅灰白色，对光观察具闪星状的亮光，近中心常有一圆孔，圆孔周围有多数浅橙黄色同心环层。气微，味微咸。

　　　　　　　煅钟乳石　呈灰白色不规则块状，质地酥脆，光泽消失。

【功能主治】　温肺，助阳，平喘，制酸，通乳。用于寒痰咳喘，阳虚冷喘，腰膝冷痛，胃痛泛酸，乳汁不通。煅钟乳石易于粉碎和煎出有效成分，增强温肾壮阳作用。也可用于消肿毒。

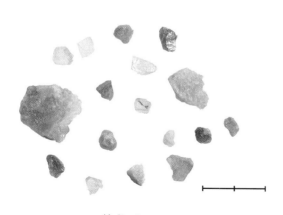

钟乳石

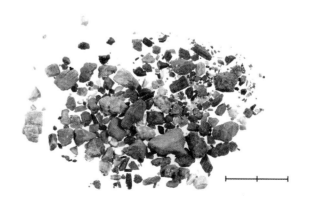

煅钟乳石

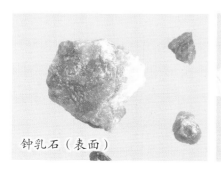

钟乳石（表面）

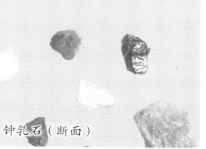

钟乳石（断面）

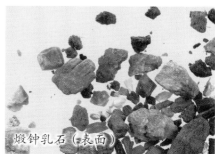

煅钟乳石（表面）

钩藤

【来　　源】 茜草科植物钩藤Uncaria rhynchophylla（Miq.）Miq.ex Havil.、大叶钩藤 Uncaria macrophylla Wall.、毛钩藤Uncaria hirsuta Havil.、华钩藤Uncaria sinensis（Oliv.）Havil. 或无柄果钩藤Uncaria sessilifructus Roxb.的干燥带钩茎枝。秋、冬二季采收，去叶，切段，晒干。

【炮　　制】 除去老钩藤（枯钩）、老梗（枯梗）等杂质。

【性　　状】 茎枝呈圆柱形或类方柱形，长2~3cm，直径0.2~0.5cm。表面红棕色至紫红色者具细纵纹，光滑无毛；黄绿色至灰褐色者有的可见白色点状皮孔，被黄褐色柔毛。多数枝节上对生两个向下弯曲的钩（不育花序梗），或仅一侧有钩，另一侧为突起的疤痕；钩略扁或稍圆，先端细尖，基部较阔；钩基部的枝上可见叶柄脱落后的窝点状痕迹和环状的托叶痕。质坚韧，断面黄棕色，皮部纤维性，髓部黄白色或中空。气微，味淡。

【功能主治】 息风定惊，清热平肝。用于肝风内动，惊痫抽搐，高热惊厥，感冒夹惊，小儿惊啼，妊娠子痫，头痛眩晕。

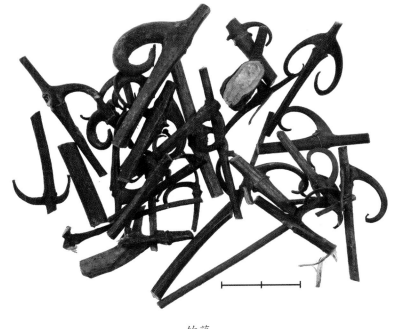

钩藤

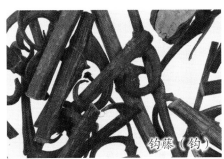

钩藤（钩）

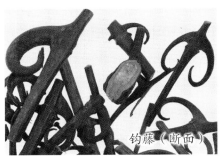

钩藤（断面）

香加皮

【来　　源】 萝藦科植物杠柳Periploca sepium Bge.的干燥根皮。春、秋二季采挖，剥取根皮，晒干。

【炮　　制】 除去杂质，洗净，润透，切厚片，干燥。

【性　　状】 为不规则的厚片。外表面灰棕色或黄棕色，栓皮常呈鳞片状。内表面淡黄色或淡黄棕色，有细纵纹。切面黄白色。有特异香气，味苦。

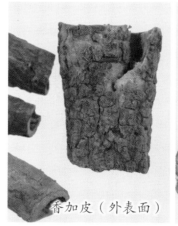
香加皮（外表面）

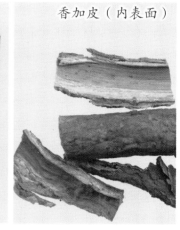
香加皮（内表面）

【功能主治】 利水消肿，祛风湿，强筋骨。用于下肢浮肿，心悸气短，风寒湿痹，腰膝酸软。

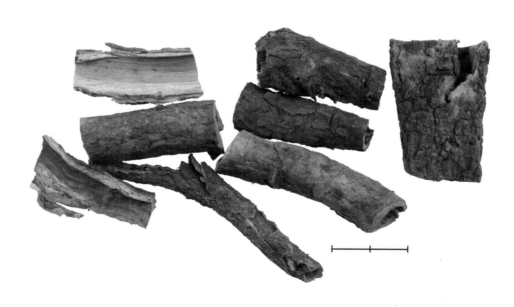
香加皮

中药饮片图鉴

香附

【来　　源】 莎草科植物莎草Cyperus rotundus L.的干燥根茎。秋季采挖，燎去毛须，置沸水中略煮或蒸透后晒干，或燎后直接晒干。

【炮　　制】 香附　除去毛须及杂质。

醋香附　取香附片（粒），加米醋拌匀，闷润1~2小时，至米醋被吸尽，置炒制容器内，用文火炒至表面棕褐色，取出，晾凉。每100kg香附，用米醋20kg。

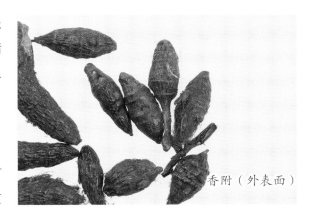

香附（外表面）

【性　　状】 香附　为不规则厚片或颗粒状。外表皮棕褐色或黑褐色，有时可见环节。切面白色或黄棕色，质

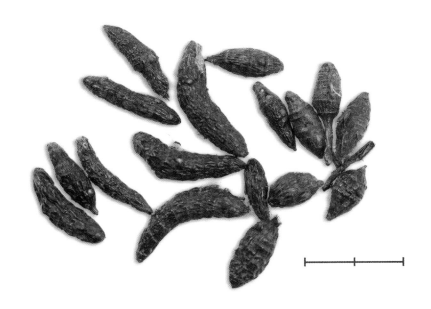

香附

硬，内皮层环纹明显。气香，味微苦。

醋香附　形如香附，表面黑褐色。微有醋香气，味微苦。

【功能主治】　疏肝解郁，理气宽中，调经止痛。用于肝郁气滞，胸胁胀痛，疝气疼痛，乳房胀痛，脾胃气滞，脘腹痞闷，胀满疼痛，月经不调，经闭痛经。生品多入解表剂中，以理气解郁为主。醋香附专入肝经，增强疏肝止痛作用，并能消积化滞。

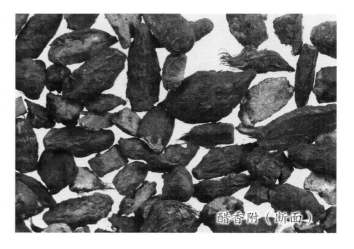

醋香附（断面）

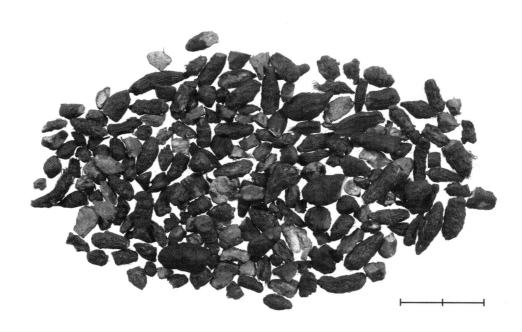

醋香附

香 橼

【来　　源】　芸香科植物枸橼 *Citrus medica* L.或香圆 *Citrus wilsonii* Tanaka的干燥成熟果实。秋季果实成熟时采收，趁鲜切片，晒干或低温干燥。香圆亦可整个或对剖两半后，晒干或低温干燥。

【炮　　制】　未切片者，打成小块；切片者，润透，切丝，晾干。

【性　　状】　为不规则的块片或丝条。外表皮黄绿色或黄棕色，散有凹入的油点。切面黄白色。偶见残留瓤囊。气清香，味微甜而苦辛。

【功能主治】　疏肝理气，宽中，化痰。用于肝胃气滞，胸胁胀痛，脘腹痞满，呕吐噫气，痰多咳嗽。

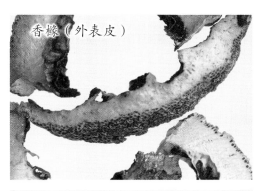

香橼（外表皮）

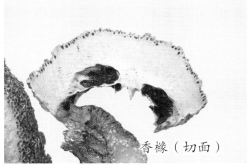

香橼（切面）

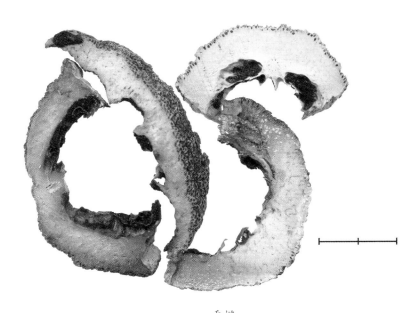

香橼

香薷

【来　　源】 唇形科植物石香薷 *Mosla chinensis* Maxim.或江香薷 *Mosla chinensis* 'jiangxiangru' 的干燥地上部分。前者习称"青香薷"，后者习称"江香薷"。夏季茎叶茂盛、花盛时择晴天采割，除去杂质，阴干。

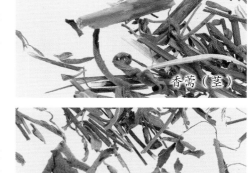

香薷（茎）

【炮　　制】 除去残根和杂质，切段。

【性　　状】 为不规则长段。茎方柱形，直径1~2mm，节明显。叶多皱缩或脱落，暗绿色或黄绿色，边缘有疏浅锯齿。穗状花序，花萼宿存，钟状，淡紫红色或灰绿色，先端5裂，密被茸毛。小坚果4，近圆球形，具网纹。气清香而浓，味微辛而凉。

香薷（叶）

【功能主治】 发汗解表，化湿和中。用于暑湿感冒，恶寒发热，头痛无汗，腹痛吐泻，水肿，小便不利。

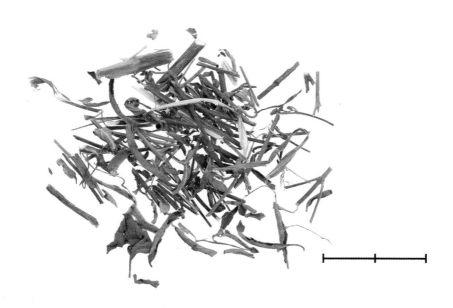

香薷

秋 石

【来　　源】　食盐的加工品，主含氯化钠（NaCl）。

【炮　　制】　除去杂质，加工成碎块。

【性　　状】　为不规则的碎块。白色或淡黄白色，透明或半透明，有玻璃样光泽。质硬。气微，味咸。

【功能主治】　滋阴降火。用于骨蒸劳热，咳嗽，咯血，咽喉肿痛，遗精，白浊，赤白带下。

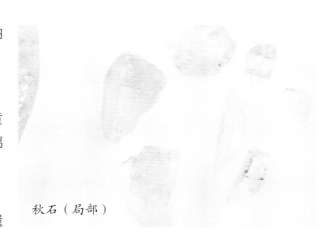

秋石（局部）

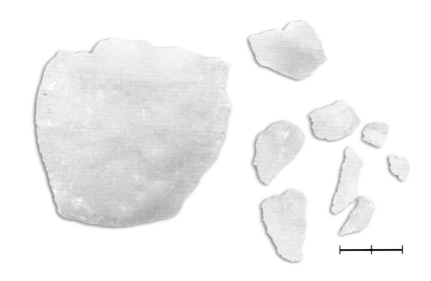

秋石

重 楼

【来　　源】 百合科植物云南重楼 *Paris polyphylla* Smith var. *yunnanensis*（Franch.）Hand.-Mazz. 或七叶一枝花 *Paris polyphylla* Smith var. *chinensis*（Franch.）Hara 的干燥根茎。秋季采挖，除去须根，洗净，晒干。

【炮　　制】 除去杂质，洗净，润透，切薄片，晒干。

【性　　状】 为不规则片。外表皮棕褐色或黄棕色，有时可见环纹。切面白色至黄白色，粉性或角质。质坚实。气微，味微苦、微有麻舌感。

【功能主治】 清热解毒，消肿止痛，凉肝定惊。用于疔疮痈肿，咽喉肿痛，蛇虫咬伤，跌仆伤痛，惊风抽搐。

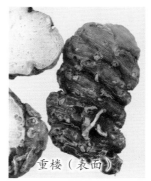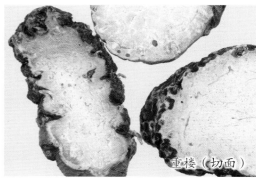

重楼（表面）　　　　　　　　　重楼（切面）

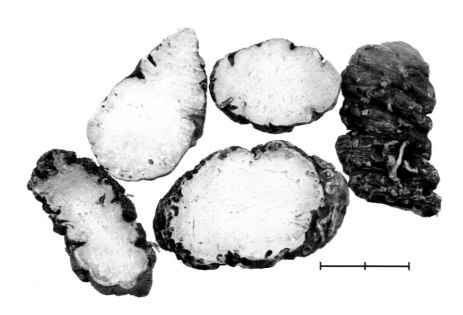

重楼

鬼箭羽

【来　　源】 卫矛科植物卫矛 *Euonymus alatus* （Thunb.）Sieb. 干燥茎的翅状物。全年可采，割取枝条后，除去嫩枝及叶，晒干。或收集其翅状物，晒干。

【炮　　制】 除去杂质。

【性　　状】 为长方形或不规则形的扁平薄片，一侧边缘平截，另一侧渐薄，长约至3cm，厚的一侧厚约2mm。表面灰褐色，具细密纵直或微波状弯曲的纹理，并隐显细密横纹。体轻，质脆，易折断，断面平坦，黄褐色。气微，味淡。

【功能主治】 活血通经，散瘀止痛。用于跌仆损伤，月经不调，产后瘀滞腹痛，风湿痹痛。

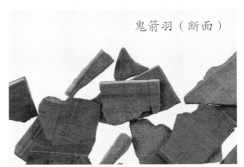

鬼箭羽（断面）

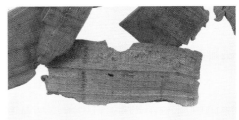

鬼箭羽（表面）

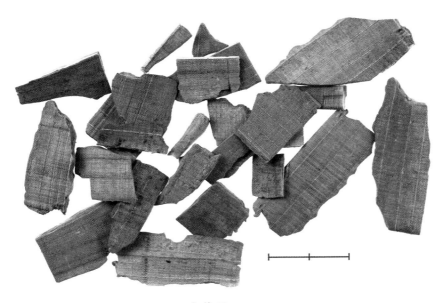

鬼箭羽

禹州漏芦

【来　　源】 菊科植物蓝刺头Echinops latifolius Tausch.或华东蓝刺头Echinops grijisii Hance的干燥根。春、秋二季采挖，除去须根和泥沙，晒干。

【炮　　制】 除去杂质，洗净，润透，切厚片，晒干。

【性　　状】 为圆形或类圆形的厚片。外表皮灰黄色至灰褐色。切面皮部褐色，木部呈黄黑相间的放射状纹理。气微，味微涩。

【功能主治】 清热解毒，消痈，下乳，舒筋通脉。用于乳痈肿痛，痈疽发背，瘰疬疮毒，乳汁不通，湿痹拘挛。

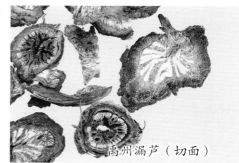

禹州漏芦（切面）

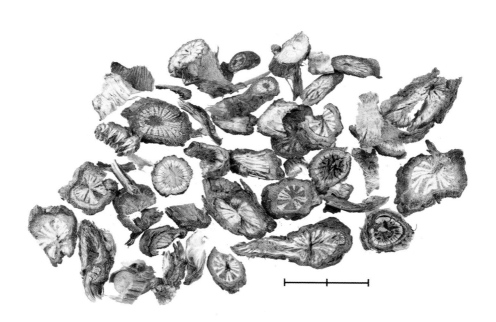

禹州漏芦

中药饮片图鉴

禹余粮

【来　　源】　氢氧化物类矿物褐铁矿，主含碱式氧化铁[FeO（OH）]。采挖后，除去杂石。

【炮　　制】　禹余粮　除去杂石，洗净泥土，干燥，即得。

　　　　　　　煅禹余粮　取净禹余粮，置耐火容器内，用武火加热，煅至红透，取出，放凉，碾碎或捣碎。

【性　　状】　禹余粮　呈不规则的斜方块状，表面淡棕色或红棕色，多凹凸不平。质硬（硬度3~5），体重（密度3.3~4.3g/cm³），断面多显深棕色与淡棕色或浅黄色相间的层纹，各层硬度不同，质松部分指甲可划动。气微，味淡。

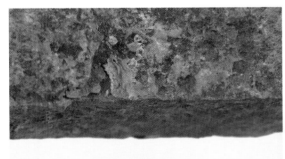

禹余粮（表面）

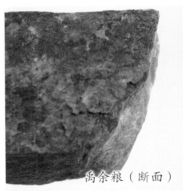

禹余粮（断面）

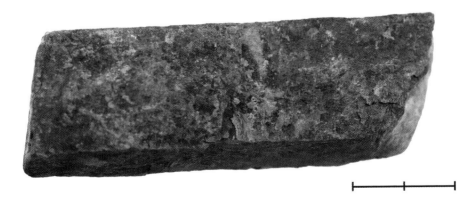

禹余粮

煅禹余粮　形同禹余粮，层间色泽分明不同，呈铁黑色处失去光泽，表面粉性消失。质较酥脆，轻砸即碎，基本不染指。

【功能主治】　涩肠止泻，收敛止血。用于久泻久痢，大便出血，崩漏带下。煅后质地疏松，便于粉碎入药，并能增强收敛作用。

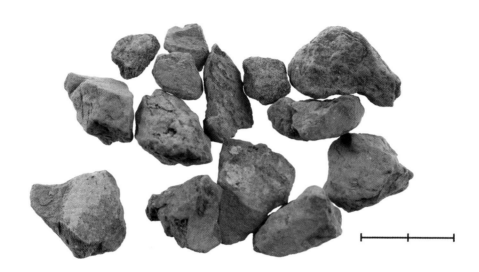

煅禹余粮

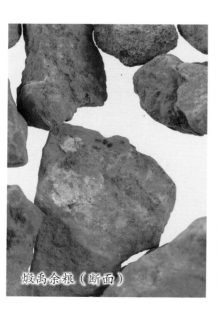

煅禹余粮（断面）

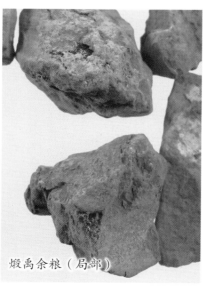

煅禹余粮（局部）

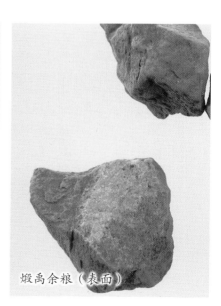

煅禹余粮（表面）

胆南星

【来　　源】　生天南星细粉与牛、羊或猪胆汁经发酵加工而成。

【制　　法】　取生天南星粉100kg，放入洁净容器内，先加胆汁250kg拌匀，发酵20天后置瓷盘内烘干或晒（防尘）至全干，取出，放入容器内加胆汁250kg，搅拌均匀，发酵20～30天，置密封容器内隔水加热至沸20小时（每10小时翻动一次），取出，晾晒至五六成干，再置密封容器内，加黄酒50kg，隔水加热至沸20小时（每10小时翻动一次），取出，晾晒或烘至五六成干，搓条，切中段，晾干。

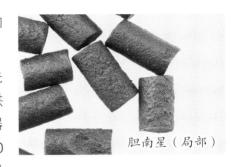

胆南星（局部）

【性　　状】　呈方块状或圆柱状。棕黄色、灰棕色或棕黑色。质硬。气微腥，味苦。

【功能主治】　清热化痰，息风定惊。用于痰热咳嗽，咳痰黄稠，中风痰迷，癫狂惊痫。

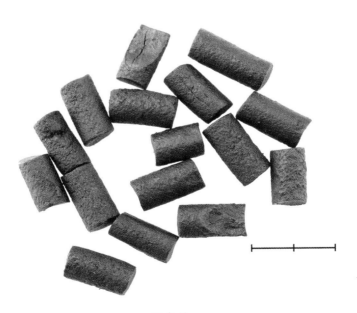

胆南星

胆 矾

【来　源】 硫酸盐类矿物胆矾的晶体，主含含水硫酸铜（$CuSO_4 \cdot 5H_2O$）。

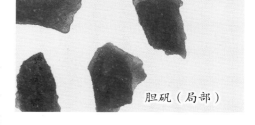

胆矾（局部）

【炮　制】 除去杂质。

【性　状】 为不规则碎块状，表面不平坦，有的面具纵向纤维状纹理。蓝色或淡蓝色；条痕白色或淡蓝色。半透明至透明。玻璃样光泽。体较轻，硬度近于指甲；质脆，易砸碎。气无，味涩。

【功能主治】 涌吐痰涎，解毒收湿，祛腐蚀疮。用于风痰壅塞，喉痹，癫痫；外治口疮，牙痛，风眼赤烂，疮疡肿毒。

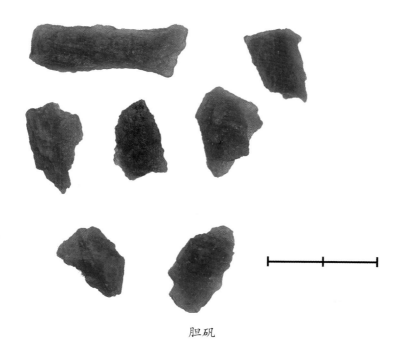

胆矾

胖大海

【来　　源】 梧桐科植物胖大海Sterculia lychnophora Hance的干燥成熟种子。4～6月果实开裂时采取成熟的种子，晒干。

【炮　　制】 除去杂质。

【性　　状】 呈纺锤形或椭圆形，长2～3cm，直径1～1.5cm。先端钝圆，基部略尖而歪，具浅色的圆形种脐。表面棕色或暗棕色，微有光泽，具不规则的干缩皱纹。外层种皮极薄，质脆，易脱落。中层种皮较厚，黑褐色，质松易碎，遇水膨胀成海绵状。断面可见散在的树脂状小点。内层种皮可与中层种皮剥离，稍革质，内有2片肥厚胚乳，广卵形；子叶2枚，菲薄，紧贴于胚乳内侧，与胚乳等大。气微，味淡，嚼之有黏性。

【功能主治】 清热润肺，利咽开音，润肠通便。用于肺热声哑，干咳无痰，咽喉干痛，热结便闭，头痛目赤。

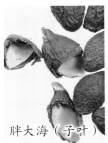
胖大海（子叶）

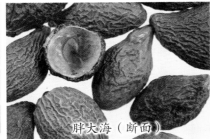
胖大海（断面）

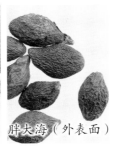
胖大海（外表面）

507

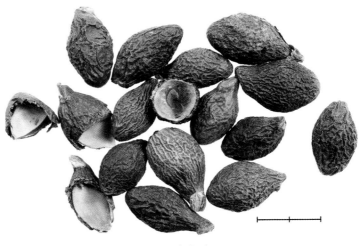
胖大海

独活

【来　　源】 伞形科植物重齿毛当归*Angelica pubescens* Maxim. f. biserrata Shan et Yuan 的干燥根。春初苗刚发芽或秋末茎叶枯萎时采挖，除去须根和泥沙，烘至半干，堆置2~3天，发软后再烘至全干。

【炮　　制】 除去杂质，洗净，润透，切薄片，晒干或低温干燥。

【性　　状】 为类圆形薄片。外表皮灰褐色或棕褐色，具皱纹。切面皮部灰白色至灰褐色，有多数散在棕色油点，木部灰黄色至黄棕色，形成层环棕色。有特异香气。味苦、辛、微麻舌。

【功能主治】 祛风除湿，通痹止痛。用于风寒湿痹，腰膝疼痛，少阴伏风头痛，风寒夹湿头痛。

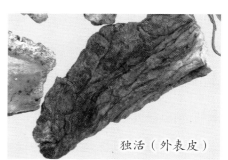

独活（外表皮）

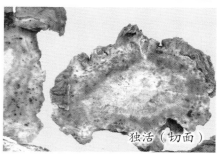

独活（切面）

中药饮片图鉴

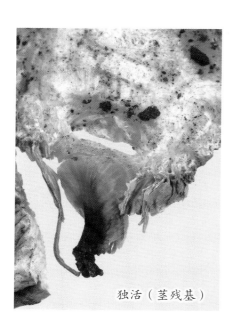

独活（茎残基）

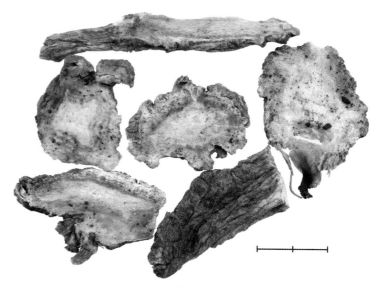

独活

急性子

【来　　源】　凤仙花科植物凤仙花*Impatiens balsamina* L.的干燥成熟种子。夏、秋季果实即将成熟时采收，晒干，除去果皮和杂质。

【炮　　制】　除去杂质。

【性　　状】　呈椭圆形、扁圆形或卵圆形，长2~3mm，宽1.5~2.5mm。表面棕褐色或灰褐色，粗糙，有稀疏的白色或浅黄棕色小点，种脐位于狭端，稍突出。质坚实，种皮薄，子叶灰白色，半透明，油质。气微，味淡、微苦。

【功能主治】　破血，软坚，消积。用于癥瘕痞块，经闭，噎膈。

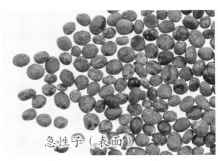
急性子（表面）

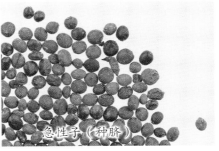
急性子（种脐）

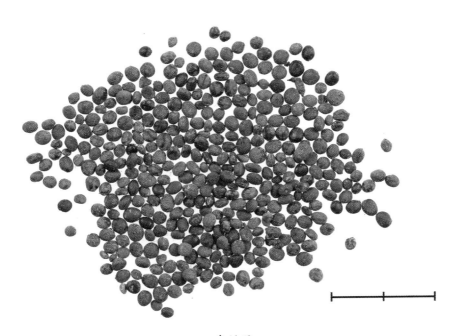
急性子

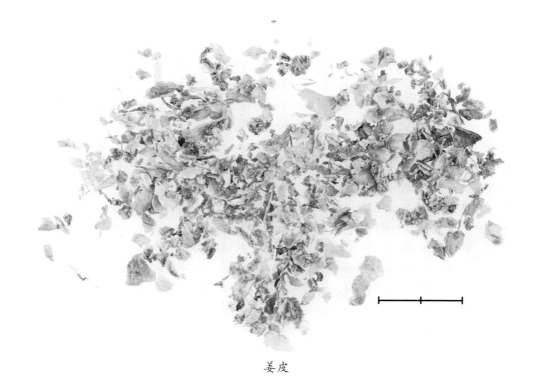

姜 皮

【来　　源】 姜科植物姜Zingiber officinale Rosc. 的干燥根茎的外皮。秋、冬二季采挖，洗净，用竹刀刮取外层栓皮，晒干。

【炮　　制】 除去杂质。

【性　　状】 卷缩不整齐的碎片。灰黄色或浅灰棕色，有细皱纹，有的可见线状的环节痕迹。质软。有特殊香气，味辣。

姜皮（局部）

【功能主治】 行水消肿。用于水肿胀满，小便不利。

姜皮

姜 黄

【来　　源】　姜科植物姜黄*Curcuma longa* L.的干燥根茎。冬季茎叶枯萎时采挖，洗净，煮或蒸至透心，晒干，除去须根。

【炮　　制】　除去杂质，略泡，洗净，润透，切厚片，干燥。

【性　　状】　为不规则或类圆形的厚片。外表皮深黄色，有时可见环节。切面棕黄色至金黄色，角质样，内皮层环纹明显，维管束呈点状散在。气香特异，味苦、辛。

【功能主治】　破血行气，通经止痛。用于胸胁刺痛，胸痹心痛，痛经经闭，癥瘕，风湿肩臂疼痛，跌仆肿痛。

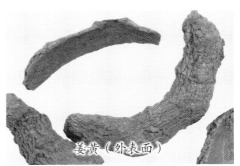
姜黄（外表面）

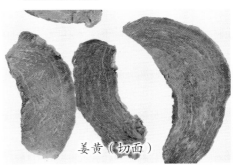
姜黄（切面）

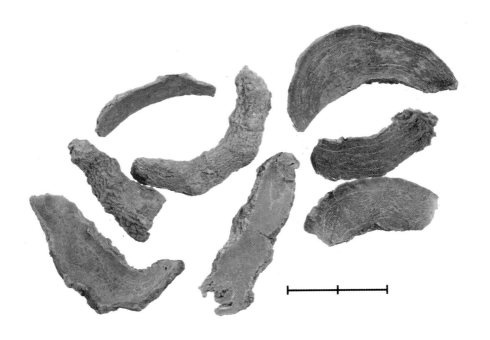
姜黄

前　胡

【来　　源】 伞形科植物白花前胡*Peucedanum praeruptorum* Dunn 的干燥根。冬季至次春茎叶枯萎或未抽花茎时采挖，除去须根，洗净，晒干或低温干燥。

【炮　　制】 前胡　除去杂质，洗净，润透，切薄片，晒干。

蜜前胡　取炼蜜，加适量沸水稀释，淋入前胡中，拌匀，闷润2～4小时，置炒制容器内，用文火炒至表面深黄色，不粘手时，取出，晾凉。每100kg前胡，用炼蜜25kg。

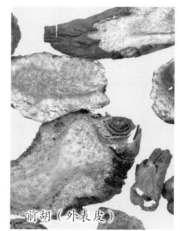
前胡（外表皮）

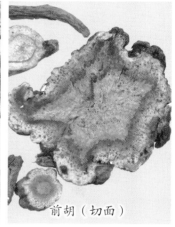
前胡（切面）

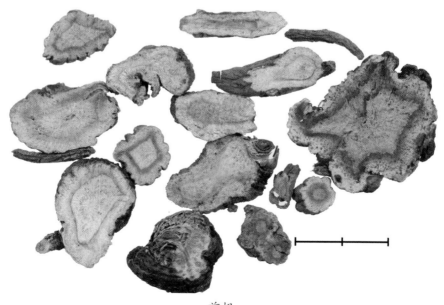
前胡

【性　　状】　前胡　为类圆形或不规则形的薄片。外表皮黑褐色或灰黄色，有时可见残留的纤维状叶鞘残基。切面黄白色至淡黄色，皮部散有多数棕黄色油点，可见一棕色环纹及放射状纹理。气芳香，味微苦、辛。

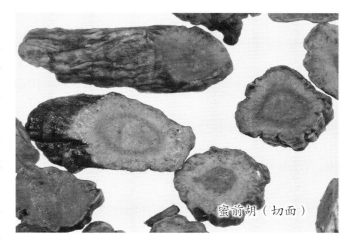

蜜前胡（切面）

蜜前胡　形如前胡，表面黄褐色，略具光泽，滋润。味微甜。

【功能主治】　降气化痰，散风清热。用于痰热喘满，咳痰黄稠，风热咳嗽痰多。蜜炙后增强润肺、止咳化痰作用。

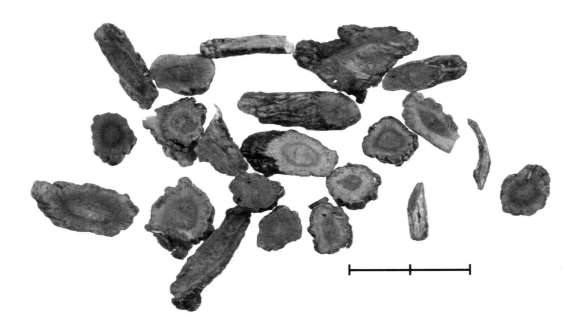

蜜前胡

首乌藤

【来　　源】　蓼科植物何首乌*Polygonum multiflorum* Thunb.的干燥藤茎。秋、冬二季采割，除去残叶，捆成把或趁鲜切段，干燥。

【炮　　制】　除去杂质，洗净，切段，干燥。

【性　　状】　为圆柱形的段。外表面紫红色或紫褐色。切面皮部紫红色，木部黄白色或淡棕色，导管孔明显，髓部疏松，类白色。气微，味微苦涩。

【功能主治】　养血安神，祛风通络。用于失眠多梦，血虚身痛，风湿痹痛，皮肤瘙痒。

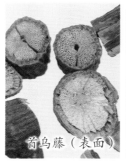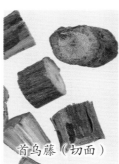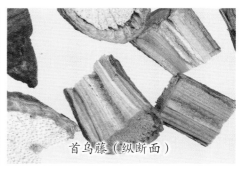

首乌藤（表面）　　　首乌藤（切面）　　　首乌藤（纵断面）

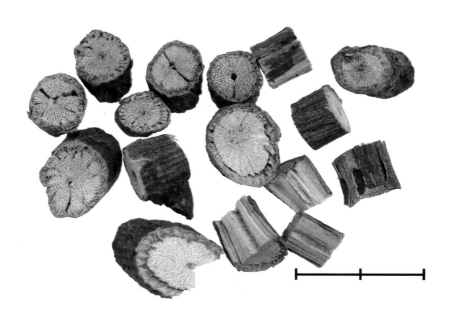

首乌藤

洋金花

【来　　源】　茄科植物白花曼陀罗*Datura metel* L.的干燥花。4～11月花初开时采收，晒干或低温干燥。

【炮　　制】　除去杂质。

【性　　状】　多皱缩成条状，完整者长9～15cm。花萼呈筒状，长为花冠的2/5，灰绿色或灰黄色，先端5裂，基部具纵脉纹5条，表面微有茸毛；花冠呈喇叭状，淡黄色或黄棕色，先端5浅裂，裂片有短尖，短尖下有明显的纵脉纹3条，两裂片之间微凹；雄蕊5，花丝贴生于花冠筒内，长为花冠的3/4；雌蕊1，柱头棒状。烘干品质柔韧，气特异；晒干品质脆，气微，味微苦。

【功能主治】　平喘止咳，解痉定痛。用于哮喘咳嗽，脘腹冷痛，风湿痹痛，小儿慢惊；外科麻醉。

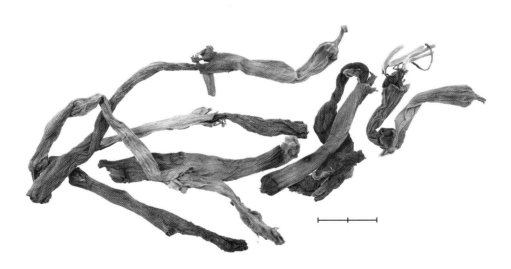

洋金花

515

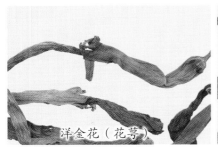

洋金花（花萼）

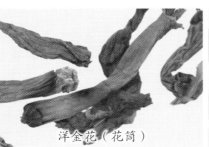

洋金花（花筒）

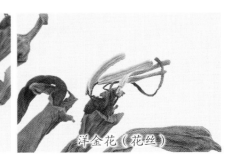

洋金花（花丝）

穿山龙

【来　　源】 薯蓣科植物穿龙薯蓣*Dioscorea nipponica* Makino的干燥根茎。春、秋二季采挖，洗净，除去须根和外皮，晒干。

【炮　　制】 除去杂质，洗净，润透，切厚片，干燥。

【性　　状】 为圆形或椭圆形的厚片。外表皮黄白色或棕黄色，有时可见刺状残根。切面白色或黄白色，有淡棕色的点状维管束。气微。味苦涩。

【功能主治】 祛风除湿，舒筋通络，活血止痛，止咳平喘。用于风湿痹病，关节肿胀，疼痛麻木，跌仆损伤，闪腰岔气，咳嗽气喘。

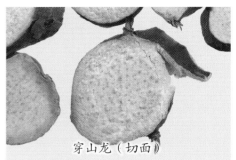
穿山龙（切面）

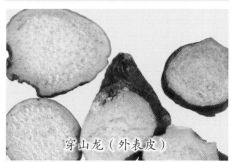
穿山龙（外表皮）

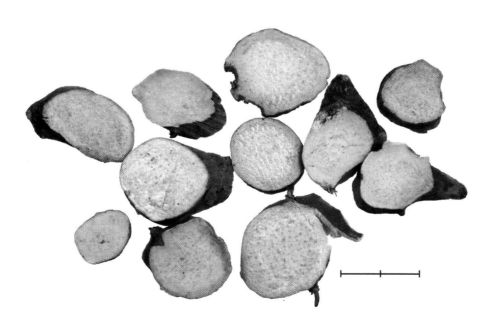
穿山龙

穿山甲

【来　　源】 鲮鲤科动物穿山甲*Manis pentadactyla* Linnaeus的鳞甲。收集鳞甲，洗净，晒干。

【炮　　制】 穿山甲　除去杂质，洗净，干燥。

炮山甲　取洁净河砂置炒制容器加热，用武火炒至灵活状态，投入穿山甲，不断翻动至表面鼓起，取出，筛去河砂，放凉。

醋山甲　取洁净河砂置炒制容器加热，用武火炒至灵活状态，投入穿山甲，不断翻动至表面鼓起，取出，筛去河砂，趁热投入米醋中浸淬，取出，干燥。每100kg穿山甲，用醋30kg。

【性　　状】 穿山甲　呈扇面形、三角形、菱形或盾形的扁平片状或半折合状，中间较厚，边缘较薄，大小不一，长宽各为0.7～5cm。外表

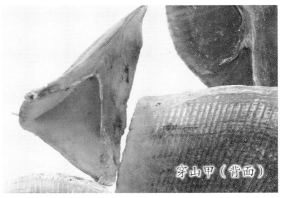
穿山甲（背面）

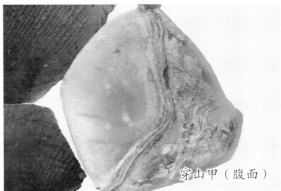
穿山甲（腹面）

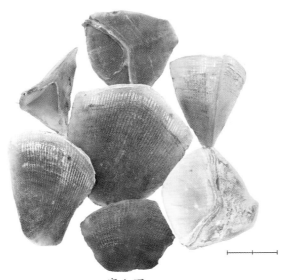
穿山甲

517

面黑褐色或黄褐色，有光泽，宽端有数十条排列整齐的纵纹及数条横线纹；窄端光滑。内表面色较浅，中部有一条明显突起的弓形横向棱线，其下方有数条与棱线相平行的细纹。角质，半透明，坚韧而有弹性，不易折断。气微腥，味淡。

炮山甲　全体膨胀呈卷曲状，黄色，质酥脆，易碎。

醋山甲　形同炮山甲。金黄色。有醋香气。

【功能主治】　活血消癥，通经下乳，消肿排脓，搜风通络。用于经闭癥瘕，乳汁不通，痈肿疮毒，风湿痹痛，中风瘫痪，麻木拘挛。炮山甲善于消肿排脓，搜风通络，用于痈疽肿毒，风湿痹痛。醋山甲通经下乳力强，用于经闭不通，乳汁不下。

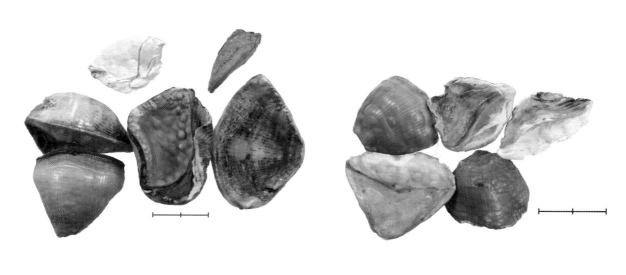

炮山甲　　　　　　　　　　　　　　醋山甲

中药饮片图鉴

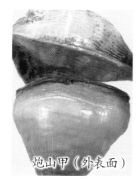

炮山甲（外表面）

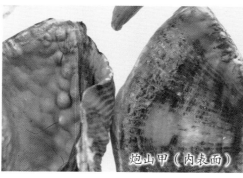

炮山甲（内表面）

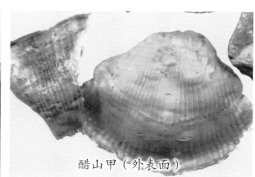

醋山甲（外表面）

穿心莲

【来　　源】 爵床科植物穿心莲Andrographis paniculata（Burm. f.） Nees的干燥地上部分。秋初茎叶茂盛时采割，晒干。

【炮　　制】 除去杂质，洗净，切段，干燥。

【性　　状】 为不规则的段。茎方柱形，节稍膨大。切面不平坦，具类白色髓。叶片多皱缩或破碎，完整者展平后呈披针形或卵状披针形，先端渐尖，基部楔形下延，全缘或波状；上表面绿色，下表面灰绿色，两面光滑。气微，味极苦。

【功能主治】 清热解毒，凉血，消肿。用于感冒发热，咽喉肿痛，口舌生疮，顿咳劳嗽，泄泻痢疾，热淋涩痛，痈肿疮疡，蛇虫咬伤。

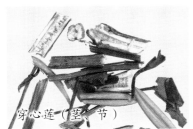
穿心莲（茎、节）

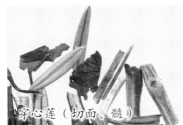
穿心莲（切面、髓）

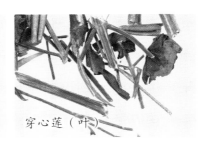
穿心莲（叶）

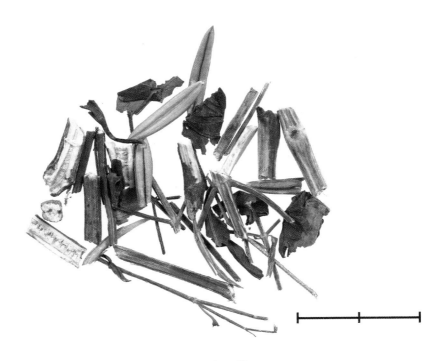
穿心莲

扁豆花

【来　　源】豆科植物扁豆 *Dolichos lablab* L.的干燥花。7～8月间采收未完全开放的花，晒干或阴干。

【炮　　制】除去杂质。

【性　　状】多皱缩，展开后呈不规则扁三角形，长1～1.5cm。花萼宽钟状，黄色至黄棕色，外被白色短毛，上唇2齿几全部合生，较大，其余3齿较小，近等大。花冠蝶形，黄白色至黄棕色，龙骨瓣抱合成舟状。雄蕊10，其中1枚单生，另9个花丝基部合生成管状。雌蕊1，黄色或微带绿色，上弯，柱头顶生，下方有短须毛。体轻。气微，味微甘。

【功能主治】消暑，化湿，和中。用于暑湿泄泻，赤白带下。

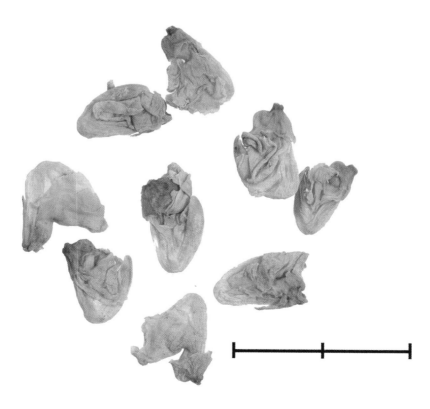

扁豆花

神 曲

【来　源】辣蓼、青蒿、杏仁等药加入面粉混合后经发酵而成的曲剂。

【炮　制】神曲　取杏仁、赤小豆碾成粉末，与面粉混匀，加入鲜青蒿、鲜辣蓼、鲜苍耳草药汁，揉搓成捏之成团，掷之即散的粗颗粒状软材，置模具中压制成扁平方块（33cm×20cm×6.6cm），用鲜苘麻叶包严，放入箱内，按品字形堆放，上面覆盖鲜青蒿。置室温在30～37℃之间的室，经4～6天即能发酵，待药面生出黄白色霉衣时取出，除去苘麻叶切成2.5cm见方的小块，干燥。

炒神曲　将神曲投入炒制容器内用文火加热，不断翻炒，至表面焦黄色，有焦香气时，取出晾凉。

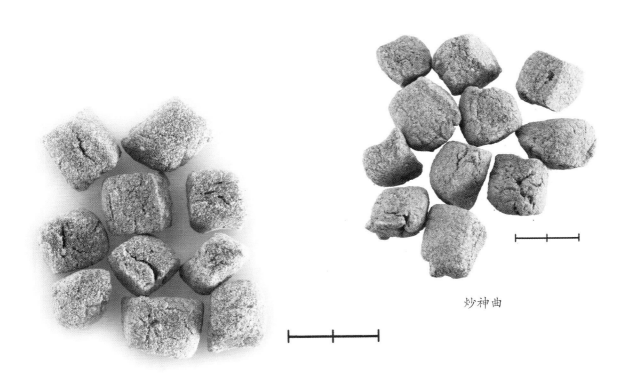

炒神曲

神曲

焦神曲　将神曲投入炒制容器内，用文火加热，不断翻炒，至表面呈焦褐色，内部微黄色，有焦香气时，取出，晾凉。

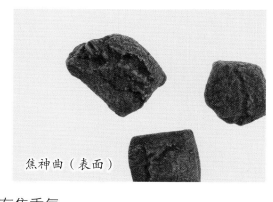

焦神曲（表面）

【性　　状】　神曲　为立方形小块，表面灰黄色，粗糙，质脆易断，微有香气。

炒神曲　表面焦黄色，有焦香气。

焦神曲　表面焦褐色，内为微黄色，有焦香气。

【功能主治】　消食化积，健脾和胃。用于食积不化，脘腹胀满，呕吐泄泻，小儿腹大坚积。

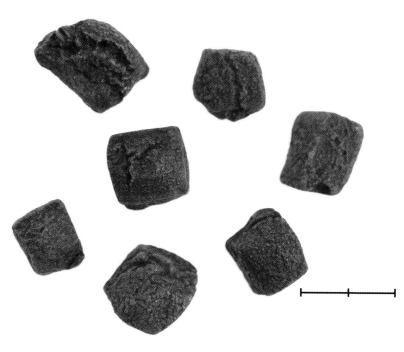

焦神曲

络石藤

【来　　源】 夹竹桃科植物络石Trachelospermum jasminoides（Lindl.）Lem.的干燥带叶藤茎。冬季至次春采割，除去杂质，晒干。

【炮　　制】 除去杂质，洗净，稍润，切段，干燥。

【性　　状】 为不规则的段。茎圆柱形，表面红褐色，可见点状皮孔。切面黄白色，中空。叶全缘，略反卷；革质。气微，味微苦。

【功能主治】 祛风通络，凉血消肿。用于风湿热痹，筋脉拘挛，腰膝酸痛，喉痹，痈肿，跌仆损伤。

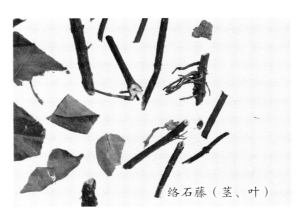

络石藤（茎、叶）

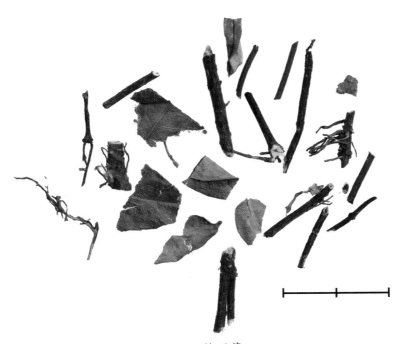

络石藤

秦艽

【来　　源】 龙胆科植物秦艽*Gentiana macrophylla* Pall.、麻花秦艽*Gentiana straminea* Maxim.、粗茎秦艽*Gentiana crassicaulis* Duthie ex Burk.或小秦艽*Gentiana dahurica* Fisch.的干燥根。前三种按性状不同分别习称"秦艽"和"麻花艽"，后一种习

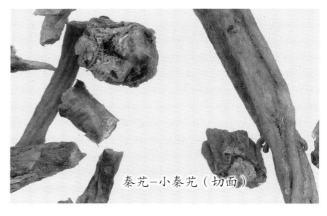
秦艽-小秦艽（切面）

称"小秦艽"。春、秋二季采挖，除去泥沙；秦艽和麻花艽晒软，堆置"发汗"至表面呈红黄色或灰黄色时，摊开晒干，或不经"发汗"直接晒干；小秦艽趁鲜时搓去黑皮，晒干。

【炮　　制】 除去杂质，洗净，润透，切厚片或段，干燥。

【性　　状】 为类圆形的厚片或段。外表皮黄棕色、灰黄色或棕褐色，粗糙，有扭曲纵纹或网状孔纹。切面皮部黄色或棕黄色，木部黄色，有的中心呈枯朽状。气特异，味苦、微涩。

【功能主治】 祛风湿，清湿热，止痹痛，退虚热。用于风湿痹痛，中风半身不遂，筋脉拘挛，骨节酸痛，湿热黄疸，骨蒸潮热，小儿疳积发热。

524

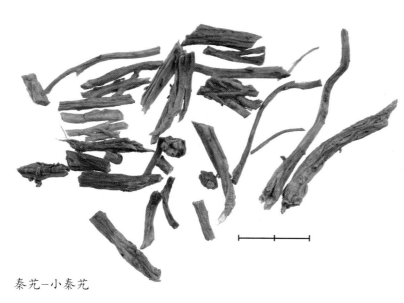
秦艽-小秦艽

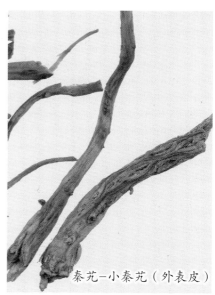
秦艽-小秦艽（外表皮）

秦 皮

【来　　源】 木犀科植物苦枥白蜡树*Fraxinus rhynchophylla* Hance、白蜡树*Fraxinus chinensis* Roxb.、尖叶白蜡树*Fraxinus szaboana* Lingelsh. 或宿柱白蜡树 Fraxinus stylosa Lingelsh.的干燥枝皮或干皮。春、秋二季剥取，晒干。

【炮　　制】 除去杂质，洗净，润透，切丝，干燥。

【性　　状】 为长短不一的丝条状。外表面灰白色、灰棕色或黑棕色。内表面黄白色或棕色，平滑。切面纤维性。质硬。气微，味苦。

【功能主治】 清热燥湿，收涩止痢，止带，明目。用于湿热泻痢，赤白带下，目赤肿痛，目生翳膜。

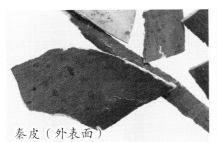
秦皮（外表面）

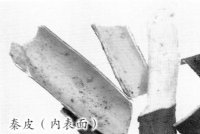
秦皮（内表面）

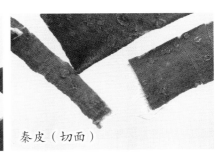
秦皮（切面）

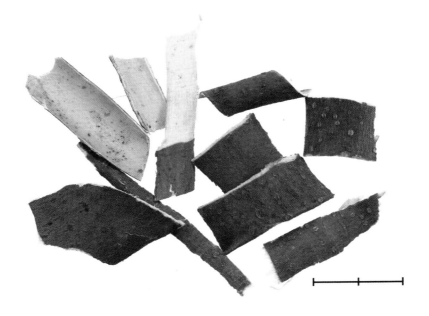
秦皮

525

珠子参

【来　　源】　五加科植物珠子参*Panax japonicus* C.A.Mey. var.*major*（Burk.）C.Y.Wu et K.M.Feng 或羽叶三七*Panax japonicus* C.A.Mey.var. *bipinnatifidus*（Seem.）C.Y.Wu et K.M. Feng 的干燥根茎。秋季采挖，除去粗皮和须根，干燥；或蒸（煮）透后干燥。

【炮　　制】　除去杂质。用时捣碎。

【性　　状】　呈扁球形、圆锥形或不规则菱角形，偶呈连珠状，直径0.5～2.8cm。表面棕黄色或黄褐色，有明显的疣状突起和皱纹，偶有圆形凹陷的茎痕，有的一侧或两侧残存细的节间。质坚硬，断面不平坦，淡黄白色，粉性。气微，味苦、微甘，嚼之刺喉。蒸(煮)者断面黄白色或黄棕色，略呈角质样，味微苦、微甘，嚼之不刺喉。

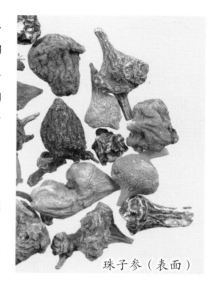

珠子参（表面）

【功能主治】　补肺养阴，祛瘀止痛，止血。用于气阴两虚，烦热口渴，虚劳咳嗽，跌仆损伤，关节痹痛，咯血，吐血，衄血，崩漏，外伤出血。

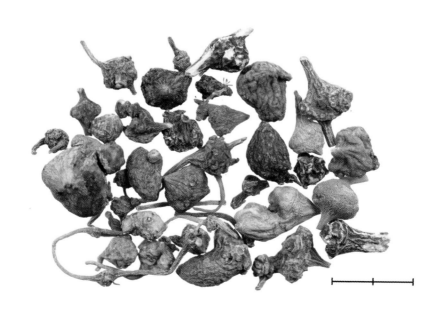

珠子参

蚕 砂

【来　　源】 蚕蛾科昆虫家蚕*Bombyx mori* L. 幼虫的粪便。6～8月收集，以二眠到三眠时的粪便为主，收集后晒干，簸净泥土及桑叶碎屑。

【炮　　制】 除去杂质。

【性　　状】 为短圆柱形颗粒，长约3mm。表面灰黑色或绿黑色，粗糙，有6条纵棱及横向环纹，两端钝，呈六棱形。质坚而脆。具青草气，味淡。

【功能主治】 祛风除湿，活血定痛。用于风湿痹痛，关节不遂，皮肤不仁，腰腿冷痛，风疹瘙痒，头风头痛，烂弦风眼。

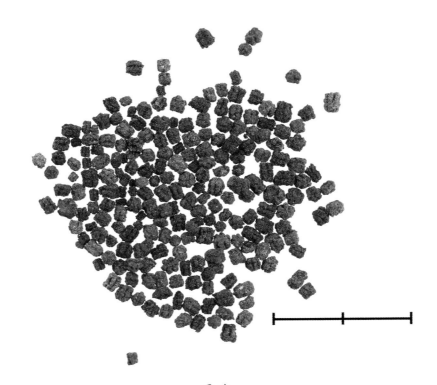

蚕砂

527

莱菔子

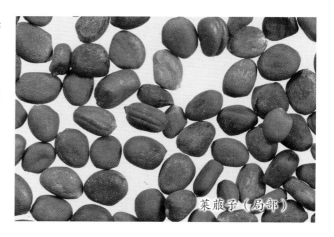

【来　　源】 十字花科植物萝卜 *Raphanus sativus.* L.的干燥成熟种子。夏季果实成熟时采割植株，晒干，搓出种子，除去杂质，再晒干。

【炮　　制】 莱菔子　除去杂质，洗净，干燥。用时捣碎。

炒莱菔子　取净莱菔子置预热的炒制容器内，用文火炒至表

莱菔子（局部）

528

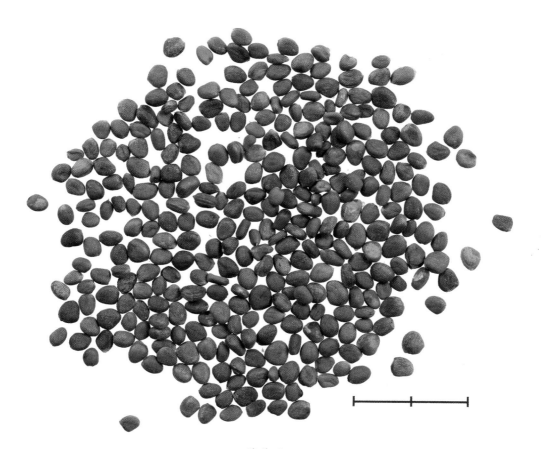

莱菔子

面微鼓起，有香气逸出时，取出，晾凉。用时捣碎。

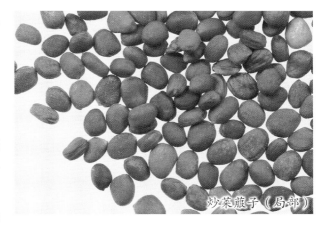
炒莱菔子（局部）

【性　　状】　莱菔子　呈类卵圆形或椭圆形，稍扁，长2.5~4mm，宽2~3mm。表面黄棕色、红棕色或灰棕色。一端有深棕色圆形种脐，一侧有数条纵沟。种皮薄而脆，子叶2，黄白色，有油性。气微，味淡、微苦辛。

炒莱菔子　形如莱菔子，表面微鼓起，色泽加深，质酥脆，气微香。

【功能主治】　消食除胀，降气化痰。用于饮食停滞，脘腹胀痛，大便秘结，积滞泻痢，痰壅喘咳。炒后缓和药性，利于粉碎和煎出有效成分，长于消食除胀，降气化痰，多用于食积腹胀，气喘咳嗽。

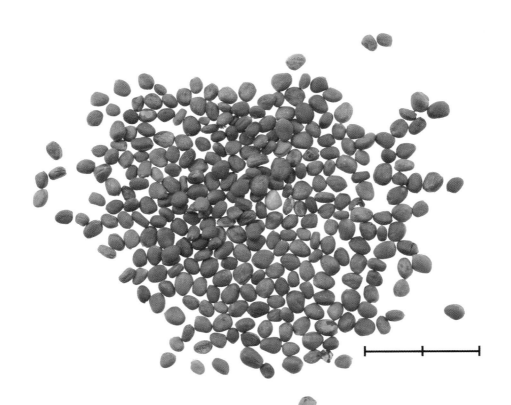
炒莱菔子

莲子

【来　　源】 睡莲科植物莲*Nelumbo nucifera* Gaertn.的干燥成熟种子。秋季果实成熟时采割莲房，取出果实，除去果皮，干燥。

【炮　　制】 略浸，润透，切开，去心，干燥。

【性　　状】 略呈类半球形。表面红棕色，有细纵纹和较宽的脉纹。一端中心呈乳头状突起，棕褐色，多有裂口，其周边略下陷。质硬，种皮薄，不宜剥离。子叶黄白色，肥厚，中有空隙。气微，微味甘、微涩。

【功能主治】 补脾止泻，止带，益肾涩精，养心安神。用于脾虚泄泻，带下，遗精，心悸失眠。

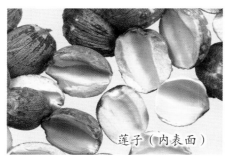
莲子（内表面）

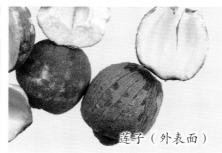
莲子（外表面）

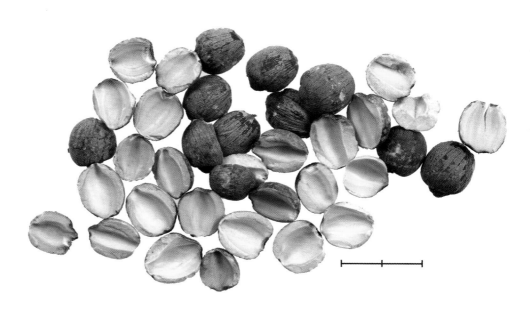
莲子

莲子心

【来　　源】 睡莲科植物莲Nelumbo nucifera Gaertn.的成熟种子中的干燥幼叶及胚根。取出，晒干。

【炮　　制】 除去杂质。

【性　　状】 略呈细圆柱形，长1～1.4cm，直径约0.2cm。幼叶绿色，一长一短，卷成箭形，先端向下反折，两幼叶间可见细小胚芽。胚根圆柱形，长约3mm，黄白色。质脆，易折断，断面有数个小孔。气微，味苦。

【功能主治】 清心安神，交通心肾，涩精止血。用于热入心包，神昏谵语，心肾不交，失眠遗精，血热吐血。

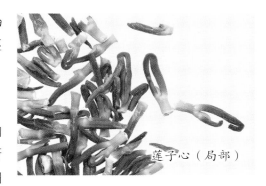

莲子心（局部）

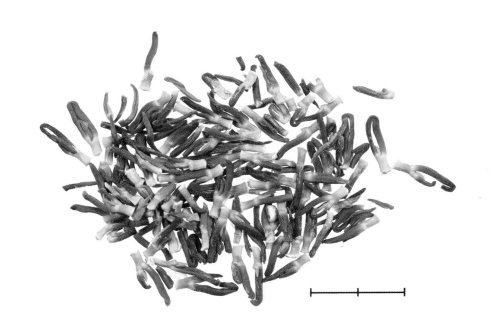

莲子心

莲 房

【来　　源】　睡莲科植物莲 *Nelumbo nucifera* Gaertn.
的干燥花托。秋季果实成熟时采收，除去
果实，晒干。

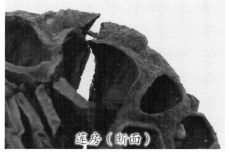
莲房（断面）

【炮　　制】　莲房　除去杂质，切碎。

　　　　　　　莲房炭　取净莲房，切碎，置锅内，上覆
盖一锅，锅边用盐泥固封，不使漏气，放
少量湿米或贴一白纸于覆盖的锅脐上，置
火上煅至米或白纸呈焦黄色，离火，待冷透后，取出。

【性　　状】　莲房　呈不规则形的小块，长约5cm，宽约3cm。表面灰棕色至紫棕色，具
细纵纹及皱纹，有的可见有多数圆形孔穴，基部有花梗残基。质疏松，破碎
面海绵样，棕色。气微，味微涩。

　　　　　　　莲房炭　呈不规则形的小块，长约3cm。黑色，极疏松，易碎。具焦香气，
味微苦。

【功能主治】　化瘀止血。用于崩漏，尿血，痔疮出血，产后瘀阻，恶露不尽。生品多作外
用；制炭增强止血作用。

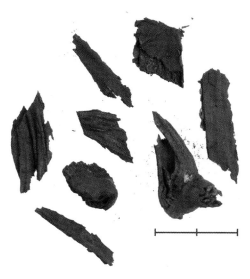
莲房炭

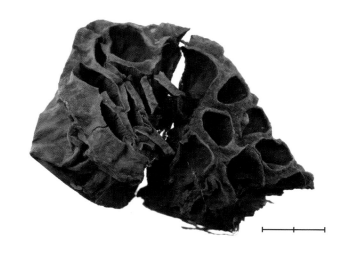
莲房

莲 须

【来　　源】 睡莲科植物莲 *Nelumbo nucifera* Gaertn.的干燥雄蕊。夏季花开时选晴天采收，盖纸晒干或阴干。

【炮　　制】 除去杂质。

【性　　状】 呈线形。花药扭转，纵裂，长1.2～1.5cm，直径约0.1cm，淡黄色或棕黄色。花丝纤细，稍弯曲，长1.5～1.8cm，淡紫色。气微香，味涩。

【功能主治】 固肾涩精。用于遗精滑精，带下，尿频。

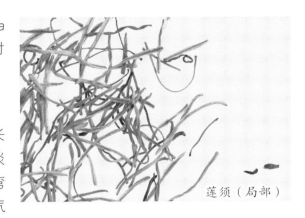

莲须（局部）

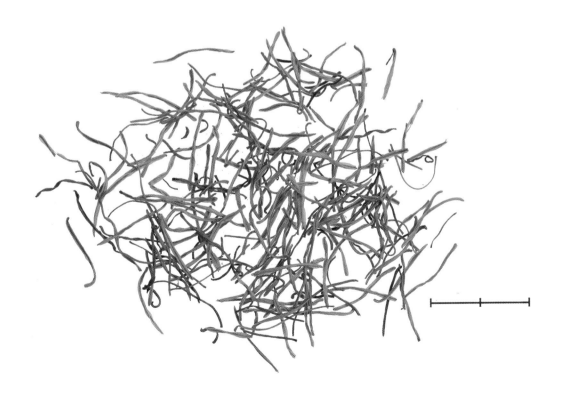

莲须

533

中药饮片图鉴

莪 术

【来　　源】　姜科植物蓬莪术Curcuma phaeocaulis Val.、广西莪术Curcuma kwangsiensis S.G. Lee et C.F.Liang或温郁金Curcuma wenyujin Y.H.Chen et C.Ling的干燥根茎。后者习称"温莪术"。冬季茎叶枯萎后采挖，洗净，蒸或煮至透心，晒干或低温干燥后除去须根和杂质。

【炮　　制】　莪术　除去杂质，略泡，洗净，蒸软，切厚片，干燥。

醋莪术　取净莪术，置煮制容器内，加入米醋与适量水浸

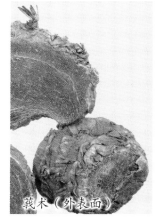
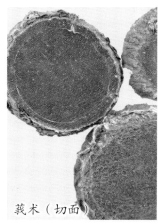

莪术（外表面）　　　　莪术（切面）

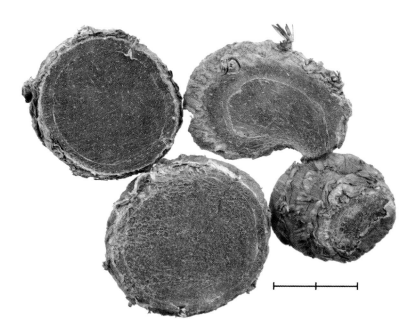

莪术

没药面，煮至透心，取出，稍凉，切厚片，干燥。每100kg莪术，用米醋20kg。

【性　　状】　莪术　为类圆形或椭圆形的厚片。外表皮灰黄色或灰棕色，有时可见环节或须根痕。切面黄绿色、黄棕色或棕褐色，内皮层环纹明显，散在"筋脉"小点。气微香，味微苦而辛。

醋莪术　形如莪术，色泽加深，角质样，微有醋香气。

【功能主治】　行气破血，消积止痛。用于癥瘕痞块，瘀血经闭，胸痹心痛，食积胀痛。生品行气止痛，破血祛瘀力强，为气中血药。醋莪术主入肝经血分，增强散瘀止痛作用。

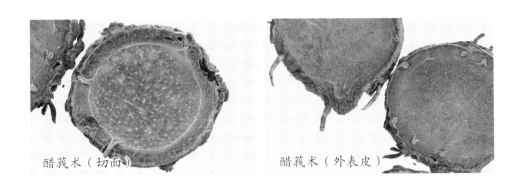

醋莪术（切面）　　　　　　　　醋莪术（外表皮）

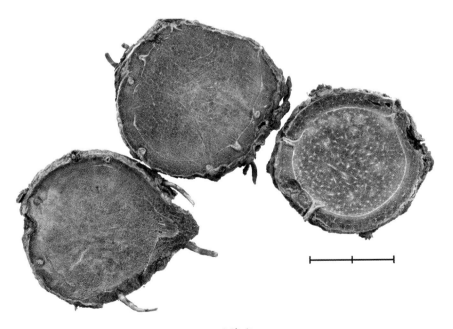

醋莪术

荷 叶

【来　　源】　睡莲科植物莲*Nelumbo nucifera* Gaertn.的干燥叶。夏、秋二季采收，晒至七八成干时，除去叶柄，折成半圆形或折扇形，干燥。

【炮　　制】　荷叶　喷水，稍润，切丝，干燥。

　　　　　　　荷叶炭　取净荷叶折叠后平放锅内，留有空隙，上扣一个口径较小的锅，两锅接合处用盐泥封固，上压重物，并贴一白纸条或放大米数粒，用文武火加热，煅至白纸条或大米呈深黄色时，停火，待锅凉后，取出。

【性　　状】　荷叶　呈不规则的丝状。上表面深绿色或黄绿色，较粗糙；下表面淡灰棕色，

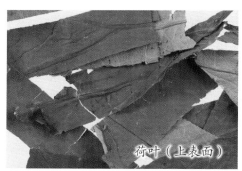

荷叶（上表面）

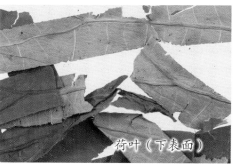

荷叶（下表面）

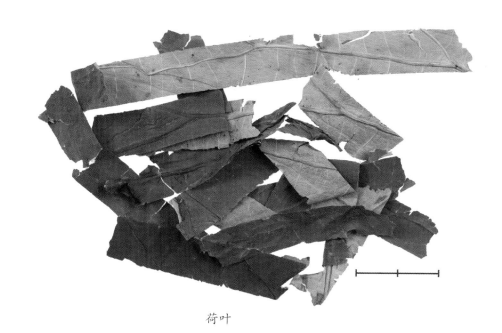

荷叶

较光滑，叶脉明显突起。质脆，易破碎。稍有清香气，味微苦。

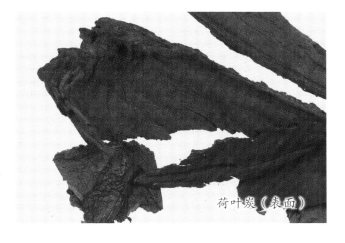

荷叶炭（表面）

荷叶炭　为不规则的片状。表面棕褐色或黑褐色。气焦香，味涩。

【功能主治】　荷叶　清暑化湿，升发清阳，凉血止血。用于暑热烦渴，暑湿泄泻，脾虚泄泻，血热吐衄，便血崩漏。

荷叶炭　收涩化瘀止血。用于出血症和产后血晕。

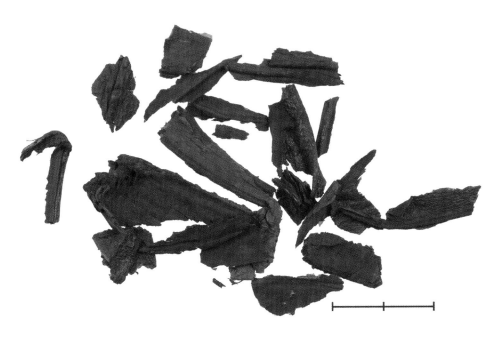

荷叶炭

537

荷 梗

【来　　源】　睡莲科植物莲*Nelumbo nucifera* Gaertn.的干燥叶柄或花柄。夏秋季采收，去叶及莲蓬，晒干。

【炮　　制】　迅速洗净，沥干，切段，晒干。

【性　　状】　呈段状。表面淡棕黄色，具深浅不等的纵沟及多数刺状突起。折断面粉白色，可见数个大小不等的孔道。质轻，易折断。气微弱，味淡。

【功能主治】　清热解暑，通气行水。用于暑湿胸闷，泄泻，痢疾，带下。

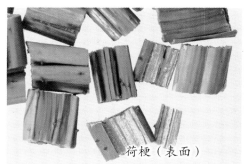
荷梗（表面）

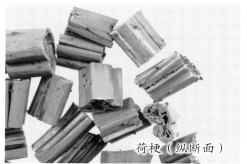
荷梗（纵断面）

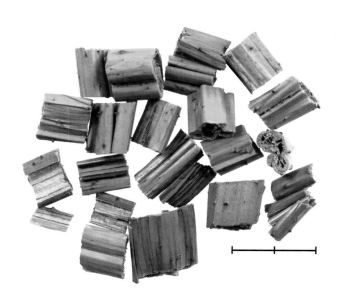
荷梗

桂枝

【来　　源】　樟科植物肉桂Cinnamomum cassia Presl的干燥嫩枝。春、夏二季采收，除去叶，晒干，或切片晒干。

【炮　　制】　除去杂质，洗净，润透，切厚片，干燥。

【性　　状】　为类圆形或椭圆形厚片。表面红棕色至棕色，有时可见点状皮孔或纵棱线。切面皮部红棕色，木部黄白色或浅黄棕色，髓部类圆形或略呈方形。有特异香气，味甜、微辛。

【功能主治】　发汗解肌，温通经脉，助阳化气，平冲降气。用于风寒感冒，脘腹冷痛，血寒经闭，关节痹痛，痰饮，水肿，心悸，奔豚。

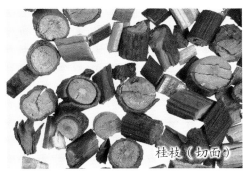
桂枝（切面）

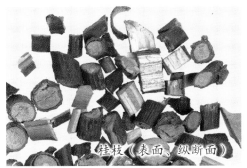
桂枝（表面、纵断面）

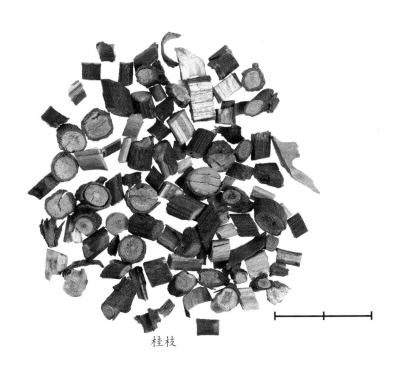
桂枝

539

桔 梗

【来　　源】 桔梗科植物桔梗 *Platycodon grandiflorum*（Jacq.）A. DC.的干燥根。春、秋二季采挖，洗净，除去须根，趁鲜剥去外皮或不去外皮，干燥。

【炮　　制】 除去杂质，洗净，润透，切片，干燥。

【性　　状】 为椭圆形或不规则片。外皮多已除去或偶有残留。切面皮部类白色，较窄；形成层环纹明显，棕色；木部宽，有较多裂隙。气微，味微甜后苦。

【功能主治】 宣肺，利咽，祛痰，排脓。用于咳嗽痰多，胸闷不畅，咽痛音哑，肺痈吐脓。

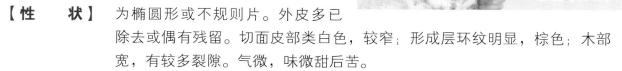

桔梗（切面）

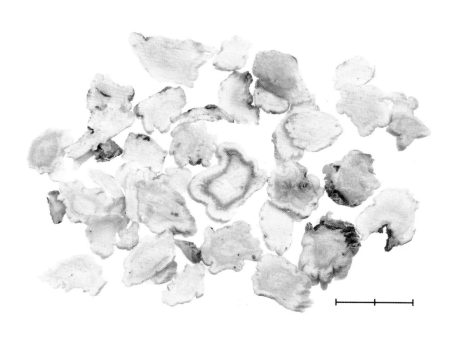

桔梗

桃 仁

【来　　源】 蔷薇科植物桃 *Prunus persica*（L.）Batsch或山桃 *Prunus davidiana*（Carr.）Franch.的干燥成熟种子。果实成熟后采收，除去果肉和核壳，取出种子，晒干。

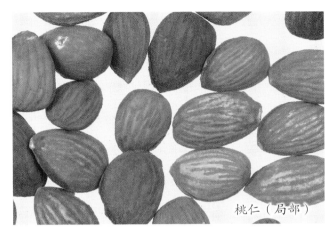

桃仁（局部）

【炮　　制】 桃仁　除去杂质。用时捣碎。

燀桃仁　取净桃仁置沸水中，加热烫至种皮微膨起即捞出，在凉水中稍泡、捞起，搓开种皮和种仁，干燥，筛去种皮。用时捣碎。

炒桃仁　取燀桃仁，置炒制容器内，用文火炒至微黄色，略带焦斑，有香气逸出，取出，放凉。同时捣碎。

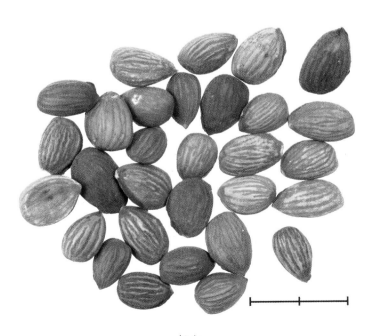

桃仁

541

【性　　状】　桃仁　呈扁长卵形，长1.2～1.8cm，宽0.8～1.2cm，厚0.2～0.4cm。表面黄棕色至红棕色，密布颗粒状突起。一端尖，中部膨大，另端钝圆稍偏斜，边缘较薄。尖端一侧有短线形种脐，圆端有颜色略深不甚明显的合点，自合点处散出多数纵向维管束。种皮薄，子叶2，类白色，富油性。气微，味微苦。山桃仁呈类卵圆形，较小而肥厚，长约0.9cm，宽约0.7cm，厚约0.5cm。

燀桃仁　呈扁长卵形，长1.2～1.8cm，宽0.8～1.2cm，厚0.2～0.4cm。表面浅黄白色，一端尖，中部膨大，另端钝圈稍偏斜，边缘较薄。子叶2，富油性。气微香，味微苦。燀山桃仁呈类卵圆形，较小而肥厚，长约1cm，宽约0.7cm，厚约0.5cm。

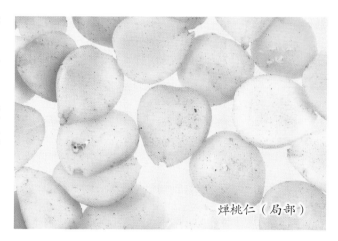

燀桃仁（局部）

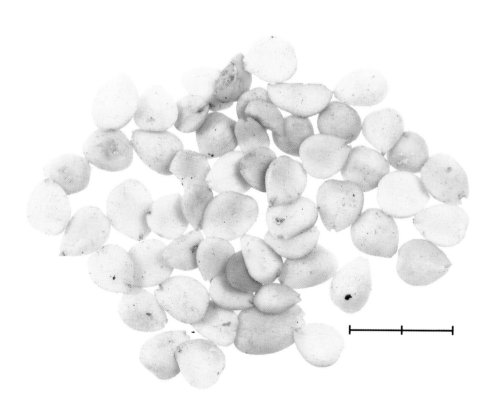

燀桃仁

炒桃仁　呈扁长卵形，长1.2~1.8cm，宽0.8~1.2cm，厚0.2~0.4cm。表面黄色至棕黄色，可见焦斑。一端尖，中部膨大，另端钝圆稍偏斜，边缘较薄。子叶2，富油性。气微香，味微苦。炒山桃仁，2枚子叶多分离，完整者呈类卵圆形，较小而肥厚。长约1cm，宽约0.7cm，厚约0.5cm。

【功能主治】　活血祛瘀，润肠通便，止咳平喘。用于经闭痛经，癥瘕痞块，肺痈肠痈，跌仆损伤，肠燥便秘，咳嗽气喘。焯后去皮，使有效成分易于煎出。炒后偏于润燥和血。多用于肠燥便秘，心腹胀满等。

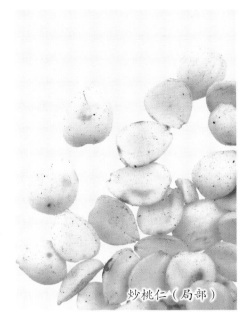

炒桃仁（局部）

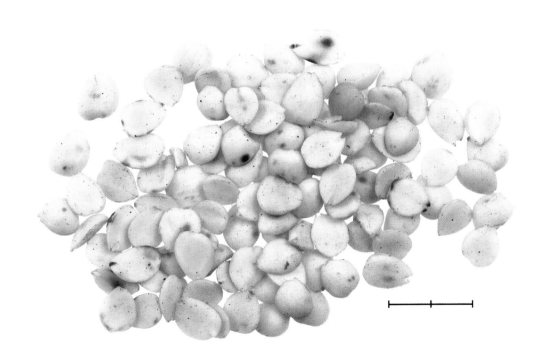

炒桃仁

桃 枝

【来　　源】　蔷薇科植物桃Prunus persica（L.）Batsch的干燥枝条。夏季采收，切段，晒干。

【炮　　制】　除去杂质，洗净，稍润，切段，干燥。

【性　　状】　呈圆柱形，长短不一，直径0.2～1cm，表面红褐色，较光滑，有类白色点状皮孔。质脆，易折断，切面黄白色，木部占大部分，髓部白色。气微，味微苦、涩。

【功能主治】　活血通络，解毒杀虫。用于心腹刺痛，风湿痹痛，跌打损伤，疮癣。

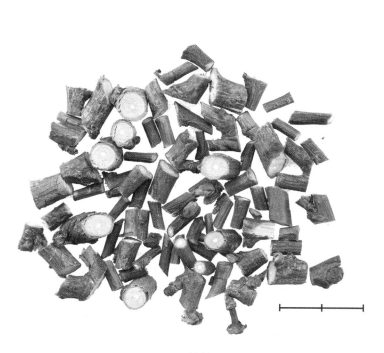

桃枝

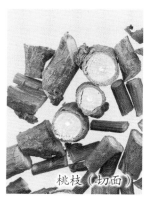

桃枝（切面）

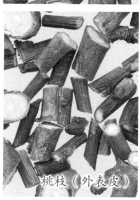

桃枝（外表皮）

核桃仁

【来　　源】 胡桃科植物胡桃*Juglans regia* L. 的干燥成熟种子。秋季果实成熟时采收，除去肉质果皮，晒干，再除去核壳和木质隔膜。

【炮　　制】 除去杂质。

【性　　状】 多破碎，呈不规则的碎块状，有皱曲的沟槽，大小不一；完整者类球形，直径2～3cm。种皮淡黄色或黄褐色，膜状，维管束脉纹深棕色。子叶类白色。质脆，富油性。气微，味甘；种皮味涩、微苦。

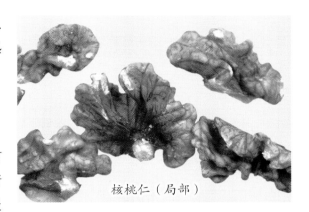

核桃仁（局部）

【功能主治】 补肾，温肺，润肠。用于肾阳不足，腰膝酸软，阳痿遗精，虚寒喘嗽，肠燥便秘。

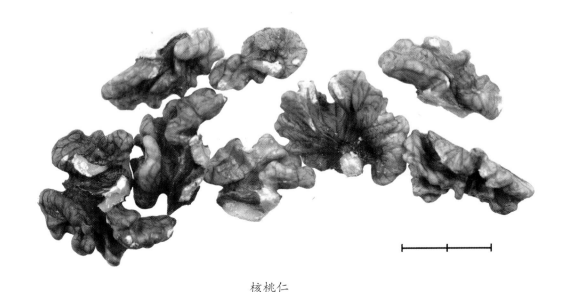

核桃仁

545

夏天无

【来　　源】 罂粟科植物伏生紫堇Corydalis decumbens（Thunb.）Pers.的干燥块茎。春季或初夏出苗后采挖，除去茎、叶及须根，洗净，干燥。

【炮　　制】 除去杂质。

【性　　状】 呈类球形、长圆形或不规则块状，长0.5～3cm，直径0.5～2.5cm。表面灰黄色、暗绿色或黑褐色，有瘤状突起和不明显的细皱纹，顶端钝圆，可见茎痕，四周有淡黄色点状叶痕及须根痕。质硬，断面黄白色或黄色，颗粒状或角质样，有的略带粉性。气微，味苦。

【功能主治】 活血止痛，舒筋活络，祛风除湿。用于中风偏瘫，头痛，跌仆损伤，风湿痹痛，腰腿疼痛。

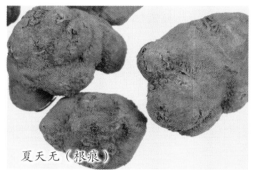

夏天无（根痕）

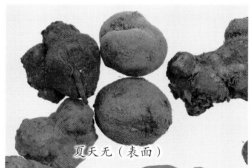

夏天无（表面）

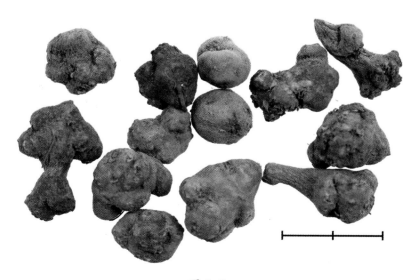

夏天无

夏枯草

【来　　源】　唇形科植物夏枯草 *Prunella vulgaris* L.的干燥果穗。夏季果穗呈棕红色时采收，除去杂质，晒干。

【炮　　制】　除去杂质。

【性　　状】　呈圆柱形，略扁，长1.5～8cm，直径0.8～1.5cm；淡棕色至棕红色。全穗由数轮至10数轮宿萼与苞片组成，每轮有对生苞片2片，呈扇形，先端尖尾状，脉纹明显，外表面有白毛。每一苞片内有花3朵，花冠多已脱落，宿萼二唇形，内有小坚果4枚，卵圆形，棕色，尖端有白色突起。体轻。气微，味淡。

【功能主治】　清肝泻火，明目，散结消肿。用于目赤肿痛，目珠夜痛，头痛眩晕，瘰疬，瘿瘤，乳痈，乳癖，乳房胀痛。

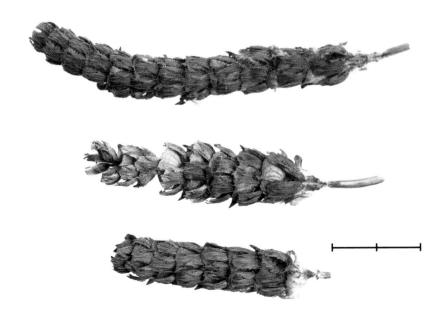

夏枯草

柴 胡

【来　　源】 伞形科植物柴胡*Bupleurum chinense* DC.或狭叶柴胡 *Bupleurum scorzonerifolium* Willd.的干燥根。按性状不同，分别习称"北柴胡"和"南柴胡"。春、秋二季采挖，除去茎叶和泥沙，干燥。

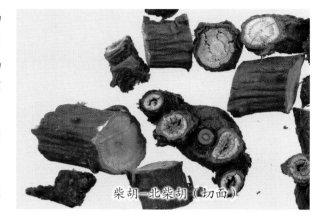
柴胡-北柴胡（切面）

【炮　　制】 柴胡　除去杂质和残茎，洗净，润透，切厚片，干燥。

醋柴胡　取柴胡，加入定量的米醋拌匀，闷润至醋被吸尽，置炒制容器内，用文火加热，炒干，取出晾凉。每100kg柴胡，用米醋20kg。

【性　　状】 柴胡　北柴胡为不规则厚片。外表皮黑褐色或浅棕色，具纵皱纹和支根痕。切面淡黄白色，纤维性。质硬。气微香，味微苦。南柴胡为类圆形或不规则片。外表皮红棕色或黑褐色。有时可见根头处具细密环纹或有细毛状枯叶纤

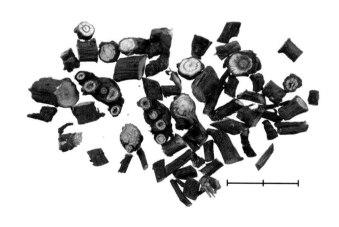
柴胡-北柴胡

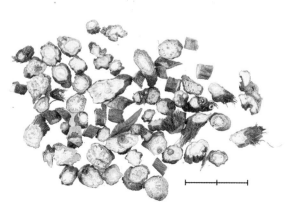
柴胡-南柴胡

维。切面黄白色，平坦。具败油气。

醋柴胡　醋北柴胡，形如北柴胡，表面淡棕黄色，微有醋香气，味微苦。醋南柴胡，形如南柴胡，微有醋香气。

【**功能主治**】　疏散退热，疏肝解郁，升举阳气。用于感冒发热，寒热往来，胸胁胀痛，月经不调，子宫脱垂，脱肛。生品升散作用较强，多用于解表退热。醋炙品缓和其升散之性，增强疏肝止痛的作用。

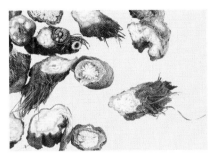
柴胡-南柴胡（根须）

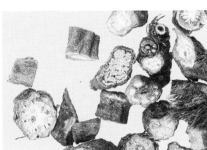
柴胡-南柴胡（外皮）

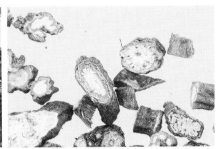
柴胡-南柴胡（切面）

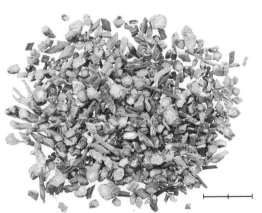
醋柴胡-南柴胡

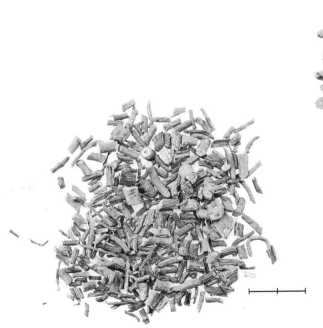
醋柴胡-北柴胡

党 参

【来　　源】　桔梗科植物党参Codonopsis pilosula（Franch.）Nannf.、素花党参Codonopsis pilosula Nannf. var. modesta （Nannf.）L.T.Shen或川党参Codonopsis tangshen Oliv.的干燥根。秋季采挖，洗净，晒干。

【炮　　制】　党参片　除去杂质，洗净，润透，切厚片，干燥。

　　　　　　　米炒党参　取党参片，与米同置预热的炒制容器内，文火加热，炒至表面深黄色，取出，筛去米，放凉。每100kg党参片，用米20kg。

【性　　状】　党参片　为类圆形的厚片。外表皮灰黄色、黄棕色至灰棕色，有时可见根头部有多数疣状突起的茎痕和芽。切面皮部淡棕黄色至黄棕色，木部淡黄色至黄色，有裂隙或放射状纹理。有特殊香气，味微甜。

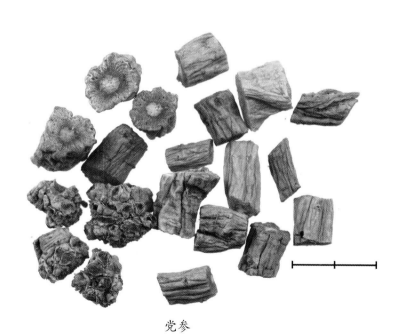

党参

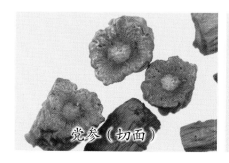

党参（切面）

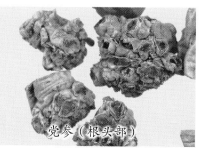

党参（根头部）

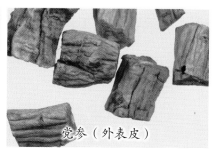

党参（外表皮）

中药饮片图鉴

米炒党参　形如党参片，表面深黄色，偶有焦斑。

【功能主治】　健脾益肺，养血生津。用于脾肺气虚，食少倦怠，咳嗽虚喘，气血不足，面色萎黄，心悸气短，津伤口渴，内热消渴。米炒增强和胃、健脾止泻作用。

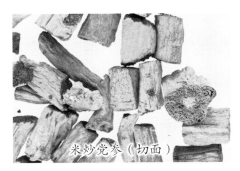
米炒党参（切面）

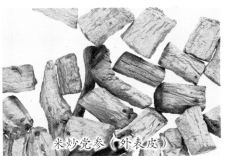
米炒党参（外表皮）

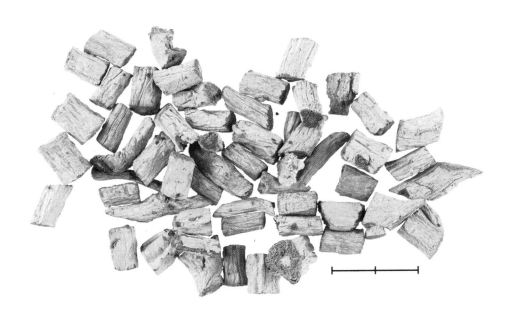
米炒党参

中药饮片图鉴

铅 丹

【来　　源】　纯铅加工制成的铅的氧化物（Pb_3O_4）。

【炮　　制】　原品入药，不另加工。

【性　　状】　为橙红色或橙黄色粉末。光泽暗淡。用手指搓揉，先有沙粒感，后觉光滑细腻，能使手指染成橙黄色。气微，有金属性辛味。

【功能主治】　拔毒生肌，坠痰镇惊。用于疮疡肿毒，创伤出血，烧伤，烫伤，吐逆反胃，惊痫癫狂。

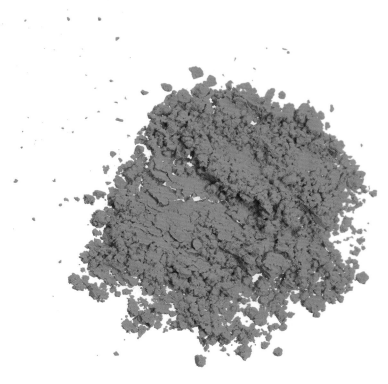

铅 丹

铁皮石斛

【来　　源】 兰科植物铁皮石斛Dendrobium officinale Kimura et Migo的干燥茎。11月至翌年3月采收，鲜用者除去根和泥沙，干用者采收后除去杂质，剪去部分须根，边加热边扭成螺旋形或弹簧状，烘干，或切成段，干燥或低温烘干，前者习称"铁皮枫斗"（耳环石斛），后者习称"铁皮石斛"。

【炮　　制】 ①铁皮枫斗：剪去部分须根，边加热边扭成螺旋形或弹簧状，烘干。②铁皮石斛：切成段，干燥或低温烘干。

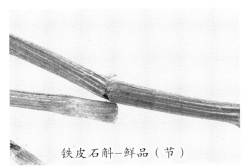
铁皮石斛-鲜品（节）

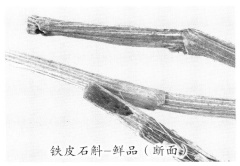
铁皮石斛-鲜品（断面）

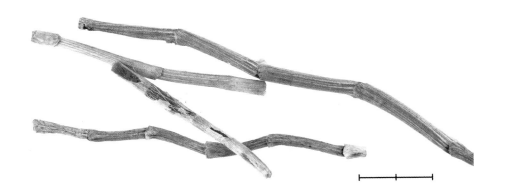

铁皮石斛-鲜品

【性　　状】　①铁皮枫斗：呈螺旋形或弹簧状，通常为2～6个旋纹，茎拉直后长3.5～8cm，直径0.2～0.4cm。表面黄绿色或略带金黄色，有细纵皱纹，节明显，节上有时可见残留的灰白色叶鞘；一端可见茎基部留下的短须根。质坚实，易折断，断面平坦，灰白色至灰绿色，略角质状。气微，味淡，嚼之有黏性。②铁皮石斛：呈圆柱形的段，长短不等。

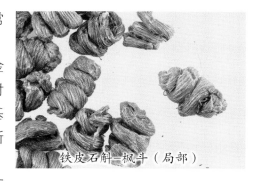

铁皮石斛-枫斗（局部）

【功能主治】　益胃生津，滋阴清热。用于热病津伤，口干烦渴，胃阴不足，食少干呕，病后虚热不退，阴虚火旺，骨蒸劳热，目暗不明，筋骨痿软。

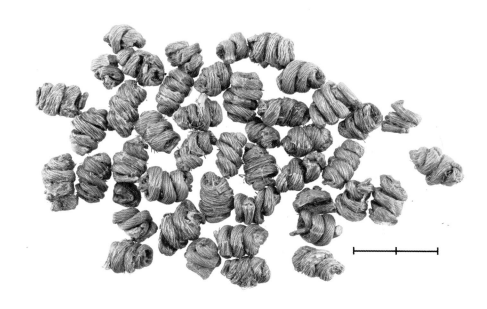

铁皮石斛-枫斗

积雪草

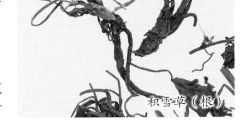

积雪草（根）

【来　　源】　伞形科植物积雪草*Centella asiatica*（L.）Urb. 的干燥全草。夏、秋二季采收，除去泥沙，晒干。

【炮　　制】　除去杂质，洗净，切段，干燥。

【性　　状】　为不规则的段。根圆柱形，表面浅黄色或灰黄色。茎细，黄棕色，有细纵皱纹，可见节，节上常着生须状根。叶片多皱缩、破碎，完整者展平后呈近圆形或肾形，灰绿色，边缘有粗钝齿；伞形花序短小。双悬果扁圆形，有明显隆起的纵棱及细网纹。气微，味淡。

【功能主治】　清热利湿，解毒消肿。用于湿热黄疸，中暑腹泻，石淋血淋，痈肿疮毒，跌仆损伤。

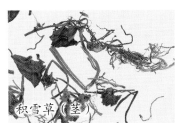

积雪草（茎）

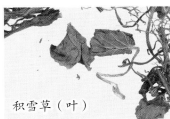

积雪草（叶）

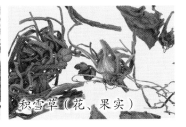

积雪草（花、果实）

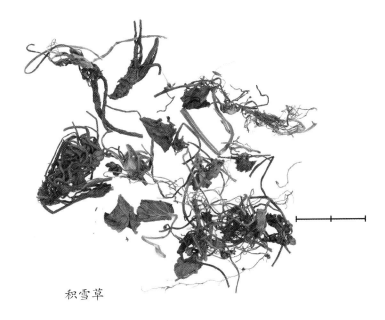

积雪草

臭灵丹草

【来　　源】　菊科植物翼齿六棱菊*Laggera pterodonta* (Dc.)Benth.的干燥地上部分。秋季茎叶茂盛时采割，干燥。

【炮　　制】　除去杂质，干燥。

【性　　状】　全体密被淡黄色腺毛和柔毛。茎圆柱形，具4～6纵翅，翅缘锯齿状，易折断。叶互生，有短柄；叶片椭圆形，暗绿色，先端短尖或渐尖，基部楔形，下延成翅，边缘有锯齿。头状花序着生于枝端。气特异，味苦。

【功能主治】　清热解毒，止咳祛痰。用于风热感冒，咽喉肿痛，肺热咳嗽。

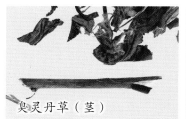
臭灵丹草（茎）

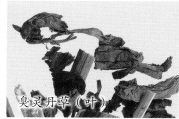
臭灵丹草（叶）

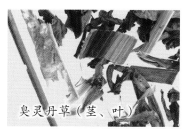
臭灵丹草（茎、叶）

中药饮片图鉴

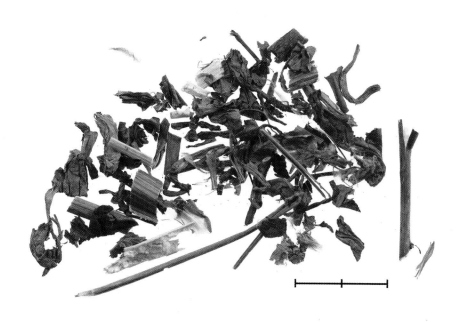
臭灵丹草

射 干

【来　　源】 鸢尾科植物射干Belamcanda chinensis
（L.）DC.的干燥根茎。春初刚发芽或秋
末茎叶枯萎时采挖，除去须根和泥沙，
干燥。

【炮　　制】 除去杂质，洗净，润透，切薄片，干燥。

【性　　状】 为不规则形或长条形的薄片。外表皮黄
褐色、棕褐色或黑褐色，皱缩，可见残
留的须根和须根痕，有的可见环纹。切面淡黄色或鲜黄色，具散在筋脉小点
或筋脉纹，有的可见环纹。气微，味苦、微辛。

【功能主治】 清热解毒，消痰，利咽。用于热毒痰火郁结，咽喉肿痛，痰涎壅盛，咳嗽
气喘。

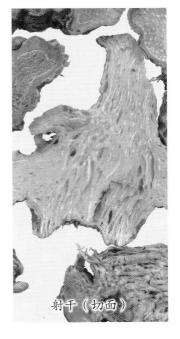
射干（外表皮）

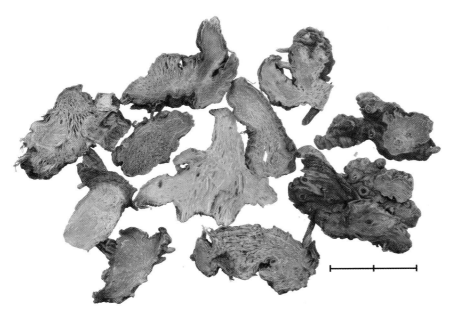

射干

射干（切面）

557

徐长卿

【来　　源】 萝藦科植物徐长卿*Cynanchum paniculatum*（Bge.）Kitag.的干燥根和根茎。秋季采挖，除去杂质，阴干。

【炮　　制】 除去杂质，迅速洗净，切段，阴干。

【性　　状】 为不规则的段。根茎有节，四周着生多数根。根圆柱形，表面淡黄白色至淡棕黄色或棕色，有细纵皱纹。切面粉性，皮部类白色或黄白色，形成层环淡棕色，木部细小。气香，味微辛凉。

【功能主治】 祛风，化湿，止痛，止痒。用于风湿痹痛，胃痛胀满，牙痛，腰痛，跌仆伤痛，风疹、湿疹。

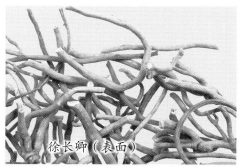

徐长卿（表面）

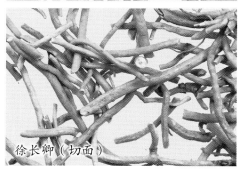

徐长卿（切面）

558

中药饮片图鉴

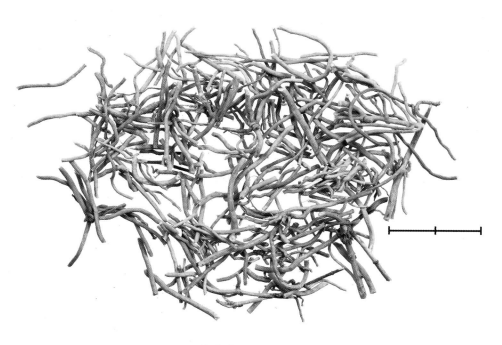

徐长卿

狼 毒

【来　源】 大戟科植物月腺大戟Euphorbia ebracteolata Hayata或狼毒大戟Euphorbia fischeriana Steud.的干燥根。春、秋二季采挖，洗净，切片，晒干。

【炮　制】 生狼毒　除去杂质，洗净，润透，切片，干燥。

醋狼毒　取生狼毒，加入定量米醋拌匀，闷润至醋被吸尽后，置炒制容器内，用文火加热，炒干，取出晾凉。每100kg生狼毒，用米醋30kg。

【性　状】 生狼毒　①月腺大戟：为类圆形或长圆形块片，直径1.5~8cm，厚0.3~4cm。外皮薄，黄棕色或灰棕色，易剥落而露出黄色皮部。切面黄白色，

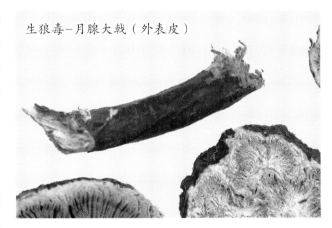

生狼毒-月腺大戟（外表皮）

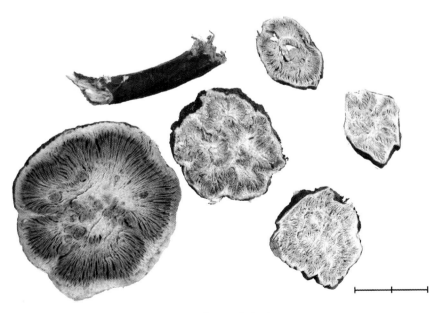

生狼毒-月腺大戟

有黄色不规则大理石样纹理或环纹。体轻，质脆，易折断，断面有粉性。气微，味微辛。②狼毒大戟：外皮棕黄色，切面纹理或环纹显黑褐色。水浸后有黏性，撕开可见黏丝。

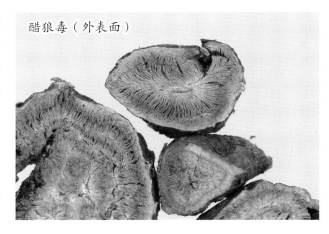
醋狼毒（外表面）

醋狼毒　形似狼毒，颜色略深，闻之微有醋香气。

【**功能主治**】　散结，杀虫。外用于淋巴结结核、皮癣；灭蛆。生品毒性剧烈，少有内服，多外用杀虫。醋制后毒性降低，可供内服。

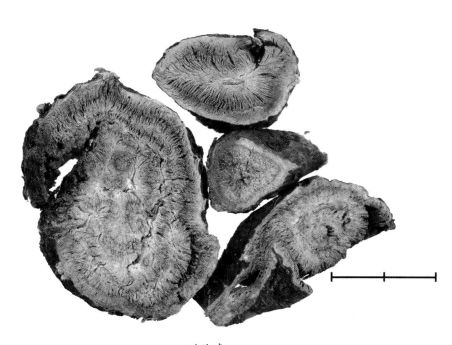
醋狼毒

凌霄花

【来　　源】　紫葳科植物凌霄Campsis grandiflora（Thunb.）K. Schum.或美洲凌霄Campsis radicans（L.）Seem.的干燥花。夏、秋二季花盛开时采摘，干燥。

【炮　　制】　除去杂质。

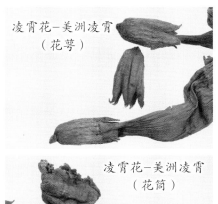

凌霄花-美洲凌霄
（花萼）

【性　　状】　①凌霄：多皱缩卷曲，黄褐色至棕褐色，完整花朵长4～5cm。萼筒钟状，长2～2.5cm，裂片5，裂至中部，萼筒基部至萼齿尖有5条纵棱。花冠先端5裂，裂片半圆形，下部联合呈漏斗状，表面可见细脉纹，内表面较明显。雄蕊4，着生在花冠上，2长2短，花药个字形，花柱1，柱头扁平。气清香，味微苦、酸。②美洲凌霄：

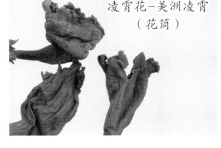

凌霄花-美洲凌霄
（花筒）

完整花朵长6～7cm。萼筒长1.5～2cm，硬革质，先端5齿裂，裂片短三角状，长约为萼筒的1/3，萼筒外无明显的纵棱；花冠内表面具明显的深棕色脉纹。

【功能主治】　活血通经，凉血祛风。用于月经不调，经闭癥瘕，产后乳肿，风疹发红，皮肤瘙痒，痤疮。

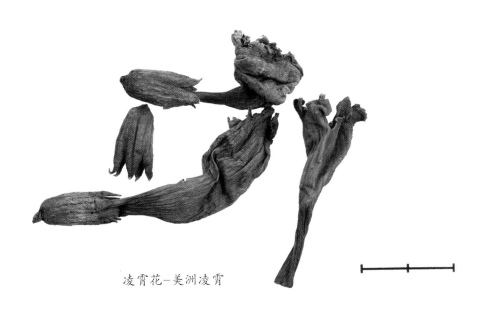

凌霄花-美洲凌霄

高良姜

【来　　源】　姜科植物高良姜*Alpinia officinarum* Hance的干燥根茎。夏末秋初采挖，除去须根和残留的鳞片，洗净，切段，晒干。

【炮　　制】　除去杂质，洗净，润透，切薄片，干燥。

【性　　状】　为类圆形或不规则形的薄片。外表皮棕红色至暗棕色，有的可见环节和须根痕。切面灰棕色至红棕色，外周色较淡，具多数散在的筋脉小点，中心圆形，约占1/3。气香，味辛辣。

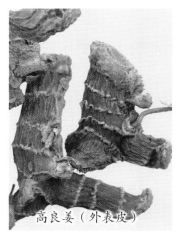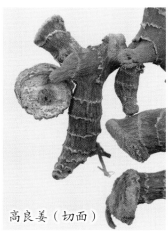

高良姜（外表皮）　　　　高良姜（切面）

【功能主治】　温胃止呕，散寒止痛。用于脘腹冷痛，胃寒呕吐，嗳气吞酸。

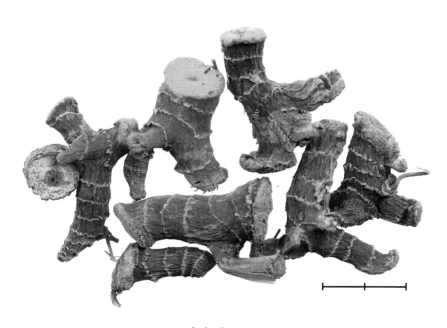

高良姜

拳 参

【来　　源】 蓼科植物拳参 *Polygonum bistorta* L.的干燥根茎。春初发芽时或秋季茎叶将枯萎时采挖，除去泥沙，晒干，去须根。

【炮　　制】 除去杂质，洗净，略泡，润透，切薄片，干燥。

【性　　状】 为类圆形或近肾形的薄片。外表皮紫褐色或紫黑色。切面棕红色或浅棕红色，平坦，近边缘有一圈黄白色小点（维管束），气微，味苦、涩。

【功能主治】 清热解毒，消肿，止血。用于赤痢热泻，肺热咳嗽，痈肿瘰疬，口舌生疮，血热吐衄，痔疮出血，蛇虫咬伤。

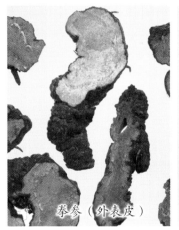
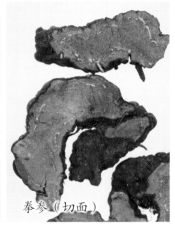

拳参（外表皮）　　拳参（切面）

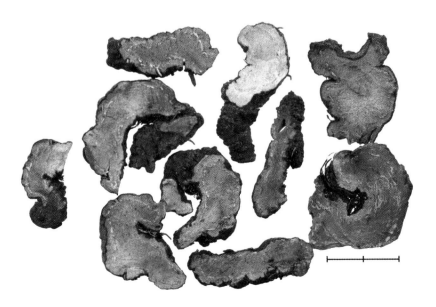

拳参

563

中药饮片图鉴

粉萆薢

【来　　源】　薯蓣科植物粉背薯蓣*Dioscorea hypoglauca* Palibin的干燥根茎。秋、冬二季采挖，除去须根，洗净，切片，晒干。

【炮　　制】　除去杂质，筛去灰屑。

【性　　状】　为不规则的或丝，边缘不整齐，大小不一。有的有棕黑色或灰棕色的外皮。切面黄白色或淡灰棕色，维管束呈小点状散在。质松，略有弹性，易折断，新断面近外皮处显淡黄色。气微，味辛、微苦。

【功能主治】　利湿去浊，祛风除痹。用于膏淋，白浊，白带过多，风湿痹痛，关节不利，腰膝疼痛。

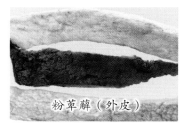 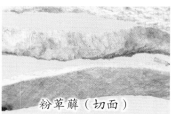 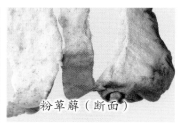

粉萆薢（外皮）　　　粉萆薢（切面）　　　粉萆薢（断面）

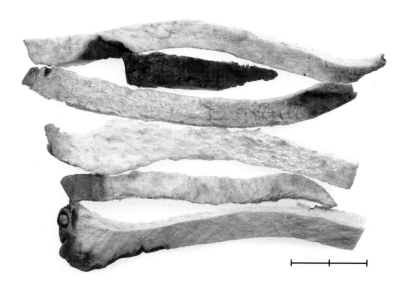

粉萆薢

粉 葛

【来　　源】豆科植物甘葛藤*Pueraria thomsonii* Benth.的干燥根。秋、冬二季采挖，除去外皮，稍干，截段或再纵切两半或斜切成厚片，干燥。

【炮　　制】除去杂质，洗净，润透，切厚片或切块，干燥。

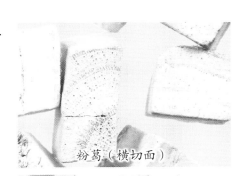

粉葛（横切面）

【性　　状】为不规则的厚片或立方块状。外表面黄白色或淡棕色。切面黄白色，横切面有时可见由纤维形成的浅棕色同心性环纹，纵切面可见由纤维形成的数条纵纹。体重，质硬，富粉性。气微，味微甜。

粉葛（纵切面）

【功能主治】解肌退热，生津止渴，透疹，升阳止泻，通经活络，解酒毒。用于外感发热头痛，项背强痛，口渴，消渴，麻疹不透，热痢，泄泻，眩晕头痛，中风偏瘫，胸痹心痛，酒毒伤中。

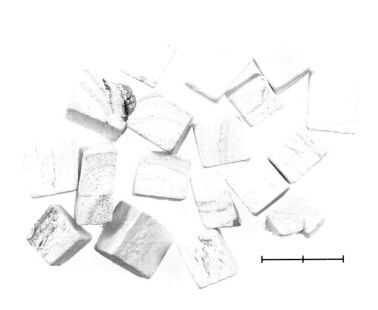

粉葛

益母草

【来　　源】　唇形科植物益母草Leonurus japonicus Houtt.的新鲜或干燥地上部分。鲜品春季幼苗期至初夏花开前采割；干品夏季茎叶茂盛、花未开或初开时采割，晒干，或切段晒干。

【炮　　制】　鲜益母草　除去杂质，迅速洗净。

益母草　除去杂质，迅速洗净，略润，切段，干燥。

【性　　状】　鲜益母草　幼苗期无茎，基生叶圆心形，5～9浅裂，每裂片有2～3钝齿。花前期茎呈方柱形，上部多分枝，四面凹下成纵

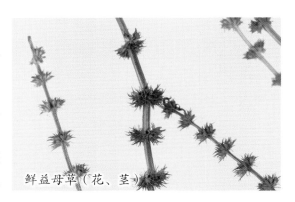

鲜益母草（花、茎）

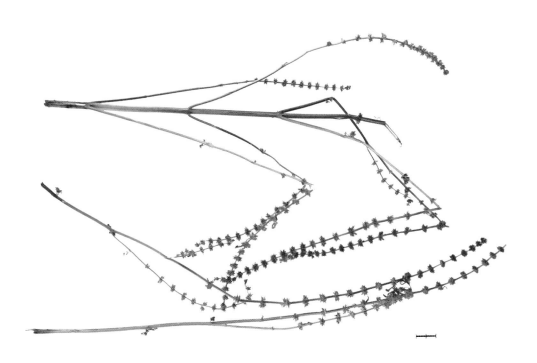

鲜益母草

沟，长30～60cm，直径
0.2～0.5cm；表面青绿
色；质鲜嫩，断面中部有
髓。叶交互对生，有柄；
叶片青绿色，质鲜嫩，揉
之有汁；下部茎生叶掌状
3裂，上部叶羽状深裂或
浅裂成3片，裂片全缘或
具少数锯齿。气微，味
微苦。

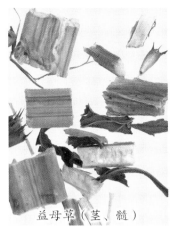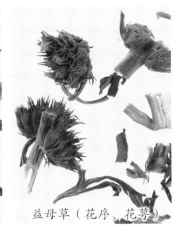

益母草（茎、髓）　　　　益母草（花序、花萼）

益母草　　呈不规则的段。茎方形，四面凹下成纵沟，灰绿色或黄绿色。切面
中部有白髓。叶片灰绿色，多皱缩、破碎。轮伞花序腋生，花黄棕色，花萼
筒状，花冠二唇形。气微，味微苦。

【功能主治】　活血调经，利尿消肿，清热解毒。用于月经不调，痛经经闭，恶露不尽，水
肿尿少，疮疡肿毒。

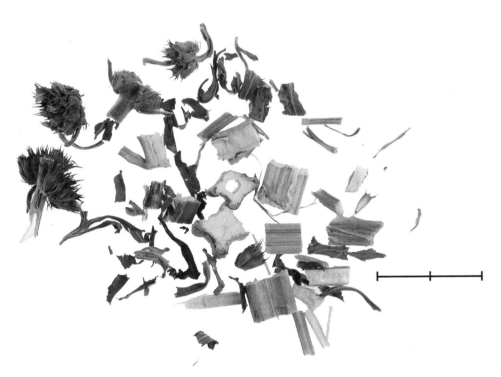

益母草

中药饮片图鉴

益智

【来　源】　姜科植物益智*Alpinia oxyphylla* Miq.的干燥成熟果实。夏、秋间果实由绿变红时采收，晒干或低温干燥。

【炮　制】　益智仁　除去杂质及外壳。用时捣碎。

盐益智仁　取益智仁，加盐水拌匀，稍闷，待盐水被吸尽后，置炒制容器内，用文火加热，炒干至颜色加深为度，取出晾凉。每100kg益智仁，用盐2kg。

【性　状】　益智仁　椭圆形，两端略尖，长1.2～2cm，直径1～1.3cm。表面棕色或灰棕色，有纵向凹凸不平的突起棱线13～20条，顶端有花被残基，基部常残存果梗。果皮薄而稍韧，与种子紧贴。种子集结成团，中有隔膜将种子团分为3瓣，每瓣有种子6～11粒。种子呈不规则的扁圆形，略有钝棱，直径约3mm。

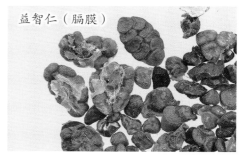
益智仁（膈膜）

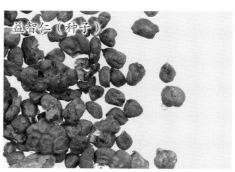
益智仁（种子）

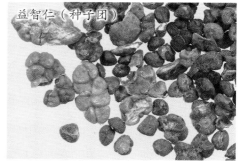
益智仁（种子团）

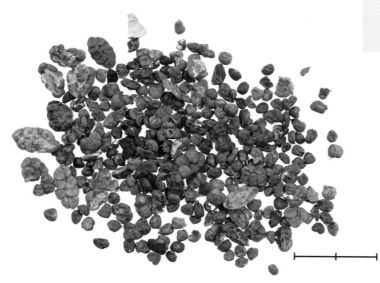
益智仁

表面灰褐色或灰黄色，外被淡棕色膜质的假种皮；质硬，胚乳白色。有特异香气，味辛、微苦。

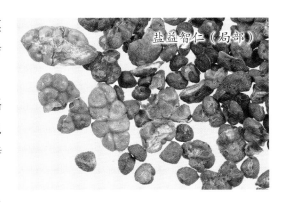
盐益智仁（局部）

盐益智仁　呈不规则的扁圆形，略有钝棱，直径约3mm。外表棕褐色至黑褐色，质硬，胚乳白色。有特异香气。味辛、微咸。

【功能主治】　暖肾固精缩尿，温脾止泻摄唾。用于肾虚遗尿，小便频数，遗精白浊，脾寒泄泻，腹中冷痛，口多唾涎。盐制后辛燥之性减弱，专行下焦，长于温肾，固精，缩尿。

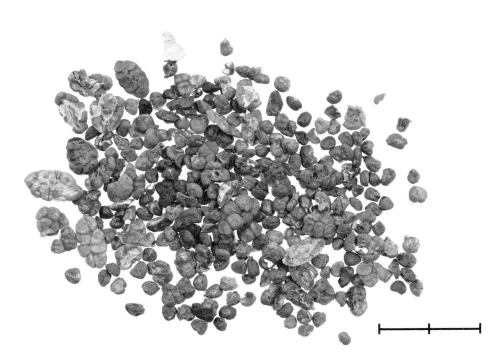
盐益智仁

浙贝母

【来　源】　百合科植物浙贝母*Fritillaria thunbergii* Miq.的干燥鳞茎。初夏植株枯萎时采挖，洗净。大小分开，大者除去芯芽，习称"大贝"；小者不去芯芽，习称"珠贝"。分别撞擦，除去外皮，拌以煅过的贝壳粉，吸去擦出的浆汁，干燥；或取鳞茎，大小分开，洗净，除去芯芽，趁鲜切成厚片，洗净，干燥，习称"浙贝片"。

【炮　制】　除去杂质，洗净，润透，切厚片，干燥；或打成碎块。

【性　状】　为肾形厚片或不规则小碎块。切面类白色或淡黄色，断面白色，富粉性。质硬而脆。气微，味苦。

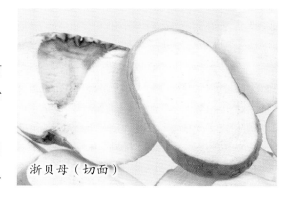

浙贝母（切面）

【功能主治】　清热化痰止咳，解毒散结消痈。用于风热咳嗽，痰火咳嗽，肺痈，乳痈，瘰疬，疮毒。

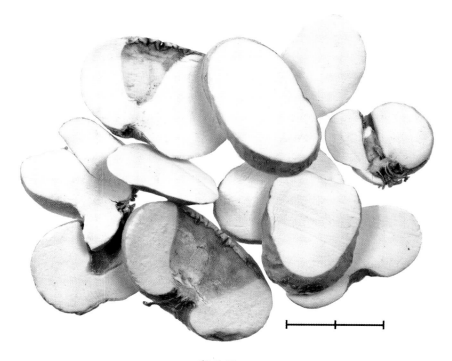

浙贝母

娑罗子

【来　　源】 七叶树科植物七叶树*Aesculus chinensis* Bge.、浙江七叶树*Aesculus chinensis* Bge. var. *chekiangensis*（Hu et Fang）Fang或天师栗*Aesculus wilsonii* Rehd. 的干燥成熟种子。秋季果实成熟时采收，除去果皮，晒干或低温干燥。

【炮　　制】 除去外壳和杂质。用时捣碎。

【性　　状】 呈扁球形或类球形，似板栗，直径1.5～4cm。表面棕色或棕褐色，多皱缩，凹凸不平，略具光泽；种脐色较浅，近圆形，约占种子面积的1/4~1/2；其一侧有1条突起的种脊，有的不甚明显。种皮硬而脆，子叶2，肥厚，坚硬，形似栗仁，黄白色或淡棕色，粉性。气微，味先苦后甜。

【功能主治】 疏肝理气，和胃止痛。用于肝胃气滞，胸腹胀闷，胃脘疼痛。

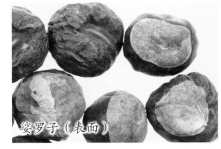

娑罗子（表面）

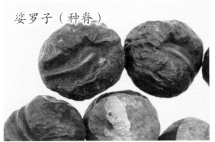

娑罗子（种脊）

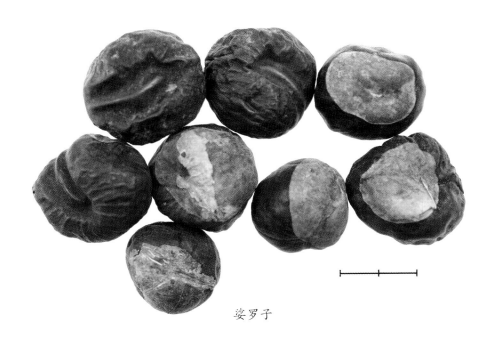

娑罗子

海 马

【来　　源】 海龙科动物线纹海马*Hippocampus kelloggi* Jodan et Snyder、刺海马 *Hippocampus histrix* Kaup、大海马*Hippocampus kuda* Bleeker、三斑海马 *Hippocampus trimaculatus* Leach或小海马（海蛆）*Hippocampus japonicus* Kaup的干燥体。夏、秋二季捕捞，洗净，晒干；或除去皮膜和内脏，晒干。

【炮　　制】 用时捣碎或碾粉。

【性　　状】 ①线纹海马：呈扁长形而弯曲，体长约30cm。表面黄白色。头略似马头，有冠状突起，具管状长吻；口小，无牙，两眼深陷。躯干部七棱形，尾部四棱形，渐细卷曲，体上有瓦楞形的节纹并具短棘。体轻，骨质，坚硬。气微腥，味微咸。②刺海马：体长15～20cm。头部及体上环节间的棘细而尖。③大海马：体长20～30cm。黑褐色。④三斑海马：体侧背部第1、4、7节的短棘基部各有1黑斑。⑤小海马（海蛆）：体形小，长7～10cm。黑褐色。节纹及短棘均较细小。

【功能主治】 温肾壮阳，散结消肿。用于阳痿，遗尿，肾虚作喘，癥瘕积聚，跌仆损伤；外治痈肿疔疮。

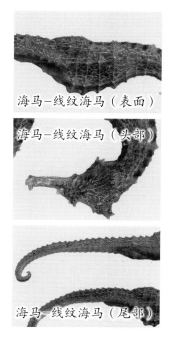

海马-线纹海马（表面）

海马-线纹海马（头部）

海马-线纹海马（尾部）

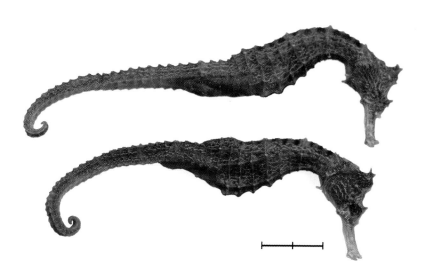

海马-线纹海马

海 龙

【来　　源】　海龙科动物刁海龙*Solenognathus hardwickii*（Gray）、拟海龙
Syngnathoides biaculeatus（Bloch）或尖海龙*Syngnathus acus* Linnaeus的
干燥体。多于夏、秋二季捕捞，刁海龙、拟海龙除去皮膜，洗净，晒干；尖
海龙直接洗净，晒干。

【炮　　制】　用时捣碎或切段。

【性　　状】　①刁海龙：体狭长侧扁，全长30~50cm。表面黄白色或灰褐色。头部具管状
长吻，口小，无牙，两眼圆而深陷，头部与体轴略呈钝角。躯干部宽3cm，

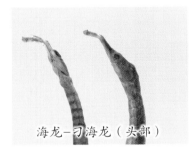
海龙-刁海龙（头部）

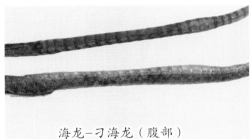
海龙-刁海龙（腹部）

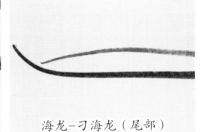
海龙-刁海龙（尾部）

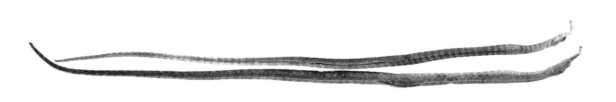
海龙-刁海龙

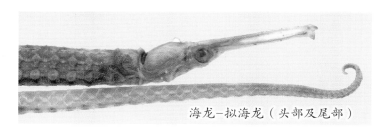

海龙–拟海龙（头部及尾部）

五棱形，尾部前方六棱形，后方渐细，四棱形，尾端卷曲。背棱两侧各有1列灰黑色斑点状色带。全体被以具花纹的骨环和细横纹，各骨环内有突起粒状棘。胸鳍短宽，背鳍较长，有的不明显，无尾鳍。骨质，坚硬。气微腥，味微咸。②拟海龙：体长平扁，躯干部略呈四棱形，全长20～22cm。表面灰黄色。头部常与体轴成一直线。③尖海龙：体细长，呈鞭状，全长10～30cm，未去皮膜。表面黄褐色。有的腹面可见育儿囊，有尾鳍。质较脆弱，易撕裂。

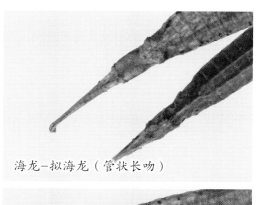

海龙–拟海龙（管状长吻）

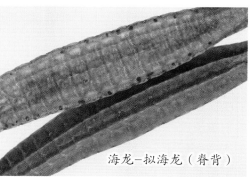

海龙–拟海龙（脊背）

【功能主治】 温肾壮阳，散结消肿。用于肾阳不足，阳痿遗精，癥瘕积聚，瘰疬痰核，跌仆损伤；外治痈肿疔疮。

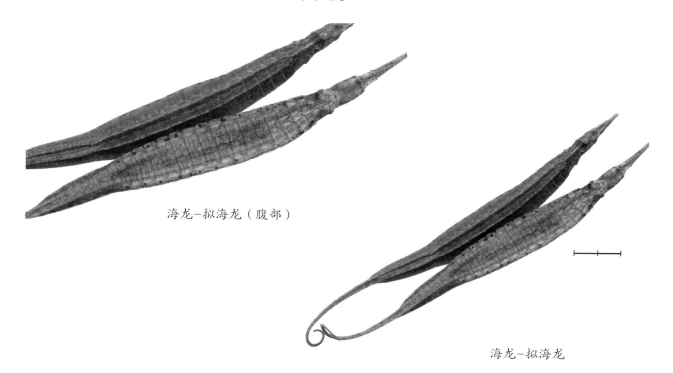

海龙–拟海龙（腹部）

海龙–拟海龙

海金沙

【来　　源】 海金沙科植物海金沙*Lygodium japonicum*（Thunb.）Sw.的干燥成熟孢子。秋季孢子未脱落时采割藤叶，晒干，搓揉或打下孢子，除去藤叶。

【炮　　制】 将原药过100目筛，除去杂质。

【性　　状】 呈粉末状，棕黄色或浅棕黄色。体轻，手捻有光滑感，置手中易由指缝滑落。气微，味淡。

【功能主治】 清利湿热，通淋止痛。用于热淋，石淋，血淋，膏淋，尿道涩痛。

海金沙

575

中药饮片图鉴

海螵蛸

【来　　源】　乌贼科动物无针乌贼*Sepiella maindroni* de Rochebrune或金乌贼*Sepia esculenta* Hoyle的干燥内壳。收集乌贼鱼的骨状内壳，洗净，干燥。

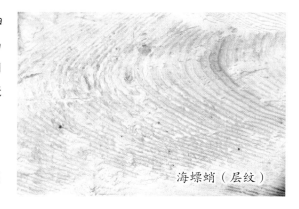
海螵蛸（层纹）

【炮　　制】　除去杂质，洗净，干燥，砸成小块。

【性　　状】　为不规则形或类方形小块，类白色或微黄色，气微腥，味微咸。

【功能主治】　收敛止血，涩精止带，制酸止痛，收湿敛疮。用于吐血衄血，崩漏便血，遗精滑精，赤白带下，胃痛吞酸；外治损伤出血，湿疹湿疮，溃疡不敛。

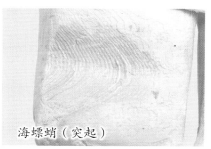
海螵蛸（突起）

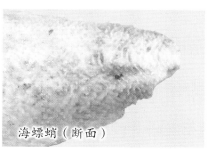
海螵蛸（断面）

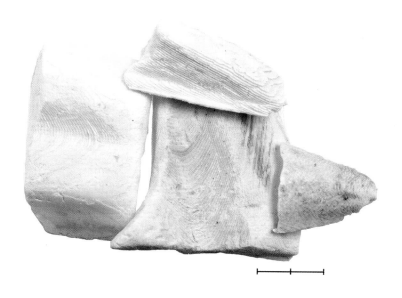
海螵蛸

海藻

【来　源】 马尾藻科植物海蒿子 *Sargassum pallidum*（Turn.）C. Ag.或羊栖菜 *Sargassum fusiforme*（Harv.）Setch.的干燥藻体。前者习称"大叶海藻"，后者习称"小叶海藻"。夏、秋二季采捞，除去杂质，洗净，晒干。

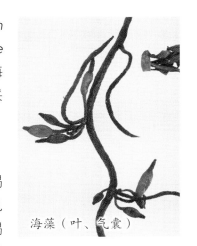

海藻（叶、气囊）

【炮　制】 除去杂质，洗净，稍晾，切段，干燥。

【性　状】 ①大叶海藻：呈不规则的卷曲小段状。表面黑褐色，有的被白霜。主干具圆锥形突起；幼枝可见短小的刺状突起。叶全缘或偶见锯齿。气囊黑褐色，球形或卵圆形，有的有柄。质脆；水浸后膨胀，肉质，黏滑。气腥，味微咸。②小叶海藻：呈不规则的卷曲小段状。叶条形或细匙形，先端稍膨大，中空。气囊腋生，纺锤形或球形，囊柄较长。质较硬。

【功能主治】 消痰软坚散结，利水消肿。用于瘿瘤，瘰疬，睾丸肿痛，痰饮水肿。

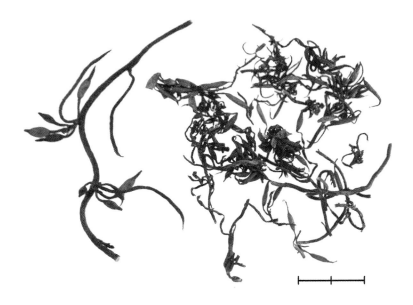

海藻

浮小麦

【来　　源】 禾本科植物小麦Triticum aestivum L. 轻浮瘪瘦的干燥果实。夏季采收后用水淘，取浮起干瘪者，干燥。

【炮　　制】 除去杂质。

【性　　状】 呈长圆形，瘪瘦，长5~7mm，直径1.5~2.5mm。表面黄白色或淡黄棕色，皱缩，质佳者有光泽；腹面具1深凹的纵沟，背面基部有不明显胚1枚；顶端钝形，有黄白色柔毛，基部斜尖，少数带有颖及稃。质较硬，少数极瘪者，质地较软。破碎面白色，粉性，气微，味淡。

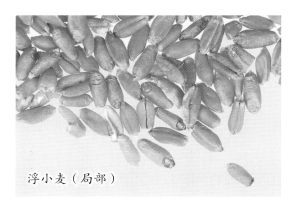

浮小麦（局部）

【功能主治】 收敛止汗，退虚热。用于虚汗，盗汗，虚热不退。

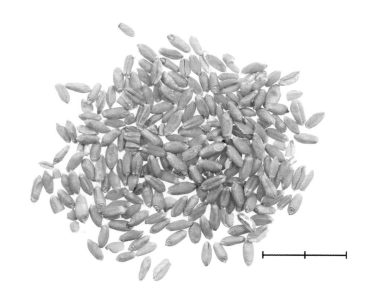

浮小麦

浮 萍

【来　　源】 浮萍科植物紫萍 *Spirodela polyrrhiza*（L.） Schleid.的干燥全草。6～9月采收，洗净，除去杂质，晒干。

【炮　　制】 除去杂质，洗净，干燥。

【性　　状】 为扁平叶状体，呈卵形或卵圆形，长径2～5mm。上表面淡绿色至灰绿色，偏侧有1小凹陷，边缘整齐或微卷曲。下表面紫绿色至紫棕色，着生数条须根。体轻，手捻易碎。气微，味淡。

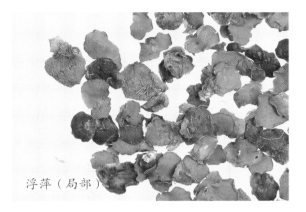
浮萍（局部）

【功能主治】 宣散风热，透疹，利尿。用于麻疹不透，风疹瘙痒，水肿尿少。

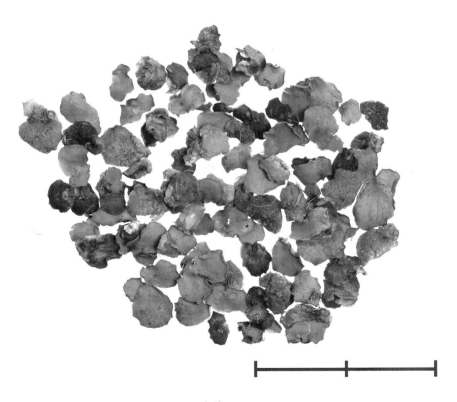
浮萍

579

通关藤

【来　　源】 萝藦科植物通关藤*Marsdenia tenacissima*（Roxb.） Wight et Arn.的干燥藤茎。秋、冬二季采收，干燥。

【炮　　制】 除去杂质，洗净，润透，切段或片，干燥。

【性　　状】 呈扁圆柱形，略扭曲，直径2～5cm；节膨大，节间两侧各有1条明显纵沟，于节处交互对称。表面灰褐色，粗糙；栓皮松软，稍厚。质硬而韧，粗者难折断。断面不平整，常呈类"8"字形，皮部浅灰色，木部黄白色，密布针眼状细孔。髓部常中空。气微，味苦回甜。

【功能主治】 止咳平喘，祛痰，通乳，清热解毒。用于喘咳痰多，产后乳汁不通，风湿肿痛，疮痈。

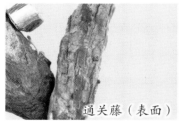
通关藤（表面）

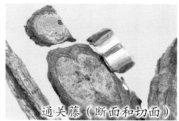
通关藤（断面和切面）

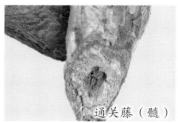
通关藤（髓）

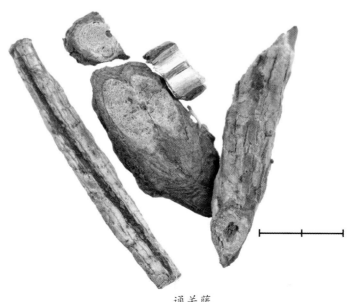
通关藤

通草

【来　　源】 五加科植物通脱木*Tetrapanax papyrifer*
（Hook.）K. Koch的干燥茎髓。秋季割取
茎，截成段，趁鲜取出髓部，理直，晒干。

【炮　　制】 除去杂质，切厚片。

【性　　状】 为圆形的片，直径1～2.5cm。表面白色或
淡黄色，有浅纵沟纹。体轻，质松软，稍
有弹性，易折断，断面平坦，显银白色光
泽，中部有直径0.3～1.5cm的空心或半透
明的薄膜。纵剖面可见梯状排列，实心者
少见。气微，味淡。

【功能主治】 清热利尿，通气下乳。用于湿热淋证，水
肿尿少，乳汁不下。

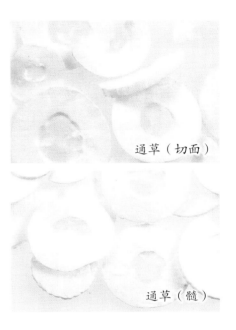

通草（切面）

通草（髓）

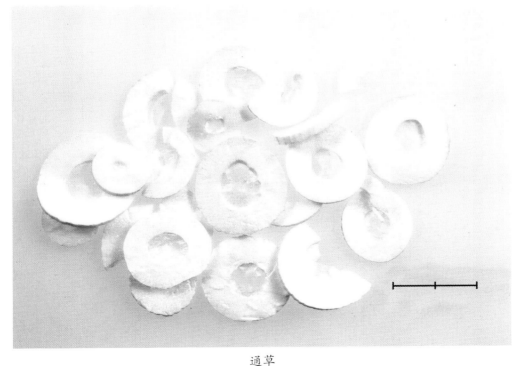

通草

581

中药饮片图鉴

预知子

【来　源】 木通科植物木通Akebia quinata（Thunb.） Decne.、三叶木通Akebia trifoliata（Thunb.） Koidz.或白木通Akebia trifoliata（Thunb.） Koidz. var. australis（Diels）Rehd.的干燥近成熟果实。夏、秋二季果实绿黄时采收，晒干，或置沸水中略烫后晒干。

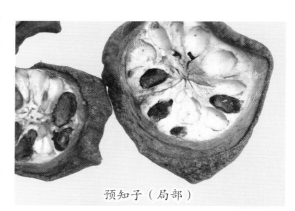

预知子（局部）

【炮　制】 洗净，干燥。用时打碎。

【性　状】 表面黄棕色或黑褐色，有不规则的深皱纹，顶端钝圆，基部有果梗痕。质硬，破开后，果瓤淡黄色或黄棕色；种子多数，扁长卵形，黄棕色或紫褐色，具光泽，有条状纹理。气微香，味苦。

【功能主治】 疏肝理气，活血止痛，散结，利尿。用于脘胁胀痛，痛经经闭，痰核痞块，小便不利。

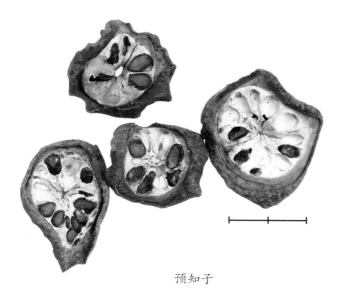

预知子

桑 叶

【来　　源】　桑科植物桑Morus alba L.的干燥叶。初霜后采收，除去杂质，晒干。

【炮　　制】　除去杂质，搓碎，去柄，筛去灰屑。

【性　　状】　为碎片状。表面黄绿色，背面淡黄绿色或黄白色，叶脉突起，小脉交织成网状。质脆。气微，味淡、微苦涩。

【功能主治】　疏散风热，清肺润燥，清肝明目。用于风热感冒，肺热燥咳，头晕头痛，目赤昏花。

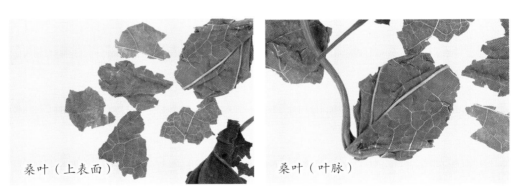

桑叶（上表面）　　　　　　　桑叶（叶脉）

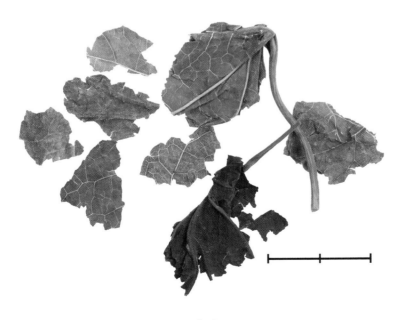

桑叶

桑白皮

【来　　源】　桑科植物桑Morus alba L.的干燥根皮。秋末叶落时至次春发芽前采挖根部，刮去黄棕色粗皮，纵向剖开，剥取根皮，晒干。

【炮　　制】　桑白皮　洗净，稍润，切丝，干燥。

蜜桑白皮　取炼蜜，加适量沸水稀释，淋入桑白皮中，拌匀，闷润2~4小时，置炒制容器内，用文火炒至表面深黄色，不粘手时，取出，晾凉。每100kg桑白皮，用炼蜜25kg。

【性　　状】　桑白皮　为丝状，略卷曲。外表面白色或淡黄白色，较平坦，偶见残留橙黄色或棕黄色栓皮。内表面黄白色或灰黄色，有细纵纹。切面纤维性。体轻，质韧。气微，味微甘。

蜜桑白皮　呈不规则的丝条状。表面深黄色或棕黄色，略具光泽，滋润，纤维性强，易纵向断裂。气微，味甜。

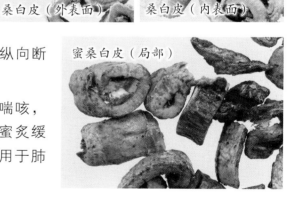

桑白皮（外表面）　桑白皮（内表面）

蜜桑白皮（局部）

【功能主治】　泻肺平喘，利水消肿。用于肺热喘咳，水肿胀满尿少，面目肌肤浮肿。蜜炙缓和寒泻之性，偏于润肺止咳，多用于肺虚喘咳。

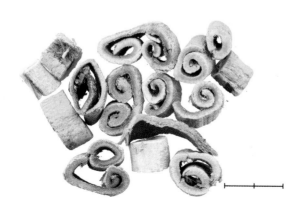

桑白皮

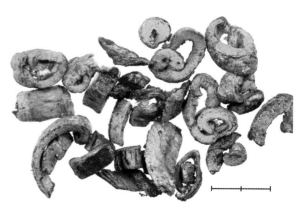

蜜桑白皮

桑 枝

【来　　源】 桑科植物桑Morus alba L.的干燥嫩枝。春末夏初采收，去叶，晒干，或趁鲜切片，晒干。

【炮　　制】 桑枝　未切片者，洗净，润透，切厚片，干燥。

　　　　　　　炒桑枝　取桑枝，置炒制容器内，用文火加热，炒至微黄色，取出晾凉，筛去碎屑。

【性　　状】 桑枝　为类圆形或椭圆形的厚片。外表皮灰黄色或黄褐色，有点状皮孔。切面皮部较薄，木部黄白色，射线放射状，髓部白色或黄白色。气微，味淡。

　　　　　　　炒桑枝　形如桑枝，切面深黄色。微有香气。

【功能主治】 祛风湿，利关节。用于风湿痹病，肩臂、关节酸痛麻木。炒后善达四肢经路，长于通利关节。

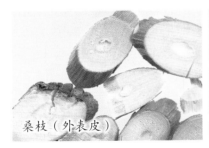
桑枝（外表皮）

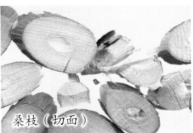
桑枝（切面）

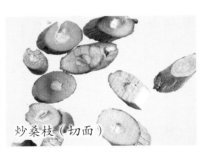
炒桑枝（切面）

中药饮片图鉴

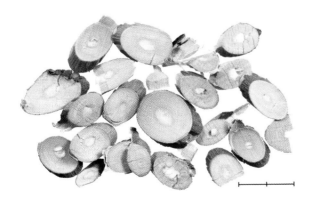
桑枝

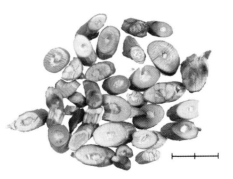
炒桑枝

桑寄生

【来　　源】 桑寄生科植物桑寄生 *Taxillus chinensis*（DC.） Danser的干燥带叶茎枝。冬季至次春采割，除去粗茎，切段，干燥，或蒸后干燥。

【炮　　制】 除去杂质，略洗，润透，切厚片或短段，干燥。

【性　　状】 为厚片或不规则短段。外表皮红褐色或灰褐色，具细纵纹，并有多数细小突起的棕色皮孔，嫩枝有的可见棕褐色茸毛。切面皮部红棕色，木部色较浅。叶多卷曲或破碎，完整者展平后呈卵形或椭圆形，表面黄褐色，幼叶被细茸毛，先端钝圆，基部圆形或宽楔形，全缘；革质。气微，味涩。

【功能主治】 祛风湿，补肝肾，强筋骨，安胎元。用于风湿痹痛，腰膝酸软，筋骨无力，崩漏经多，妊娠漏血，胎动不安，头晕目眩。

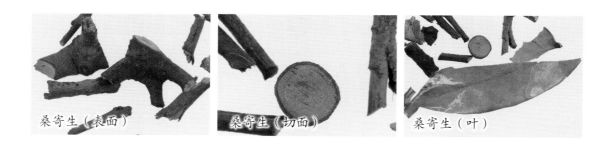

桑寄生（表面）　　　桑寄生（切面）　　　桑寄生（叶）

中药饮片图鉴

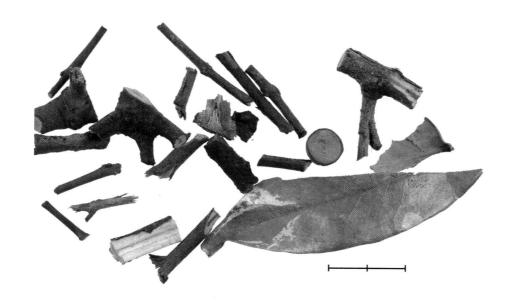

桑寄生

桑椹

【来　　源】 桑科植物桑Morus alba L.的干燥果穗。4～6月果实变红时采收,晒干,或略蒸后晒干。

【炮　　制】 除去杂质。

【性　　状】 为聚花果,由多数小瘦果集合而成,呈长圆形,长1～2cm,直径0.5～0.8cm。黄棕色、棕红色或暗紫色,有短果序梗。小瘦果卵圆形,稍扁,长约2mm,宽约1mm,外具肉质花被片4枚。气微,味微酸而甜。

【功能主治】 滋阴补血,生津润燥。用于肝肾阴虚,眩晕耳鸣,心悸失眠,须发早白,津伤口渴,内热消渴,肠燥便秘。

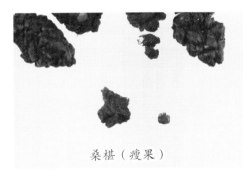
桑椹(瘦果)

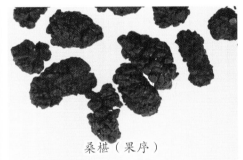
桑椹(果序)

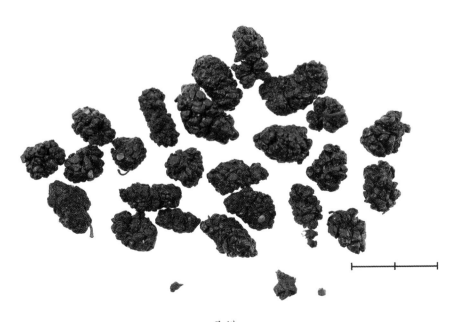
桑椹

桑螵蛸

【来　　源】 螳螂科昆虫大刀螂*Tenodera sinensis* Saussure、小刀螂*Statilia maculata*（Thunberg）或巨斧螳螂*Hierodula patellifera*（Serville）的干燥卵鞘。以上三种分别习称"团螵蛸""长螵蛸"及"黑螵蛸"。深秋至次春收集，除去杂质，蒸至虫卵死后，干燥。

【炮　　制】 除去杂质，蒸透，干燥。用时剪碎。

【性　　状】 呈卵圆形，长条形或类平行四边形。表面棕黄色至棕褐色，背面有一带状隆起，腹面平坦或有凹沟。体轻，气微腥，味淡。

【功能主治】 固精缩尿，补肾助阳。用于遗精滑精，遗尿尿频，小便白浊。

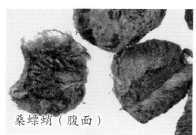
桑螵蛸（腹面）

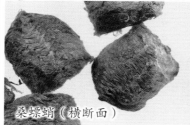
桑螵蛸（横断面）

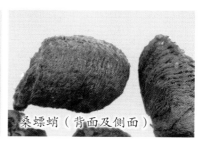
桑螵蛸（背面及侧面）

中药饮片图鉴

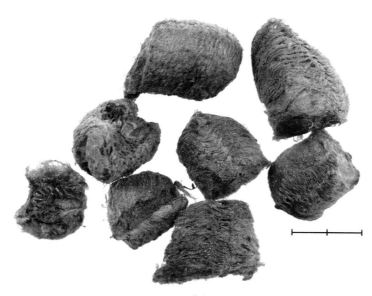
桑螵蛸

黄 芩

【来　　源】　唇形科植物黄芩Scutellaria baicalensis Georgi的干燥根。春、秋二季采挖，除去须根和泥沙，晒后撞去粗皮，晒干。

【炮　　制】　黄芩　除去杂质，置沸水中煮10分钟，取出，闷透，切薄片，干燥；或蒸半小时，取出，切薄片，干燥（注意避免暴晒）。

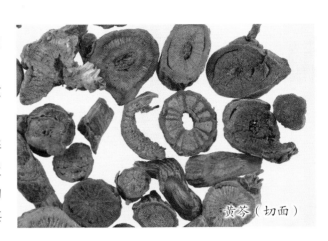

黄芩（切面）

酒黄芩　取黄芩，加黄酒拌匀，稍闷，待酒被吸尽后，置炒制容器内用文火炒至药物表面微干，取出，晾凉。每100kg黄芩，用黄酒10kg。

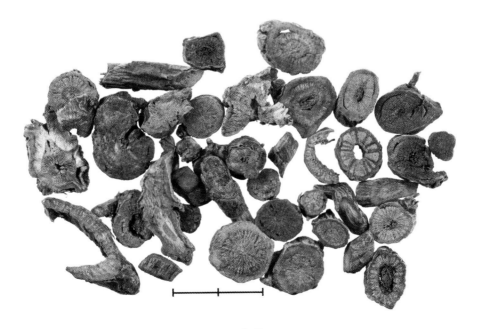

黄芩

【**性　　状**】　黄芩　呈类圆形或不规则形薄片，外表皮黄棕色至棕褐色。切面黄棕色或黄绿色，具放射状纹理。

　　　　　　　　酒黄芩　形如黄芩。略带焦斑，微有酒香气。

【**功能主治**】　清热燥湿，泻火解毒，止血，安胎。用于湿温、暑湿，胸闷呕恶，湿热痞满，泻痢，黄疸，肺热咳嗽，高热烦渴，血热吐衄，痈肿疮毒，胎动不安。酒制入血分，用于上焦肺热及四肢肌表之湿热，并可缓和苦寒之性，免伤脾阳。

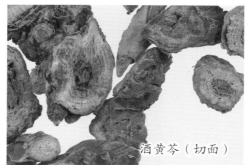
酒黄芩（切面）

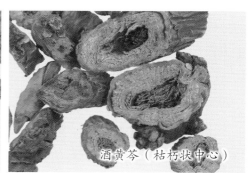
酒黄芩（枯朽状中心）

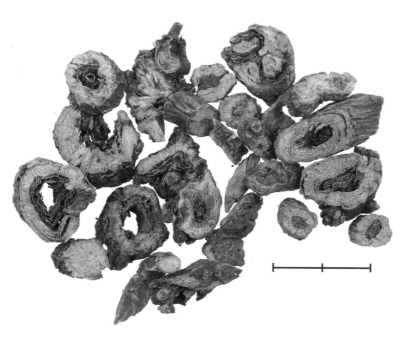
酒黄芩

黄 芪

【来　　源】 豆科植物蒙古黄芪Astragalus membranaceus（Fisch.）Bge.var.mongholicus（Bge.）Hsiao或膜荚黄芪Astragalus membranaceus（Fisch.）Bge.的干燥根。春、秋二季采挖，除去须根和根头，晒干。

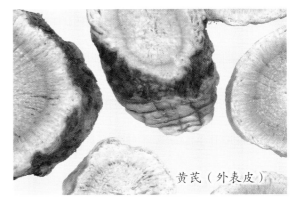
黄芪（外表皮）

【炮　　制】 黄芪　除去杂质，大小分开，洗净，润透，切厚片，干燥。

炙黄芪　取炼蜜，加适量开水稀释后，淋于净黄芪片中拌匀，闷润，置炒制容器内，用文火加热，炒至深黄色、不粘手时，取

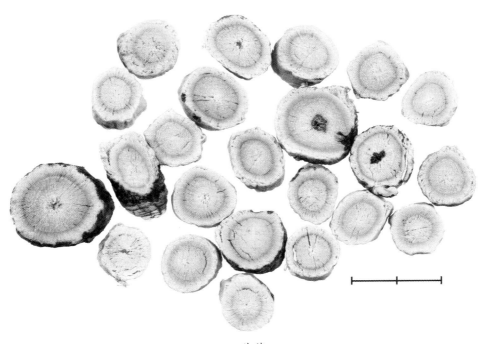
黄芪

出晾凉。每100kg黄芪，用炼蜜25kg。

【性　　状】　黄芪　为类圆形或椭圆形的厚片，外表皮黄白色至淡棕褐色，可见纵皱纹或纵沟。切面皮部黄白色，木部淡黄色，有放射状纹理及裂隙，有的中心偶有枯朽状，黑褐色或呈空洞。气微，味微甜，嚼之有豆腥味。

　　　　　　　炙黄芪　形如黄芪，表面深黄色，质较脆，略带黏性，有蜜香气，味甜。

【功能主治】　黄芪　补气升阳，固表止汗，利水消肿，生津养血，行滞通痹，托毒排脓，敛疮生肌。用于气虚乏力，食少便溏，中气下陷，久泻脱肛，便血崩漏，表虚自汗，气虚水肿，内热消渴，血虚萎黄，半身不遂，痹痛麻木，痈疽难溃，久溃不敛。

　　　　　　　炙黄芪　益气补中。用于气虚乏力，食少便溏。

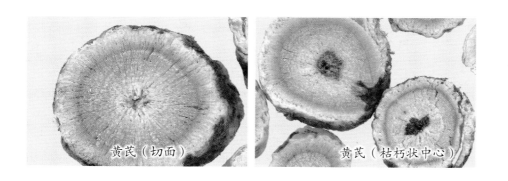

黄芪（切面）　　　　　　　黄芪（枯朽状中心）

中药饮片图鉴

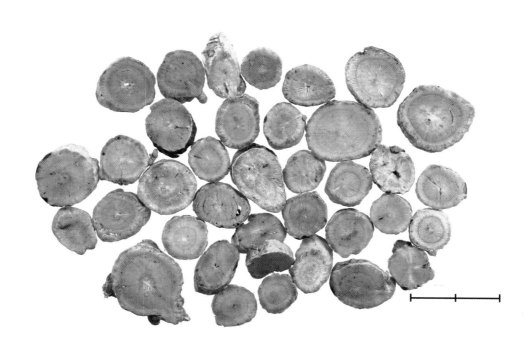

炙黄芪

黄 连

【来　源】　毛茛科植物黄连*Coptis chinensis* Franch.、三角叶黄连*Coptis deltoidea* C.Y.Cheng et Hsiao或云连*Coptis teeta* Wall.的干燥根茎。以上三种分别习称"味连""雅连""云连"。秋季采挖，除去须根和泥沙，干燥，撞去残留须根。

【炮　制】　黄连　除去杂质，润透后切薄片，晾干。或用时捣碎。

　　　　　　酒黄连　取净黄连，加入黄酒拌匀，稍闷润，待酒被吸尽后，置炒制容器内，用文火加热，炒干，取出晾凉，筛去碎屑。每100kg黄连，用黄酒12.5kg。

　　　　　　姜黄连　取净黄连，用姜汁拌匀，稍闷润，待姜汁被吸尽后，置炒制容器内，用文火加热，炒干，取出晾凉，筛去碎屑。每100kg黄连，用生姜12.5kg。

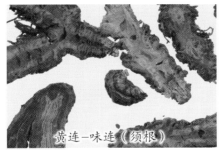
黄连—味连（须根）

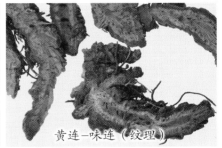
黄连—味连（纹理）

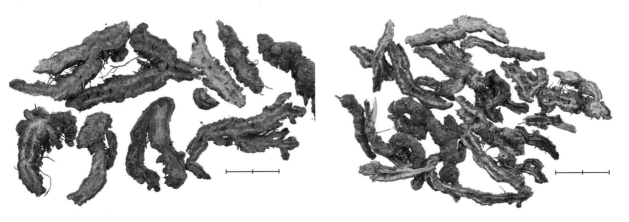

黄连—味连　　　　　　　　　　　　　　　　酒黄连

【性　　状】 　黄连　为不规则的薄片。外表皮灰黄色或黄褐色，粗糙，有细小的须根。切面或碎断面鲜黄色或红黄色，具放射性纹理。气微，味极苦。

酒黄连　形如黄连片，色泽加深。略有酒香气。

姜黄连　形如黄连片，表面棕黄色。有姜的辛辣味。

萸黄连　形如黄连片，表面棕黄色。有吴茱萸的辛辣香气。

萸黄连　取吴茱萸加适量水煎煮，取汁去渣，煎液与黄连拌匀，稍闷润，待药液被吸尽后，置炒制容器内，用文火加热，炒干，取出晾凉，筛去碎屑。每100kg黄连，用吴茱萸10kg。

【功能主治】 　清热燥湿，泻火解毒。用于湿热痞满，呕吐吞酸，泻痢，黄疸，高热神昏，心火亢盛，心烦不寐，心悸不宁，血热吐衄，目赤，牙痛，消渴，痈肿疔疮；外治湿疹，湿疮，耳道流脓。酒黄连善清上焦火热。用于目赤，口疮。姜黄连清胃和胃止呕。用于寒热互结，湿热中阻，痞满呕吐。萸黄连疏肝和胃止呕。用于肝胃不和，呕吐吞酸。

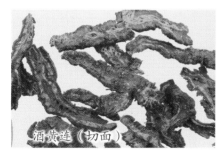
酒黄连（切面）

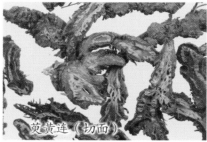
萸黄连（切面）

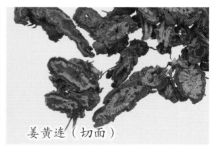
姜黄连（切面）

中药饮片图鉴

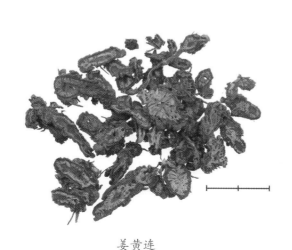
姜黄连

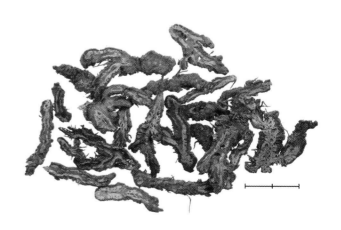
萸黄连

黄药子

【来　　源】　薯蓣科植物黄独*Dioscorea bulbifera* L.的干燥块茎。夏末至冬初采挖，洗净泥土，除去须根，趁鲜切成厚片，干燥。

【炮　　制】　除去杂质。

【性　　状】　为圆形或椭圆形厚片。外表皮棕褐色至黑褐色，具不规则皱纹，有多数圆点状须根痕或残留的须根。切面淡黄色至棕黄色，呈颗粒状，密布橙黄色麻点。质坚脆，粉性。气微，味苦。

【功能主治】　消痰软坚，散结消瘿，清热解毒。用于瘿瘤痰核，癥瘕痞块，疮痈肿毒，咽喉肿痛，毒蛇咬伤。

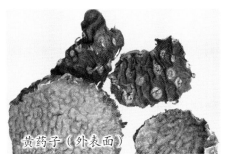

黄药子（外表面）

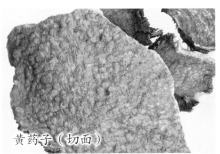

黄药子（切面）

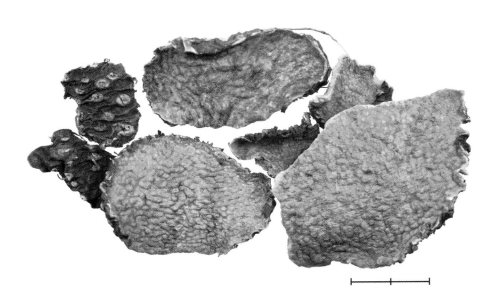

黄药子

黄柏

【来　源】　芸香科植物黄皮树*Phellodendron chinense* Schneid.的干燥树皮。习称"川黄柏"。剥取树皮后，除去粗皮，晒干。

【炮　制】　黄柏　除去杂质，喷淋清水，润透，切丝，干燥。

盐黄柏　取净黄柏，用食盐水拌匀，稍润，置炒制容器内，用文火炒干，取出，放凉。每100kg黄柏，用盐2kg。

黄柏炭　取净黄柏，置热锅内，用武火炒至表面焦黑色、内部焦褐色时，喷淋清水少许，熄灭火星，取出，晾干。

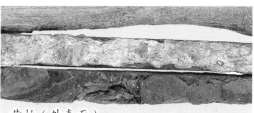
黄柏（外表面）

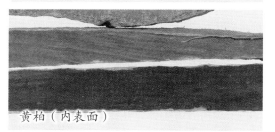
黄柏（内表面）

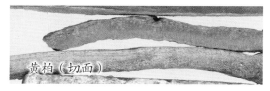
黄柏（切面）

【性　状】　黄柏　呈丝条状。外表面黄褐色或黄棕色。内表面暗黄色或淡棕色，具纵棱纹。切面纤维性，呈裂片状分层，深黄色。味极苦。

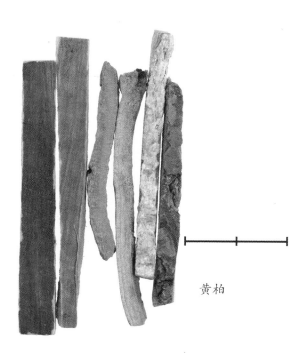
黄柏

盐黄柏　形如黄柏丝，表面深黄色，偶有焦斑。味极苦，微咸。

黄柏炭　形如黄柏丝，表面焦黑色，内部深褐色或棕黑色。体轻，质脆，易折断。味苦涩。

【功能主治】　清热燥湿，泻火除蒸，解毒疗疮。用于湿热泻痢，黄疸尿赤，带下阴痒，热淋涩痛，脚气痿躄，骨蒸劳热，盗汗，遗精，疮疡肿毒，湿疹湿疮。盐黄柏滋阴降火。用于阴虚火旺，盗汗骨蒸。炒炭用于止血。

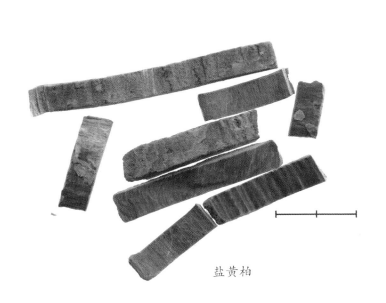

盐黄柏

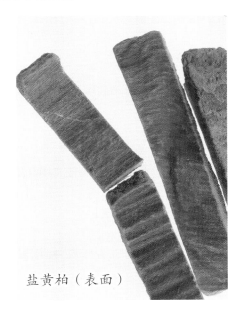

盐黄柏（表面）

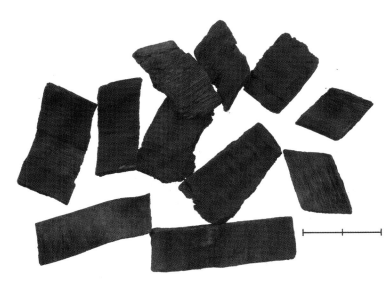

黄柏炭

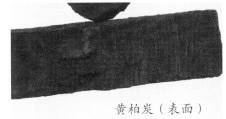

黄柏炭（表面）

597

黄蜀葵花

【来　　源】　锦葵科植物黄蜀葵Abelmoschus manihot（L.）Medic.的干燥花冠。夏、秋二季花开时采摘，及时干燥。

【炮　　制】　除去杂质及灰屑。

【性　　状】　多皱缩破碎，完整的花瓣呈三角状阔倒卵形，长7～10cm，宽7～12cm，表面有纵向脉纹，呈放射状，淡棕色，边缘浅波状；内面基部紫褐色。雄蕊多数，联合成管状，长1.5～2.5cm，花药近无柄。柱头紫黑色，匙状盘形，5裂。气微香，味甘淡。

【功能主治】　清利湿热，消肿解毒。用于湿热壅遏，淋浊水肿；外治痈疽肿毒，水火烫伤。

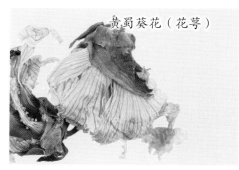
黄蜀葵花（花萼）

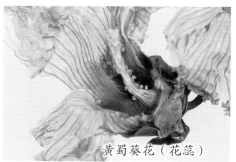
黄蜀葵花（花蕊）

中药饮片图鉴

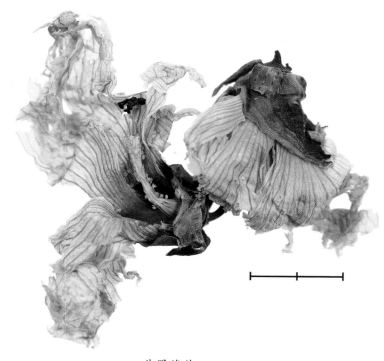
黄蜀葵花

黄 精

【来　　源】 百合科植物滇黄精*Polygonatum kingianum* Coll. et Hemsl.、黄精 *Polygonatum sibiricum* Red.或多花黄精*Polygonatum cyrtonema* Hua.的干 燥根茎。按形状不同，习称"大黄精""鸡头黄精""姜形黄精"。春、秋 二季采挖，除去须根，洗净，置沸水中略烫或蒸至透心，干燥。

【炮　　制】 黄精　除去杂质，洗净，略润，切厚片，干燥。

酒黄精　取净黄精，加黄酒拌匀，密闭，隔水蒸至酒被吸尽，色泽黑润，口 尝无麻味时，取出，稍晾，切厚片，干燥。每100kg黄精，用黄酒20kg。

【性　　状】 黄精　呈不规则的厚片，外皮淡黄色至黄棕色。切面略呈角质样，浅黄色至黄 棕色，可见多数淡黄色筋脉小点。质稍硬而韧。气微，味甜，嚼之有黏性。

酒黄精　呈不规则的厚片。表面棕褐色至黑色，有光泽，中心棕色至浅褐 色，可见筋脉小点。质较柔软。味甜，微有酒香气。

【功能主治】 补气养阴，健脾，润肺，益肾。用于脾胃气虚，体倦乏力，胃阴不足，口干 食少，肺虚燥咳，劳嗽咯血，精血不足，腰膝酸软，须发早白，内热消渴。 酒制能使其滋而不腻，更好地发挥补益作用。

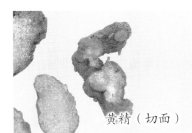
黄精（切面）

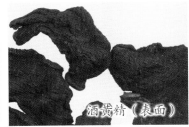
酒黄精（表面）

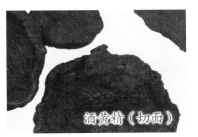
酒黄精（切面）

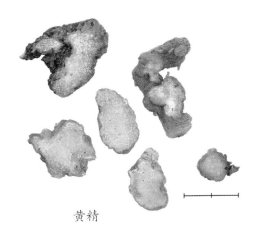
黄精

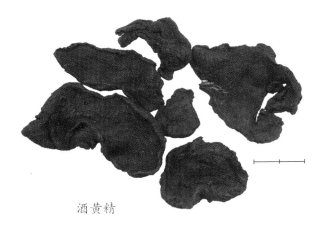
酒黄精

菥蓂

【来　　源】　十字花科植物菥蓂Thlaspi arvense L.的干燥地上部分。夏季果实成熟时采割，除去杂质，干燥。

【炮　　制】　除去杂质，稍润，切段，干燥。

【性　　状】　茎呈圆柱形，长20～40cm，直径0.2～0.5cm；表面黄绿色或灰黄色，有细纵棱线；质脆，易折断，断面髓部白色。叶互生，披针形，基部叶多为倒披针形，多脱落。总状果序生于茎枝顶端和叶腋，果实卵圆形而扁平，直径0.5～1.3cm；表面灰黄色或灰绿色，中心略隆起，边缘有翅，宽约0.2cm，两面中间各有1条纵棱线，先端凹陷，基部有细果梗，长约1cm；果实内分2室，中间有纵隔膜，每室种子5～7粒。种子扁卵圆形。气微，味淡。

【功能主治】　清肝明目，和中利湿，解毒消肿。用于目赤肿痛，脘腹胀痛，胁痛，肠痈，水肿，带下，疮疖痈肿。

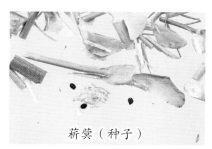

菥蓂（种子）

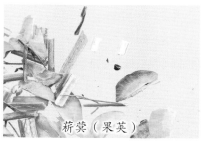

菥蓂（果荚）

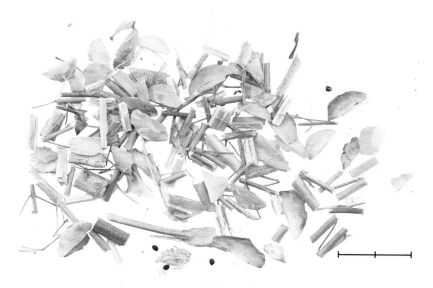

菥蓂

菝葜

【来　　源】 百合科植物菝葜Smilax china L.的干燥根茎。秋末至次年春采挖，除去须根，洗净，晒干或趁鲜切片，干燥。

【炮　　制】 除去杂质，洗净，润透，切片，干燥。

【性　　状】 呈不规则的片。外表皮黄棕色或紫棕色，可见残留刺状须根残基或细根。切面棕黄色或红棕色，纤维性，可见点状维管束。质硬，折断时有粉尘飞扬。气微，味微苦、涩。

【功能主治】 利湿去浊，祛风除痹，解毒散瘀。用于小便淋浊，带下量多，风湿痹痛，疔疮痈肿。

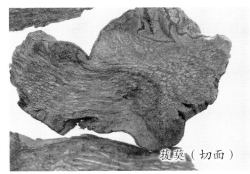

菝葜（切面）

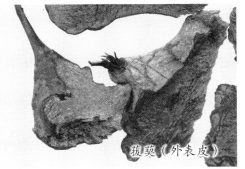

菝葜（外表皮）

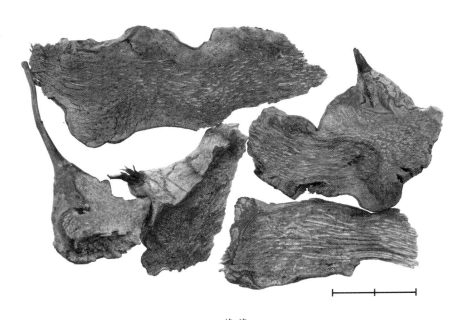

菝葜

菟丝子

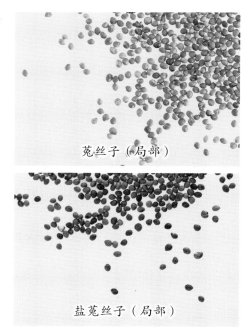

【来　源】 旋花科植物南方菟丝子*Cuscuta australis* R. Br.或菟丝子*Cuscuta chinensis* Lam.的干燥成熟种子。秋季果实成熟时采收植株，晒干，打下种子，除去杂质。

【炮　制】 菟丝子　除去杂质，洗净，干燥。

盐菟丝子　取净菟丝子，加盐水拌匀，闷润，待盐水被吸尽后，置炒制容器内，用文火加热，炒至略鼓起，微有爆裂声，并有香气逸出时，取出，晾凉。每100kg菟丝子，用盐2kg。

菟丝子（局部）

盐菟丝子（局部）

【性　状】 菟丝子　呈类球形，直径1～2mm。表面灰棕色至棕褐色，粗糙，种脐线形或扁圆形。质坚实，不易以指甲压碎。气微，味淡。

盐菟丝子　形同菟丝子，表面棕黄色，裂开，略有香气。

【功能主治】 补益肝肾，固精缩尿，安胎，明目，止泻；外用消风祛斑。用于肝肾不足，腰膝酸软，阳痿遗精，遗尿尿频。肾虚胎漏，胎动不安，目昏耳鸣，脾肾虚泻；外治白癜风。盐制引药归肾，增强补肾固精安胎的作用。

602

中药饮片图鉴

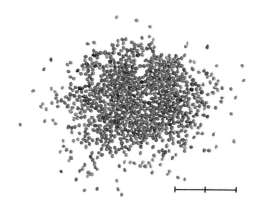

菟丝子

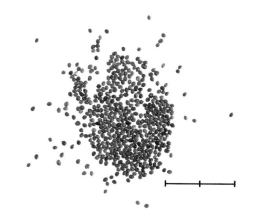

盐菟丝子

菊 花

【来　　源】　菊科植物菊 *Chrysanthemum morifolium* Ramat.的干燥头状花序。9～11月花盛开时分批采收，阴干或焙干，或熏、蒸后晒干。药材按产地和加工方法不同，分为"亳菊""滁菊""贡菊""杭菊""怀菊"。

【炮　　制】　除去花柄、霉变花朵等杂质，筛去灰屑。

【性　　状】　①亳菊：呈倒圆锥形或圆筒形，有时稍压扁呈扇形，直径1.5～3cm，离散。总苞碟状；总苞片3～4层，卵形或椭圆形，草质，黄绿色或褐绿色，外面被柔毛，边缘膜质。花托半球形，无托片或托毛。舌状花数层，雌性，位于外围，类白色，劲直，上举，纵向折缩，散生金黄色腺点；管状花多数，

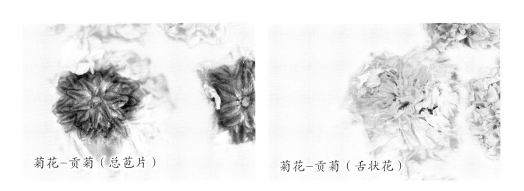

菊花-贡菊（总苞片）　　　　　　　　菊花-贡菊（舌状花）

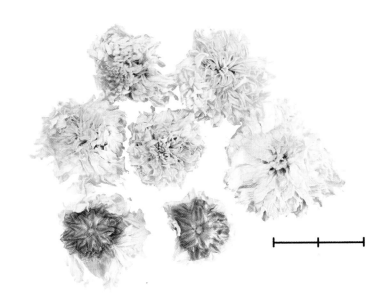

菊花-贡菊

两性，位于中央，为舌状花所隐藏，黄色，顶端5齿裂。瘦果不发育，无冠毛。体轻，质柔润，干时松脆。气清香，味甘、微苦。②滁菊：呈不规则球形或扁球形，直径1.5～2.5cm。舌状花类白色，不规则扭曲，内卷，边缘皱缩，有时可见淡褐色腺点；管状花大多隐藏。③贡菊：呈扁球形或不规则球形，直径1.5～2.5cm。舌状花白色或类白色，斜升，上部反折，边缘稍内卷而皱缩，通常无腺点；管状花少，外露。④杭菊：呈碟形或扁球形，直径2.5～4cm，常数个相连成片。舌状花类白色或黄色，平展或微折叠，彼此粘连，通常无腺点；管状花多数，外露。⑤怀菊：呈不规则球形或扁球形，直径1.5~2.5cm。多数为舌状花，舌状花类白色或黄色，不规则扭曲，内卷，边缘皱缩，有时可见腺点；管状花大多隐藏。

【功能主治】　散风清热，平肝明目，清热解毒。用于风热感冒，头痛眩晕，目赤肿痛，眼目昏花，疮痈肿毒。

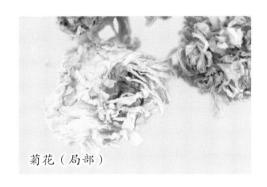

菊花（局部）

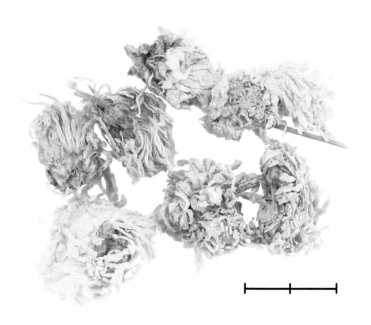

菊花

梅 花

【来　　源】　蔷薇科植物梅*Prunus mume*（Sieb.）Sieb. et Zucc.的干燥花蕾。初春花未开放时采摘，及时低温干燥。

【炮　　制】　除去杂质，筛去灰屑。

【性　　状】　呈类球形，直径3～6mm，有短梗。苞片数层，鳞片状，棕褐色。花萼5，灰绿色或棕红色。花瓣5或多数，黄白色或淡粉红色。雄蕊多数；雌蕊1，子房密被细柔毛。质轻。气清香，味微苦、涩。

【功能主治】　疏肝和中，化痰散结。用于肝胃气痛，郁闷心烦，梅核气，瘰疬疮毒。

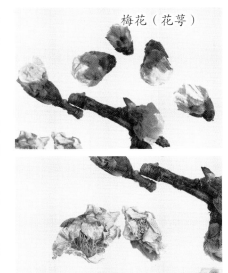

梅花（花萼）

梅花（花瓣）

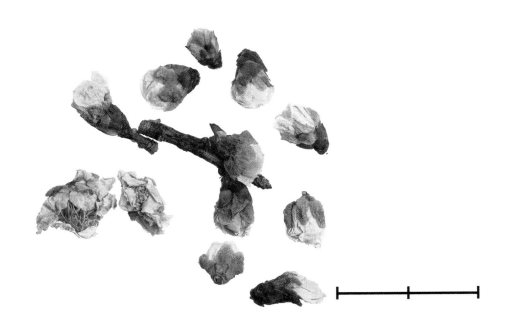

梅花

救必应

【来　　源】 冬青科植物铁冬青 *Ilex rotunda* Thunb. 的干燥树皮。夏、秋二季剥取，晒干。

【炮　　制】 除去杂质，洗净，润透，切片，干燥。

【性　　状】 呈卷筒状、半卷筒状或略卷曲的板状，长短不一，厚 1～15mm。外表面灰白色至浅褐色，较粗糙，有皱纹。内表面黄绿色、黄棕色或黑褐色，有细纵纹。质硬而脆，断面略平坦。气微香，味苦、微涩。

【功能主治】 清热解毒，利湿止痛。用于暑湿发热，咽喉肿痛，湿热泻痢，脘腹胀痛，风湿痹痛，湿疹，疮疖，跌打损伤。

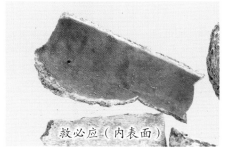
救必应（内表面）

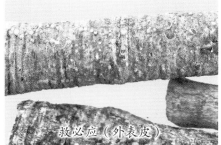
救必应（外表皮）

中药饮片图鉴

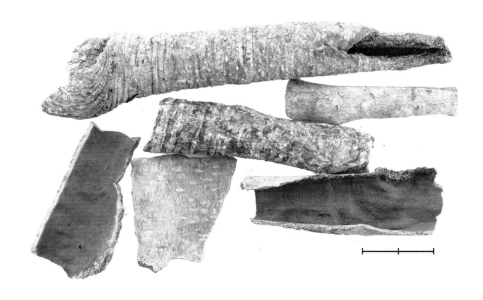

救必应

野木瓜

【来　　源】　木通科植物野木瓜 *Stauntonia chinensis* DC.的干燥带叶茎枝。全年均可采割，洗净，切段，干燥。

【炮　　制】　洗净，切段，干燥，除去杂质。

【性　　状】　茎呈圆柱形，长3～5cm，直径0.2～3cm。粗茎表面灰黄色或灰棕色，有粗纵纹，外皮常块状脱落；细茎表面深棕色，具光泽，纵纹明显，可见小枝痕或叶痕。切面皮部狭窄，深棕色，木部宽广，浅棕黄色，有密集的放射状纹理和成行小孔，髓部明显。质硬或稍韧。掌状复叶互生，小叶片长椭圆形，革质，长5～10cm，宽2～4cm，先端尖，基部近圆形，全缘，上表面深棕绿色，有光泽，下表面浅棕绿色，网脉明显；小叶柄长约1.5cm。气微，味微苦涩。

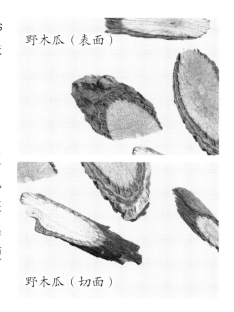

野木瓜（表面）

野木瓜（切面）

【功能主治】　祛风止痛，舒筋活络。用于风湿痹痛，腰腿疼痛，头痛，牙痛，痛经，跌打伤痛。

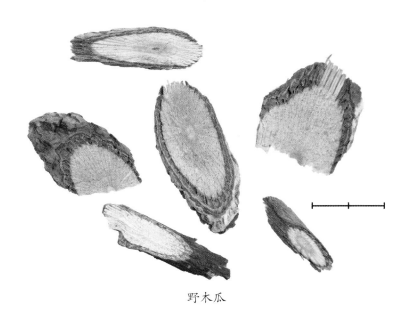

野木瓜

607

野菊花

【来　　源】　菊科植物野菊 *Chrysanthemum indicum* L.的干燥头状花序。秋、冬二季花初开放时采摘，晒干，或蒸后晒干。

【炮　　制】　除去长柄等杂质，筛去灰屑。

【性　　状】　呈类球形，直径0.3～1cm，棕黄色。总苞由4～5层苞片组成，外层苞片卵形或条形，外表面中部灰绿色或浅棕色，通常被白毛，边缘膜质；内层苞片长椭圆形，膜质，外表面无毛。总苞基部有的残留总花梗。舌状花1轮，黄色至棕黄色，皱缩卷曲；管状花多数，深黄色。体轻。气芳香，味苦。

【功能主治】　清热解毒，泻火平肝。用于疔疮痈肿，目赤肿痛，头痛眩晕。

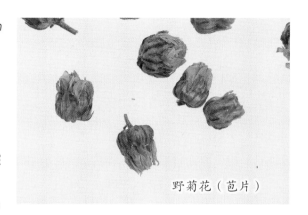

野菊花（苞片）

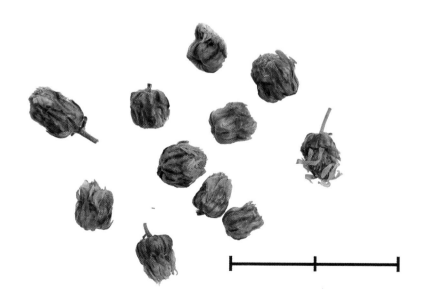

野菊花

蛇含石

【来　　源】 硫化物类矿物黄铁矿（或白铁矿）结核或褐铁矿化黄铁矿结核，主含三氧化二铁（Fo_2O_3）。全年均可采挖，选取结核块，除去杂质，筛选干净或洗净。

【炮　　制】 除去杂质，洗净，干燥，砸成小块或碾成粉末。

【性　　状】 为不规则块状或粉末，块状者，褐黄色或褐色。表面粗糙，具密集的立方体形突起，常被一层深黄色粉状物，断面有金属光泽。体重，质坚硬。气微，味淡。

【功能主治】 安神，镇惊，止血，定痛。用于心悸惊痫，肠风血痢，心痛，骨节酸痛。

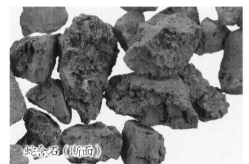
蛇含石（断面）

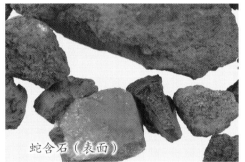
蛇含石（表面）

609

中药饮片图鉴

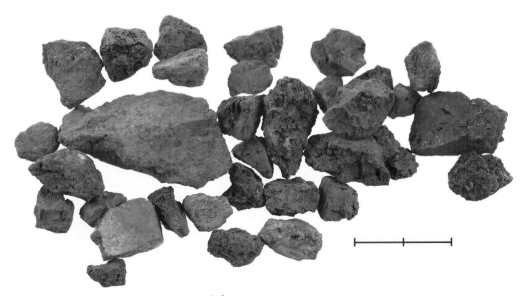
蛇含石

蛇床子

【来　　源】 伞形科植物蛇床*Cnidium monnieri*（L.）Cuss.的干燥成熟果实。夏、秋二季果实成熟时采收，除去杂质，晒干。

【炮　　制】 除去杂质。

【性　　状】 为双悬果，呈椭圆形，长2～4mm，直径约2mm。表面灰黄色或灰褐色，顶端有2枚向外弯曲的柱基，基部偶有细梗。分果的背面有薄而突起的纵棱5条，接合面平坦，有2条棕色略突起的纵棱线。果皮松脆，揉搓易脱落。种子细小，灰棕色，显油性。气香，味辛凉，有麻舌感。

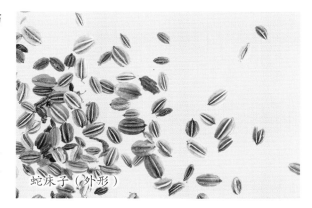
蛇床子（外形）

【功能主治】 燥湿祛风，杀虫止痒，温肾壮阳。用于阴痒带下，湿疹瘙痒，湿痹腰痛，肾虚阳痿，宫冷不孕。

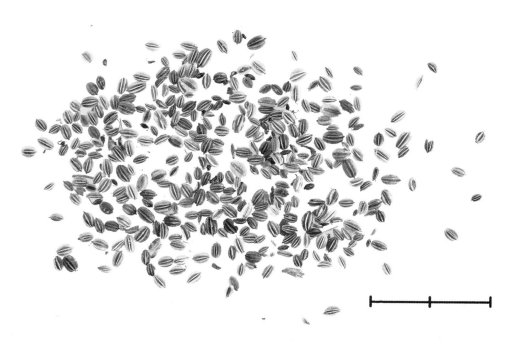
蛇床子

蛇蜕

【来　　源】　游蛇科动物黑眉锦蛇 *Elaphe taeniura* Cope、锦蛇 *Elaphe carinata*（Guenther）或乌梢蛇 *Zaocys dhumnades*（Cantor）等蜕下的干燥表皮膜。春末夏初或冬初收集，除去泥沙，干燥。

【炮　　制】　蛇蜕　除去杂质，切段。

　　　　　　　酒蛇蜕　取净蛇蜕段，加入定量黄酒拌匀，稍闷润，待酒被吸尽后，置炒制容器内，用文火加热，炒至表面微显黄色，取出晾凉。每100kg蛇蜕，用黄酒15kg。

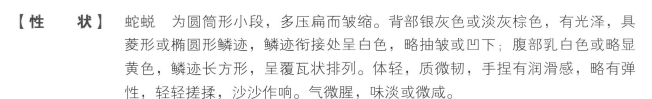

蛇蜕（鳞迹）

【性　　状】　蛇蜕　为圆筒形小段，多压扁而皱缩。背部银灰色或淡灰棕色，有光泽，具菱形或椭圆形鳞迹，鳞迹衔接处呈白色，略抽皱或凹下；腹部乳白色或略显黄色，鳞迹长方形，呈覆瓦状排列。体轻，质微韧，手捏有润滑感，略有弹性，轻轻搓揉，沙沙作响。气微腥，味淡或微咸。

　　　　　　　酒蛇蜕　形似蛇蜕，微显黄色，略有酒气。

【功能主治】　祛风，定惊，退翳，解毒。用于小儿惊风，抽搐痉挛，翳障，喉痹，疔肿，皮肤瘙痒。

611

中药饮片图鉴

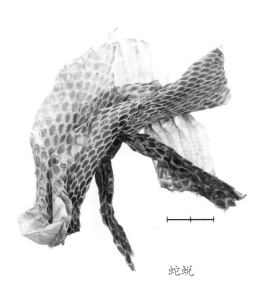

蛇蜕

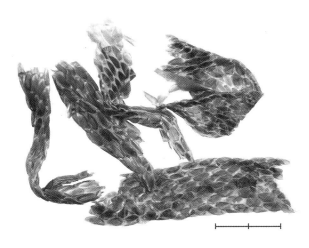

酒蛇蜕

银杏叶

【来　　源】 银杏科植物银杏Ginkgo biloba L.的干燥叶。秋季叶尚绿时采收，及时干燥。

【炮　　制】 除去杂质。

【性　　状】 多皱折或破碎，完整者呈扇形。表面黄绿色或浅棕黄色，上缘呈不规则的波状弯曲，有的中间凹入，具多数平行叶脉，细而密，光滑无毛，易纵向撕裂。叶基楔形，有长柄。体轻。气微，味微苦。

【功能主治】 活血化瘀，通络止痛，敛肺平喘，化浊降脂。用于瘀血阻络，胸痹心痛，中风偏瘫，肺虚咳喘，高脂血症。

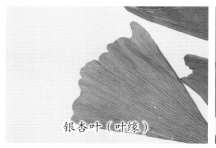 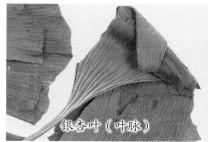 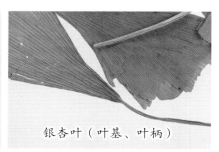

银杏叶（叶缘）　　　　　银杏叶（叶脉）　　　　　银杏叶（叶基、叶柄）

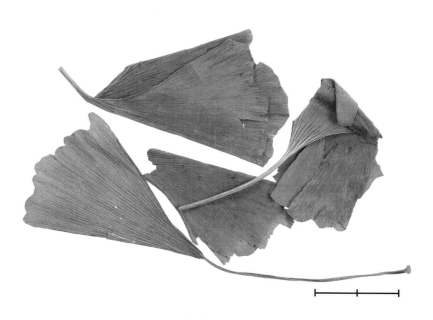

银杏叶

银柴胡

【来　　源】　石竹科植物银柴胡 *Stellaria dichotoma* L. var. *lanceolata* Bge.的干燥根。春、夏间植株萌发或秋后茎叶枯萎时采挖；栽培品于种植后第三年9月中旬或第四年4月中旬采挖，除去残茎、须根及泥沙，晒干。

【炮　　制】　除去杂质，洗净，润透，切厚片，干燥。

【性　　状】　为类圆形厚片。外表皮浅棕黄色或浅黄棕色，有纵皱纹。切面淡黄色或黄白色，较疏松，有裂隙，皮部甚薄，木部有黄、白色相间的放射状纹理。气微，味甘。

【功能主治】　清虚热，除疳热。用于阴虚发热，骨蒸劳热，小儿疳热。

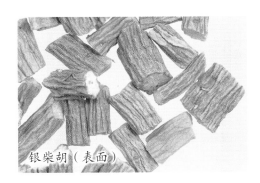
银柴胡（表面）

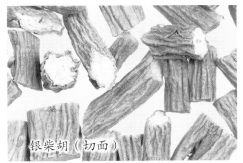
银柴胡（切面）

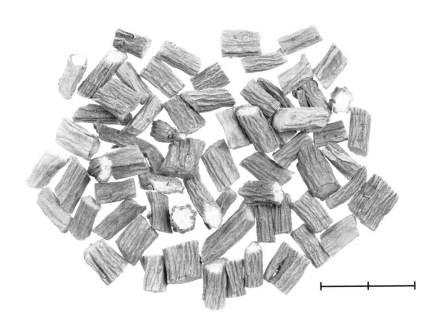
银柴胡

甜瓜子

【来　源】 葫芦科植物甜瓜Cucumis melo L.的干燥成熟种子。夏、秋二季果实成熟时收集，洗净，晒干。

【炮　制】 除去杂质，洗净，晒干。用时捣碎。

【性　状】 呈扁平长卵形，长5～9mm，宽2～4mm。表面黄白色、浅棕红色或棕黄色，平滑，微有光泽。一端稍尖，另端钝圆。种皮较硬而脆，内有膜质胚乳和子叶2片。气微，味淡。

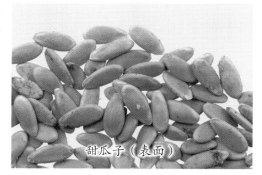
甜瓜子（表面）

【功能主治】 清肺，润肠，化瘀，排脓，疗伤止痛。用于肺热咳嗽，便秘，肺痈，肠痈，跌打损伤，筋骨折伤。

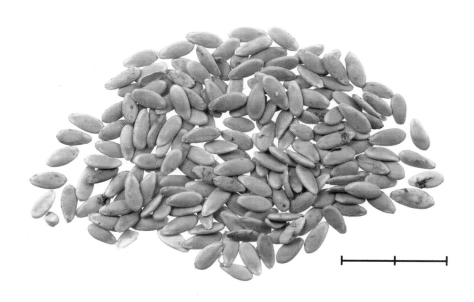
甜瓜子

猪牙皂

【来　　源】 豆科植物皂荚 *Gleditsia sinensis* Lam.的干燥不育果实。秋季采收，除去杂质，干燥。

【炮　　制】 除去杂质，洗净，晒干。用时捣碎。

【性　　状】 呈圆柱形，略扁而弯曲，长5～11cm，宽0.7～1.5cm。表面紫棕色或紫褐色，被灰白色蜡质粉霜，擦去后有光泽，并有细小的疣状突起和线状或网状的裂纹。顶端有鸟喙状花柱残基，基部具果梗残痕。质硬而脆，易折断，断面棕黄色，中间疏松，有淡绿色或淡棕黄色的丝状物，偶有发育不全的种子。气微，有刺激性，味先甜而后辣。

【功能主治】 祛痰开窍，散结消肿。用于中风口噤，昏迷不醒，癫痫痰盛，关窍不通，喉痹痰阻，顽痰喘咳，咳痰不爽，大便燥结；外治痈肿。

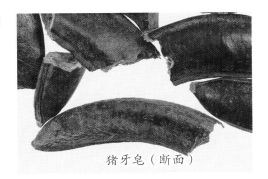
猪牙皂（断面）

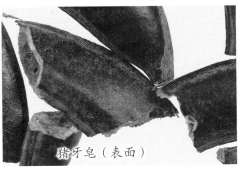
猪牙皂（表面）

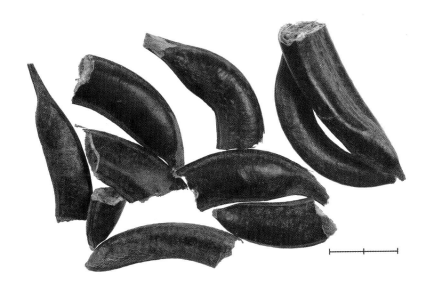
猪牙皂

猪苓

【来　　源】 多孔菌科真菌猪苓*Polyporus umbellatus*（Pers.）Fries 的干燥菌核。春、秋二季采挖，除去泥沙，干燥。

【炮　　制】 除去杂质，浸泡，洗净，润透，切厚片，干燥。

【性　　状】 为类圆形或不规则的厚片。外表皮黑色或棕黑色，皱缩。切面类白色或黄白色，略呈颗粒状。气微，味淡。

【功能主治】 利水渗湿。用于小便不利，水肿，泄泻，淋浊，带下。

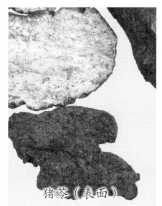
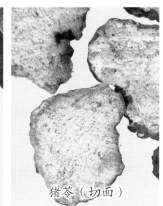

猪苓（表面）　　猪苓（切面）

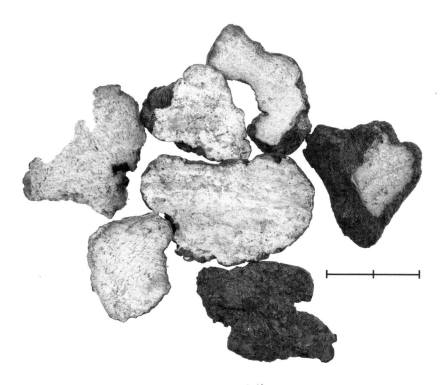

猪苓

猪胆粉

【来　　源】　猪科动物猪 *Sus scrofadomestica* Brisson. 胆汁的干燥品。

【炮　　制】　直接入药。

【性　　状】　为黄色或灰黄色粉末。气微腥，味苦，易吸潮。

【功能主治】　清热润燥，止咳平喘，解毒。用于顿咳，哮喘，热病燥渴，目赤，喉痹，黄
　　　　　　　疸，泄泻，痢疾，便秘，痈疮肿毒。

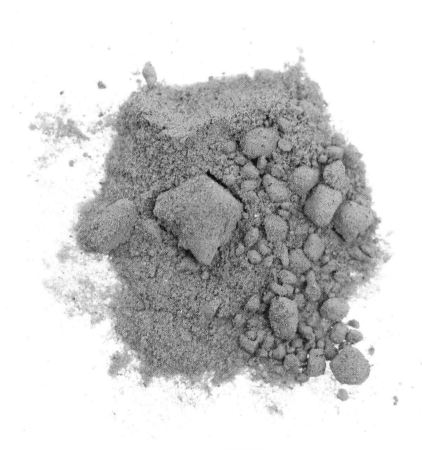

猪胆粉

猫爪草

【来　　源】　毛茛科植物小毛茛 *Ranunculus ternatus* Thunb.的干燥块根。春季采挖，除去须根和泥沙，晒干。

【炮　　制】　除去杂质，洗净，干燥。

【性　　状】　由数个至数十个纺锤形的块根簇生，形似猫爪，长3～10mm，直径2～3mm，顶端有黄褐色残茎或茎痕。表面黄褐色或灰黄色，久存色泽变深，微有纵皱纹，并有点状须根痕和残留须根。质坚实，断面类白色或黄白色，空心或实心，粉性。气微，味微甘。

【功能主治】　化痰散结，解毒消肿。用于瘰疬痰核，疔疮肿毒，蛇虫咬伤。

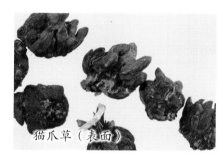
猫爪草（表面）

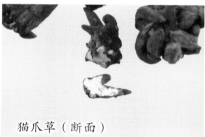
猫爪草（断面）

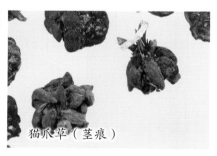
猫爪草（茎痕）

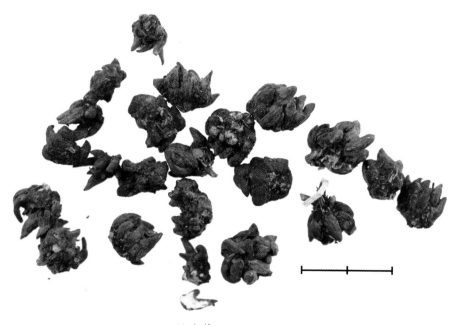
猫爪草

猫眼草

【来　　源】 大戟科植物猫眼草*Euphorbia lunulata* Bge.的干燥地上部分。立秋采收，除去杂质及泥土，晒干。

【炮　　制】 除去杂质，洗净，润透，切段，干燥。

【性　　状】 为不规则的段。茎圆柱形，表面黄绿色，有纵纹。叶片多皱缩破碎，完整者展平后呈狭线形，顶端尖或钝，无柄，两面无毛。杯状聚伞花序，苞片2，对生，呈半月状。蒴果三棱状卵圆形，光滑，内分三室，每室含种子1粒，种子椭圆形。体轻。气特异，味淡。

【功能主治】 解热消肿，除湿利水。用于水肿腹胀，四肢浮肿，脚气赤肿，蛊毒癣疮。

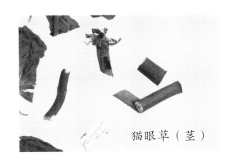
猫眼草（茎）

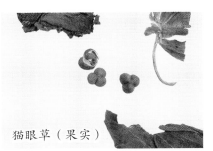
猫眼草（果实）

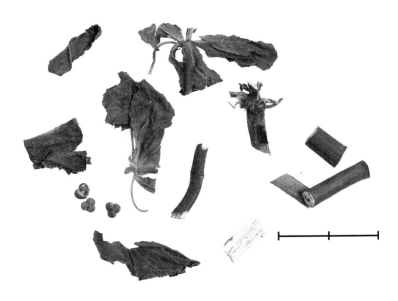
猫眼草

619

中药饮片图鉴

麻 黄

【来　源】 麻黄科植物草麻黄Ephedra sinica Stapf、中麻黄Ephedra intermedia Schrenk et C. A. Mey.或木贼麻黄Ephedra equisetina Bge.的干燥草质茎。秋季采割绿色的草质茎，晒干。

【炮　制】 麻黄　除去木质茎、残根及杂质，切段。

蜜麻黄　取炼蜜，加适量沸水稀释，淋入净麻黄中，拌匀，闷润2～4小时，置预热炒制容器内，用文火炒至不粘手时，取出，晾凉。每100kg麻黄，用炼蜜20kg。

【性　状】 麻黄　为圆柱形的段。表面淡绿色至黄绿色，粗糙，有细纵脊线，节上有细小鳞叶。切面中心显红黄色。气微香，味涩、微苦。

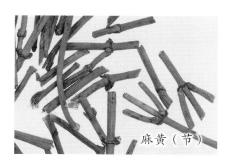

麻黄（节）

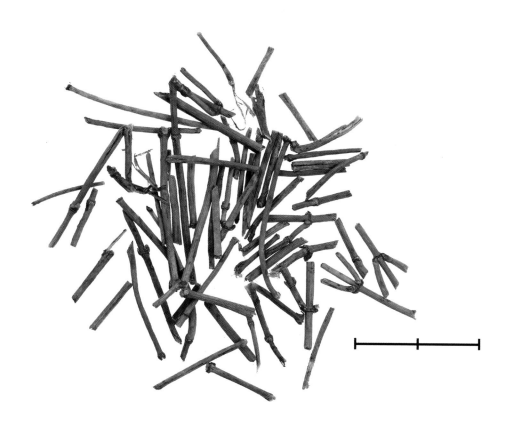

麻黄

蜜麻黄　形如麻黄段。表面深黄色，微有光泽，略具黏性。有蜜香气，味甜。

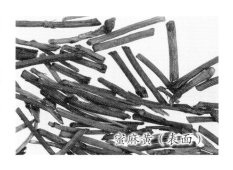
蜜麻黄（表面）

【功能主治】　发汗散寒，宣肺平喘，利水消肿。用于风寒感冒，胸闷喘咳，风水浮肿。蜜麻黄润肺止咳。多用于表证已解，气喘咳嗽。

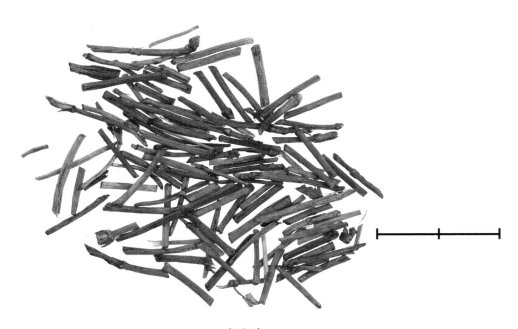
蜜麻黄

麻黄根

【来　　源】 麻黄科植物草麻黄*Ephedra sinica* Stapf或中麻黄*Ephedra intermedia* Schrenk et C.A. Mey.的干燥根和根茎。秋末采挖，除去残茎、须根和泥沙，干燥。

【炮　　制】 除去杂质，洗净，润透，切厚片，干燥。

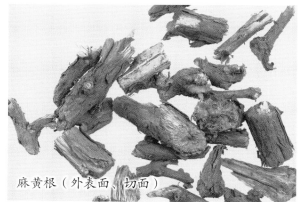

麻黄根（外表面、切面）

【性　　状】 呈类圆形的厚片。外表面红棕色或灰棕色，有纵皱纹及支根痕。切面皮部黄白色，木部淡黄色或黄色，纤维性，具放射状纹，有的中心有髓。气微，味微苦。

【功能主治】 固表止汗。用于自汗，盗汗。

622

中药饮片图鉴

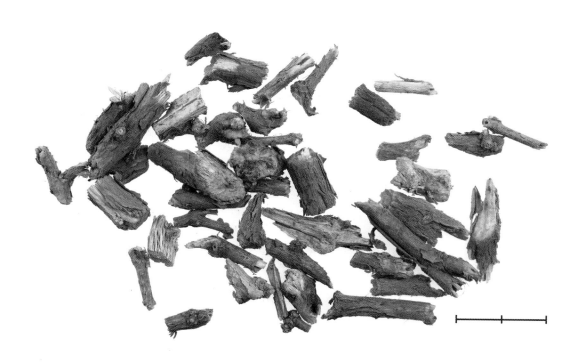

麻黄根

鹿 角

【来　　源】 鹿科动物马鹿Cervus elaphus Linnaeus或梅花鹿Cervus nippon Temminck已骨化的角或锯茸后翌年春季脱落的角基，分别习称"马鹿角""梅花鹿角""鹿角脱盘"。多于春季拾取，除去泥沙，风干。

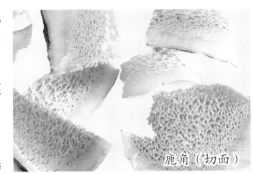

鹿角（切面）

【炮　　制】 洗净，锯段，用温水浸泡，捞出，镑片，晾干；或锉成粗末。

【性　　状】 呈圆形或椭圆形薄片。卷曲或平坦，切面棕黄色或灰褐色，中部有细蜂窝状小孔，周边白色或灰白色，骨质。体轻，质脆。或为灰白色粉末。气微，味微咸。

【功能主治】 温肾阳，强筋骨，行血消肿。用于肾阳不足，阳痿遗精，腰脊冷痛，阴疽疮疡，乳痈初起，瘀血肿痛。

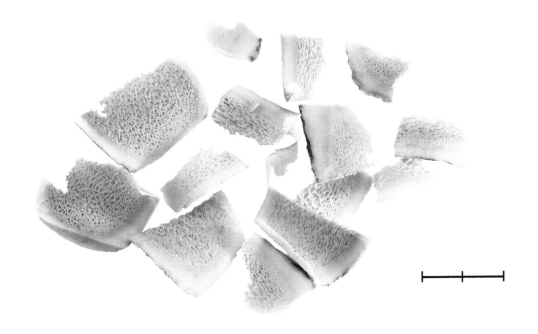

鹿角

鹿角胶

【来　　源】 鹿角经水煎煮、浓缩制成的固体胶。

【制　　法】 将鹿角锯段，漂泡洗净，分次水煎，滤过，合并滤液（或加入白矾细粉少量），静置，滤取胶液，浓缩（可加适量黄酒、冰糖和豆油）至稠膏状，冷凝，切块，晾干，即得。

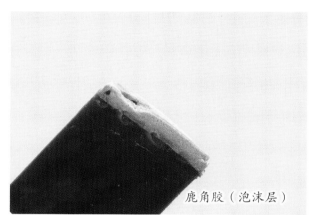

鹿角胶（泡沫层）

【性　　状】 呈扁方形块或丁状。黄棕色或红棕色，半透明，有的上部有黄白色泡沫层。质脆，易碎，断面光亮。气微，味微甜。

【功能主治】 温补肝肾，益精养血。用于肝肾不足所致的腰膝酸冷，阳痿遗精，虚劳羸瘦，崩漏下血，便血尿血，阴疽肿痛。

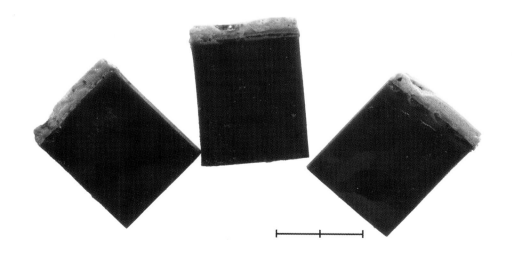

鹿角胶

鹿角霜

【来　　源】 鹿角去胶质的角块。春、秋二季生产，将骨化角熬去胶质，取出角块，干燥。

【炮　　制】 用时捣碎。

【性　　状】 呈长圆柱形或不规则的块状，大小不一。表面灰白色，显粉性，常具纵棱，偶见灰色或灰棕色斑点。体轻，质酥，断面外层较致密，白色或灰白色，内层有蜂窝状小孔，灰褐色或灰黄色。有吸湿性。气微，味淡，嚼之有粘牙感。

【功能主治】 温肾助阳，收敛止血。用于脾肾阳虚，白带过多，遗尿尿频，崩漏下血，疮疡不敛。

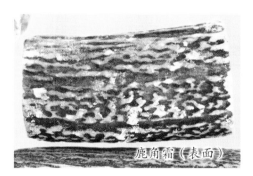
鹿角霜（表面）

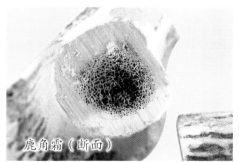
鹿角霜（断面）

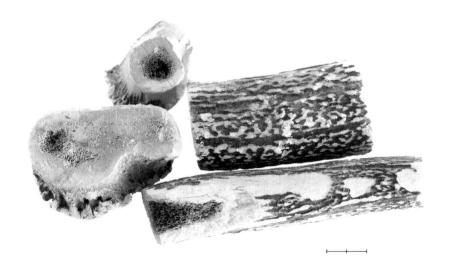
鹿角霜

鹿茸

【来　　源】 鹿科动物梅花鹿 *Cervus nippon* Temminck 或马鹿 *Cervus elaphus* Linnaeus 的雄鹿未骨化密生茸毛的幼角。前者习称"花鹿茸"，后者习称"马鹿茸"。夏、秋二季锯取鹿茸，经加工后，阴干或烘干。

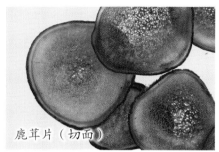
鹿茸片（切面）

【炮　　制】 鹿茸片　取鹿茸，燎去茸毛，刮净，以布带缠绕茸体，自锯口面小孔灌入热白酒，并不断添酒，至润透或灌酒稍蒸，横切薄片，压平，干燥。

鹿茸粉　取鹿茸，燎去茸毛，刮净，劈成碎块，研成细粉。

【性　　状】 鹿茸片　为横切圆形或类圆形薄片。切面黄白色或淡黄白色，中间密布均匀的细孔，边缘具黄褐色环，半透明，角质，偶见有残留的毛茸。质坚脆。

鹿茸粉　呈灰白色或米黄色粉末。

【功能主治】 壮肾阳，益精血，强筋骨，调冲任，托疮毒。用于肾阳不足，精血亏虚，阳痿滑精，宫冷不孕，羸瘦，神疲，畏寒，眩晕，耳鸣，耳聋，腰脊冷痛，筋骨痿软，崩漏带下，阴疽不敛。

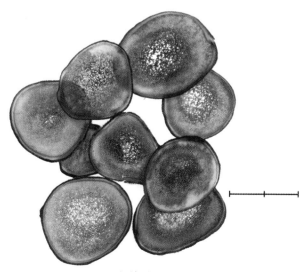
鹿茸片

商 陆

【来　源】　商陆科植物商陆 *Phytolacca acinosa* Roxb.或垂序商陆 *Phytolacca americana* L.的干燥根。秋季至次春采挖，除去须根和泥沙，切成块或片，晒干或阴干。

【炮　制】　生商陆　除去杂质，洗净，润透，切厚片或块，干燥。

　　　　　　醋商陆　取商陆片（块），加入定量的米醋拌匀，闷润至醋被吸尽，置热锅内，用文火加热，炒干，取出放凉，即得。每100kg商陆，用醋30kg。

【性　状】　生商陆　为横切或纵切的不规则块片，厚薄不等。外皮灰黄色或灰棕色。横切片弯曲不平，边缘皱缩，

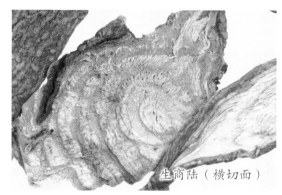
生商陆（横切面）

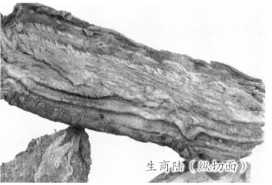
生商陆（纵切面）

627

中药饮片图鉴

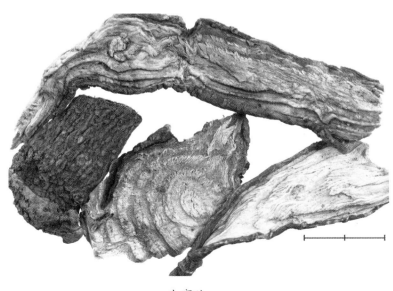
生商陆

直径2～8cm；切面浅黄棕色或黄白色，木部隆起，形成数个突起的同心性环轮。纵切片弯曲或卷曲，长5～8cm，宽1～2cm，木部呈平行条状突起。质硬。气微，味稍甜，久嚼麻舌。

醋商陆　形如商陆片（块）。表面黄棕色，微有醋香气，味稍甜，久嚼麻舌。

【功能主治】　逐水消肿，通利二便；外用解毒散结。用于水肿胀满，二便不通；外治痈肿疮毒。醋制降低毒性，缓和峻泻作用，以逐水消肿为主。

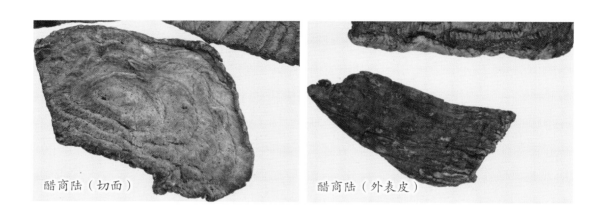

醋商陆（切面）　　　　　　　　醋商陆（外表皮）

中药饮片图鉴

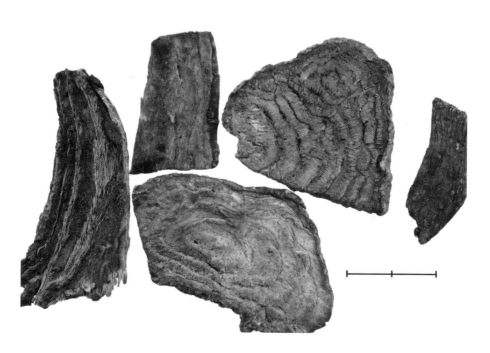

醋商陆

旋覆花

【来　　源】　菊科植物旋覆花 *Inula japonica* Thunb.或欧亚旋覆花 *Inula britannica* L.的干燥头状花序。夏、秋二季花开放时采收，除去杂质，阴干或晒干。

【炮　　制】　旋覆花　除去梗、叶及杂质。

　　　　　　　蜜旋覆花　取炼蜜，加适量开水稀释，淋入净旋覆花中，拌匀，闷润2～4小时，置已预热的炒制容器内，用文火炒至不粘手时，取出，晾凉。每100kg旋覆花，用炼蜜25kg。

【性　　状】　旋覆花　呈扁球形或类球形，直径1～2cm。总苞由多数苞片组成，呈覆瓦状排列，苞片披针形或条形，灰黄色，长4～11mm；总苞基部有时残留花梗，苞片及花梗表面被白色茸毛，舌状花1列，黄色，长约1cm，多卷曲，常脱落，先端3齿裂；管状花多数，棕黄色，长约5mm，先端5齿裂；子房

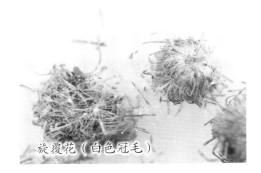
旋覆花（白色冠毛）

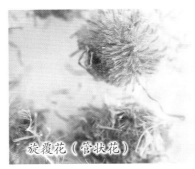
旋覆花（管状花）

629

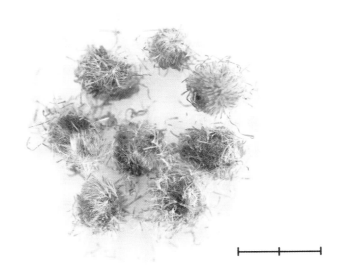

旋覆花

顶端有多数白色冠毛，长5～6mm。有的可见椭圆形小瘦果。体轻，易散碎。气微，味微苦。

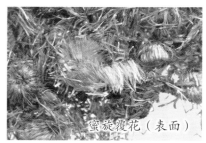

蜜旋覆花（表面）

蜜旋覆花　形如旋覆花，深黄色。手捻稍粘手。具蜜香气，味甜。

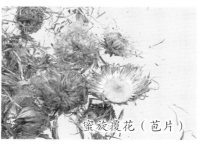

蜜旋覆花（苞片）

【功能主治】　降气，消痰，行水，止呕。用于风寒咳嗽，痰饮蓄结，胸膈痞闷，喘咳痰多，呕吐噫气，心下痞硬。蜜炙有润肺作用，多用于咳喘多痰。

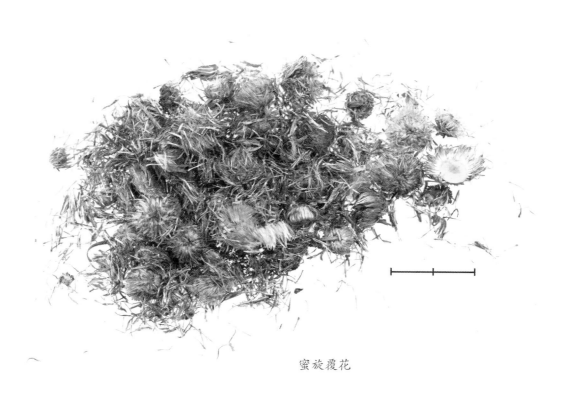

蜜旋覆花

羚羊角

【来　　源】　牛科动物赛加羚羊*Saiga tatarica* Linnaeus的角。猎取后锯取其角，晒干。

【炮　　制】　羚羊角　取羚羊角，置温水中浸泡，捞出，镑片，干燥。

羚羊角粉　取羚羊角，砸碎，粉碎成细粉。

【性　　状】　羚羊角　为纵向极薄片，多卷曲，边缘有小波状，表面类白色或黄白色，光滑，半透明，有光泽，质坚韧。无臭，味淡。

羚羊角粉　为乳白色细粉。无臭，味淡。

【功能主治】　平肝息风，清肝明目，散血解毒。用于肝风内动，惊痫抽搐，妊娠子痫，高热痉厥，癫痫发狂，头痛眩晕，目赤翳障，温毒发斑，痈肿疮毒。

羚羊角（局部）

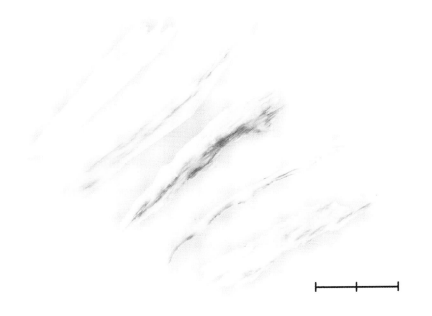

羚羊角

断血流

【来　　源】 唇形科植物灯笼草Clinopodium polycephalum（Vaniot）C.Y.Wu et Hsuan 或风轮菜Clinopodium chinense（Benth.）O.Kuntze的干燥地上部分。夏季开花前采收，除去泥沙，晒干。

【炮　　制】 除去杂质，喷淋清水，稍润，切段，干燥。

【性　　状】 呈不规则的段。茎呈方柱形，四面凹下呈槽，表面灰绿色或绿褐色，有的被灰白色茸毛。切面中央有髓或中空。叶片多皱缩、破碎，完整者展平后呈卵形，边缘具疏锯齿，上表面绿褐色，下表面灰绿色，两面均密被白色茸毛。气微香，味涩、微苦。

【功能主治】 收敛止血。用于崩漏，尿血，鼻衄，牙龈出血，创伤出血。

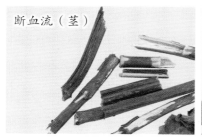
断血流（茎）

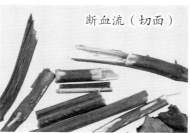
断血流（切面）

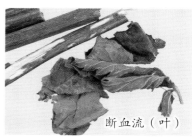
断血流（叶）

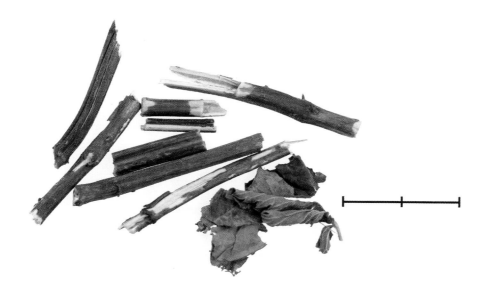
断血流

淫羊藿

【来　　源】　小檗科植物淫羊藿Epimedium brevicornu Maxim.、箭叶淫羊藿Epimedium sagittatum（Sieb.et Zucc.）Maxim.、柔毛淫羊藿Epimedium pubescens. Maxim.或朝鲜淫羊藿Epimedium koreanum Nakai的干燥叶。夏、秋季茎叶茂盛时采收，晒干或阴干。

【炮　　制】　淫羊藿　除去杂质，喷淋清水，稍润，切丝，干燥。

炙淫羊藿　取羊脂油置炒制容器内加热熔化，加入淫羊藿，用文火加热，炒至微黄色，油脂吸尽，微显光泽时，取出，晾凉。每100kg淫羊藿，用羊脂油（炼油）20kg。

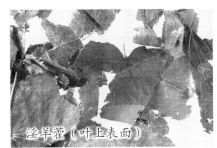
淫羊藿（叶上表面）

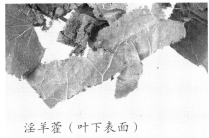
淫羊藿（叶下表面）

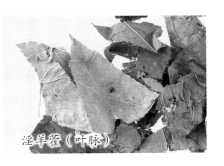
淫羊藿（叶脉）

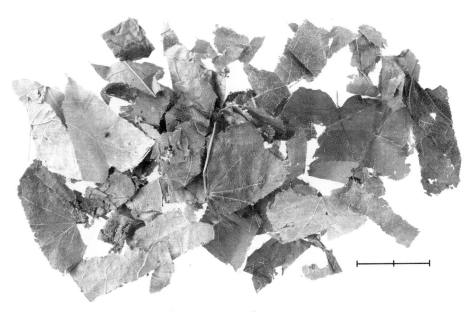
淫羊藿

【性　　状】　淫羊藿　呈丝状片。上表面绿色、黄绿色或浅黄色，下表面灰绿色，网脉明显，中脉及细脉凸出，边缘具黄色刺毛状细锯齿。近革质。气微，味微苦。

　　　　　　　炙淫羊藿　形如淫羊藿。表面浅黄色显油亮光泽。微有羊脂油气。

【功能主治】　补肾阳，强筋骨，祛风湿。用于肾阳虚衰，阳痿遗精，筋骨痿软，风湿痹痛，麻木拘挛。羊脂油制后能增强温肾助阳作用。

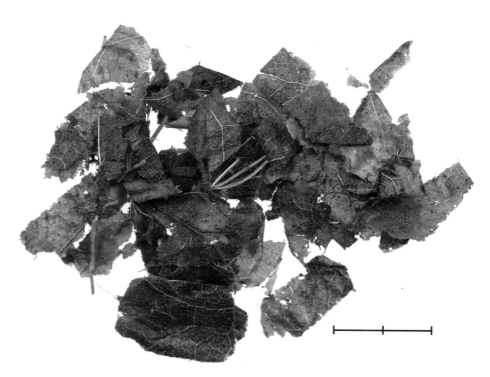

炙淫羊藿

淡竹叶

【来　　源】　禾本科植物淡竹叶 *Lophatherum gracile* Brongn.的干燥茎叶。夏季未抽花穗前采割，晒干。

【炮　　制】　除去杂质，切段。

【性　　状】　呈段状。茎呈圆柱形，有节，表面淡黄绿色，断面中空。叶鞘开裂。叶片披针形，有的皱缩卷曲，长5～20cm，宽1～3.5cm；表面浅绿色或黄绿色。叶脉平行，具横行小脉，形成长方形网格状，下表面尤为明显。体轻，质柔韧。气微，味淡。

【功能主治】　清热泻火，除烦止渴，利尿通淋。用于热病烦渴，小便短赤涩痛，口舌生疮。

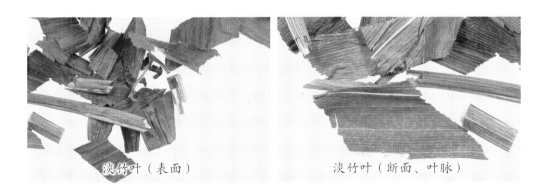

淡竹叶（表面）　　　　　　　　　淡竹叶（断面、叶脉）

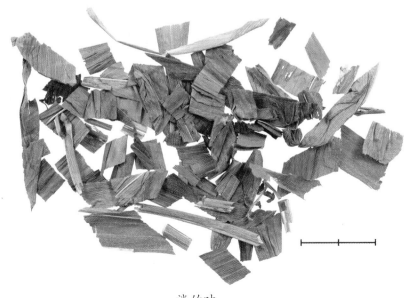

淡竹叶

淡豆豉

【来　　源】 豆科植物大豆*Glycine max*（L.）Merr.的成熟种子的发酵加工品。

【制　　法】 取桑叶、青蒿各70~100kg，加水煎煮，滤过，煎液拌入净大豆1000g中，俟吸尽后，蒸透，取出，稍晾，再置容器内，用煎过的桑叶、青蒿渣覆盖，闷使发酵至黄衣上遍时，取出，除去药渣，洗净，置容器内再闷15~20天，至充分发酵、香气溢出时，取出，略蒸，干燥，即得。

【性　　状】 呈椭圆形，略扁，长0.6~1cm，直径0.5~0.7cm。表面黑色，皱缩不平。质柔软，断面棕黑色。气香，味微甘。

【功能主治】 解表，除烦，宣发郁热。用于感冒，寒热头痛，烦躁胸闷，虚烦不眠。

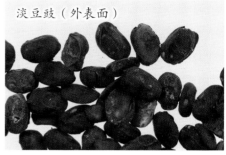
淡豆豉（外表面）

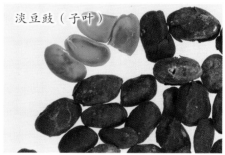
淡豆豉（子叶）

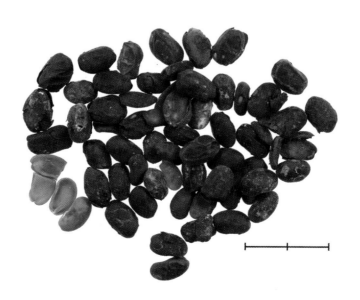
淡豆豉

密陀僧

【来　　源】 铅矿石冶炼而成的粗制氧化铅。主含氧化铅（PbO）。

【炮　　制】 除去杂质，粉碎成细粉。

【性　　状】 为橙红色、黄色或褐黄色粉末，在阳光下可见白色金属的闪光。体重。气微，味淡。

【功能主治】 燥湿杀虫，收敛生肌，防腐解毒。用于疮疡溃烂久不收敛，湿疮湿疹，疥癣狐臭。

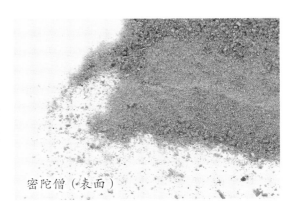

密陀僧（表面）

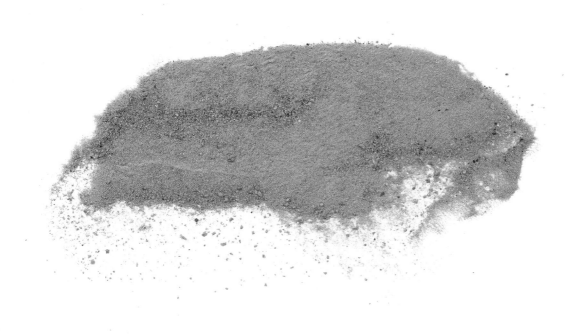

密陀僧

密蒙花

【来　　源】 马钱科植物密蒙花*Buddleja officinalis* Maxim. 的干燥花蕾和花序。春季花未开放时采收，除去杂质，干燥。

【炮　　制】 除去硬梗等杂质，筛去灰屑。

【性　　状】 多为花蕾密聚的花序小分枝，呈不规则圆锥状，长1.5～3cm。表面灰黄色或棕黄色，密被茸毛。花蕾呈短棒状，上端略大，长0.3～1cm，直径0.1～0.2cm；花萼钟状，先端4齿裂；花冠筒状，与萼等长或稍长，先端4裂，裂片卵形；雄蕊4，着生在花冠管中部。质柔软。气微香，味微苦、辛。

【功能主治】 清热泻火，养肝明目，退翳。用于目赤肿痛，多泪羞明，目生翳膜，肝虚目暗，视物昏花。

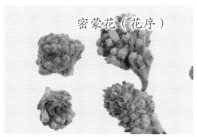

密蒙花（花序）

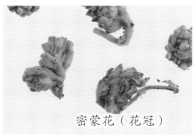

密蒙花（花冠）

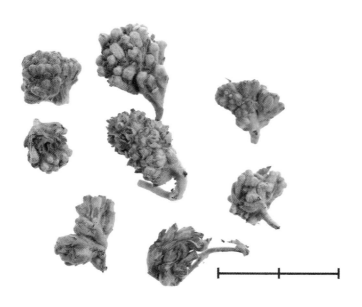

密蒙花

续断

【来　　源】　川续断科植物川续断 *Dipsacus asper* Wall. ex Henry 的干燥根。秋季采挖，除去根头和须根，用微火烘至半干，堆置"发汗"至内部变绿色时，再烘干。

【炮　　制】　续断　洗净，润透，切厚片，干燥。

酒续断　取净续断，加入定量黄酒拌匀，稍闷润，待酒被吸尽后，置炒制容器内，用文火加热，炒至微带黑色时，取出晾凉，筛去碎屑。每100kg续断，用黄酒10kg。

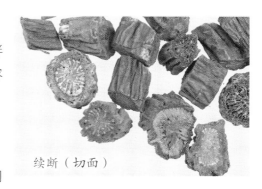

续断（切面）

盐续断　取净续断，加盐水拌匀，闷透，置炒制容器内，以文火加热，炒至断丝、表面焦黑色，取出，晾凉。每100kg续断，用食盐2kg。

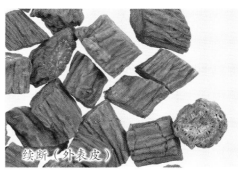

续断（外表皮）

【性　　状】　续断　呈类圆形或椭圆形的厚片。外表皮灰褐色至黄褐色，有纵皱。切面皮部墨绿色或棕褐色，木部灰黄色或黄褐色，可见放射状排列的导管束纹，形成层部位多有深色环。气微，味苦、微甜而涩。

中药饮片图鉴

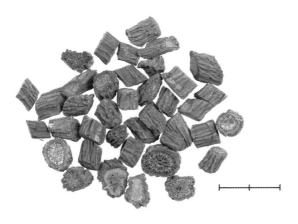

续断

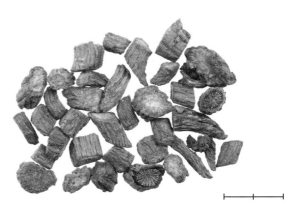

酒续断

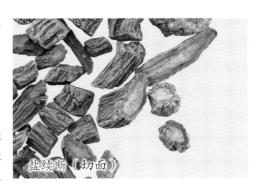

酒续断　形如续断，表面浅黑色或灰褐色，略有酒香气。

盐续断　形如续断，表面黑褐色，味微咸。

【功能主治】　补肝肾，强筋骨，续折伤，止崩漏。用于肝肾不足，腰膝酸软，风湿痹痛，跌仆损伤，筋伤骨折，崩漏，胎漏。酒续断多用于风湿痹痛，跌仆损伤，筋伤骨折。盐续断多用于腰膝酸软。

盐续断（切面）

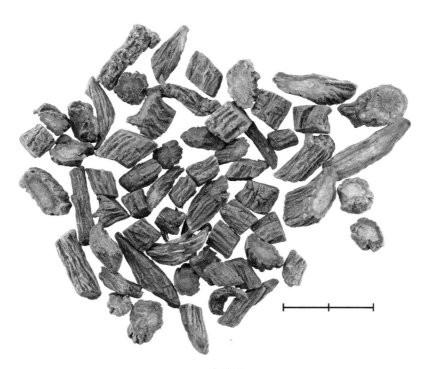

盐续断

绵马贯众

【来　　源】鳞毛蕨科植物粗茎鳞毛蕨Dryopteris crassirhizoma Nakai的干燥根茎和叶柄残基。秋季采挖，削去叶柄，须根，除去泥沙，晒干。

【炮　　制】绵马贯众　除去杂质，喷淋清水，洗净，润透，切厚片，干燥，筛去灰屑，即得。

绵马贯众炭　取净绵马贯众，置预热的炒制容器内，用武火加热，炒至表面焦黑色，内部焦褐色，喷淋清水少许，熄灭火星，取出，晾干。

【性　　状】绵马贯众　为不规则的厚片或碎块，根茎外表皮黄棕色至黑褐色，多被有叶柄残基，有的可见棕色鳞片，切面淡棕色至红棕色，有黄白色维管束小点，环状排列。气特异，味初淡而微涩，后渐苦、辛。

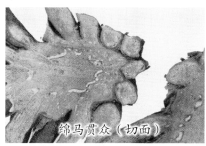
绵马贯众（叶柄残基）

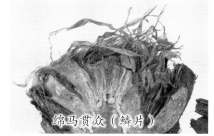

绵马贯众（切面）　　　　绵马贯众（鳞片）

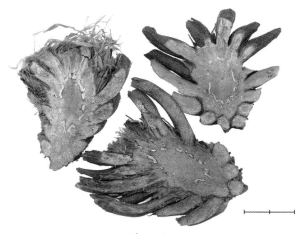
绵马贯众

绵马贯众炭　为不规则的厚片或碎片。表面焦黑色，内部焦褐色。味涩。

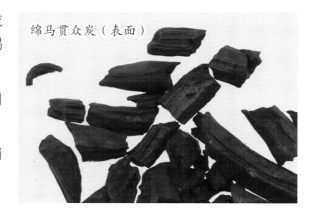

绵马贯众炭（表面）

【功能主治】　绵马贯众　清热解毒，驱虫。用于虫积腹痛，疮疡。

绵马贯众炭　收涩止血。用于崩漏下血。

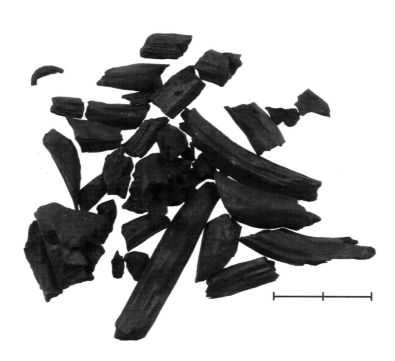

绵马贯众炭

绵萆薢

【来　　源】　薯蓣科植物绵萆薢 *Dioscorea spongiosa* J.Q.Xi，M.Mizuno et W.L. Zhao或福州薯蓣 *Dioscorea futschauensis* Uline ex R.Kunth的干燥根茎。秋、冬二季采挖，除去须根，洗净，切片，晒干。

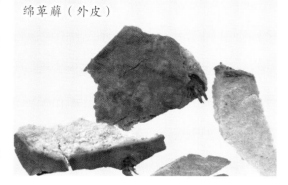

绵萆薢（外皮）

【炮　　制】　除去杂质。

【性　　状】　为不规则的斜切片，边缘不整齐，大小不一，厚2~5mm。外皮黄棕色至黄褐色，有稀疏的须根残基，呈圆锥状突起。质疏松，略呈海绵状，切面灰白色至浅灰棕色，黄棕色点状维管束散在。气微，味微苦。

【功能主治】　利湿祛浊，祛风除痹。用于膏淋，白浊，白带过多，风湿痹痛，关节不利，腰膝疼痛。

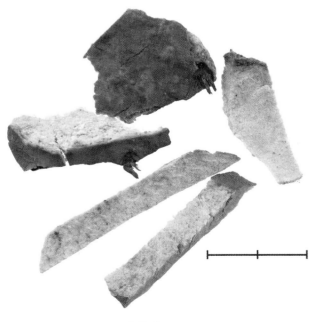

绵萆薢

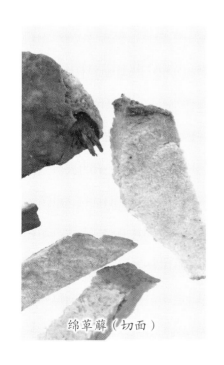

绵萆薢（切面）

斑蝥

【来　　源】　芫青科昆虫南方大斑蝥*Mylabris phalerata* Pallas或黄黑小斑蝥*Mylabris cichorii* Linnaeus的干燥体。夏、秋二季捕捉，闷死或烫死，晒干。

【炮　　制】　斑蝥　除去杂质。

　　　　　　　米斑蝥　将米置预热的炒制容器内，用中火加热至冒烟，投入斑蝥拌炒，至米呈黄棕色，取出，筛去米，除去头、足、翅，摊凉。或者投入去头、足、翅的斑蝥拌炒，至米呈黄棕色，取出，筛去米，摊凉。每100kg斑蝥，用米20kg。

【性　　状】　斑蝥　①南方大斑蝥：呈长圆形，长1.5～2.5cm，宽0.5～1cm。头及口器向下垂，有较大的复眼及触角各1对，触角多已脱落。背部具革质鞘翅1对，黑色，有3条黄色或棕黄色的横纹；鞘翅下面有棕褐色薄膜状透明的内翅2片。

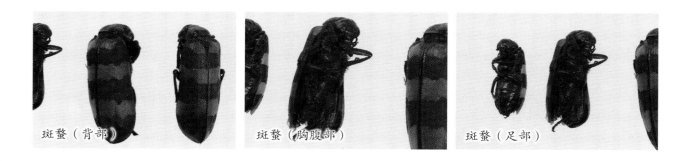

斑蝥（背部）　　　　　　斑蝥（胸腹部）　　　　　　斑蝥（足部）

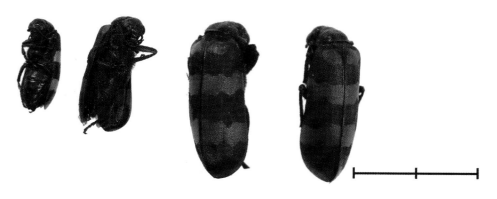

斑蝥

胸腹部乌黑色，胸部有足3对。有特殊的臭气。②黄黑小斑蝥：体型较小，长1～1.5cm。

米斑蝥　①南方大斑蝥：体型较大，头足翅偶有残留。色乌黑发亮，头部去除后的断面不整齐，边缘黑色，中心灰黄色。质脆易碎。有焦香气。②黄黑小斑蝥：体型较小。

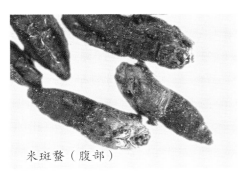

米斑蝥（腹部）

【功能主治】　破血逐瘀，散结消癥，攻毒蚀疮。用于癥瘕，经闭，顽癣，瘰疬，赘疣，痈疽不溃，恶疮死肌。米炒可降低毒性。

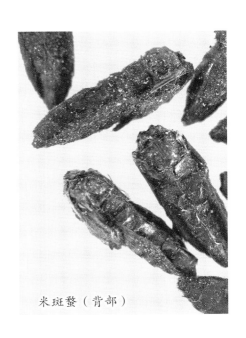

米斑蝥（背部）

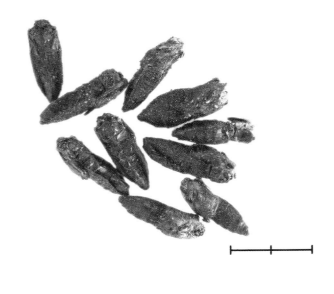

米斑蝥

645

款冬花

【来　　源】　菊科植物款冬 *Tussilago farfara* L.的干燥花蕾。12月或地冻前当花尚未出土时采挖，除去花梗和泥沙，阴干。

【炮　　制】　款冬花　除去杂质及残梗。

蜜款冬花　取炼蜜，加适量开水稀释，淋入款冬花中，拌匀，闷润2~4小时，置已预热的炒制容器内，用文火炒至不粘手时，取出，晾凉。每100kg款冬花，用炼蜜25kg。

款冬花（局部）

【性　　状】　款冬花　呈长圆棒状。单生或2~3个基部连生，长1~2.5cm，直径0.5~1cm。上端较粗，下端渐细或带有短梗，外面被有多数鱼鳞状苞片。苞片外表面紫红色或淡红色，内表面密被白色絮状茸毛。体轻，撕开后可见白色茸毛。气香，味微苦而辛。

蜜款冬花　形如款冬花，表面黄棕色或棕褐色，稍带黏性。具蜜香气，味微甜。

蜜款冬花（局部）

【功能主治】　润肺下气，止咳化痰。用于新久咳嗽，喘咳痰多，劳嗽咯血。炒用无润腻之性，多用于新咳；蜜炙有润肺作用，多用于肺虚久咳。

中药饮片图鉴

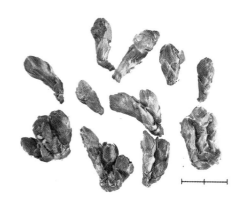

款冬花

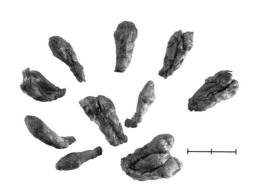

蜜款冬花

葛 花

【来　　源】 豆科植物野葛 *Pueraria lobata* （Willd.）Ohwi或甘葛藤 *Pueraria thomsonii* Benth.未完全开放的干燥花。立秋后当花未全放时采收，去掉梗叶，晒干。

【炮　　制】 除去杂质，筛去灰屑。

【性　　状】 呈不规则扁长形或扁肾形，长5～15mm，宽2～6mm。花萼钟状，灰绿色，萼齿5，其中2齿合生，被白色或黄色茸毛。花瓣5片，淡棕色，紫红色或蓝紫色，旗瓣近圆形或椭圆形，翼瓣和龙骨瓣近镰刀状。雄蕊10枚，其中9枚连合，雄蕊细长，微弯曲。气微，味淡。

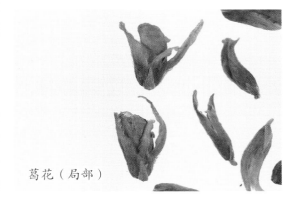

葛花（局部）

【功能主治】 解酒醒脾，清湿热。用于饮酒过度，或发热烦渴，不思饮食，湿热便血。

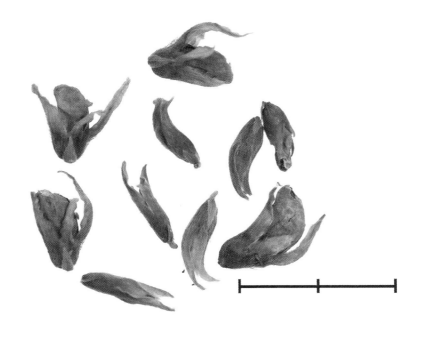

葛花

葛根

【来　　源】 豆科植物野葛*Pueraria lobata*（Willd.）Ohwi的干燥根。习称野葛。秋、冬二季采挖，趁鲜切成厚片或小块；干燥。

【炮　　制】 除去杂质，洗净，润透，切厚片，晒干。

【性　　状】 呈不规则的厚片、粗丝或边长为0.5~1.2cm的方块。切面浅黄棕色至棕黄色。质韧，纤维性强。气微，味微甜。

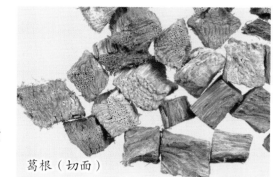
葛根（切面）

【功能主治】 解肌退热，生津止渴，透疹，升阳止泻，通经活络，解酒毒。用于外感发热头痛，项背强痛，口渴，消渴，麻疹不透，热痢，泄泻，眩晕头痛，中风偏瘫，胸痹心痛，酒毒伤中。

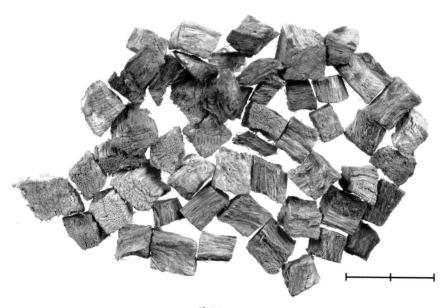
葛根

葶苈子

【来　源】　十字花科植物播娘蒿 *Descurainia sophia*（L.）Webb. ex Prantl.或独行菜 *Lepidium apetalum* Willd.的干燥成熟种子。前者习称"南葶苈子"，后者习称"北葶苈子"。夏季果实成熟时采割植株，晒干，搓出种子，除去杂质。

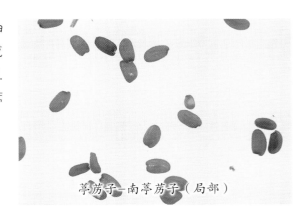

葶苈子—南葶苈子（局部）

【炮　制】　葶苈子　除去杂质和灰屑。

炒葶苈子　取净葶苈子置炒制容器内，用文火加热，炒至微鼓起，断面浅黄色，并有香气逸出，取出放凉。用时捣碎。

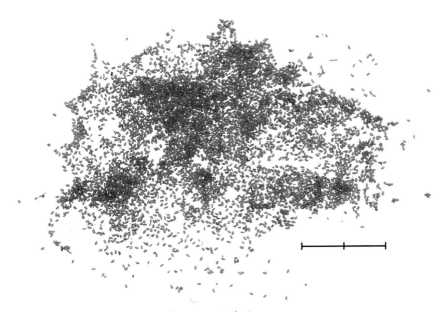

葶苈子—南葶苈子

【性　　状】　葶苈子　①南葶苈子：呈长圆形略扁，长0.8～1.2mm，宽约0.5mm。表面棕色或红棕色，微有光泽，具纵沟2条，其中1条较明显。一端钝圆，另端微凹或较平截，种脐类白色，位于凹入端或平截处。气微，味微辛、苦，略带黏性。②北葶苈子：呈扁卵形，长1～1.5mm，宽0.5～1mm。一端钝圆，另端尖而微凹，种脐位于凹入端。味微辛辣，黏性较强。

炒葶苈子　形如葶苈子，微鼓起，表面棕黄色。有油香气，不带黏性。

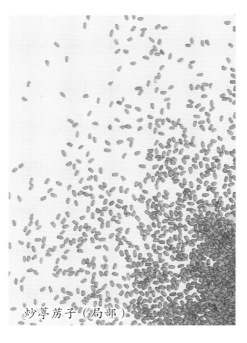

炒葶苈子（局部）

【功能主治】　泻肺平喘，行水消肿。用于痰涎壅肺，喘咳痰多，胸胁胀满，不得平卧，胸腹水肿，小便不利。生品力速而较猛，降泻肺气作用较强，长于利水消肿，宜于实证。炒后药性缓和，免伤肺气，可用于实中夹虚的患者。

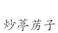

炒葶苈子

萱草根

【来　　源】 百合科植物萱草*Hemerocallis fulva* L.、金针菜*Hemerocallis citrina* Baroni或小萱草*Hemerocallis minor* Mill.的干燥根及根茎。秋、冬二季采挖，洗净，晒干。

【炮　　制】 除去杂质及残茎，洗净，润透，切中段，干燥。

【性　　状】 为不规则中段。表面灰黄色或淡灰棕色，有多数横纹及纵皱纹。切面灰黄色或灰棕色，有放射状裂纹，中间有淡黄色圆心。质疏松。气微香，味淡。

【功能主治】 利尿消肿，清热凉血。用于浮肿，小便不利，淋浊，带下，黄疸，乳痈，热衄，便血，崩漏。

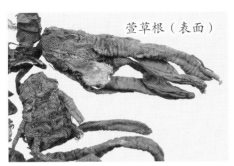

萱草根（表面）

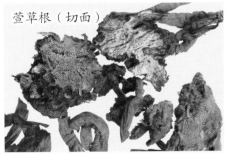

萱草根（切面）

651

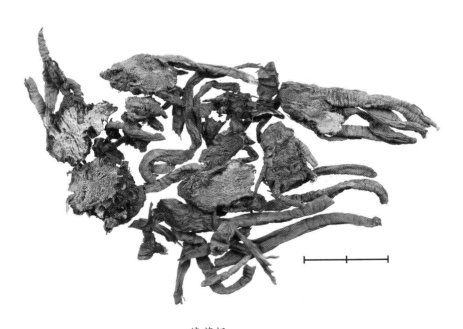

萱草根

萹蓄

【来　　源】 蓼科植物萹蓄*Polygonum aviculare* L.的干燥地上部分。夏季叶茂盛时采收，除去根和杂质，晒干。

【炮　　制】 除去杂质，洗净，切段，干燥。

【性　　状】 呈不规则的段。茎呈圆柱形而略扁，表面灰绿色或棕红色，有细密微突起的纵纹；节部稍膨大，有浅棕色膜质的托叶鞘。切面髓部白色。叶片多破碎，完整者展平后呈披针形，全缘。气微，味微苦。

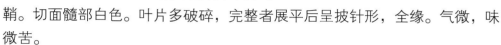

萹蓄（叶）

【功能主治】 利尿通淋，杀虫，止痒。用于热淋涩痛，小便短赤，虫积腹痛，皮肤湿疹，阴痒带下。

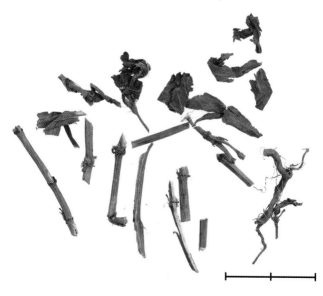

萹蓄

楮实子

【来　　源】　桑科植物构树*Broussonetia papyrifera*（L.）Vent.的干燥成熟果实。秋季果实成熟时采收，洗净，晒干，除去灰白色膜状宿萼和杂质。

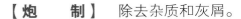
楮实子（局部）

【炮　　制】　除去杂质和灰屑。

【性　　状】　略呈球形或卵圆形，稍扁，直径约1.5mm。表面红棕色，有网状皱纹或颗粒状突起，一侧有棱，一侧有凹沟，有的具果梗。质硬而脆，易压碎。胚乳类白色，富油性。气微，味淡。

【功能主治】　补肾清肝，明目，利尿。用于肝肾不足，腰膝酸软，虚劳骨蒸，头晕目昏，目生翳膜，水肿胀满。

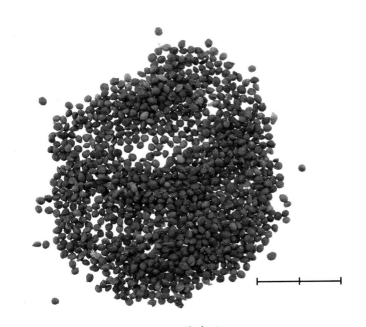
楮实子

棕榈

【来　源】　棕榈科植物棕榈Trachycarpus fortunei（Hook.f.）H.Wendl.的干燥叶柄。采棕时割取旧叶柄下延部分和鞘片，除去纤维状的棕毛，晒干。

【炮　制】　棕榈　除去杂质，洗净，干燥。

　　　　　　棕榈炭　取净棕榈置锅内，上扣一较小锅，两锅结合处用盐泥封固，上压重物，并贴一块白纸条或大米数粒，用文武火加热，煅至白纸或大米呈深黄色时，停火，待锅凉后，取出。

【性　状】　棕榈　呈长条板状，一端较窄而厚，另端较宽而稍薄，大小不等。表面红棕色，粗糙，有纵直皱纹；一面有明显的凸出纤维，纤维的两侧着生多数棕色茸毛。质硬而韧，不易折断，断面纤维性。气微，味淡。

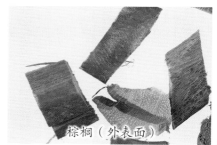
棕榈（外表面）

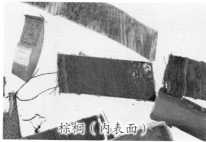
棕榈（内表面）

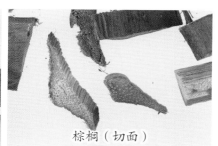
棕榈（切面）

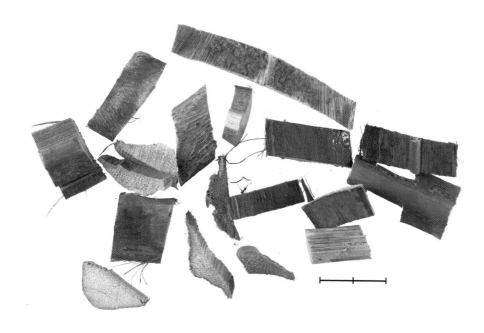
棕榈

棕榈炭　呈不规则块状，大小不一。表面黑褐色至黑色，有光泽，有纵直条纹；触之有黑色炭粉。内部焦黄色，纤维性。略具焦香气，味苦涩。

【功能主治】　生品一般不入药，煅炭后收敛止血。用于吐血，衄血，尿血，便血，崩漏。

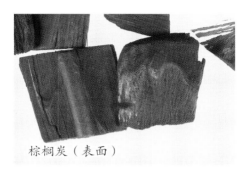

棕榈炭（表面）

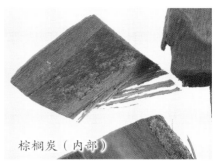

棕榈炭（内部）

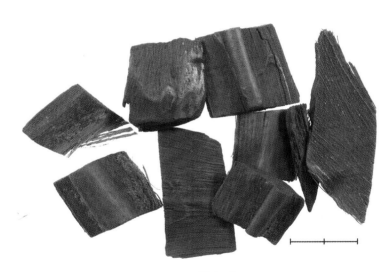

棕榈炭

硫黄

【来　源】 自然元素类矿物硫族自然硫，采挖后，加热熔化，除去杂质；或用含硫矿物经加工制得。

【炮　制】 硫黄　拣去杂质，敲成碎块。

制硫黄　取净硫黄块，与豆腐同煮，至豆腐显黑绿色时，取出，漂净，阴干。每100kg硫黄，用豆腐200kg。

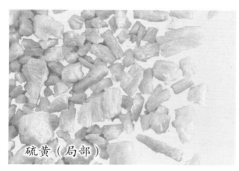

硫黄（局部）

【性　状】 硫黄　为不规则块状，黄色或略呈黄绿色，表面不平坦，呈脂肪光泽，常有多数小孔。用手握紧置于耳旁，可闻轻微的爆裂声。体轻，质松，易碎。断面常呈针状结晶形。具特殊臭气，味淡。

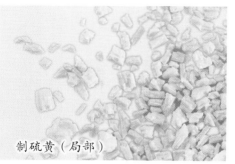

制硫黄（局部）

制硫黄　为黄褐色或黄绿色结晶块，断面蜂窝状，臭气不明显。

【功能主治】 外用解毒杀虫疗疮；内服补火助阳通便。外治用于疥癣，秃疮，阴疽恶疮；内服用于阳痿足冷，虚喘冷哮，虚寒便种。

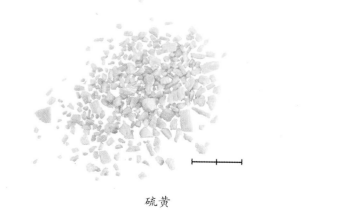

硫黄

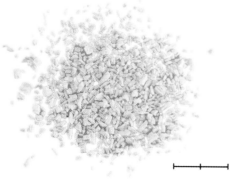

制硫黄

雄 黄

【来　　源】　硫化物类矿物雄黄族雄黄，主含二硫化二砷（As_2S_2）。采挖后，除去杂质。

【炮　　制】　雄黄粉　取净雄黄加适量清水共研至细，加多量清水搅拌，倾取混悬液，下沉部分再如上法反复操作多次，除去杂质，合并混悬液，静置后分取沉淀，晾干，研细。

【性　　状】　雄黄粉　为极细腻的粉末，橙红色或橙黄色。质重。气特异而刺鼻，味淡。

【功能主治】　解毒杀虫，燥湿祛痰，截疟。用于痈肿疔疮，蛇虫咬伤，虫积腹痛，惊痫，疟疾。

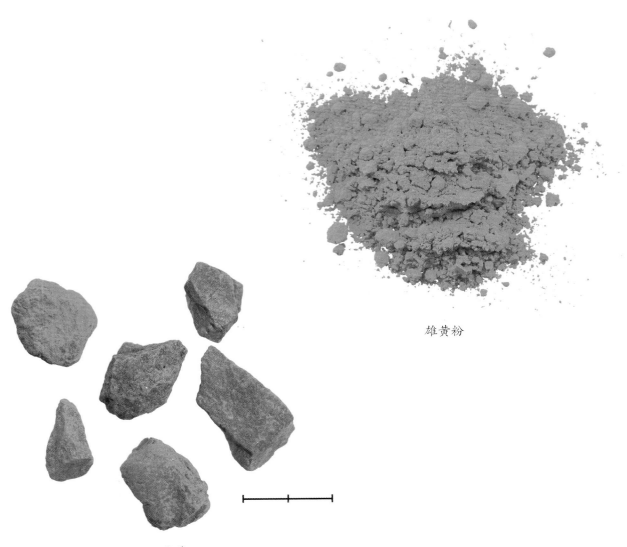

雄黄粉

雄黄

657

紫石英

【来　　源】氟化物类矿物萤石族萤石，主含氟化钙（CaF$_2$）。采挖后，除去杂质。

【炮　　制】紫石英　除去杂石，砸成碎块。

煅紫石英　取净紫石英块，置耐火容器内，用武火加热，煅至红透，立即倒入醋中淬酥，取出，再煅淬一次，干燥，捣碎。每100kg紫石英，用醋30kg。

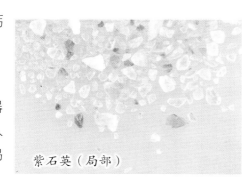
紫石英（局部）

【性　　状】紫石英　呈不规则碎块。紫色或绿色，半透明至透明，有玻璃样光泽。气微，味淡。

煅紫石英　为不规则碎块或粉末。表面黄白色、棕色或紫色，无光泽。质酥脆。有醋香气，味淡。

【功能主治】温肾暖宫，镇心安神，温肺平喘。用于肾阳方虚，宫冷不孕，惊悸不安，失眠多梦，虚寒喘咳。煅后易于煎出有效成份，温肺降逆、散寒暖宫力强。

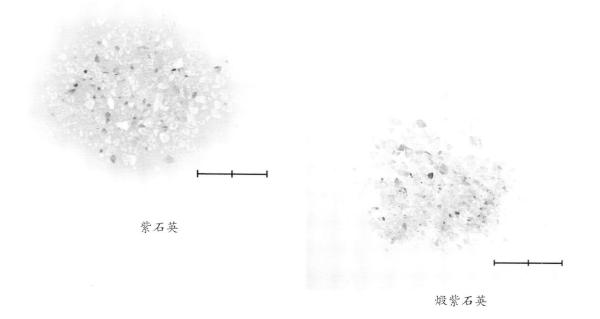

紫石英

煅紫石英

紫花地丁

【来　　源】　董菜科植物紫花地丁*Viola yedoensis* Makino的干燥全草。春、秋二季采收，除去杂质，晒干。

【炮　　制】　除去杂质，洗净，切碎，干燥。

【性　　状】　为不规则的段。主根长圆锥形，直径1～3mm；淡黄棕色，有细纵皱纹。叶基生，灰绿色，展平后叶片呈披针形或卵状披针形；先端钝，基部截形或稍心形，边缘具钝锯齿，两面有毛；叶柄细，上部具明显狭翅。花茎纤细；花瓣5，紫堇色或淡棕色；花距细管状。蒴果椭圆形或3裂，种子多数，淡棕色。气微，味微苦而稍黏。

【功能主治】　清热解毒，凉血消肿。用于疔疮肿毒，痈疽发背，丹毒，毒蛇咬伤。

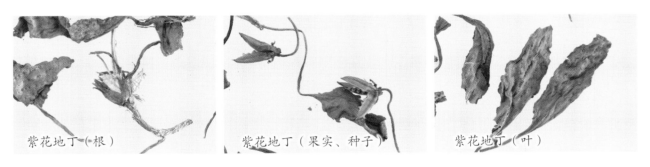

紫花地丁（根）　　　　　紫花地丁（果实、种子）　　　　　紫花地丁（叶）

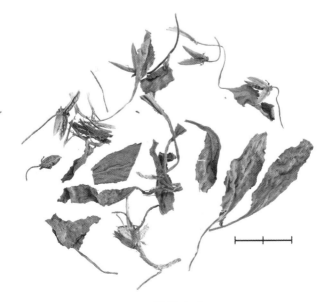

紫花地丁

紫花前胡

【来　　源】 伞形科植物紫花前胡*Peucedanum decursivum* (Miq.) Maxim.的干燥根。秋、冬二季地上部分枯萎时采挖，除去须根，晒干。

【炮　　制】 除去杂质，洗净，润透，切薄片，干燥。

【性　　状】 为类圆形薄片，主根直径0.8～1.7cm。表面棕色至黑棕色，根头部偶有残留茎基和膜状叶鞘残基，有浅直细纵皱纹，可见灰白色横向皮孔样突起和点状须根痕。质硬，切面类白色，皮部较窄，散有少数黄色油点。气芳香，味微苦、辛。

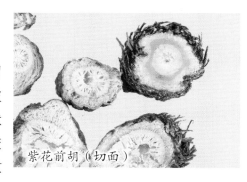

紫花前胡（切面）

【功能主治】 降气化痰，散风清热。用于痰热喘满，咳痰黄稠，风热咳嗽痰多。

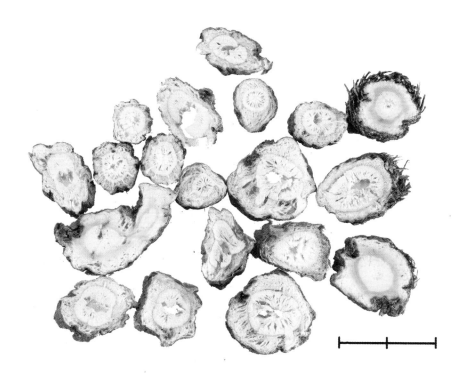

紫花前胡

紫苏子

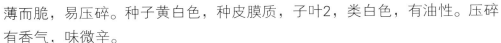

【来　　源】　唇形科植物紫苏Perilla frutescens（L.）Britt.的干燥成熟果实。秋季果实成熟时采收，除去杂质，晒干。

【炮　　制】　紫苏子　除去杂质，洗净，干燥。

炒紫苏子　取净紫苏子，置炒制容器内，用文火加热，炒至有爆裂声，表面颜色加深，断面浅黄色，并逸出香气时，取出晾凉。用时捣碎。

紫苏子（表面）

炒紫苏子（表面）

【性　　状】　紫苏子　卵圆形或类球形，直径约1.5mm。表面灰棕色或灰褐色，有微隆起的暗紫色网纹，基部稍尖，有灰白色点状果梗痕。果皮薄而脆，易压碎。种子黄白色，种皮膜质，子叶2，类白色，有油性。压碎有香气，味微辛。

炒紫苏子　形如紫苏子，表面灰褐色，有细裂口，有焦香气。

【功能主治】　降气化痰，止咳平喘，润肠通便。用于痰壅气逆，咳嗽气喘，肠燥便秘。生品多用于肠燥便秘。炒后辛散之性缓和，多用于喘咳。

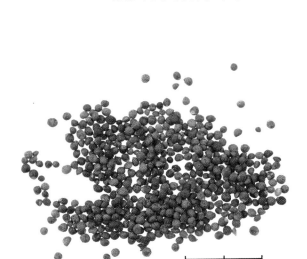

紫苏子

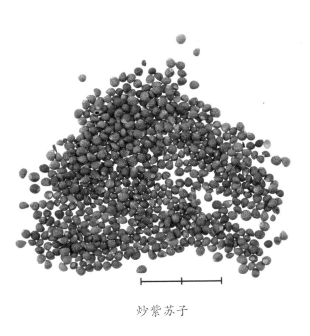

炒紫苏子

紫苏叶

【来　　源】 唇形科植物紫苏 *Perilla frutescens*（L.） Britt. 的干燥叶（或带嫩枝）。夏季枝叶茂盛时采收，除去杂质，晒干。

【炮　　制】 除去杂质和老梗；或喷淋清水，切碎，干燥。

【性　　状】 不规则的段或未切叶。叶多皱缩卷曲、破碎，完整者展平后呈卵圆形。边缘具圆锯齿。两面紫色或上表面绿色，下表面紫色，疏生灰白色毛。叶柄紫色或紫绿色。带嫩枝者，枝的直径2～5mm，紫绿色，切面中部有髓。气清香，味微辛。

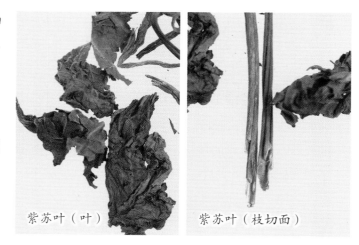

紫苏叶（叶）　　　　紫苏叶（枝切面）

【功能主治】 解表散寒，行气和胃。用于风寒感冒，咳嗽呕恶，妊娠呕吐，鱼蟹中毒。

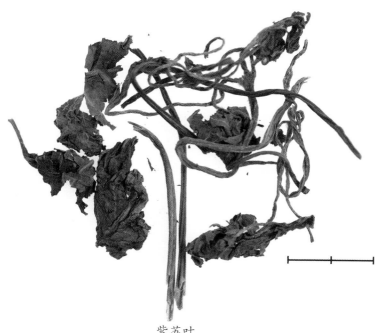

紫苏叶

紫苏梗

【来　　源】 唇形科植物紫苏*Perilla frutescens* （L.） Britt.的干燥茎。秋季果实成熟后采割，除去杂质，晒干，或趁鲜切片，晒干。

【炮　　制】 除去杂质，稍浸，润透，切厚片，干燥。

【性　　状】 类方形的厚片。表面紫棕色或暗紫色，有的可见对生的枝痕和叶痕。切面木部黄白色，有细密的放射状纹理，髓部白色，疏松或脱落。气微香，味淡。

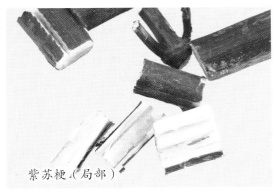

紫苏梗（局部）

【功能主治】 理气宽中，止痛，安胎。用于胸膈痞闷，胃脘疼痛，嗳气呕吐，胎动不安。

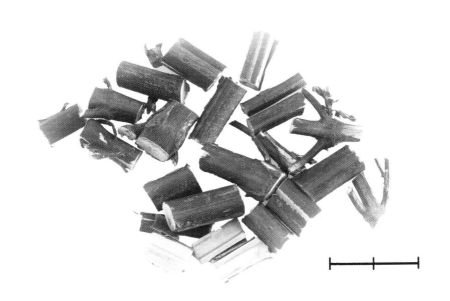

紫苏梗

紫河车

【来　　源】 健康人的干燥胎盘。将新鲜胎盘除去羊膜和脐带，反复冲洗至去净血液，蒸或置沸水中略煮后，干燥。

【炮　　制】 除去杂质，加工成块。

【性　　状】 呈不规则的碎块，大小不一。黄色或棕黄色，一面凹凸不平，有不规则沟纹，另一面光滑，表面可见细血管。质硬而脆。有腥气。

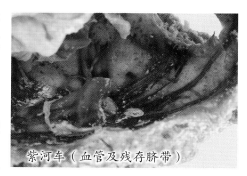

紫河车（血管及残存脐带）

【功能主治】 温肾补精，益气养血。用于虚劳羸瘦，阳痿遗精，不孕少乳，久咳虚喘，骨蒸劳嗽，面色萎黄，食少气短。

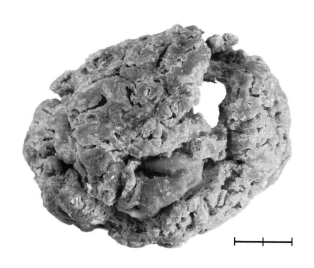

紫河车

紫荆皮

【来　　源】　大戟科植物余甘子Phyllanthus emblica L.的平燥根皮。7~8月剥取树皮，晒干。

【炮　　制】　除去杂质，洗净泥土，切宽丝，干燥，筛去灰屑。

【性　　状】　宽丝状。外表面灰褐色至紫褐色，常有灰白色斑块，具纵裂纹。内表面紫棕色，有细纹纵。切面略呈颗粒状，紫棕色。质坚硬，不易折断。气微，味淡而涩。

【功能主治】　解毒消肿，收敛止血。用于痈肿，疔疮疮毒，阴囊湿疹，外伤出血，跌打损伤，蛇虫咬伤。

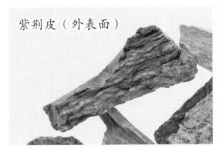
紫荆皮（外表面）

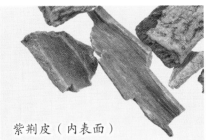
紫荆皮（内表面）

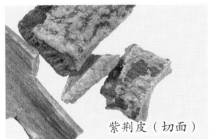
紫荆皮（切面）

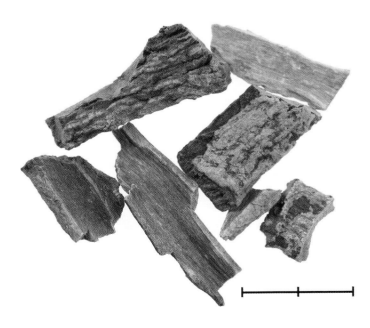
紫荆皮

665

紫 草

【来　　源】 紫草科植物新疆紫草 *Arnebia euchroma*（Royle）Johnst.或内蒙紫草*Arnebia guttata* Bunge的干燥根。春、秋二季采挖，除去泥沙，干燥。

【炮　　制】 ①新疆紫草：除去杂质，切厚片或段。②内蒙紫草：除去杂质，洗净，润透，切薄片，干燥。

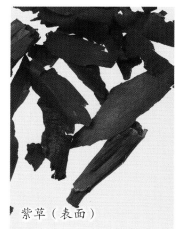

紫草（断面）

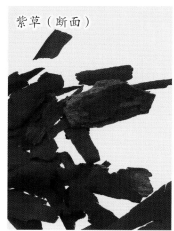

紫草（表面）

【性　　状】 ①新疆紫草：为不规则的圆柱形切片或条形片状，直径1～2.5cm。紫红色或紫褐色。皮部深紫色。圆柱形切片，木部较小，黄白色或黄色。②内蒙紫草：为不规则的圆柱形切片或条形片状，有的可见短硬毛，直径0.5～4cm，质硬而脆。紫红色或紫褐色。皮部深紫色。圆柱形切片，木部较小，黄白色或黄色。

【功能主治】 清热凉血，活血解毒，透疹消斑。用于血热毒盛，斑疹紫黑，麻疹不透，疮疡，湿疹，水火烫伤。

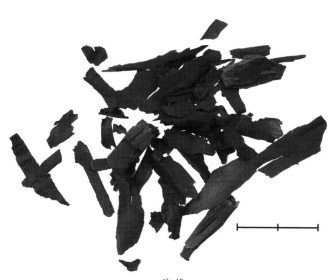

紫草

紫珠叶

【来　　源】 马鞭草科植物杜虹花*Callicarpa formosana* Rolfe的干燥叶。夏、秋二季枝叶茂盛时采摘，干燥。

【炮　　制】 除去杂质，洗净，干燥。

【性　　状】 多皱缩、卷曲，有的破碎。完整叶片展平后呈卵状椭圆形或椭圆形，长4~19cm，宽2.5~9cm。先端渐尖或钝圆，基部宽楔形或钝圆，边缘有细锯齿，近基部全缘。上表面灰绿色或棕绿色，被星状毛和短粗毛；下表面淡绿色或淡棕绿色，密被黄褐色星状毛和金黄色腺点，主脉和侧脉突出，小脉伸入齿端。叶柄长0.5~1.5cm。气微，味微苦涩。

【功能主治】 凉血收敛止血，散瘀解毒消肿。用于衄血，咯血，吐血，便血，崩漏，外伤出血，热毒疮疡，水火烫伤。

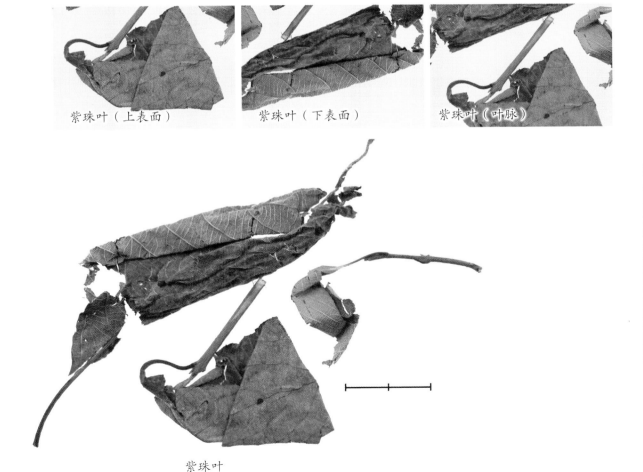

紫珠叶（上表面）　　　紫珠叶（下表面）　　　紫珠叶（叶脉）

紫珠叶

紫 菀

【来　　源】 菊科植物紫菀*Aster tataricus* L. f.的干燥根和根茎。除去有节的根茎(习称"母根")和泥沙，编成辫状晒干，或直接晒干。

【炮　　制】 紫菀　除去杂质，洗净，闷润，切厚片或段，干燥。

蜜紫菀　取炼蜜，加适量沸水稀释，淋入紫菀中，拌匀，闷润2~4小时，置炒制容器内，用文火炒至不粘手时，取出，晾凉。每100kg紫菀，用炼蜜25kg。

【性　　状】 紫菀　不规则厚片或段。根外表皮紫红色或灰红色，有纵皱纹。切面淡棕色，中心具棕色的木心。气微香，味甜、微苦。

蜜紫菀　形如紫菀，表面棕褐色或紫棕色。有蜜香气，味甜。

【功能主治】 润肺下气，消痰止咳。用于痰多喘咳，新久咳嗽，劳嗽咯血。蜜炙后增强润肺止咳作用，用于肺虚久咳或肺虚咯血。

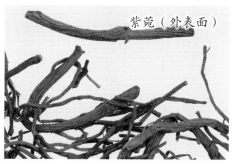

紫菀（外表面）

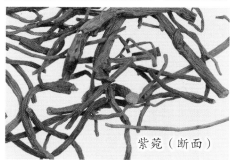

紫菀（断面）

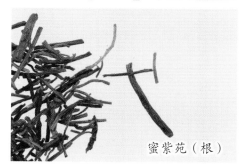

蜜紫菀（根）

中药饮片图鉴

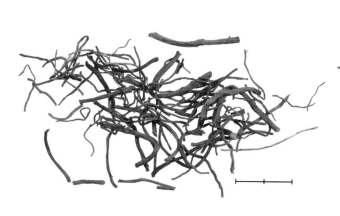

紫菀

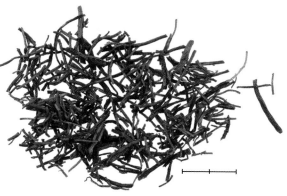

蜜紫菀

紫梢花

【来　　源】 淡水海绵科动物脆针海绵 *Spongilla fragilis* Lecidy 或刻盘海绵 *Ephdatia muelleri* var. *japonica* （Hilgendorf）的干燥群体，9~12月间采收，晒干。

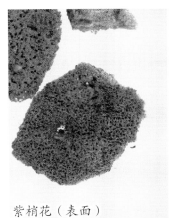

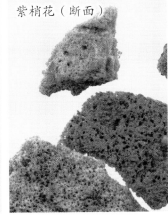

紫梢花（断面）

紫梢花（表面）

【炮　　制】 除去杂质。

【性　　状】 不规则的块状或棒状，形似蒲棒，大小不一，长 3~10cm，直径1~2.5cm，中央常附有水草或树枝。表面灰绿色、灰白色或灰黄色。体轻，质松泡，有多数小孔，呈海绵状；断面呈放射网状，网眼内有灰黄色类圆形小颗粒，振摇易脱落。气微，味淡。

【功能主治】 补肾助阳，固精缩尿。用于阳痿遗精，小便失禁，白带。

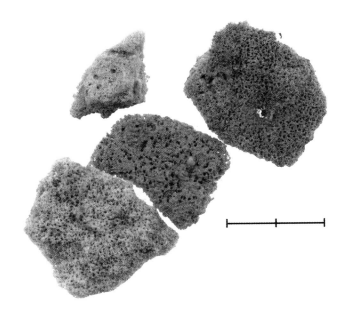

紫梢花

蛤壳

【来　　源】 帘蛤科动物文蛤*Meretrix meretrix* Linnaeus或青蛤*Cyclina sinensis* Gmelin的贝壳。夏、秋二季捕捞，去肉，洗净，晒干。

【炮　　制】 蛤壳　洗净，碾碎，干燥。

　　　　　　 煅蛤壳　取净蛤壳，置耐火容器内，煅至酥脆，取出放凉，碾碎或研粉。

【性　　状】 蛤壳　为不规则碎片。碎片外面黄褐色或棕红色，可见同心生长纹。内面白色。质坚硬。断面有层纹。气微，味淡。

　　　　　　 煅蛤壳　为不规则碎片或粗粉。灰白色，碎片外面有时可见同心生长纹。质酥脆。断面有层纹。

【功能主治】 清热化痰，软坚散结，制酸止痛；外用收湿敛疮。用于痰火咳嗽，胸胁疼痛，痰中带血，瘰疬瘿瘤，胃痛吞酸；外治湿疹，烫伤。煅后易于粉碎，增强化痰、制酸作用。

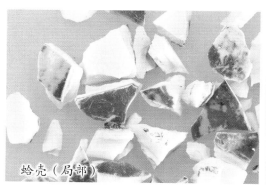
蛤壳（局部）

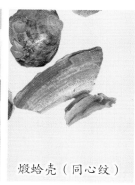
煅蛤壳（同心纹）

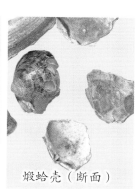
煅蛤壳（断面）

中药饮片图鉴

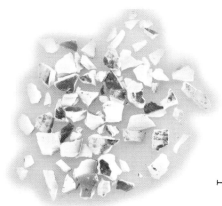

蛤壳

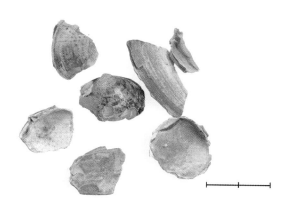
煅蛤壳

蛤蚧

【来　　源】　壁虎科动物蛤蚧*Gekko gecko* Linnaeus 的干燥体。全年均可捕捉，除去内脏，拭净，用竹片撑开，使全体扁平顺直，低温干燥。

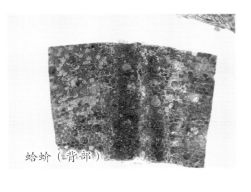

蛤蚧（背部）

【炮　　制】　蛤蚧　除去头及鳞片，切成小块。

酒蛤蚧　取蛤蚧，用黄酒拌匀，闷润，待酒被吸尽后，烘干或置炒制容器内，用文火炒干，或置钢丝筛上，用文火烤热，喷黄酒，再置火上酥制，如此反复多次，酥至松脆为度，放凉。每100kg蛤蚧，用黄酒20kg。

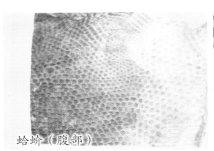
蛤蚧（腹部）

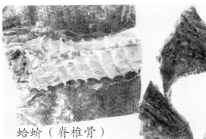
蛤蚧（脊椎骨）

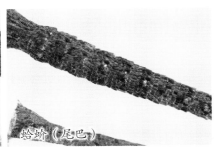
蛤蚧（尾巴）

671

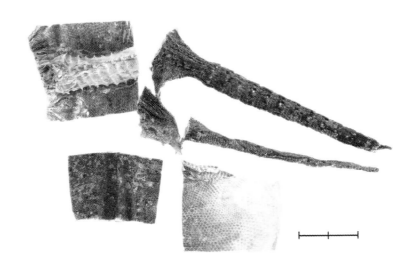

蛤蚧

【**性　　状**】　蛤蚧　呈不规则的片状小块。表面灰黑色或银灰色，有棕黄色的斑点及鳞甲脱落的痕迹。切面黄白色或灰黄色。脊椎骨和肋骨突起。气腥，味微咸。

　　　　　　　酒蛤蚧　形同蛤蚧，微有酒气，味微咸。

【**功能主治**】　补肺益肾，纳气定喘，助阳益精。用于肺肾不足，虚喘气促，劳嗽咯血，阳痿，遗精。酒炙后增强补肾助阳作用，多用于肾阳不足、精血亏损的阳痿。

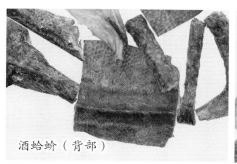

酒蛤蚧（背部）

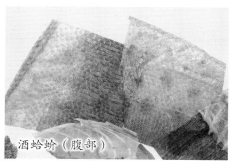

酒蛤蚧（腹部）

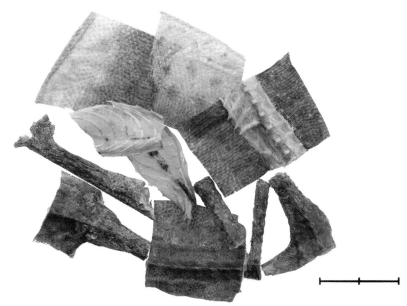

酒蛤蚧

蛴螬

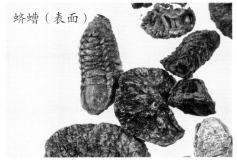

蛴螬（表面）

【来　　源】 金龟子科昆虫朝鲜黑金龟子*Holotrichia diomphalia* Bates或其他近缘昆虫的干燥幼虫。夏、秋二季捕捉，捕捉后，用沸水烫死，干燥。

【炮　　制】 除去杂质。

【性　　状】 长圆形或弯曲成扁肾形，长2～3cm，宽1～1.2cm。表面棕黄色、棕褐色或黄白色，全体有轮节。头部较小，棕褐色，胸部有足3对，短而细。体壳较硬而脆，体内呈空泡状。气腥，味微咸。

【功能主治】 破血祛瘀，散结通乳，明目。用于胸胁瘀血疼痛；外治丹毒，疮疡，痔瘘，目中翳膜。

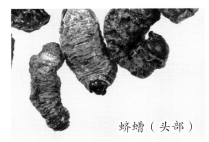

蛴螬（头部）

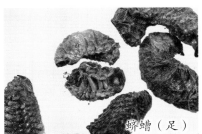

蛴螬（足）

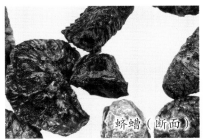

蛴螬（断面）

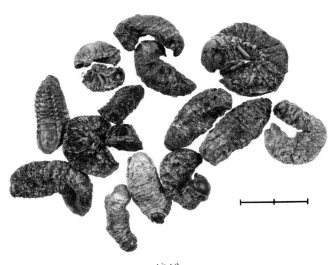

蛴螬

黑芝麻

【来　　源】脂麻科植物脂麻 *Sesamum indicum* L.的干燥成熟种子。秋季果实成熟时采割植株，晒干，打下种子，除去杂质，再晒干。

【炮　　制】黑芝麻　除去杂质，洗净，晒干。用时捣碎。

炒黑芝麻　取净黑芝麻，置炒制容器内，用文火加热，炒至有爆裂声，并有香气逸出时，取出放凉。用时捣碎。

【性　　状】黑芝麻　呈扁卵圆形，长约3mm，宽约2mm。表面黑色，平滑或有网状皱纹。尖端有棕色点状种脐。种皮薄，子叶2，白色，富油性。气微，味甘，有油香气。

炒黑芝麻　形如黑芝麻，微鼓起，有的可见爆裂痕，有油香气。

【功能主治】补肝肾，益精血，润肠燥。用于精血亏虚，头晕眼花，耳鸣耳聋，须发早白，病后脱发，肠燥便秘。生用滑痰，凉血解毒。炒后香气浓，具有补益肝肾、填精补血、润肠通便的功效。

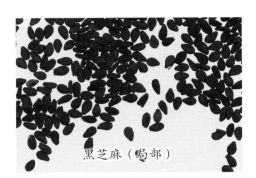

黑芝麻（局部）

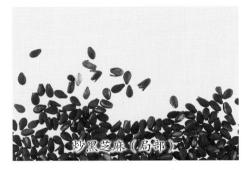

炒黑芝麻（局部）

中药饮片图鉴

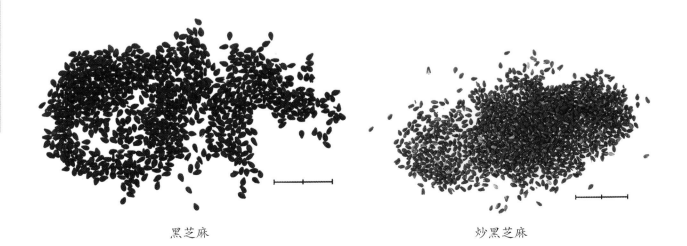

黑芝麻　　　　　　　　　　　　　　炒黑芝麻

黑 豆

【来　　源】 豆科植物大豆 *Glycine max*（L.）Merr.的干燥成熟种子。秋季采收成熟果实，晒干，打下种子，除去杂质。

【炮　　制】 除去杂质。

【性　　状】 椭圆形或类球形，稍扁，长6～12mm，直径5～9mm。表面黑色或灰黑色，光滑或有皱纹，具光泽，一侧有淡黄白色长椭圆形种脐。质坚硬。种皮薄而脆，子叶2，肥厚，黄绿色或淡黄色。气微，味淡，嚼之有豆腥味。

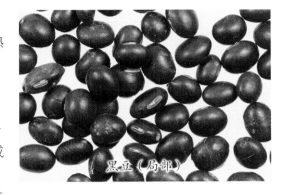

黑豆（局部）

【功能主治】 益精明目，养血祛风，利水，解毒。用于阴虚烦渴，头晕目昏，体虚多汗，肾虚腰痛，水肿尿少，痹痛拘挛，手足麻木，药食中毒。

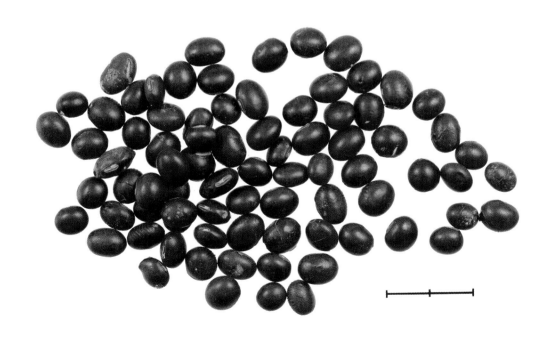

黑豆

黑种草子

【来　　源】 系维吾尔族习用药材。毛茛科植物腺毛黑种草*Nigella glandulifera* Freyn et Sint.的干燥成熟种子。夏、秋二季果实成熟时采割植株，晒干，打下种子，除去杂质，晒干。

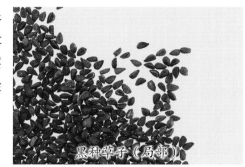
黑种草子（局部）

【炮　　制】 除去杂质。

【性　　状】 呈三棱状卵形，长2.5～3mm，宽约1.5mm。表面黑色，粗糙，顶端较狭而尖，下端稍钝，有不规则的突起。质坚硬，断面灰白色，有油性。气微香，味辛。

【功能主治】 补肾健脑，通经，通乳，利尿。用于耳鸣健忘，经闭乳少，热淋，石淋。

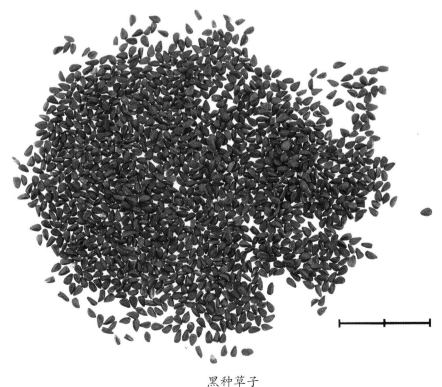
黑种草子

锁 阳

【来　源】　锁阳科植物锁阳Cynomorium songaricum Rupr.的干燥肉质茎。春季采挖，除去花序，切段，晒干。

【炮　制】　洗净，润透，切薄片，干燥。

【性　状】　不规则形或类圆形的片。外表皮棕色或棕褐色，粗糙，具明显纵沟及不规则凹陷。切面浅棕色或棕褐色，散在黄色三角状维管束。气微，味甘而涩。

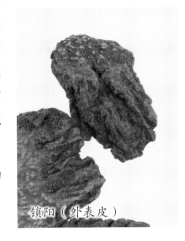
锁阳（外表皮）

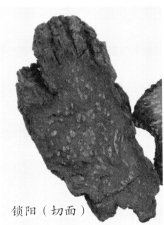
锁阳（切面）

【功能主治】　补肾阳，益精血，润肠通便。用于肾阳不足，精血亏虚，腰膝痿软，阳痿滑精，肠燥便秘。

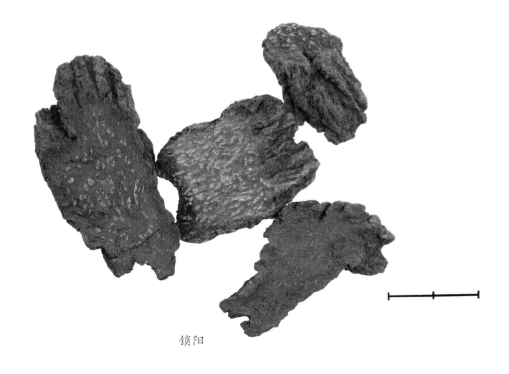
锁阳

677

中药饮片图鉴

鹅不食草

【来　　源】 菊科植物鹅不食草Centipeda minima（L.）A.Br. et Aschers.的干燥全草。
夏、秋二季花开时采收，洗去泥沙，晒干。

【炮　　制】 除去杂质，切段，干燥。

【性　　状】 呈段状，须根纤细，淡黄色。茎细，多分枝；质脆，易折断，断面黄白色。
叶小，近无柄；叶片多皱缩、破碎，完整者展平后呈匙形，表面灰绿色或棕
褐色，边缘有3～5个锯齿。头状花序黄色或黄褐色。气微香，久嗅有刺激
感，味苦、微辛。

【功能主治】 发散风寒，通鼻窍，止咳。用于风寒头痛，咳嗽痰多，鼻塞不通，鼻渊流涕。

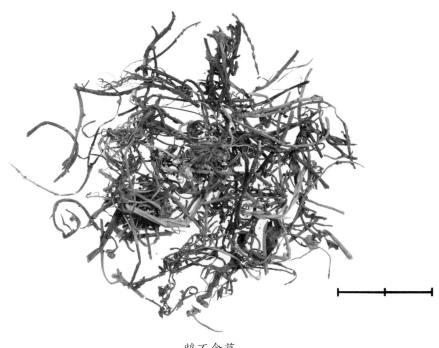

鹅不食草

鹅管石

【来　　源】　树珊瑚科动物栎珊瑚Balanophyllia sp. 或笛珊
瑚Sysingora sp. 的石灰质骨骼。全年可采，除
去杂石，洗净，晒干。

【炮　　制】　鹅管石　除去杂质，洗净，干燥，碾碎或捣碎。

　　　　　　　煅鹅管石　取鹅管石，置耐火容器内，用武火
加热，煅至红透，取出，放冷，碾碎或捣碎。

【性　　状】　鹅管石　为不规则的碎块，表面乳白色或白
色，玻璃或瓷状光泽，具突起的节状横环纹及
纵直棱线。质坚硬而脆，断面有多数中隔，气
微，味微咸。

　　　　　　　煅鹅管石　呈灰白色，质松脆，气无，味微咸。

【功能主治】　温肺，壮阳，通乳。用于肺痨咳喘，胸闷，阳
痿，腰膝无力，乳汁不通。煅后易于粉碎，温肾壮阳力强，用于肾虚气喘，
阳痿不举。

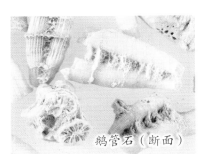
鹅管石（断面）

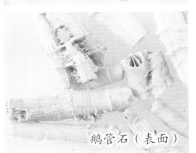
鹅管石（表面）

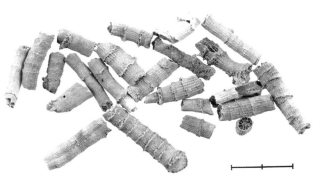
煅鹅管石（表面）　　　　煅鹅管石（断面）

679

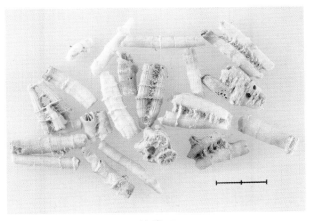

鹅管石

煅鹅管石

番泻叶

【来　　源】 豆科植物狭叶番泻Cassia angustifolia Vahl或尖叶番泻Cassia acutifolia Delile的干燥小叶。

【炮　　制】 除去枝梗及杂质，筛去灰屑。

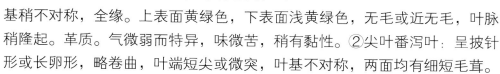
番泻叶-狭叶番泻（表面）

【性　　状】 ①狭叶番泻叶：呈长卵形或卵状披针形，长1.5～5cm，宽0.4～2cm，叶端急尖，叶基稍不对称，全缘。上表面黄绿色，下表面浅黄绿色，无毛或近无毛，叶脉稍隆起。革质。气微弱而特异，味微苦，稍有黏性。②尖叶番泻叶：呈披针形或长卵形，略卷曲，叶端短尖或微突，叶基不对称，两面均有细短毛茸。

【功能主治】 泻热行滞，通便，利水。用于热结积滞，便秘腹痛，水肿胀满。

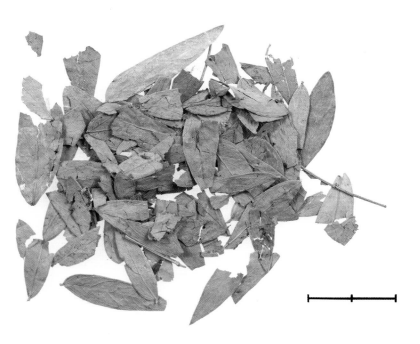
番泻叶-狭叶番泻

湖北贝母

【来　　源】　百合科植物湖北贝母*Fritillaria hupehensis* Hsiao et K.C.Hsia的干燥鳞茎。夏初植株枯萎后采挖，用石灰水或清水浸泡，干燥。

【炮　　制】　洗净，润透，切片，干燥。

【性　　状】　为厚片，直径0.8～3.5cm。外表皮类白色至淡棕色。外层鳞叶2瓣，肥厚，略呈肾形，或大小悬殊，大瓣紧抱小瓣，顶端闭合或开裂。内有鳞叶2～6枚及干缩的残茎。切面淡黄色至类白色。单瓣鳞叶呈元宝状，长2.5～3.2cm，直径1.8～2cm。质脆，断面类白色，富粉性。气微，味苦。

【功能主治】　清热化痰，止咳，散结。用于热痰咳嗽，瘰疬痰核，痈肿疮毒。

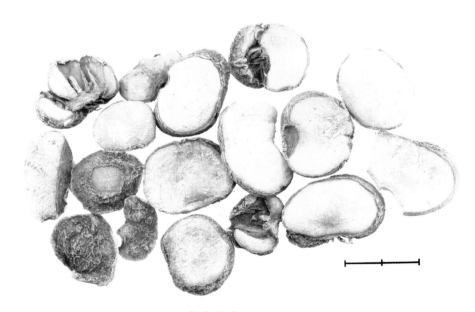

湖北贝母

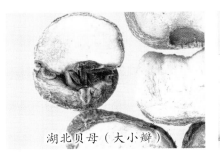

湖北贝母（大小瓣）

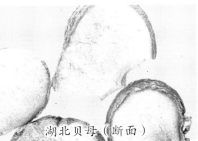

湖北贝母（断面）

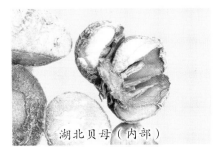

湖北贝母（内部）

滑 石

【来　　源】 硅酸盐类矿物滑石族滑石，主含含水硅酸镁[Mg$_3$(Si$_4$O$_{10}$)(OH)$_2$]。采挖后除去泥沙和杂石。

【炮　　制】 滑石　除去杂石，洗净，砸成碎块。

滑石粉　取滑石，砸碎，碾成细粉。或取滑石粉碎，加水少量，碾磨至细，再加适量清水搅拌，倾出上层混悬液，下沉部分再按上法反复操作数次，合并混悬液，静置沉淀，倾去上清液，将沉淀物晒干后再研细粉。

【性　　状】 滑石　为不规则小块。白色、黄白色或淡蓝灰色，有蜡样光泽。质软，细腻，手摸有滑润感，无吸湿性，置水中不崩散。气微，味淡。

滑石粉　为白色或青白色粉末，质细腻，手捻有滑润感。

【功能主治】 利尿通淋，清热解暑；外用祛湿敛疮。用于热淋，石淋，尿热涩痛，暑湿烦渴，湿热水泻；外治湿疹，湿疮，痱子。滑石水飞后使药物达到极细和纯净，便于内服及外用。

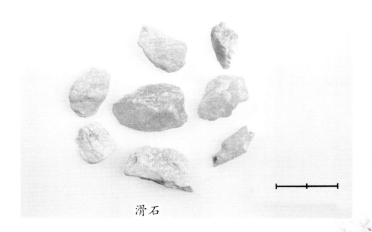

滑石

滑石粉

蓝布正

【来　　源】 蔷薇科植物路边青*Geum aleppicum* Jacq.或柔毛路边青*Geum japonicum* Thunb. var. *chinense* Bolle的干燥全草。夏、秋二季采收，洗净，晒干。

【炮　　制】 除去杂质，洗净，切段，干燥。

【性　　状】 呈段状，主根短，有多数细根，褐棕色。茎圆柱形，被毛或近无毛。基生叶有长柄，羽状全裂或近羽状复叶，顶裂片较大，卵形或宽卵形，边缘有大锯齿，两面被毛或几无毛；侧生裂片小，边缘有不规则的粗齿；茎生叶互生，卵形，3浅裂或羽状分裂。花顶生，常脱落。聚合瘦果近球形。气微，味辛、微苦。

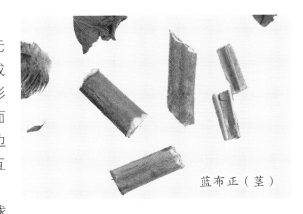

蓝布正（茎）

【功能主治】 益气健脾，补血养阴，润肺化痰。用于气血不足，虚痨咳嗽，脾虚带下。

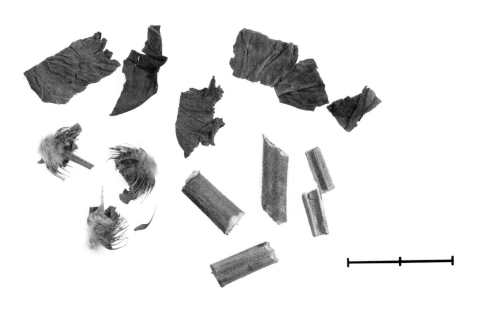

蓝布正

墓头回

【来　　源】 败酱科植物糙叶败酱*Patrinia scabra* Bge.或异叶败酱*Patrinia heterophylla* Bge.的干燥根。秋季采挖，除去地上残茎及泥土，晒干。

【炮　　制】 除去杂质。

【性　　状】 呈不规则的圆柱形。外表皮棕褐色或暗棕色，皮皱缩易剥落。剥去外皮显黄白色。切面黄白色，可见放射状纹理和裂隙。体轻，质松。具有特异臭气，味稍苦。

【功能主治】 清热燥湿，祛瘀止痛。用于崩漏，赤白带下。

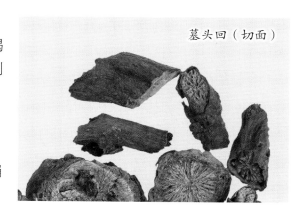
墓头回（切面）

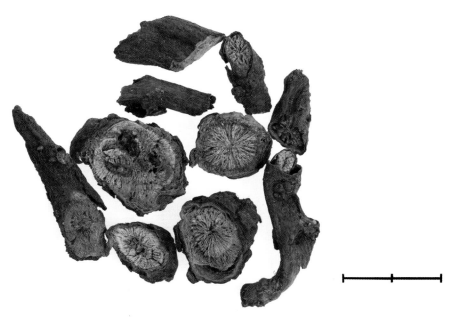
墓头回

蓖麻子

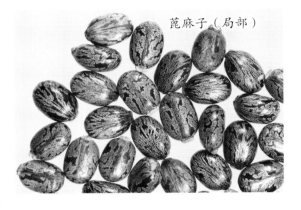

蓖麻子（局部）

【来　　源】 大戟科植物蓖麻Ricinus communis L.的干燥成熟种子。秋季采摘成熟果实，晒干，除去果壳，收集种子。

【炮　　制】 用时去壳，捣碎。

【性　　状】 呈椭圆形或卵形，稍扁，长0.9～1.8cm，宽0.5～1cm。表面光滑，有灰白色与黑褐色或黄棕色与红棕色相间的花斑纹。一面较平，一面较隆起，较平的一面有1条隆起的种脊；一端有灰白色或浅棕色突起的种阜。种皮薄而脆。胚乳肥厚，白色，富油性，子叶2，菲薄。气微，味微苦辛。

【功能主治】 泻下通滞，消肿拔毒。用于大便燥结，痈疽肿毒，喉痹，瘰疬。

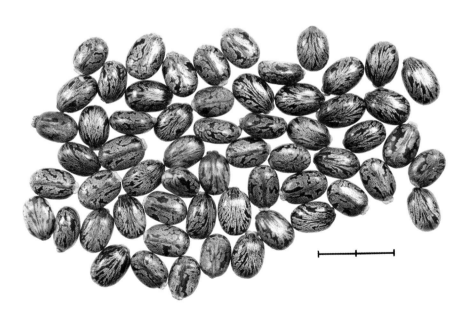

蓖麻子

685

中药饮片图鉴

蒺 藜

【来　　源】 蒺藜科植物蒺藜*Tribulus terrestris* L.的干燥成熟果实。秋季果实成熟时采割植株，晒干，打下果实，除去杂质。

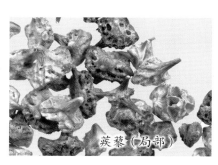
蒺藜（局部）

【炮　　制】 蒺藜　除去杂质。

炒蒺藜　取蒺藜，置炒制容器内，用文火加热，炒至微黄色，碾去刺，筛去刺屑。用时捣碎。

【性　　状】 蒺藜　由5个分果瓣组成，呈放射状排列，直径7～12mm。常裂为单一的分果瓣，分果瓣呈斧状，长3～6mm；背部黄绿色，隆起，有纵棱和多数小刺，并有对称的长刺和短刺各1对，两侧面粗糙，有网纹，灰白色。质坚硬。气微，味苦、辛。

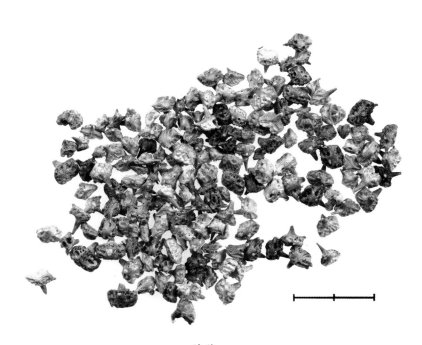
蒺藜

686

中药饮片图鉴

炒蒺藜　多为单一的分果瓣，分果瓣呈斧状，长3~6mm；背部棕黄色，隆起，有纵棱，两侧面粗糙，有网状。气微香，味苦、辛。

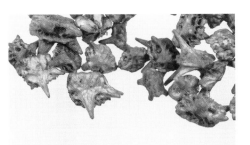

炒蒺藜（局部）

【功能主治】　平肝解郁。活血祛风，明目，止痒。用于头痛眩晕，胸胁胀痛，乳闭乳痈，目赤翳障，风疹瘙痒。炒后辛散之性减弱，长于平肝潜阳，疏肝解郁。

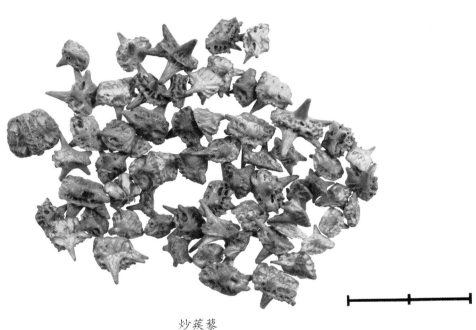

炒蒺藜

蒲公英

【来　　源】 菊科植物蒲公英*Taraxacum mongolicum* Hand.-Mazz.、碱地蒲公英*Taraxacum borealisinense* Kitam. 或同属数种植物的干燥全草。春至秋季花初开时采挖，除去杂质，洗净，晒干。

【炮　　制】 除去杂质，洗净，切段，干燥。

【性　　状】 为不规则的段。根表面棕褐色，抽皱；根头部有棕褐色或黄白色的茸毛，有的已脱落。叶多皱缩破碎，绿褐色或暗灰色。完整者展平后呈倒披针形，先端尖或钝，边缘浅裂或羽状分裂，基部渐狭，下延呈柄状。头状花序，总苞片多层，花冠黄褐色或淡黄白色。有时可见多数具白色冠毛的长椭圆形瘦果。气微，味微苦。

【功能主治】 清热解毒，消肿散结，利尿通淋。用于疔疮肿毒，乳痈，瘰疬，目赤，咽痛，肺痈，肠痈，湿热黄疸，热淋涩痛。

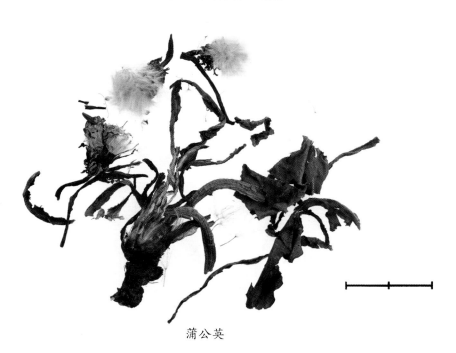

蒲公英

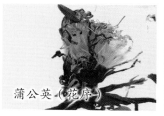

蒲公英（花序）

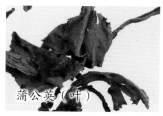

蒲公英（叶）

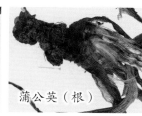

蒲公英（根）

蒲黄

【来　　源】　香蒲科植物水烛香蒲*Typha angustifolia* L.、东方香蒲*Typha orientalis* Presl或
同属植物的干燥花粉。夏季采收蒲棒上部的黄色雄花序，晒干后碾轧，筛取
花粉。剪取雄花后，晒干，成为带有雄花的花粉，即为草蒲黄。

【炮　　制】　生蒲黄　揉碎结块，过筛。

蒲黄炭　取净蒲黄，置炒制容器内，
用中火炒至棕褐色，喷淋清水少许，
熄灭火星，取出，晾干。

生蒲黄（局部）

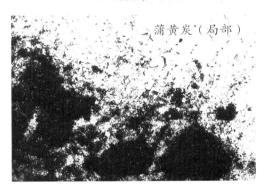

蒲黄炭（局部）

【性　　状】　生蒲黄　黄色粉末。体轻，放水中则
飘浮水面。手捻有滑腻感，易附着手
指上。气微，味淡。

蒲黄炭　形如蒲黄，表面棕褐色或黑
褐色。具焦香气，味微苦、涩。

【功能主治】　止血，化瘀，通淋。用于吐血，衄
血，咯血，崩漏，外伤出血，经闭痛
经，胸腹刺痛，跌仆肿痛，血淋涩
痛。生用长于祛瘀止痛，炒炭长于收
敛止血。

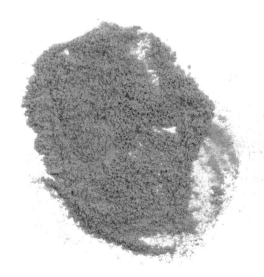

生蒲黄

蒲黄炭

椿 皮

【来　　源】　苦木科植物臭椿*Ailanthus altissima*（Mill.）Swingle的干燥根皮或干皮。全年均可剥取，晒干，或刮去粗皮晒干。

【炮　　制】　椿皮　除去杂质，洗净，润透，切丝或段，干燥。

　　　　　　　麸炒椿皮　取麦麸撒入加热容器内，待冒烟时，加入椿皮，迅速翻动，用中火炒至深黄色，取出，筛去麦麸，晾凉。每100kg椿皮，用麦麸10kg。

【性　　状】　椿皮　为不规则的丝条状或段状。外表面灰黄色或黄褐色，粗糙，有多数纵向皮孔样突起和不规则纵、横裂纹，除去粗皮者显黄白色。内表面淡黄色，较平坦，密布梭形小孔或小点。气微，味苦。

　　　　　　　麸炒椿皮　形如椿皮，表面黄色或褐色，微有香气。

【功能主治】　清热燥湿，收涩止带，止泻，止血。用于赤白带下，湿热泻痢，久泻久痢，便血，崩漏。

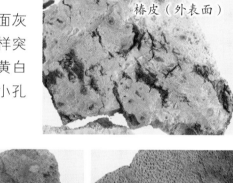

椿皮（内表面）

椿皮（外表面）

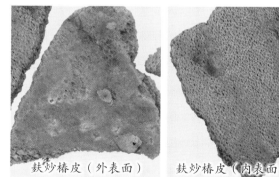
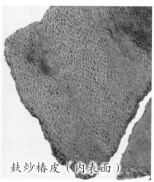

麸炒椿皮（外表面）　　　麸炒椿皮（内表面）

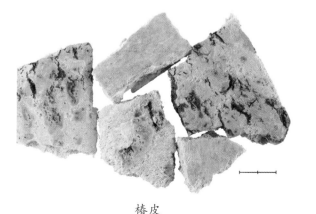

椿皮

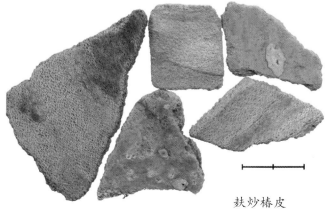

麸炒椿皮

槐花

【来　源】 豆科植物槐*Sophora japonica* L.的干燥花及
花蕾。夏季花开放或花蕾形成时采收，及时
干燥，除去枝、梗及杂质。前者习称"槐
花"，后者习称"槐米"。

【炮　制】 槐花　除去杂质及灰屑。

炒槐花　取净槐花，置炒制容器内，用文火
炒至表面深黄色取出，放凉。

槐花炭　取净槐花，置炒制容器内，用中火炒
至表面焦褐色取出，喷淋清水少许，晾干。

【性　状】 槐花　皱缩而卷曲，花瓣多散落。完整者花
萼钟状，黄绿色，先端5浅裂；花瓣5，黄色

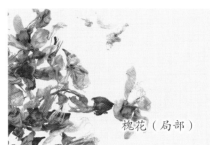

槐花（局部）

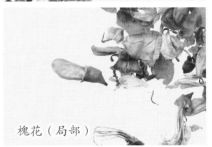

槐花（局部）

中药饮片图鉴

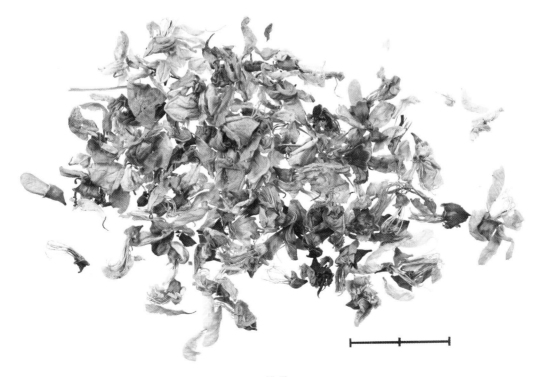

槐花

或黄白色，1片较大，近圆形，先端微凹，其余4片长圆形。雄蕊10，其中9个基部连合，花丝细长。雌蕊圆柱形，弯曲。体轻。气微，味微苦。

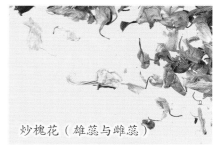
炒槐花（雄蕊与雌蕊）

炒槐花　表面深黄色，皱缩而卷曲，花瓣多脱落。

槐花炭　表面焦褐色，内棕褐色。质脆疏松。具焦香气，味苦。

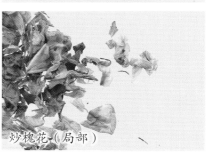
炒槐花（局部）

【功能主治】　凉血止血，清肝泻火。用于便血，痔血，血痢，崩漏，吐血，衄血，肝热目赤，头痛眩晕。炒后缓和苦寒之性。炒炭多用于止血。

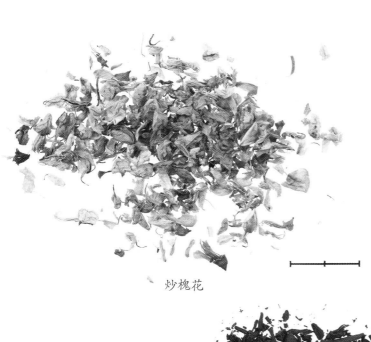
炒槐花

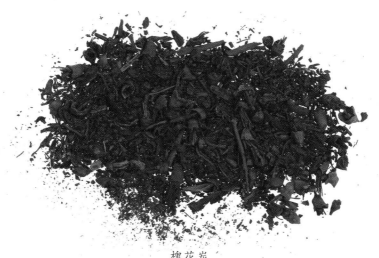
槐花炭

槐 角

【来　源】 豆科植物槐 Sophora japonica L. 的干燥成熟果实。冬季采收，除去杂质，干燥。

【炮　制】 槐角　除去杂质。

蜜槐角　取炼蜜，加适量开水稀释，淋入槐角中拌匀，闷润，置炒制容器内，用文火加热，炒至外皮光亮、不粘手时，取出，晾凉。每100kg槐角，用炼蜜5kg。

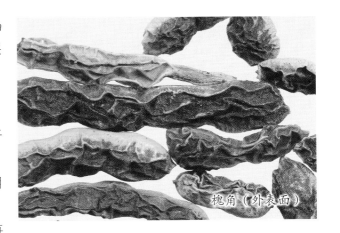

槐角（外表面）

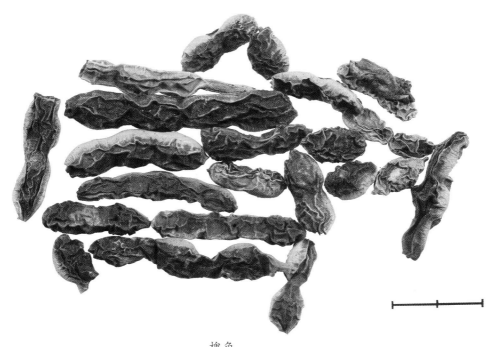

槐角

【性　　状】　槐角　呈连珠状，长1～6cm，直径0.6～1cm。表面黄绿色或黄褐色，皱缩而粗糙，背缝线一侧呈黄色。质柔润，干燥皱缩，易在收缩处折断，断面黄绿色，有黏性。种子1～6粒，肾形，长约8mm，表面光滑，棕黑色，一侧有灰白色圆形种脐；质坚硬，子叶2，黄绿色。果肉气微，味苦，种子嚼之有豆腥气。

蜜槐角　形如槐角，表面稍隆起呈黄棕色至黑褐色，有光泽，略有黏性。具蜜香气，味微甜、苦。

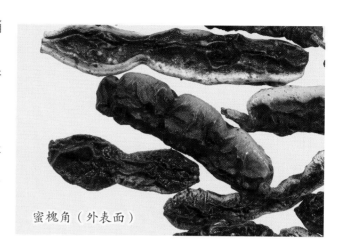

蜜槐角（外表面）

【功能主治】　清热泻火，凉血止血。用于肠热便血，痔肿出血，肝热头痛，眩晕目赤。槐角生品清热凉血力较强。蜜槐角苦寒之性减弱，并有润肠作用，尤其适于脾胃不健或兼有便秘的患者。

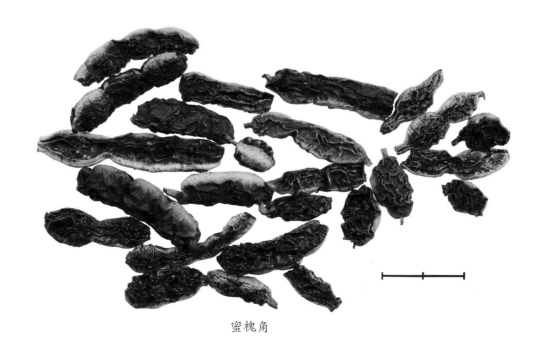

蜜槐角

硼 砂

【来　　源】 硼酸盐类矿物硼砂族硼砂经精致而成的结晶，主含含水四硼酸钠（$Na_2B_4O_7 \cdot 10H_2O$）。采挖后，将矿砂溶于沸水中，溶解后滤过，滤液放冷，待析出结晶，取出，晾干。

【炮　　制】 硼砂　除去杂质，捣碎或研成细粉。

煅硼砂　取硼砂适当粉碎，置煅制容器内武火加热，煅至鼓起小泡成雪白酥松块状，取出放凉碾碎。或置炒制容器内，用武火加热，炒至鼓起小泡或雪白酥松块状，取出放凉碾碎。

【性　　状】 硼砂　呈不规则块状，无色透明或白色半透明，有玻璃样光泽，质较重，易破碎（硬度2～2.5，密度1.69～1.72g/cm³），气微，味甜略带咸。久置失水成白色粉状。

煅硼砂　呈白色粉末，体轻，不透明，无光泽。

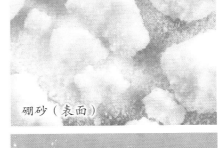

硼砂（表面）

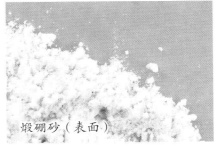

煅硼砂（表面）

【功能主治】 清热消痰，解毒防腐。用于咽喉肿痛，口舌生疮，目赤翳障，滑哽噎膈，咳嗽痰稠。生品外用清热解毒，内服清肺化痰。煅后具有燥湿收敛作用。

中药饮片图鉴

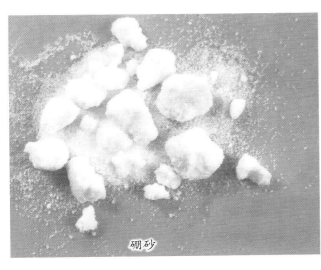

硼砂

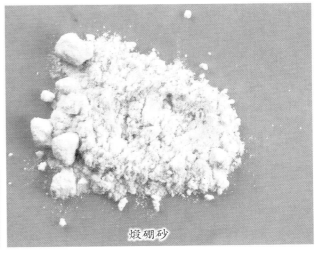

煅硼砂

雷丸

【来　　源】 白蘑科真菌雷丸*Omphalia lapidescens* Schroet. 的干燥菌核。秋季采挖，洗净，晒干。

【炮　　制】 洗净，晒干，粉碎。不得蒸煮或高温烘烤。

【性　　状】 为类球形或不规则团块，直径1～3cm。表面黑褐色或棕褐色，有略隆起的不规则网状细纹。质坚实，不易破裂，断面不平坦，白色或浅灰黄色，似粉状或颗粒状，常有黄棕色大理石样纹理。气微，味微苦，嚼之有颗粒感，微带黏性，久嚼无渣。

【功能主治】 杀虫消积。用于绦虫病，钩虫病，蛔虫病，虫积腹痛，小儿疳积。

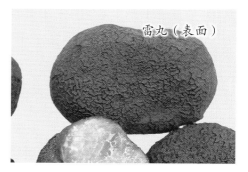

雷丸（表面）

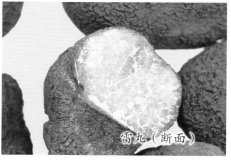

雷丸（断面）

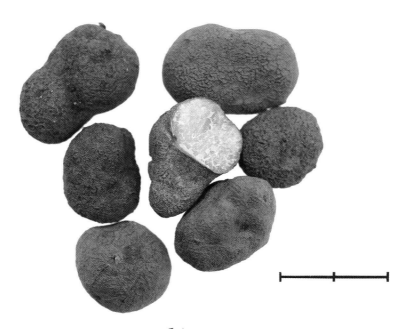

雷丸

零陵香

【来　　源】 报春花科植物灵香草 *Lysimachia foenumgraecum* Hance 的干燥全草。夏、秋二季茎叶茂盛时采挖，除去泥沙，干燥。

【炮　　制】 除去杂质，稍润，切段，干燥。

【性　　状】 为不规则段。茎多扭曲不直，表面灰绿色至紫绿色，有纵线纹及三条棱翅，常有须状不定根。质脆，易折断。切面三角形，类黄白色。叶多皱缩，破碎，灰绿色，完整叶展平，呈卵形至椭圆形，羽状脉明显，叶柄具翅。有时叶腋可见球形蒴果，类白色，果皮薄，黑色种子，立体三角形。气芳香浓郁，味微苦。

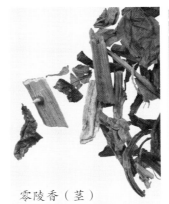 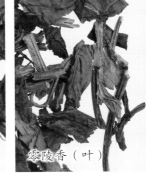

零陵香（茎）　　　　零陵香（叶）

【功能主治】 散风明目，通窍避秽。用于伤寒头痛，两眼流泪，鼻塞不通，山岚瘴气。

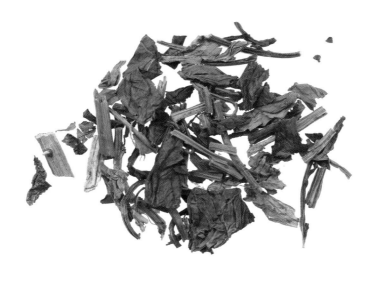

零陵香

路路通

【来　　源】　金缕梅科植物枫香树*Liquidambar formosana* Hance的干燥成熟果序。冬季果实成熟后采收，除去杂质，干燥。

【炮　　制】　除去杂质。

【性　　状】　为聚花果，由多数小蒴果集合而成，呈球形，直径2～3cm。基部有总果梗。表面灰棕色或棕褐色，有多数尖刺和喙状小钝刺，长0.5～1mm，常折断，小蒴果顶部开裂，呈蜂窝状小孔。体轻，质硬，不易破开。气微，味淡。

【功能主治】　祛风活络，利水，通经。用于关节痹痛，麻木拘挛，水肿胀满，乳少，经闭。

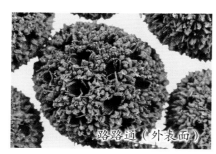

路路通（外表面）

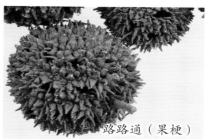

路路通（果梗）

中药饮片图鉴

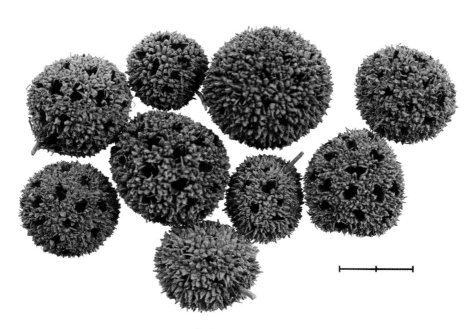

路路通

蜈 蚣

【来　　源】　蜈蚣科动物少棘巨蜈蚣 *Scolopendra subspinipes mutilans* L. Koch的干燥体。春、夏二季捕捉，用竹片插入头尾，绷直，干燥。

【炮　　制】　去竹片，洗净，微火焙黄，剪段。

【性　　状】　扁平长条形，长9～15cm，宽0.5～1cm。由头部和躯干部组成，全体共22个环节。头部暗红色或红褐色，略有光泽，有头板覆盖，头板近圆形，前端稍突出，两侧贴有颚肢一对，前端两侧有触角一对。躯干部第一背板与头板同色，其余20个背板为棕绿色或墨绿色，具光泽，自第四背板至第二十背板上常有两条纵沟线；腹部淡黄色或棕黄色，皱缩；自第二节起，每节两侧有步足一对；步足黄色或红褐色，偶有黄白色，呈弯钩形，最末一对步足尾状，故又称尾足，易脱落。质脆，断面有裂隙。气微腥，有特殊刺鼻的臭气，味辛、微咸。

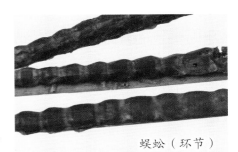

蜈蚣（环节）

【功能主治】　息风镇痉，通络止痛，攻毒散结。用于肝风内动，痉挛抽搐，小儿惊风，中风口㖞，半身不遂，破伤风，风湿顽痹，偏正头痛，疮疡，瘰疬，蛇虫咬伤。

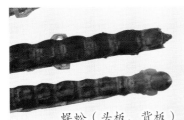

蜈蚣（头板、背板）

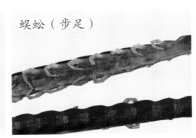

蜈蚣（步足）

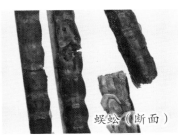

蜈蚣（断面）

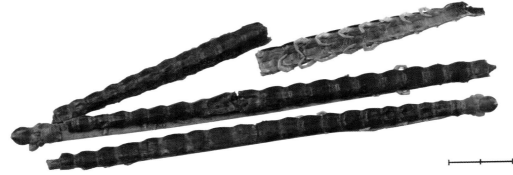

蜈蚣

蜂 房

【来　　源】　胡蜂科昆虫果马蜂*Polistes olivaceous*（DeGeer）、日本长脚胡蜂*Polistes japonicus* Saussure或异腹胡蜂*Parapolybia varia* Fabricius的巢。秋、冬二季采收，晒干，或略蒸，除去死蜂死蛹，晒干。

【炮　　制】　除去杂质，剪块。

【性　　状】　为圆盘状或不规则的扁块状，有的似莲房状，大小不一。表面灰白色或灰褐色。腹面有多数整齐的六角形房孔，孔径3～4mm或6～8mm；背面有1个或数个黑色短柄。体轻，质韧，略有弹性。气微，味辛淡。

【功能主治】　攻毒杀虫，祛风止痛。用于疮疡肿毒，乳痈，瘰疬，皮肤顽癣，鹅掌风，牙痛，风湿痹痛。

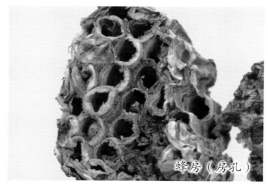

蜂房（房孔）

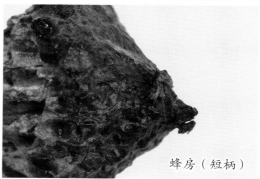

蜂房（短柄）

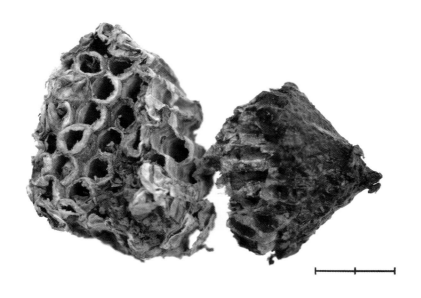

蜂房

蜂 胶

【来　　源】 蜜蜂科昆虫意大利蜂*Apis mellifera* L.工蜂采集的植物树脂与其上颚腺、蜡腺等分泌物混合形成的具有黏性的固体胶状物。多为夏、秋季自蜂箱中收集，除去杂质。

【炮　　制】 酒制蜂胶　取蜂胶粉碎，用乙醇浸泡溶解，滤过，滤液回收乙醇，晾干。

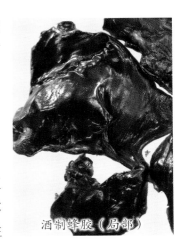
酒制蜂胶（局部）

【性　　状】 团块状或不规则碎块，呈青绿色、棕黄色、棕红色、棕褐色或深褐色，表面或断面有光泽。20℃以下逐渐变硬、脆，20～40℃逐渐变软，有黏性和可塑性。气芳香，味微苦、略涩、有微麻感和辛辣感。

【功能主治】 补虚弱，化浊脂，止消渴；外用解毒消肿，收敛生肌。用于体虚早衰，高脂血症，消渴；外治皮肤皲裂，烧烫伤。

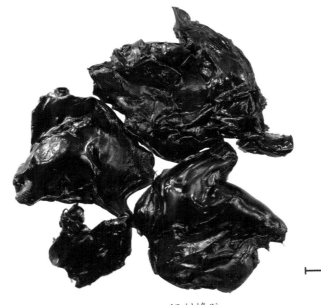
酒制蜂胶

蜂 蜡

【来　　源】　蜜蜂科昆虫中华蜜蜂*Apis cerana* Fabricius或意大利蜂*Apis mellifera* Linnaeus分泌的蜡。将蜂巢置水中加热，滤过，冷凝取蜡或再精制而成。

【炮　　制】　除去杂质。

【性　　状】　为不规则团块，大小不一。呈黄色、淡黄棕色或黄白色，不透明或微透明，表面光滑。体较轻，蜡质，断面砂粒状，用手搓捏能软化。有蜂蜜样香气，味微甘。

【功能主治】　解毒，敛疮，生肌，止痛。外用于溃疡不敛，臁疮糜烂，外伤破溃，烧烫伤。

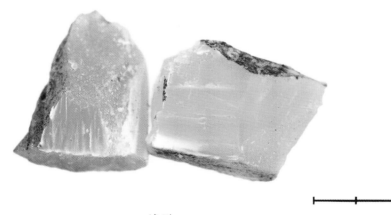

蜂蜡

蜂 蜜

【来　　源】　蜜蜂科昆虫中华蜜蜂*Apis cerana* Fabricius或意大利蜂*Apis mellifera* Linnaeus所酿的蜜。春至秋季采收，滤过。

【炮　　制】　除去杂质。

【性　　状】　半透明、带光泽、浓稠的液体，白色至淡黄色或橘黄色至黄褐色，放久或遇冷渐有白色颗粒状结晶析出。气芳香，味极甜。

【功能主治】　补中，润燥，止痛，解毒；外用生肌敛疮。用于脘腹虚痛，肺燥干咳，肠燥便秘，解乌头类药毒；外治疮疡不敛，水火烫伤。

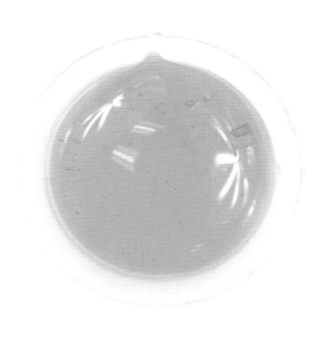

蜂蜜

锦灯笼

【来　源】茄科植物酸浆*Physalis alkekengi* L.var. *franchetii*（Mast.）Makino的干燥宿萼或带果实的宿萼。秋季果实成熟、宿萼呈红色或橙红色时采收，干燥。

【炮　制】除去杂质。

【性　状】略呈灯笼状，多压扁，长3~4.5cm，宽2.5~4cm。表面橙红色或橙黄色，有5条明显的纵棱，棱间有网状的细脉纹。顶端渐尖，微5裂，基部略平截，中心凹陷有果梗。体轻，质柔韧，中空，或内有棕红色或橙红色果实。果实球形，多压扁，直径1~1.5cm，果皮皱缩，内含种子多数。气微，宿萼味苦，果实味甘、微酸。

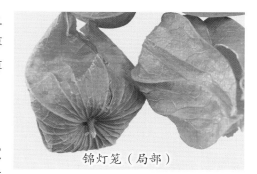
锦灯笼（局部）

【功能主治】清热解毒，利咽化痰，利尿通淋。用于咽痛音哑，痰热咳嗽，小便不利，热淋涩痛；外治天疱疮，湿疹。

中药饮片图鉴

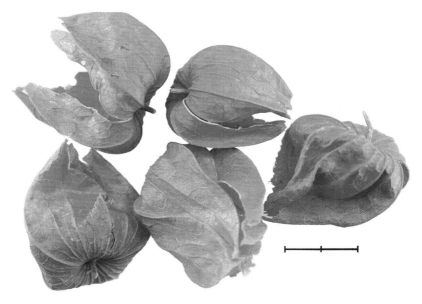
锦灯笼

矮地茶

【来　　源】 紫金牛科植物紫金牛 *Ardisia japonica*（Thunb.）Blume 的干燥全草。夏、秋二季茎叶茂盛时采挖，除去泥沙，干燥。

【炮　　制】 除去杂质，洗净，切段，干燥。

【性　　状】 为不规则的段。根茎圆柱形而弯曲，疏生须根。茎略呈扁圆柱形，表面红棕色，具细纵纹，有的具分枝和互生叶痕。切面中央有淡棕色髓部。叶多破碎，灰绿色至棕绿色，顶端较尖，基部楔形，边缘具细锯齿，近革质。气微，味微涩。

【功能主治】 化痰止咳，清利湿热，活血化瘀。用于新久咳嗽，喘满痰多，湿热黄疸，经闭瘀阻，风湿痹痛，跌打损伤。

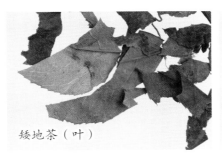
矮地茶（叶）

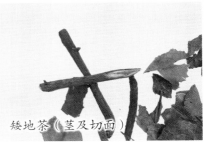
矮地茶（茎及切面）

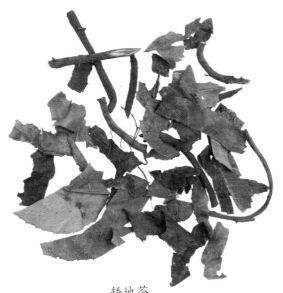
矮地茶

中药饮片图鉴

满山红

【来　　源】 杜鹃花科植物兴安杜鹃Rhododendron dauricum L.的干燥叶。夏、秋二季采收，阴干。

【炮　　制】 除去杂质。

【性　　状】 多反卷成筒状，有的皱缩破碎，完整叶片展平后呈椭圆形或长倒卵形，长2～7.5cm，宽1～3cm。先端钝，基部近圆形或宽楔形，全缘；上表面暗绿色至褐绿色，散生浅黄色腺鳞；下表面灰绿色，腺鳞甚多；叶柄长3～10mm。近革质。气芳香特异，味较苦、微辛。

【功能主治】 止咳祛痰。用于咳嗽气喘痰多。

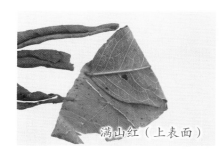
满山红（上表面）

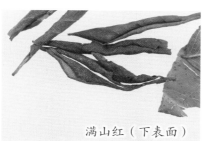
满山红（下表面）

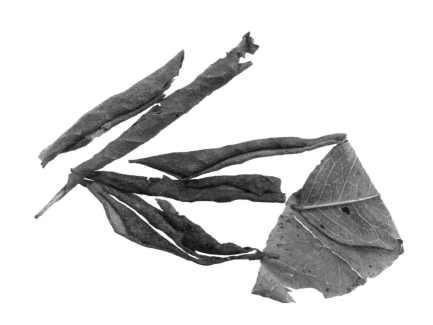
满山红

蔓荆子

【来　　源】 马鞭草科植物单叶蔓荆Vitex trifolia L. var. simplicifolia Cham.或蔓荆Vitex trifolia L.的干燥成熟果实。秋季果实成熟时采收，除去杂质，晒干。

【炮　　制】 蔓荆子　除去杂质。

　　　　　　 炒蔓荆子　取净蔓荆子，置炒制容器内，用文火加热，炒至颜色加深，取出，搓去蒂下白膜（宿存萼）及枝梗，筛净。用时捣碎。

【性　　状】 蔓荆子　呈球形，直径4～6mm，表面灰黑色或黑褐色，被灰白色粉霜状茸毛，有纵向浅沟4条，顶端微凹，基部有灰白色宿萼及短果梗。萼长为果实的1/3～2/3，5齿裂，其中2裂较深，密被茸毛。体轻，质坚韧，不易破碎，横切面可见4室，每室有种子1枚。气特异而芳香，味淡、微辛。

　　　　　　 炒蔓荆子　形如蔓荆子，表面黑色或黑褐色，基部有的可见残留宿萼和短果梗。气特异而芳香，味淡、微辛。

【功能主治】 疏散风热，清利头目。用于风热感冒头痛，齿龈肿痛，目赤多泪，目睛不明，头晕目眩。生品常用于治疗头痛、鼻塞。炒后缓和辛散之性，长于升清阳之气，祛风止痛。

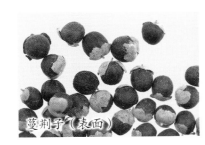
蔓荆子（表面）

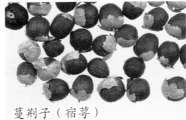
蔓荆子（宿萼）

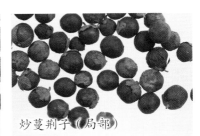
炒蔓荆子（局部）

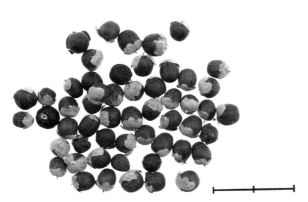
蔓荆子

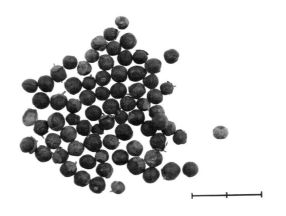
炒蔓荆子

蓼大青叶

【来　源】蓼科植物蓼蓝*Polygonum tinctorium* Ait.的干燥叶。夏、秋二季枝叶茂盛时采收两次，除去茎枝及杂质，干燥。

【炮　制】除去杂质及枝梗，洗净，稍晾，切段，干燥。

【性　状】为不规则的段或碎片。表面蓝绿色或黑蓝色，全缘；叶脉浅黄棕色，于下表面略突起。叶柄扁平，偶见膜质托叶鞘。质脆。气微，味微涩而稍苦。

【功能主治】清热解毒，凉血消斑。用于温病发热，发斑发疹，肺热咳喘，喉痹，痄腮，丹毒，痈肿。

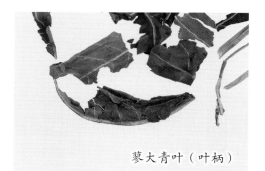

蓼大青叶（叶柄）

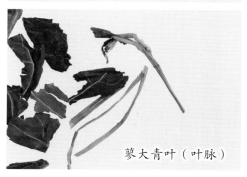

蓼大青叶（叶脉）

中药饮片图鉴

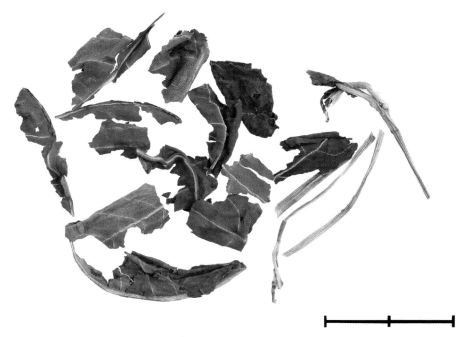

蓼大青叶

榧 子

【来　　源】　红豆杉科植物榧*Torreya grandis* Fort. 的干燥成熟种子。秋季种子成熟时采收，除去肉质假种皮，洗净，晒干。

【炮　　制】　去壳取仁。用时捣碎。

【性　　状】　为卵圆形或长卵圆形，长2～3.5cm，直径1.3～2cm。表面灰黄色或淡黄棕色，有纵皱纹，一端钝圆，可见椭圆形的种脐，另端稍尖。种皮质硬，厚约1mm。种仁表面皱缩，外胚乳灰褐色，膜质；内胚乳黄白色，肥大，富油性。气微，味微甜而涩。

【功能主治】　杀虫消积，润肺止咳，润燥通便。用于钩虫病，蛔虫病，绦虫病，虫积腹痛，小儿疳积，肺燥咳嗽，大便秘结。

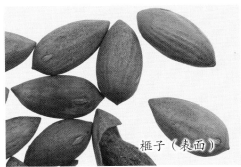
榧子（表面）

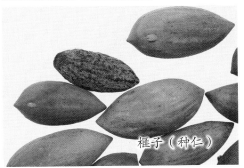
榧子（种仁）

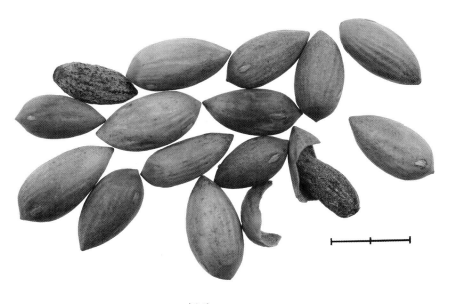
榧子

槟榔

【来　源】　棕榈科植物槟榔Areca catechu L.的干燥成熟种子。春末至秋初采收成熟果实，用水煮后，干燥，除去果皮，取出种子，干燥。

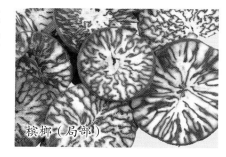
槟榔（局部）

【炮　制】　槟榔　除去杂质，浸泡，润透，切薄片，阴干。

炒槟榔　取槟榔，置炒制容器内，用文火加热，炒至微黄色，取出晾凉，筛去碎屑。

焦槟榔　取槟榔，置炒制容器内，用中火加热，炒至焦黄色，取出晾凉，筛去碎屑。

【性　状】　槟榔　为类圆形的薄片。切面可见棕色种皮与白色胚乳相间的大理石样花纹。气微，味涩、微苦。

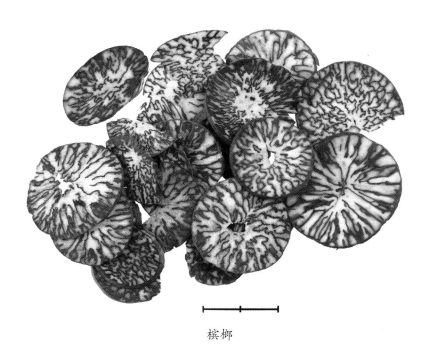
槟榔

炒槟榔　形如槟榔，表面微黄色，可见大理石样花纹。

焦槟榔　为类圆形薄片，直径1.5～3cm，厚1～2mm。表面焦黄色，可见大理石样花纹。质脆，易碎。气微，味涩、微苦。

【功能主治】　杀虫，消积，行气，利水，截疟。用于绦虫病，蛔虫病，姜片虫病，虫积腹痛，积滞泻痢，里急后重，水肿脚气，疟疾。槟榔生品力峻，炒后可缓和药性。炒槟榔和焦槟榔功用相似，长于消食导滞。

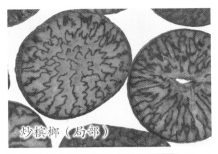

炒槟榔（局部）

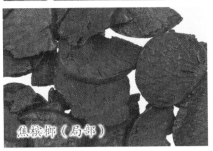

焦槟榔（局部）

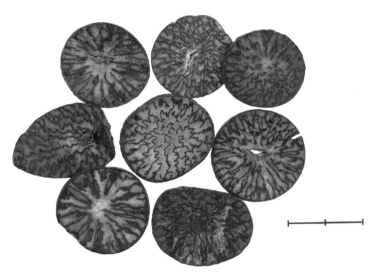

炒槟榔

中药饮片图鉴

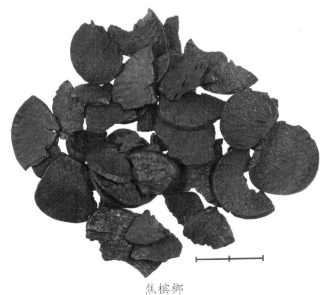

焦槟榔

酸枣仁

【来　　源】 鼠李科植物酸枣Ziziphus jujuba Mill. var. spinosa（Bunge）Hu ex H.F.Chou 的干燥成熟种子。秋末冬初采收成熟果实，除去果肉和核壳，收集种子，晒干。

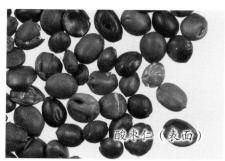
酸枣仁（表面）

【炮　　制】 酸枣仁　除去残留核壳。用时捣碎。

炒酸枣仁　取净酸枣仁，置炒制容器内，用文火加热，炒至鼓起，颜色加深，有爆鸣声，断面浅黄色时取出。用时捣碎。

【性　　状】 酸枣仁　呈扁圆形或扁椭圆形，长5～9mm，宽5～7mm，厚约3mm。表面紫红色或紫褐色，平滑有光泽，有的有裂纹。有的两面均呈圆隆状突起；有的一面较平坦，中间有1条隆起的纵线纹；另一面稍突起。一端凹陷，可见线

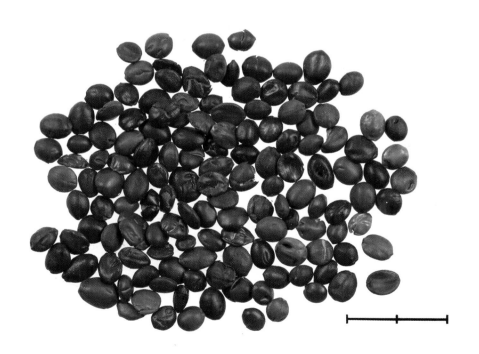
酸枣仁

形种脐；另端有细小突起的合点。种皮较脆，胚乳白色，子叶2，浅黄色，富油性。气微，味淡。

炒酸枣仁　形如酸枣仁。表面微鼓起，微具焦斑。略有焦香气，味淡。

【功能主治】　养心补肝，宁心安神，敛汗，生津。用于虚烦不眠，惊悸多梦，体虚多汗，津伤口渴。炒后养心安神作用强于生品。

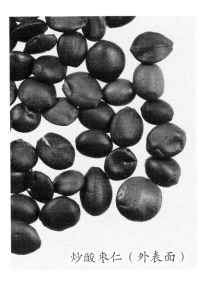

炒酸枣仁（外表面）

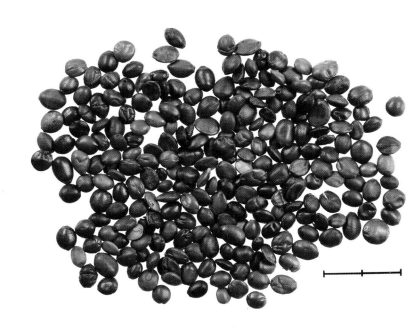

炒酸枣仁

713

中药饮片图鉴

磁 石

【来　　源】　氧化物类矿物尖晶石族磁铁矿，主含四氧化三铁（Fe_3O_4）。采挖后，除去杂石。

【炮　　制】　磁石　除去杂质，碾碎。

　　　　　　　煅磁石　取净磁石块，置耐火容器内，用武火煅至红透，趁热倒入醋液内淬制，冷却后取出，反复煅淬至酥脆，取出干燥，碾碎。每100kg磁石，用醋30kg。

【性　　状】　磁石　为不规则的碎块。灰黑色或褐色，条痕黑色，具金属光泽。质坚硬。具磁性。有土腥气，味淡。

　　　　　　　煅磁石　为不规则的碎块或颗粒。表面黑色。质硬而酥。无磁性。有醋香气。

【功能主治】　镇惊安神，平肝潜阳，聪耳明目，纳气平喘。用于惊悸失眠，头晕目眩，视物昏花，耳鸣耳聋，肾虚气喘。生磁石偏于平肝潜阳，镇惊安神。煅磁石聪耳明目，补肾纳气力强，并质地酥脆，易于粉碎及煎出有效成分，缓和了重镇安神功效。

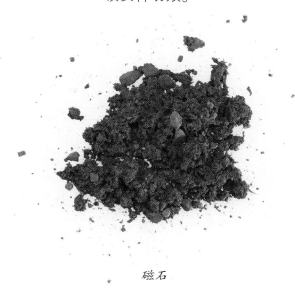

磁石

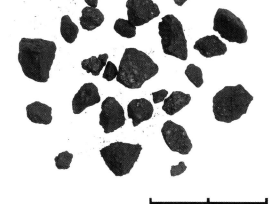

煅磁石

豨莶草

【来　　源】菊科植物豨莶*Siegesbeckia orientalis* L.、腺梗豨莶*Siegesbeckia pubescens* Makino或毛梗豨莶*Siegesbeckia glabrescens* Makino 的干燥地上部分。夏、秋二季花开前和花期均可采割，除去杂质，晒干。

【炮　　制】豨莶草　除去杂质，洗净，稍润，切段，干燥。

　　　　　　　酒豨莶草　取净豨莶草，加黄酒拌匀，稍闷后置罐内（或其他密闭蒸制容器内）通入蒸气蒸透，取出，干燥。每100kg豨莶草，用黄酒20kg。

【性　　状】豨莶草　为不规则的段。茎略呈方柱形，表面灰绿色、黄棕色或紫棕色，有纵沟和细纵纹，被灰色柔毛。切面髓部类白色。叶多破碎，灰绿色，边缘有钝锯齿，两面皆具白色柔毛。有时可见黄色头状花序。气微，味微苦。

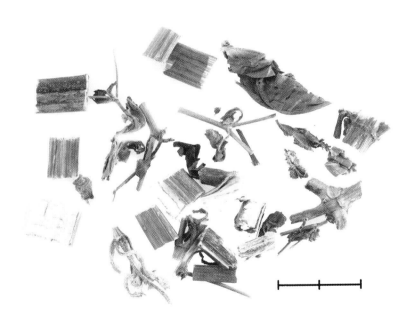

豨莶草

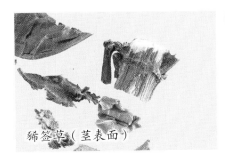

豨莶草（茎表面）

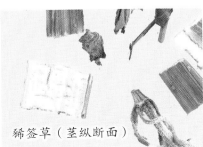

豨莶草（茎纵断面）

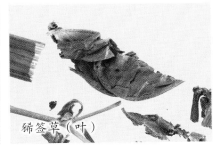

豨莶草（叶）

酒豨莶草　形如豨莶草段，表面褐绿色或黑绿色。微具酒香气。

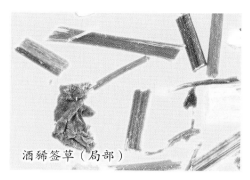

酒豨莶草（局部）

【功能主治】　祛风湿，利关节，解毒。用于风湿痹痛，筋骨无力，腰膝酸软，四肢麻痹，半身不遂，风疹湿疮。酒制后增强祛风湿、强筋骨作用，并且有补肝肾作用。

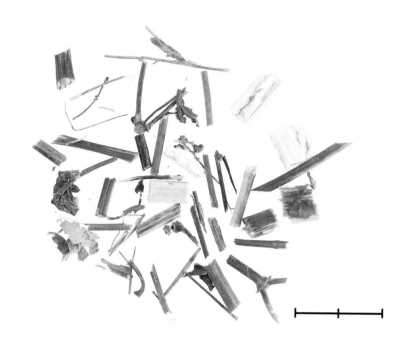

酒豨莶草

蜘蛛香

【来　　源】 败酱科植物蜘蛛香 *Valeriana jatamansi* Jones 的干燥根茎和根。秋季采挖，除去泥沙，晒干。

【炮　　制】 除去杂质。

【性　　状】 根茎表面暗棕色或灰棕色，有密集隆起的环节及突起的点状根痕，有的顶端略膨大，有茎、叶残基。切面灰棕色，可见筋脉点。根表面灰棕色有纵皱纹，质硬脆。具特异臭气，味微苦、辛。

【功能主治】 理气止痛，消食止泻，祛风除湿，镇惊安神。用于脘腹胀痛，食积不化，腹泻痢疾，风湿痹痛，腰膝酸软，失眠。

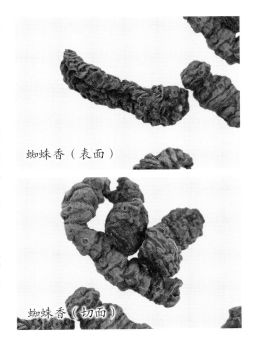

蜘蛛香（表面）

蜘蛛香（切面）

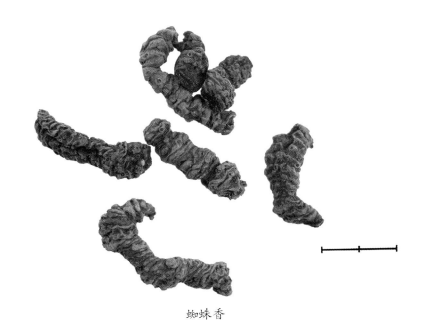

蜘蛛香

717

蝉 蜕

【来　　源】 蝉科昆虫黑蚱*Cryptotympana pustulata* Fabricius的若虫羽化时脱落的皮壳。夏、秋二季收集，除去泥沙，晒干。

【炮　　制】 除去杂质，洗净，干燥。

【性　　状】 略呈椭圆形而弯曲，长约3.5cm，宽约2cm。表面黄棕色，半透明，有光泽。头部有丝状触角1对，多已断落，复眼突出。额部先端突出，口吻发达，上唇宽短，下唇伸长成管状。胸部背面呈十字形裂开，裂口向内卷曲，脊背两旁具小翅2对；腹面有足3对，被黄棕色细毛。腹部钝圆，共9节。体轻，中空，易碎。气微，味淡。

【功能主治】 疏散风热，利咽，透疹，明目退翳，解痉。用于风热感冒，咽痛音哑，麻疹不透，风疹瘙痒，目赤翳障，惊风抽搐，破伤风。

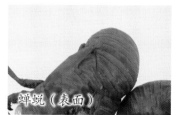
蝉蜕（表面）

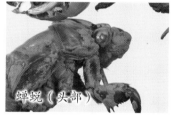
蝉蜕（头部）

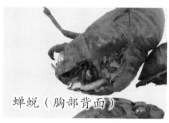
蝉蜕（胸部背面）

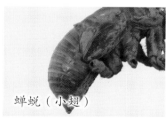
蝉蜕（小翅）

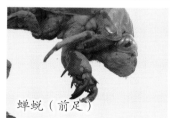
蝉蜕（前足）

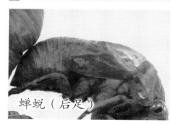
蝉蜕（后足）

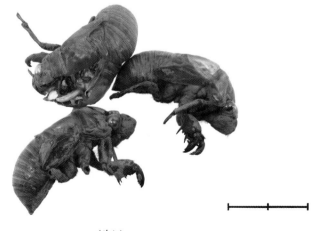
蝉蜕

罂粟壳

【来　　源】 罂粟科植物罂粟*Papaver somniferum* L. 的干燥成熟果壳。秋季将成熟果实或已割取浆汁后的成熟果实摘下，破开，除去种子和枝梗，干燥。

【炮　　制】 罂粟壳　除去杂质。

蜜罂粟壳　取炼蜜，加适量沸水稀释，淋入罂粟壳中，拌匀，闷润，置炒制容器内，用文火炒至不粘手时，取出，晾凉。每100kg罂粟壳，用炼蜜25kg。

【性　　状】 罂粟壳　不规则的丝或块。外表面黄白色、浅棕色至淡紫色，平滑，偶见残留柱头。内表面淡黄色，有的具棕黄色的假隔膜。气微清香，味微苦。

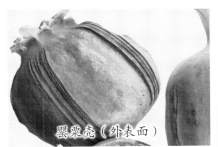
罂粟壳（外表面）

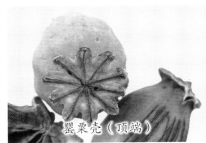
罂粟壳（顶端）

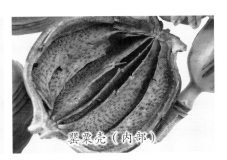
罂粟壳（内部）

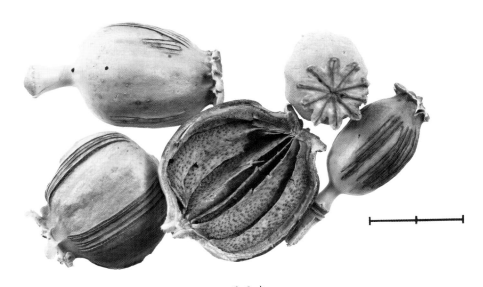
罂粟壳

蜜罂粟壳　形如罂粟壳，表面微黄色，略有黏性，味甜，微苦。

【功能主治】　敛肺，涩肠，止痛。用于久咳，久泻，脱肛，脘腹疼痛。蜜炙增强润肺止咳
作用。

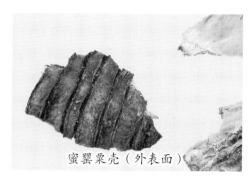
蜜罂粟壳（外表面）

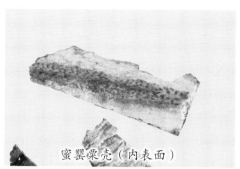
蜜罂粟壳（内表面）

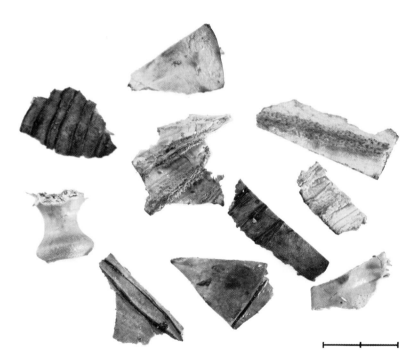
蜜罂粟壳

辣椒

【来　　源】 茄科植物辣椒 *Capsicum annuum* L. 或其栽培变种的干燥成熟果实。夏、秋二季果皮变红色时采收，除去枝梗，晒干。

【炮　　制】 除去杂质。

【性　　状】 圆锥形、类圆锥形，略弯曲。表面橙红色、红色或深红色，光滑或较皱缩，显油性，基部微圆，常有绿棕色、具5裂齿的宿萼及果柄。果肉薄。质较脆，横切面可见中轴胎座，有菲薄的隔膜将果实分为2~3室，内含多数种子。气特异，味辛、辣。

【功能主治】 温中散寒，开胃消食。用于寒滞腹痛，呕吐，泻痢，冻疮。

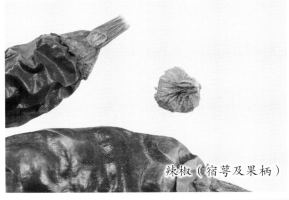

辣椒（宿萼及果柄）

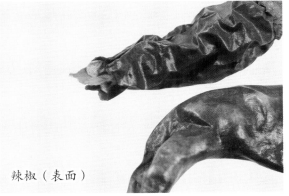

辣椒（表面）

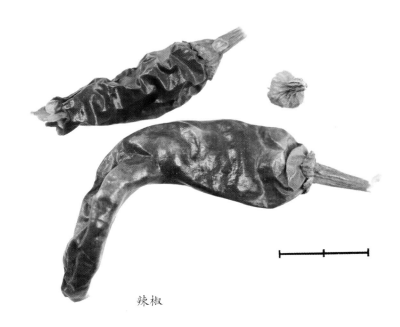

辣椒

漏芦

【来　　源】　菊科植物祁州漏芦Rhaponticum uniflorum（L.）DC.的干燥根。春、秋二季采挖，除去须根和泥沙，晒干。

【炮　　制】　除去杂质，洗净，润透，切厚片，晒干。

【性　　状】　为类圆形或不规则的厚片。外表皮暗棕色至黑褐色，粗糙，有网状裂纹。切面黄白色至灰黄色，有放射状裂隙。气特异，味微苦。

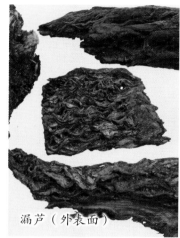
漏芦（外表面）

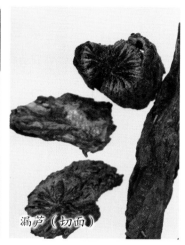
漏芦（切面）

【功能主治】　清热解毒，消痈，下乳，舒筋通脉。用于乳痈肿痛，痈疽发背，瘰疬疮毒，乳汁不通，湿痹拘挛。

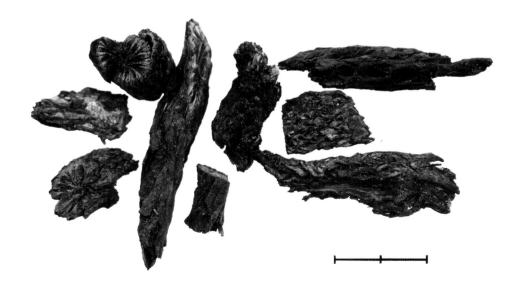
漏芦

赭石

【来　　源】 氧化物类矿物刚玉族赤铁矿，主含三氧化二铁（Fe_2O_3）。采挖后，除去杂石。

【炮　　制】 赭石　除去杂质，砸碎。

　　　　　　 煅赭石　取净赭石，砸成小块，置耐火容器内用武火加热，煅至红透，立即倒入醋液淬制，如此反复煅淬至质地酥脆，淬液用尽为度。每100kg赭石，用醋30kg。

【性　　状】 赭石　红棕色颗粒，质坚（硬度5.5～6），体重（密度4.0～5.3g/cm³），气微，味淡。

　　　　　　 煅赭石　呈无定型粉末或成团粉末，暗褐色或紫褐色，光泽消失。质地酥脆，略带醋气。

【功能主治】 平肝潜阳，重镇降逆，凉血止血。用于眩晕耳鸣，呕吐，噫气，呃逆，喘息，吐血，衄血，崩漏下血。煅后降低苦寒之性，增强平肝止血作用。

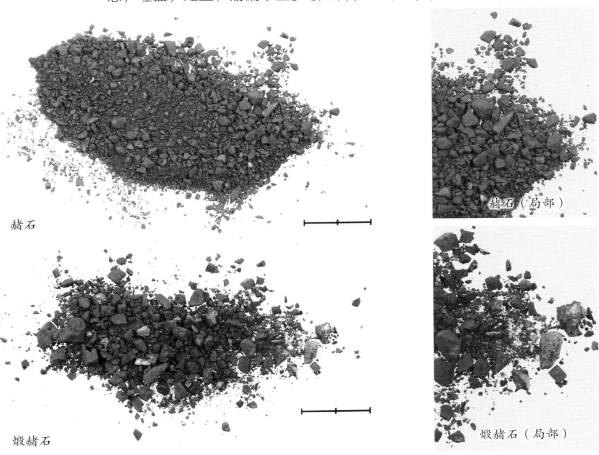

赭石

赭石（局部）

煅赭石

煅赭石（局部）

723

中药饮片图鉴

蕤仁

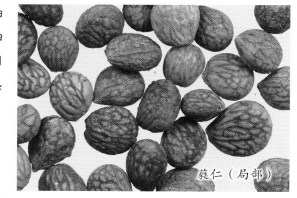

蕤仁（局部）

【来　　源】 蔷薇科植物蕤核*Prinsepia uniflora* Batal. 或齿叶扁核木*Prinsepia uniflora* Batal. var. *serrata* Rehd. 的干燥成熟果核。夏、秋间采摘成熟果实，除去果肉，洗净，晒干。

【炮　　制】 除去杂质，洗净，干燥。用时捣碎。

【性　　状】 呈类卵圆形，稍扁，长7～10mm，宽6～8mm，厚3～5mm。表面淡黄棕色或深棕色，有明显的网状沟纹，间有棕褐色果肉残留，顶端尖，两侧略不对称。质坚硬。种子扁平卵圆形，种皮薄，浅棕色或红棕色，易剥落；子叶2，乳白色，有油脂。气微，味微苦。

【功能主治】 疏风散热，养肝明目。用于目赤肿痛，睑弦赤烂，目暗羞明。

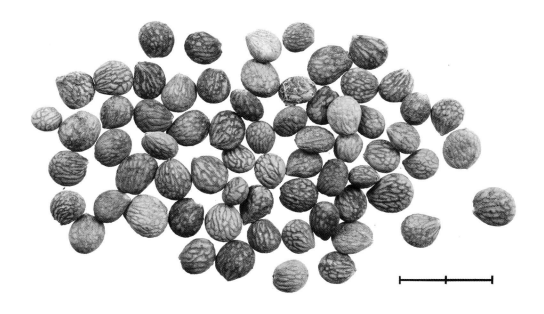

蕤仁

蕲 蛇

【来　　源】 蝰科动物五步蛇*Agkistrodon acutus*（Güenther）的干燥体。多于夏、秋二季捕捉，剖开蛇腹，除去内脏，洗净，用竹片撑开腹部，盘成圆盘状，干燥后拆除竹片。

【炮　　制】 蕲蛇　去头、鳞，切成寸段。

酒蕲蛇　取净蕲蛇，加入定量黄酒拌匀，稍闷润，待酒被吸尽后，置炒制容器内，用文火加热，炒至黄色，取出晾凉，筛去碎屑。每100kg蕲蛇，用黄酒20kg。

【性　　状】 蕲蛇　呈小段状，表面黑褐色或浅棕色，具菱形或类圆形鳞片剥落后的斑纹，近腹部呈灰白色，内面腹壁黄白色，可见脊柱骨或肋骨。脊椎骨的棘突较高，呈刀片状上突。气腥，味微咸。

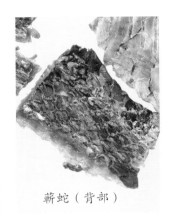

蕲蛇（背部）

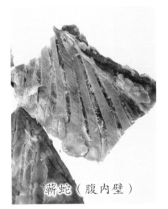

蕲蛇（腹内壁）

725

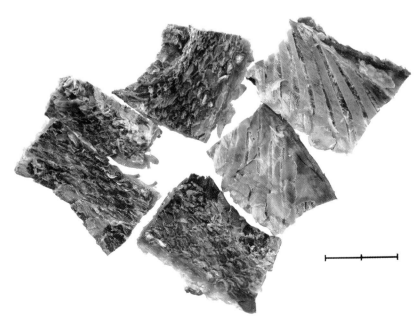

蕲蛇

酒蕲蛇　为段状。棕褐色或黑色，略有酒气。

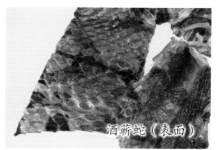

酒蕲蛇（表面）

【功能主治】 祛风，通络，止痉。用于风湿顽痹，麻木拘挛，中风口眼㖞斜，半身不遂，抽搐痉挛，破伤风，麻风，疥癣。酒制后，能增强祛风、通络、止痉的作用，并可矫味，减少腥气，便于粉碎和制剂，临床多用酒制品。

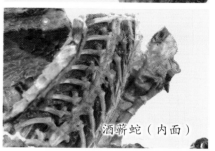

酒蕲蛇（内面）

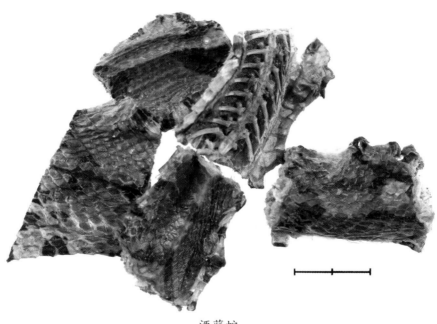

酒蕲蛇

槲寄生

【来　源】桑寄生科植物槲寄生 *Viscum coloratum*（Komar.）Nakai 的干燥带叶茎枝。冬季至次春采割，除去粗茎，切段，干燥，或蒸后干燥。

【炮　制】除去杂质，略洗，润透，切厚片，干燥。

【性　状】为不规则的厚片。茎外皮黄绿色、黄棕色或棕褐色。切面皮部黄色，木部浅黄色，有放射状纹理，髓部常偏向一边。叶片黄绿色或黄棕色，全缘，有细皱纹；革质。气微，味微苦，嚼之有黏性。

【功能主治】祛风湿，补肝肾，强筋骨，安胎元。用于风湿痹痛，腰膝酸软，筋骨无力，崩漏经多，妊娠漏血，胎动不安，头晕目眩。

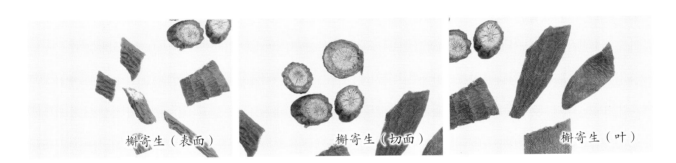

槲寄生（表面）　　　　　槲寄生（切面）　　　　　槲寄生（叶）

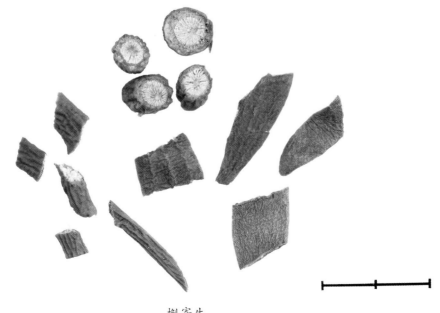

槲寄生

暴马子皮

【来　　源】 木犀科植物暴马丁香*Syringa reticulata*（BL.）Hara var. *mandshurica*（Maxim.）Hara的干燥干皮或枝皮。春、秋二季剥取，干燥。

【炮　　制】 除去杂质。

【性　　状】 呈槽状或卷筒状，长短不一，厚2～4mm。外表面暗灰褐色，嫩皮平滑，有光泽，老皮粗糙，有横纹；横向皮孔椭圆形，暗黄色；外皮薄而韧，可横向撕剥，剥落处显暗黄绿色。内表面淡黄褐色。质脆，易折断，断面不整齐。气微香，味苦。

【功能主治】 清肺祛痰，止咳平喘。用于咳喘痰多。

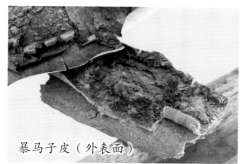
暴马子皮（外表面）

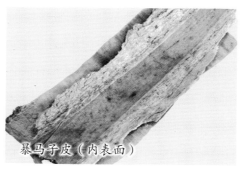
暴马子皮（内表面）

中药饮片图鉴

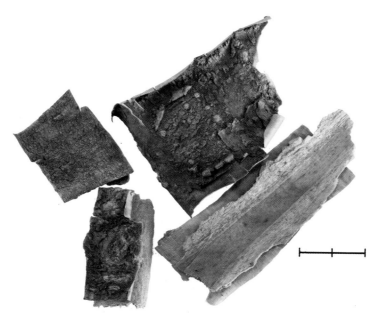
暴马子皮

蝼蛄

【来　　源】 蝼蛄科动物蝼蛄*Gryllotalpa africana* Palisot et Beauvois或华北蝼蛄*Gryllotalpa unispina* Saussure的干燥体。夏、秋二季捕捉，除去泥土，置沸水中烫死，晒干或低温干燥。

【炮　　制】 除去杂质。

【性　　状】 ①蝼蛄：多碎断，完整者长约3cm，宽约0.4cm。全体被毛，背面茶褐色，腹面淡黄色。头圆锥形，复眼卵形，突出，黑色具光泽。触角丝状，多节。前胸背板较宽，后缘突起。前翅长达腹部一半，后翅膜质，超出腹部末端0.5～0.7cm。足3对，前足胫节边缘有锯齿，呈铲状；后足长大，胫节中部背侧内缘有3～4根能活动的刺。腹部皱缩。气腥臭，味微咸。②华北蝼蛄：长约4cm，宽约0.5cm。灰黄褐色。前胸背板坚硬，呈盾形。前翅长不及腹部一半，后翅超出腹部末端0.3～0.4cm。后足胫节中部背侧内缘有1根能活动的刺。腹部圆筒形。

【功能主治】 利水，消肿，解毒。用于小便不利，瘰疬，痈肿恶疮。

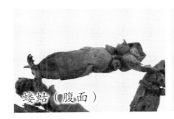
蝼蛄（腹面）

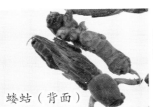
蝼蛄（背面）

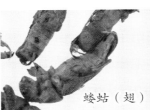
蝼蛄（翅）

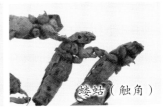
蝼蛄（触角）

中药饮片图鉴

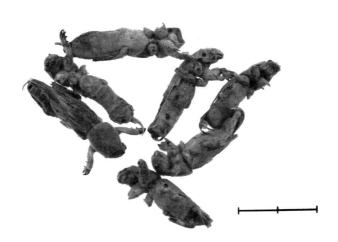
蝼蛄

墨旱莲

【来　　源】　菊科植物鳢肠Eclipta prostrata L. 的干燥地上部分。花开时采割，晒干。

【炮　　制】　除去杂质，略洗，切段，干燥。

【性　　状】　为不规则的段。茎圆柱形，表面绿褐色或墨绿色，具纵棱，有白毛，切面中空或有白色髓。叶多皱缩或破碎，墨绿色，密生白毛，展平后，可见边缘全缘或具浅锯齿。头状花序。气微，味微咸。

【功能主治】　滋补肝肾，凉血止血。用于肝肾阴虚，牙齿松动，须发早白，眩晕耳鸣，腰膝酸软，阴虚血热吐血、衄血、尿血，血痢，崩漏下血，外伤出血。

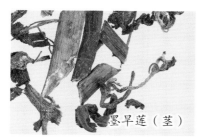
墨旱莲（茎）

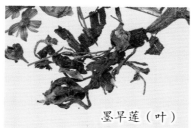
墨旱莲（叶）

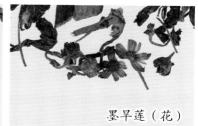
墨旱莲（花）

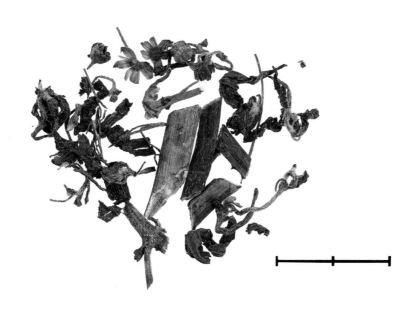

墨旱莲

稻 芽

【来　　源】 禾本科植物稻*Oryza sativa* L.的成熟果实经发芽干燥的炮制加工品。将稻谷用水浸泡后，保持适宜的温、湿度，待须根长至约1cm时，干燥。

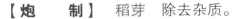

稻芽（局部）

【炮　　制】 稻芽　除去杂质。

炒稻芽　取净稻芽，置炒制容器内，用文火加热，炒至表面深黄色，大部分爆裂，并有香气溢出时，取出晾凉，筛去灰屑。

焦稻芽　取净稻芽，置炒制容器内，用文火加热，炒至表面焦黄色，并有焦香气溢出时，取出晾凉，筛去灰屑。

【性　　状】 稻芽　呈扁长椭圆形，两端略尖，长7～9mm，直径约3mm。外稃黄色，有白色细茸毛，具5脉。一端有2枚对称的白色条形浆片，长2～3mm，于一个浆片内侧伸出弯曲的须根1～3条，长0.5～1.2cm。质硬，断面白色，粉性。气微，味淡。

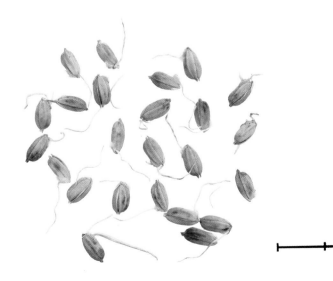

稻芽

炒稻芽　形如稻芽，外表面深黄色。有焦香气。

焦稻芽　形如稻芽，外表面焦黄色。有焦香气。

【功能主治】　消食和中，健脾开胃。用于食积不消，腹胀口臭，脾胃虚弱，不饥食少。炒稻芽偏于消食。用于不饥食少。焦稻芽善化积滞。用于积滞不消。

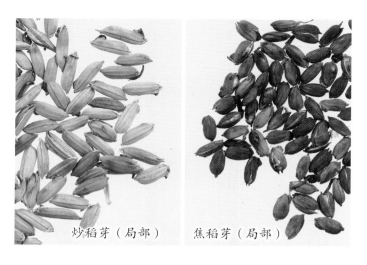

炒稻芽（局部）　　焦稻芽（局部）

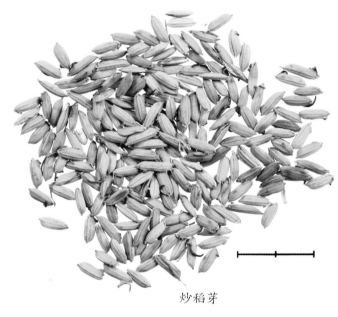

炒稻芽

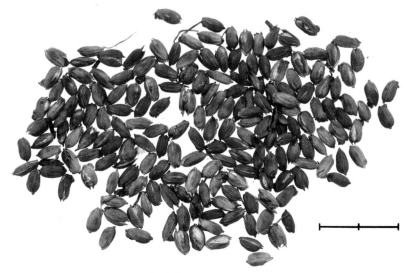

焦稻芽

僵 蚕

【来　　源】 蚕蛾科昆虫家蚕*Bombyx mori* Linnaeus 4～5龄的幼虫感染（或人工接种）白僵菌*Beauveria bassiana* （Bals.） Vuillant而致死的干燥体。多于春、秋二季生产，将感染白僵菌病死的蚕干燥。

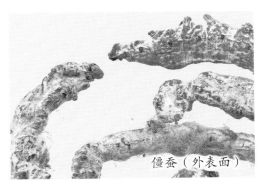

僵蚕（外表面）

【炮　　制】 僵蚕　淘洗后干燥，除去杂质。

炒僵蚕　取麦麸，撒入炒制容器内，待冒烟时，加入僵蚕，迅速翻动，用中火炒至表面黄色，取出，筛去麦麸，晾凉。每100kg僵蚕，用麦麸10kg。

【性　　状】 僵蚕　略呈圆柱形，多弯曲皱缩。长2～5cm，直径0.5～0.7cm。表面灰黄色，被有白色粉霜状的气生菌丝和

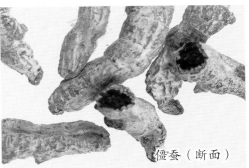

僵蚕（断面）

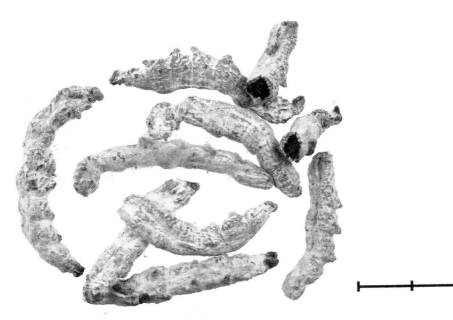

僵蚕

分生孢子。头部较圆，足8对，体节明显，尾部略呈二分歧状。质硬而脆，断面平坦，外层白色，中间有亮棕色或亮黑色的丝腺环4个。气微腥，味微咸。

炒僵蚕　形似僵蚕。表面黄色。

【功能主治】　息风止痉，祛风止痛，化痰散结。用于肝风夹痰，惊痫抽搐，小儿急惊，破伤风，中风口喎，风热头痛，目赤咽痛，风疹瘙痒，发颐疖腮。炒僵蚕善于化痰散结，用于瘰疬痰核，中风失音。

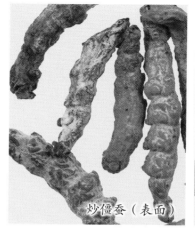

炒僵蚕（表面）

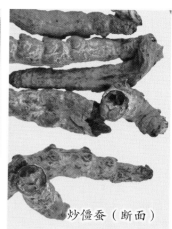

炒僵蚕（断面）

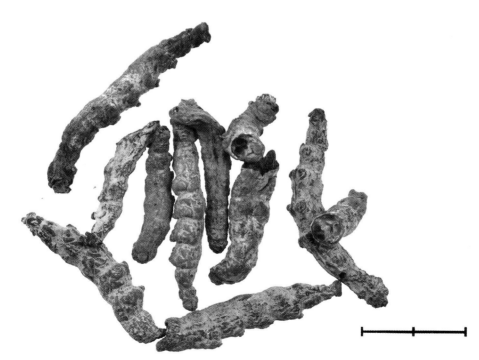

炒僵蚕

鹤虱

【来　　源】　菊科植物天名精*Carpesium abrotanoides* L. 的干燥成熟果实。秋季果实成熟时采收，晒干，除去杂质。

【炮　　制】　除去杂质。

【性　　状】　呈圆柱状，细小，长3～4mm，直径不及1mm。表面黄褐色或暗褐色，具多数纵棱。顶端收缩呈细喙状，先端扩展成灰白色圆环；基部稍尖，有着生痕迹。果皮薄，纤维性，种皮菲薄透明，子叶2，类白色，稍有油性。气特异，味微苦。

【功能主治】　杀虫消积。用于蛔虫病，蛲虫病，绦虫病，虫积腹痛，小儿疳积。

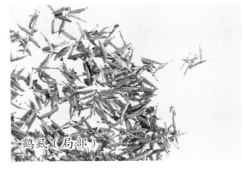
鹤虱（局部）

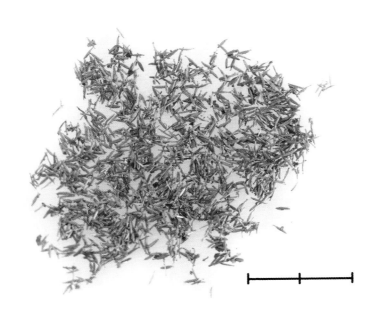
鹤虱

薤 白

【来　　源】　百合科植物小根蒜Allium macrostemon Bge. 或薤Allium chinense G.Don的干燥鳞茎。夏、秋二季采挖，洗净，除去须根，蒸透或置沸水中烫透，晒干。

【炮　　制】　除去杂质，筛去皮膜。

【性　　状】　①小根蒜：呈不规则卵圆形，高0.5~1.cm，直径0.5~1.8cm。表面黄白色或淡黄棕色，皱缩，半透明，有类白色膜质鳞片包被，底部有突起的鳞茎盘。质硬，角质样。有蒜臭，味微辣。
②薤：呈略扁的长卵形，高1~3cm，直径0.3~1.2cm。表面淡黄棕色或棕褐色，具浅纵皱纹。质较软，断面可见鳞叶2~3层。嚼之粘牙。

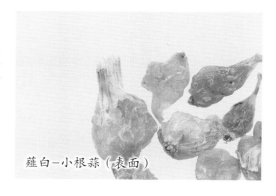

薤白–小根蒜（表面）

【功能主治】　通阳散结，行气导滞。用于胸痹心痛，脘腹痞满胀痛，泻痢后重。

中药饮片图鉴

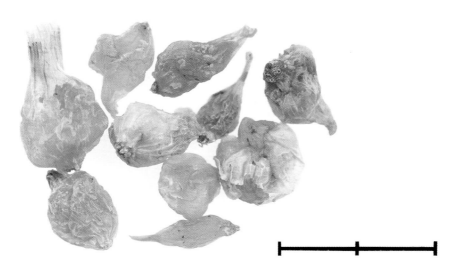

薤白–小根蒜

薏苡仁

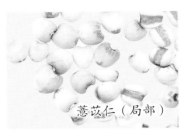

薏苡仁（局部）

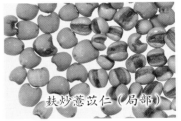

麸炒薏苡仁（局部）

【来　　源】 禾本科植物薏苡Coix lacryma-jobi L. var. ma-yuen（Roman.）Stapf的干燥成熟种仁。秋季果实成熟时采割植株，晒干，打下果实，再晒干，除去外壳、黄褐色种皮和杂质，收集种仁。

【炮　　制】 薏苡仁　除去杂质。

麸炒薏苡仁　先将炒制容器烧热，撒入麦麸即刻烟起，再投入薏苡仁迅速拌炒至黄色，微鼓起，取出，筛去麦麸。每100kg薏苡仁，用麦麸15kg。

【性　　状】 薏苡仁　呈宽卵形或长椭圆形，长4～8mm，宽3～6mm。表面乳白色，光滑，偶有残存的黄褐色种皮；一端钝圆，另端较宽而微凹，有1淡棕色点状种脐；背面圆凸，腹面有1条较宽而深的纵沟。质坚实，断面白色，粉性。气微，味微甜。

麸炒薏苡仁　形如薏苡仁，微鼓起，表面微黄色。

【功能主治】 利水渗湿，健脾止泻，除痹，排脓，解毒散结。用于水肿，脚气，小便不利，脾虚泄泻，湿痹拘挛，肺痈，肠痈，赘疣，癌肿。生品偏寒凉，长于利水渗湿，清热排脓，除痹止痛。薏苡仁麸炒后寒凉之性偏于平和，长于健脾止泻。

737

中药饮片图鉴

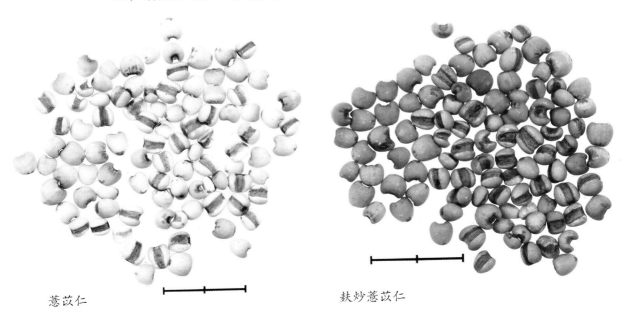

薏苡仁　　　　　　　　　　　　麸炒薏苡仁

薄 荷

【来　　源】　唇形科植物薄荷Mentha haplocalyx Briq.的干燥地上部分。夏、秋二季茎叶茂盛或花开至三轮时，选晴天，分次采割，晒干或阴干。

【炮　　制】　除去老茎和杂质，略喷清水，稍润，切短段，及时低温干燥。

【性　　状】　为不规则的段。茎方柱形，表面紫棕色或淡绿色，具纵棱线，棱角处具茸毛。切面白色，中空。叶多破碎，上表面深绿色，下表面灰绿色，稀被茸毛。轮伞花序腋生，花萼钟状，先端5齿裂，花冠淡紫色。揉搓后有特殊清凉香气，味辛凉。

【功能主治】　疏散风热，清利头目，利咽，透疹，疏肝行气。用于风热感冒，风温初起，头痛，目赤，喉痹，口疮，风疹，麻疹，胸胁胀闷。

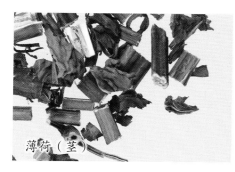
薄荷（茎）

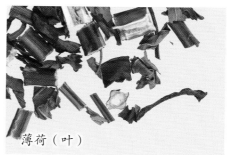
薄荷（叶）

中药饮片图鉴

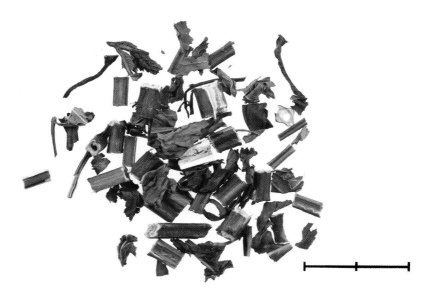
薄荷

橘 叶

【来　　源】　芸香科植物橘 *Citrus reticulata* Blanco 及其栽培变种的干燥叶。春季采摘，阴干或晒干。

【炮　　制】　除去杂质。

【性　　状】　多卷缩，叶片展平后呈卵圆形或卵状长椭圆形。表面灰绿色或黄绿色，略具光泽，对光透视可见众多透明的小腺点。先端渐尖或尖长，基部楔形，全缘或微波状；叶柄长0.6～1.8cm，翼叶狭窄或无。革质。质脆，易碎。气香，味微苦。

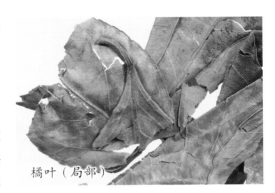
橘叶（局部）

【功能主治】　疏肝，行气，化痰，杀虫。用于胁痛，乳痈，肺痈，咳嗽，胸膈痞满，疝气；除蛔虫，蛲虫，饶虫。

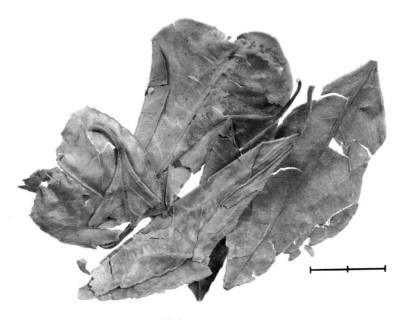
橘叶

橘 红

【来　　源】　芸香科植物橘*Citrus reticulata* Blanco及其栽培变种的干燥外层果皮。秋末冬初果实成熟后采收，用刀削下外果皮，晒干或阴干。

【炮　　制】　除去杂质，切碎。

【性　　状】　呈长条形或不规则薄片状，边缘皱缩向内卷曲。外表面黄棕色或橙红色，存放后呈棕褐色，密布黄白色突起或凹下的油室。内表面黄白色，密布凹下透光小圆点。质脆易碎。气芳香，味微苦、麻。

【功能主治】　理气宽中，燥湿化痰。用于咳嗽痰多，食积伤酒，呕恶痞闷。

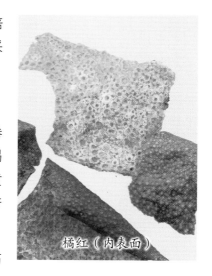

橘红（内表面）

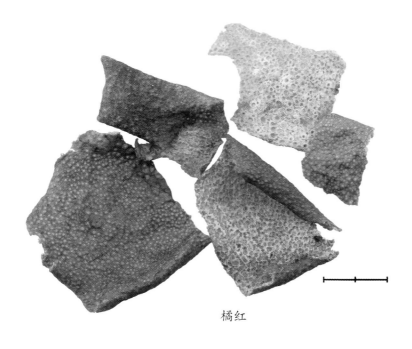

橘红

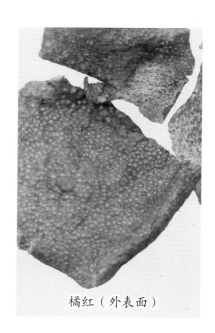

橘红（外表面）

橘 络

【来　　源】　芸香科植物橘*Citrus reticulata* Blanco及其栽培变种成熟果实的中果皮与内果皮之间的干燥维管束群。冬季采收，将桔皮剥去，撕取皮内白色分枝状筋络，晒干或低温干燥。

【炮　　制】　除去杂质及残留的蒂、橘白。

【性　　状】　不整齐的松散的网络状，稍弯曲。表面淡黄白色。体轻，质脆易折断。气微香，味微苦。

【功能主治】　化痰，通络。用于痰热咳嗽，胸胁痛，咯血。

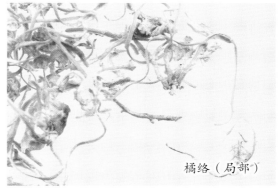

橘络（局部）

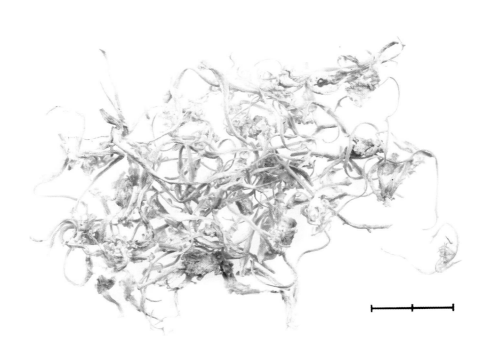

橘络

橘核

【来　源】　芸香科植物橘*Citrus reticulata* Blanco及其栽培变种的干燥成熟种子。果实成熟后收集，洗净，晒干。

【炮　制】　橘核　除去杂质，洗净，干燥。用时捣碎。

盐橘核　取净橘核，用盐水拌匀，闷润，待盐水被吸尽后，置炒制容器内，用文火加热，炒至微黄色并有香气逸出时，取出晾凉。用时捣碎。每100kg橘核，用盐2kg。

【性　状】　橘核　略呈卵形。长0.8～1.2cm，直径0.4～0.6cm。表面淡黄白色或淡灰白色，光滑，一侧有种脊棱线，一端钝圆，另端渐尖成小柄状。外种皮薄而韧，内种皮菲薄，淡棕色，子叶2，黄绿色，有油性。气微，味苦。

盐橘核　形如橘核，色微黄，多有裂纹，略有咸味。

【功能主治】　理气，散结，止痛。用于疝气疼痛，睾丸肿痛，乳痈乳癖。盐制引药下行，走肾经，增加疗疝止痛功效。

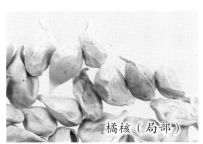

橘核（局部）

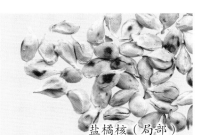

盐橘核（局部）

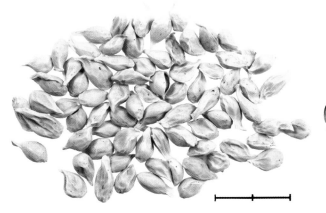

橘核

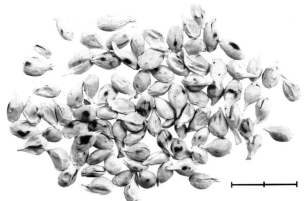

盐橘核

藁 本

【来　　源】 伞形科植物藁本*Ligusticum sinense* Oliv. 或辽藁本*Ligusticum jeholense* Nakai et Kitag. 的干燥根茎和根。秋季茎叶枯萎或次春出苗时采挖，除去泥沙，晒干或烘干。

【炮　　制】 除去杂质，洗净，润透，切厚片，晒干。

【性　　状】 ①藁本：为不规则厚片。外表皮棕褐色至黑褐色，粗糙。切面黄白色至浅黄褐色，具裂隙或孔洞，纤维性。气浓香，味辛、苦、微麻。②辽藁本：外表皮可见根痕和残根突起呈毛刺状，或有呈枯朽空洞的老茎残基。切面木部有放射状纹理和裂隙。

【功能主治】 祛风，散寒，除湿，止痛。用于风寒感冒，巅顶疼痛，风湿痹痛。

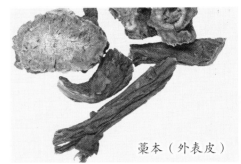

藁本（外表皮）

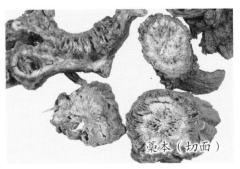

藁本（切面）

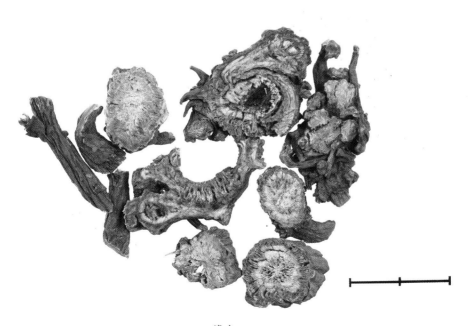

藁本

檀 香

【来　　源】　檀香科植物檀香*Santalum album* L.
　　　　　　树干的干燥心材。

【炮　　制】　除去杂质，镑片或锯成小段，劈
　　　　　　成小碎块。

【性　　状】　为不规则的条形薄片或不规则小
　　　　　　碎段。表面棕黄色或淡黄棕色，
　　　　　　纹理顺直。质坚实。气清香，燃
　　　　　　烧时香气更浓；味淡，嚼之微有
　　　　　　辛辣感。

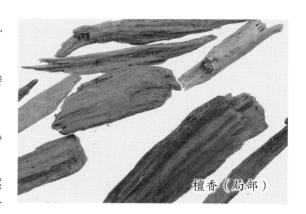

檀香（局部）

【功能主治】　行气温中，开胃止痛。用于寒凝气滞，胸膈不舒，胸痹心痛，脘腹疼痛，呕
　　　　　　吐食少。

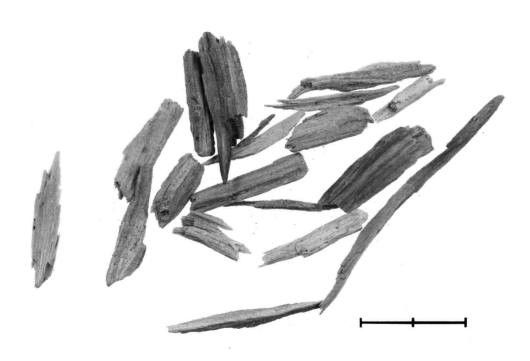

檀香

藕节

【来　　源】　睡莲科植物莲*Nelumbo nucifera* Gaertn. 的干燥根茎节部。秋、冬二季采挖根茎（藕），切取节部，洗净，晒干，除去须根。

【炮　　制】　藕节　除去杂质，洗净，干燥。

藕节炭　取净藕节，置炒制容器内，用武火加热，炒至表面黑褐色或焦黑色，内部黄褐色或棕褐色，喷淋清水少许，熄灭火星，取出，晾干。

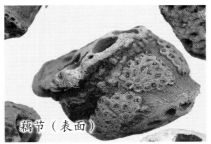
藕节（表面）

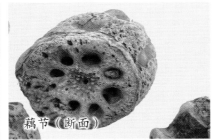
藕节（断面）

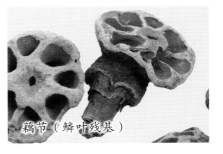
藕节（鳞叶残基）

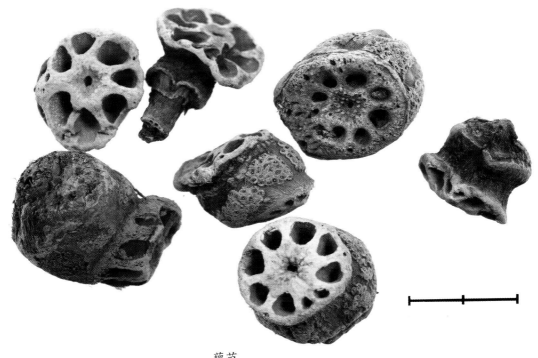
藕节

【性　　状】　藕节　为短圆柱形，中部稍膨大，长2～4cm，直径约2cm。表面灰黄色至灰棕色，有残存的须根和须根痕，偶见暗红棕色的鳞叶残基。两端有残留的藕，表面皱缩有纵纹。质硬，断面有多数类圆形的孔。气微，味微甘、涩。

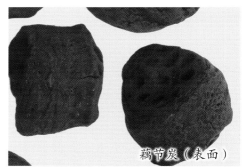

藕节炭（表面）

藕节炭　形如藕节，表面黑褐色或焦黑色，内部黄褐色或棕褐色。断面可见多数类圆形的孔。气微，味微甘、涩。

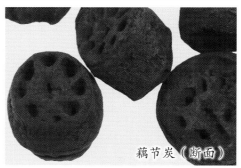

藕节炭（断面）

【功能主治】　收敛止血，化瘀。用于吐血，咯血，衄血，尿血，崩漏。炒炭后止血力更强。

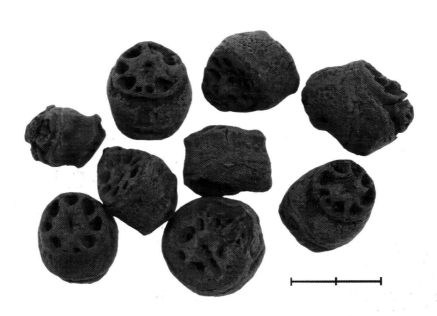

藕节炭

覆盆子

【来　　源】　蔷薇科植物华东覆盆子Rubus chingii Hu的干燥果实。夏初果实由绿变绿黄时采收，除去梗、叶，置沸水中略烫或略蒸，取出，干燥。

【炮　　制】　除去杂质。

【性　　状】　为聚合果，由多数小核果聚合而成，呈圆锥形或扁圆锥形，高0.6~1.3cm，直径0.5~1.2cm。表面黄绿色或淡棕色，顶端钝圆，基部中心凹入。宿萼棕褐色，下有果梗痕。小果易剥落，每个小果呈半月形，背面密被灰白色茸毛，两侧有明显的网纹，腹部有突起的棱线。体轻，质硬。气微，味微酸涩。

【功能主治】　益肾固精缩尿，养肝明目。用于遗精滑精，遗尿尿频，阳痿早泄，目暗昏花。

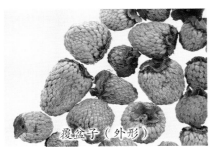
覆盆子（外形）

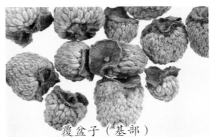
覆盆子（基部）

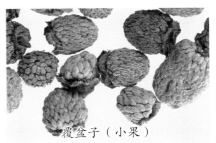
覆盆子（小果）

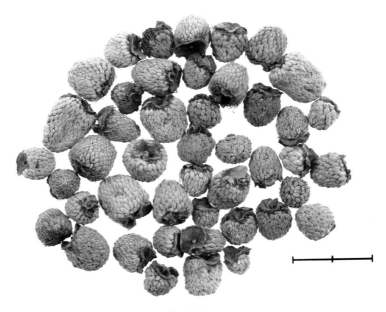
覆盆子

瞿 麦

【来　　源】 石竹科植物瞿麦*Dianthus superbus* L. 或石竹*Dianthus chinensis* L. 的干燥地上部分。夏、秋二季花果期采割，除去杂质，干燥。

【炮　　制】 除去杂质，洗净，稍润，切段，干燥。

【性　　状】 呈不规则段。茎圆柱形，表面淡绿色或黄绿色，节明显，略膨大。切面中空。叶多破碎。花萼筒状，苞片4～6。蒴果长筒形，与宿萼等长。种子细小，多数。气微，味淡。

【功能主治】 利尿通淋，活血通经。用于热淋，血淋，石淋，小便不通，淋沥涩痛，经闭瘀阻。

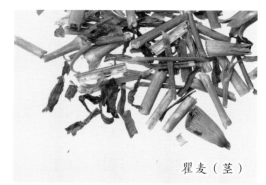

瞿麦（茎）

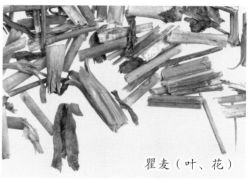

瞿麦（叶、花）

748

中药饮片图鉴

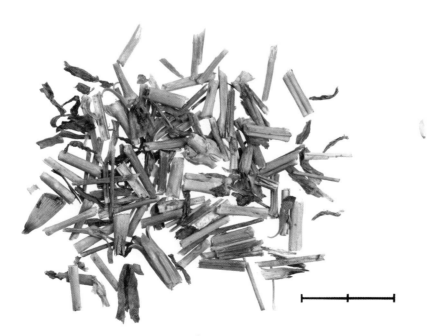

瞿麦

翻白草

【来　　源】　蔷薇科植物翻白草 *Potentilla discolor* Bge. 的干燥全草。夏、秋二季开花前采挖，除去泥沙和杂质，干燥。

【炮　　制】　除去杂质，洗净，稍润，切段，干燥。

【性　　状】　呈不规则段，根呈圆柱形，表面暗棕色，切面灰白色，质硬而脆，茎类圆柱形，表面具白色卷曲绒毛。叶多皱缩卷曲，边缘有钝锯齿，上面暗绿色，下面灰白色，密被绒毛。气微，味甘、微涩。

【功能主治】　清热解毒，止痢，止血。用于湿热泻痢，痈肿疮毒，血热吐衄，便血，崩漏。

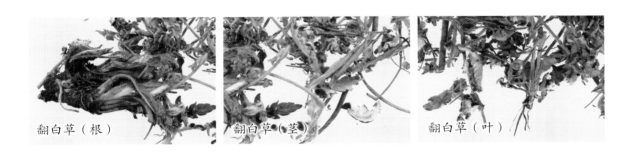

翻白草（根）　　　　　翻白草（茎）　　　　　翻白草（叶）

749

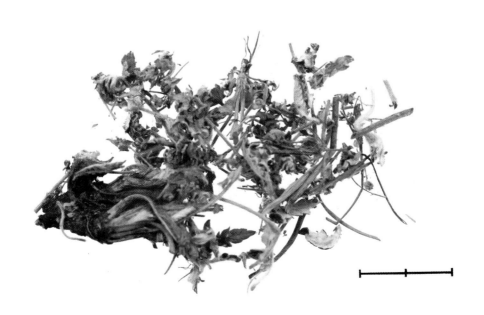

翻白草

鳖 甲

【来　　源】　鳖科动物鳖*Trionyx sinensis* Wiegmann的背甲。全年均可捕捉，以秋、冬二季为多，捕捉后杀死，置沸水中烫至背甲上的硬皮能剥落时，取出，剥取背甲，除去残肉，晒干。

【炮　　制】　鳖甲　置蒸锅内，沸水蒸45分钟，取出，放入热水中，立即用硬刷除去皮肉，洗净，干燥。

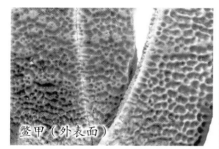
鳖甲（外表面）

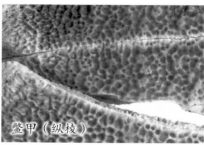
鳖甲（纵棱）

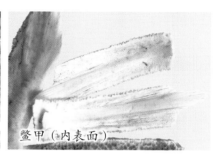
鳖甲（内表面）

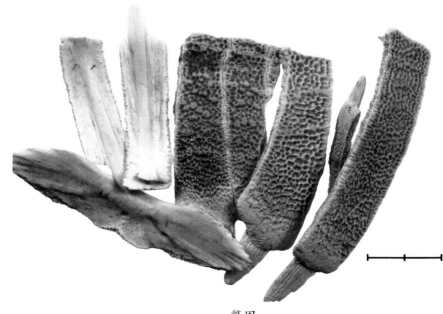
鳖甲

醋鳖甲　取河砂，置炒制容器内，用武火炒至灵活状态，加入鳖甲，烫至表面淡黄色，取出，筛去河砂，趁热投入米醋中浸淬，取出，干燥。

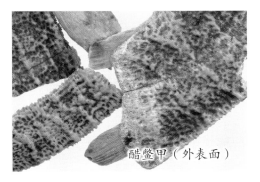

醋鳖甲（外表面）

【性　　状】　鳖甲　为长方形的块片。外表面具细网状皱纹及灰黄色或灰白色凹凸的斑点。内表面类白色，具肋骨，并伸出边缘，两侧边缘均具细锯齿。质坚硬。气微腥，味淡。

醋鳖甲　形如鳖甲，外表面深黄色。质酥脆。略具醋酸气。

【功能主治】　滋阴潜阳，退热除蒸，软坚散结。用于阴虚发热，骨蒸劳热，阴虚阳亢，头晕目眩，虚风内动，手足瘛疭，经闭，癥瘕，久疟疟母。醋鳖甲增强入肝消积、软坚散结的作用。

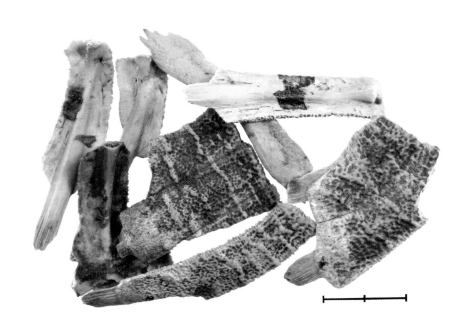

醋鳖甲

糯稻根

【来　　源】 禾本科植物糯稻Oryza sativa L. var. glutinosa Matsum.的干燥根及根茎。秋季采收，洗去泥土，晒干。

【炮　　制】 除去杂质及残茎，洗净，干燥。

【性　　状】 常集结成疏松的团状。上端有多数茎的残茎，圆柱形，中空，长2.5～6.5cm，外包数层灰白色或黄白色的叶鞘。下端簇生多数须根，细长而弯曲，直径1mm。表面黄白色至黄棕色，表皮脱落后显黄白色，略具纵皱纹。体轻，质软。气微，味淡。

【功能主治】 固表止汗，养阴除热，益胃生津。用于自汗盗汗，阴虚发热，咽干口渴。

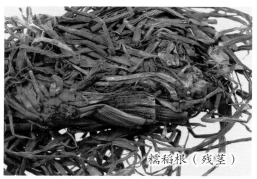

糯稻根（残茎）

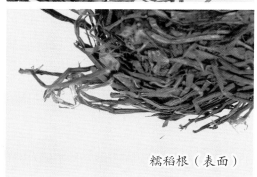

糯稻根（表面）

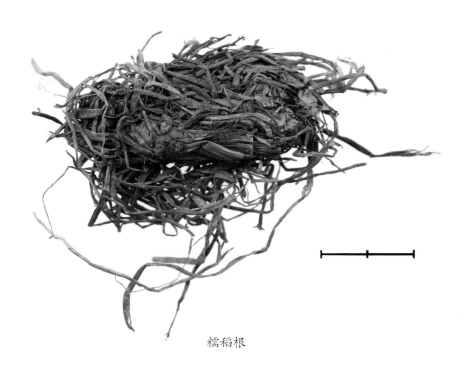

糯稻根

麝香

【来　源】 鹿科动物林麝*Moschus berezovskii* Flerov、马麝*Moschus sifanicus* Przewalski或原麝*Moschus moschiferus* Linnaeus成熟雄体香囊中的干燥分泌物。野麝多在冬季至次春猎取，猎获后，割取香囊，阴干，习称"毛壳麝香"；剖开香囊，除去囊壳，习称"麝香仁"。家麝直接从其香囊中取出麝香仁，阴干或用干燥器密闭干燥。

【炮　制】 取毛壳麝香，除去囊壳，取出麝香仁，除去杂质，用时研碎。

【性　状】 麝香仁　粉末状者多呈棕褐色或黄棕色，并有少量脱落的内层皮膜和细毛。显油性，微有光泽。气香浓烈而特异，味微辣、微苦带咸。

【功能主治】 开窍醒神，活血通经，消肿止痛。用于热病神昏，中风痰厥，气郁暴厥，中恶昏迷，经闭，癥瘕，难产死胎，胸痹心痛，心腹暴痛，跌仆伤痛，痹痛麻木，痈肿瘰疬，咽喉肿痛。

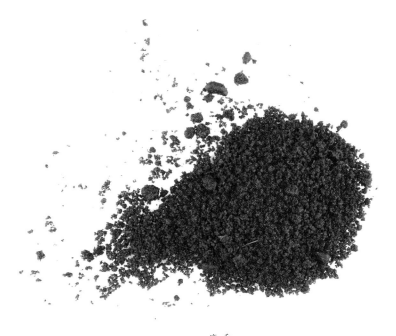

麝香

药名拼音索引

754

中药饮片图鉴

中药饮片图鉴

中药饮片图鉴

中药饮片图鉴

中药饮片图鉴

中药饮片图鉴

761

中药饮片图鉴

Z